中医经典名著入门导读系列

《温病条辨》入门导读

主编◎惠　毅

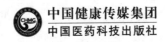

中国健康传媒集团

中国医药科技出版社

内 容 提 要

　　《温病条辨》是一部温病学经典名著，涉及病种繁多，辨证论治体系虽以三焦辨证为核心，却又涉及卫气营血及六经辨证，初学者往往难以掌握并融会贯通，更难以应用于临床。本书对《温病条辨》条文内涵予以导读，全书共 6 卷，各条文主要包括原文、注释、语译、导读等 4 个部分，对其中一些冷僻费解的字或词做了注释，加上平实易懂的译文和导读，可以更好地帮助读者理解温病学理论和方药，掌握其要义，并效验于临床。本书适合中医药院校师生、中医药临床工作者及广大中医药爱好者阅读参考。

图书在版编目（CIP）数据

　　《温病条辨》入门导读/惠毅主编 . —北京：中国医药科技出版社，2024.8
　　（中医经典名著入门导读系列）
　　ISBN 978－7－5214－4585－5

　　Ⅰ. ①温…　　Ⅱ. ①惠…　　Ⅲ. ①《温病条辨》　　Ⅳ. ①R254.2

　　中国国家版本馆 CIP 数据核字（2024）第 085248 号

美术编辑　　陈君杞
版式设计　　诚达誉高

出版　**中国健康传媒集团**｜中国医药科技出版社
地址　北京市海淀区文慧园北路甲 22 号
邮编　100082
电话　发行：010－62227427　　邮购：010－62236938
网址　www. cmstp. com
规格　787×1092mm $\frac{1}{16}$
印张　23
字数　527 千字
版次　2024 年 8 月第 1 版
印次　2024 年 8 月第 1 次印刷
印刷　北京印刷集团有限责任公司
经销　全国各地新华书店
书号　ISBN 978－7－5214－4585－5
定价　**65.00 元**

获取新书信息、投稿、为图书纠错，请扫码联系我们。

丛书编委会

总 主 编　张登本　吕志杰　孙理军

副总主编　（按姓氏笔画排序）

王晓玲　任红艳　李翠娟　宋　健　贾成文

惠　毅

编　　委　（按姓氏笔画排序）

王　军	王洪玉	王素芳	王晓玲	王道军
王强虎	艾　霞	石少楠	付春爱	邢文文
巩振东	吕志杰	任红艳	刘　娟	刘　静
闫文理	闫曙光	许　霞	孙　嫘	孙玉霞
孙理军	杜怀峰	李佳赛	李绍林	李翠娟
杨　斌	杨　赫	杨忠瑶	杨宗林	宋　健
张　辉	张亚宁	张莉君	张登本	孟红茹
赵水安	贾　奇	贾成文	高　莉	黄以蓉
崔锦涛	惠　毅	雷正权	薛　婷	

本书编委会

主　编　惠　毅

副主编　闫曙光

编　委　(按姓氏笔画排序)

　　　　王礼凤　闫曙光　孙守才　李长秦

　　　　郑旭锐　曹　宁　惠　毅

总　前　言

　　本套丛书之所以遴选《黄帝内经》（以下简称《内经》）等 10 部中医经典名著进行注解导读，是缘于这些论著为现代中医药学奠定了坚实的理论基础和基本的临床思维路径。这套《中医经典名著入门导读系列》包含《〈黄帝内经·素问〉入门导读》《〈黄帝内经·灵枢〉入门导读》《〈难经〉入门导读》《〈神农本草经〉入门导读》《〈伤寒论〉入门导读》《〈金匮要略〉入门导读》《〈针灸甲乙经〉入门导读》《〈中藏经〉入门导读》《〈脉经〉入门导读》《〈温病条辨〉入门导读》，可用"理、法、方、药"四字概之。

　　理，是指中医药学科的理论根基和知识架构，由《素问》《灵枢》和《难经》相互羽翼，共同奠定了中医药学的理论基础（包括中医药学的基本概念、基本原理、基本知识体系），并且在构建中医学理论体系时，不仅将精气－阴阳－五行－神论等中华传统文化的基因作为解释生命现象的认识方法和思维路径，而且将其直接移植于所构建的医学理论之中，渗透于中医药学的所有领域和各个层面，并与相关的生命科学知识融为一体，自此成为中医药学的文化基因并在其各个知识层面都有充分的表达和广泛的应用。如果要使中医药学科得以普及和使中医药文化知识得以传承，让广大读者能够明白中医中药之理，就必须用易懂而通俗的语言讲解《素问》《灵枢》《难经》。

　　法，法则、方法之谓。此处之"法"，分为治病之法和诊病之法。就治病之法而言，张仲景撰著的《伤寒杂病论》（后世分为《伤寒论》和《金匮要略》），以其所载方药予以呈现；华佗的《中藏经》载有医论 49 篇，联系脏腑生理病理分析内伤杂病的症状、脉象，辨治各脏腑疾病的虚实寒热，治疗时方剂配伍严密，重视服药方法；皇甫谧撰著的《针灸甲乙经》，将《内经》所载不足 140 穴增至 349 穴，记载了 880 余病证的治疗、配穴、针刺操作，蕴涵丰富的针刺、艾灸之法；《温病条辨》为吴瑭多年来温病学术研究和临床总结的力作，他创立了温病的三焦辨证体系，阐述风温、温毒、暑温、湿温等病证的治疗，条理分明。就诊病之法而言，王叔和撰著的《脉经》作为现存最早的脉学专著，应属于中医诊断方法的重大总结和成果，本书采撷《内经》《难经》及张仲景、华佗等有关诊病知识，搜集后汉以前的医学著作，阐述 24 种脉象，并论述了脏腑、经络、病证、治则、预后等，联系临床实际详述脉理，使脉学走向临床。

方，即方剂，是根据病情的需要将药物按照一定的规则进行组合运用。《内经》将这种把多种药物组合在一起的法则以"君臣佐使"规范之，张仲景则践行了《内经》的组方原则并将其付之于临床实践，以经典名方垂范后人如何进行组方，怎样随证遣方用药，使这些方剂至今仍作为研究方剂的典范。

药，即防治疾病的药物。《神农本草经》是最早的中药学著作，载药 365 种，首次遵循《内经》的旨意，从理论上总结出了药物的四气五味、主治功效、七情合和，其中虽然未明言药物的升降浮沉，但在其记述药物主治功效中深刻地蕴涵着这一命题。毫无争议地说，《神农本草经》是中药学科的发端和源头。虽然其中的义理并不深奥，但古人以写实的方法记录了应用药物所治病证及其功效，文字晦涩，不注不译不讲解，今人难以通晓明白，广大民众更会因其神秘而感到困惑。

方和药物是用来治病的，理论和治法是指导人们如何将药物组成有效方剂而对临证所见各种病证施加干预的，而《伤寒论》《金匮要略》《中藏经》以及清代《温病条辨》就是践行中医理论，运用《神农本草经》及其开创的中药学传载的诸种药物于临床治疗活动的具体体现。《伤寒论》和《温病条辨》所论以外感诸病的辨证施治为务，《金匮要略》《中藏经》则是以内科诸疾和妇科病证为主，从临床实践的角度阐述和发挥着《内经》《难经》及《神农本草经》所开创的中医中药学之宏伟事业。这些典籍，专业性强，义理深奥，中医中药专业人士习读尚且吃力，如果不注不译，不使其通俗易懂，那将使它们永远蒙上让广大读者难识其庐山真面目的神秘面纱，这就是我们要通俗讲解这些典籍的动因。

由于编著中医经典名著通俗解读版本是一件非常严肃而又审慎的工作，团队每个成员均勤勤勉勉，不敢有丝毫的懈怠，在选题、立题、注译、讲解各方面，历时数年，都是一丝不苟。要使全套 10 本中医经典名著的通俗讲解符合"信、达、雅"的最高境界绝非易事，整个团队顶住了重重压力，完成了这一艰巨的任务，尽管如此，仍有未尽人意之处，敬祈广大读者不吝赐教，以待再版时完善。

陕西中医药大学　张登本

2023 年 12 月 12 日

编写说明

  《温病条辨》是清代医家吴瑭编著的一部集理法方药为一体的温病学代表著作。吴瑭汲取诸多医家辨治温病的经验，总结创立了三焦辨证论治体系，阐明温病的发生发展规律，并创制了许多经典的温病名方。如其汲取叶天士辨治思想所创制的安宫牛黄丸，已列入中医急症用药必备之品，在多次瘟疫暴发时被列为推荐用药或指南用药。书中将卫气营血辨证与三焦辨证有机结合，相辅相成，相互为用，并与《伤寒论》六经辨证互为羽翼，共同构成了外感病完整的辨治体系，被后世医家评价为"源于伤寒，羽翼伤寒"之作。

  本书是《温病条辨》的通俗性读本，故在保留原著的前提下，集注释、语译、导读于一体。力求详注精评，阐明其要言大意，以尊重原旨，简明易解为特点。本书共6卷，各条文的编写内容分为原文、注释、语译、导读4个部分。

1. 原文

  本书所录原文以清代嘉庆癸酉年（1813年）问心堂藏版《温病条辨》为底本，以郭谦亨《温病述评》（陕西科学技术出版社，1987）、刘渡舟《白话中医四部经典》（天津科技翻译出版公司，1994）、杨进《温病条辨》（人民卫生出版社，2002）等为校本，简体字排版。为准确反映原文意义，在前人点校的基础上对原文重新作了标点；凡自古以来的错讹字，照录不改，出注；凡原文中的古字、通假字、衍字、错简等均予以照录出注，异体字、俗字径改不出注。对于原文有明显错误者，根据文义及其他较好的版本进行校改，并以注释的形式加以说明。本书分卷分条及条文编序基本保留问心堂版《温病条辨》原文格式。书中药物剂量均严格遵循原文，未做更改。原版本在文中所夹的朱评、汪按、徵按等内容虽不乏对吴氏学术思想的深入理解和发扬，但本书作为入门读物，这些内容显得较为繁冗，故一概不录。

2. 注释

  在严格遵循经文的宏旨大义的前提下，以"注释为主，校勘为从"，对生僻字、古字、通假字、异体字、专业性名词术语、疑难词语，以及有深刻内涵的经文，进行字义、读音和经文含义的解释，目的是使读者读通原文。注释时，先行简捷明晰的文字表述，难度大的注释再引注家语证。

3. 语译

本书采取意译和直译相结合的方式将全部原文予以语译，以直译为主，对于原文上下文不能较好地衔接者，则采用意译的方法。译文的分段与原文的分段一致，译文中对专业性强的名词术语仍予以沿用。书中方剂组成及剂量与原文一致，故予以省略不做语译。译文整体上既力求文字简洁准确、晓畅易懂，又能完整地反映原文旨意，尽最大可能使语译内容达到"信、达、雅"的基本要求。

4. 导读

本书以只"导"不"论"为撰写原则，对条文内容仅做简明扼要的讲解，不予冗繁的论述；对需要鉴别的内容仅做提示性说明，引导读者自己思考。每个条文的导读内容基本以内容提要、病证的病机分析、治法方药分析、临床应用为主；部分导读内容对各条文之间需要鉴别的相似病证进行比较分析，较难者予以讲解，较易者仅作提示，给读者留有思考余地；对不同病种但同一种证候表现的病证在导读中加以说明，需前后互参；对需要与伤寒进行鉴别的病证仅作简要说明，引导其联系比较《伤寒论》相关内容，启发读者思维。

本书的重点在导读，是对条文内容更深层次的解读，意在阐明其理论内涵与临床应用，引导初学者通过条文的学习深入理解温病的辨证论治体系，并灵活运用于临床实践。书中条文注释、语译内容以本教研室李长秦教授、孙守才教授编写的《全注全译温病条辨》为蓝本，并参考其他《温病条辨》的相关翻译著作（具体见书后参考文献）完成，在此郑重地向各位前辈老师表示由衷的感谢。由于时间紧迫，水平所限，书中不尽人意或错漏之处敬请广大读者批评指正。

惠毅

2023 年 12 月于古都咸阳

目　录

自 序

【原文】夫立德立功立言，圣贤事也，瑭何人斯，敢以自任？缘瑭十九岁时，父病年余，至于不起，瑭愧恨难名[1]，哀痛欲绝，以为父病不知医，尚复何颜立天地间，遂购方书，伏读于苫块[2]之余，至张长沙[3]"外逐荣势，内忘身命"之论，因慨然弃举子业[4]，专事方术。越四载，犹子[5]巧官病温。初起喉痹[6]，外科吹以冰硼散[7]，喉遂闭，又遍延诸时医治之，大抵不越双解散[8]、人参败毒散[9]之外，其于温病治法，茫乎未之闻也。后至发黄而死。瑭以初学，未敢妄赞[10]一词，然于是证，亦未得其要领。盖张长沙悲宗族之死，作《玉函经》[11]，为后世医学之祖。奈《玉函》中之《卒病论》[12]，亡于兵火，后世学者，无从仿效，遂至各起异说，得不偿失。又越三载，来游京师，检校《四库全书》，得明季吴又可《温疫论》[13]，观其议论宏阔，实有发前人所未发，遂专心学步焉。细察其法，亦不免支离驳杂，大抵功过两不相掩。盖用心良苦，而学术未精也。又遍考晋唐以来诸贤议论，非不珠璧琳琅，求一美备者，盖不可得，其何以传信于来兹[14]！瑭进与病谋[15]，退与心谋[16]，十阅[17]春秋，然后有得，然未敢轻治一人。癸丑[18]岁，都下温疫大行，诸友强起[19]瑭治之，大抵已成坏病，幸存活数十人，其死于世俗之手者，不可胜数。呜呼！生民何辜，不死于病而死于医。是有医不若无医也，学医不精不若不学医也。因有志采辑历代名贤著述，去其驳杂，取其精微，间附己意，以及考验，合成一书，名曰《温病条辨》。然未敢轻易落笔，又历六年，至于戊午[20]，吾乡汪瑟庵先生促瑭曰：来岁己未[21]湿土[22]正化[23]，二气[24]中温疬大行，子盍[25]速成是书，或者有益于民生乎！瑭愧不敏，未敢自信，恐以救人之心，获欺人之罪，转相仿效，至于无穷，罪何自赎哉？然是书不出，其得失终未可见，因不揣固陋，黾勉[26]成章，就正海内名贤，指其疵谬，历为驳正，将万世赖之无穷期也。

淮阴吴瑭

【注释】

[1] 名：用语言表达。

[2] 苫（shān 山）块：是"寝苫枕块"的简称。古人在父母亡故居丧守孝期间，以草垫为席，土块为枕。所以用苫块代表居父母之丧。苫，用草编的盖东西的器具。

[3] 张长沙：东汉名医张机，字仲景，因传说他曾任长沙太守，所以后世用长沙代表其名号。

[4] 举子业：准备参加科举考试。

[5] 犹子：侄子。

[6] 喉痹：病名，以咽喉红肿、吞咽困难、呼吸不畅等为主要表现的病证。

[7] 冰硼散：《外科正宗》方，由冰片、朱砂、玄明粉、硼砂组成。治疗咽喉口齿多种疾病。

[8] 双解散：《宣明论》方，即用益元散、防风通圣散各等份，治疗多种内外病邪所致的疾病。

[9] 人参败毒散：《太平惠民和剂局方》方，由柴胡、甘草、桔梗、人参、川芎、茯苓、枳壳、前胡、羌活、独活、薄荷、生姜等组成，治疗外邪初犯肌表诸证。

[10] 妄赞：无根据地乱加评论。

[11] 《玉函经》：即《金匮玉函经》，为《伤寒论》经王叔和整理的版本。

[12] 《卒病论》：即张仲景所著的《伤寒杂病论》，包括了后世所传的《伤寒论》和《金匮要略》。

[13] 《温疫论》：明末温病学家吴有性所著温病学名著。吴有性，字又可，江苏苏州吴江县人。

[14] 来兹：来年，泛指后世。

[15] 与病谋：在临床实践上下功夫。

[16] 与心谋：在理论学习上下功夫。

[17] 阅：经历。

[18] 癸丑：公元1793年（乾隆五十八年）。

[19] 强起：竭力要求。

[20] 戊午：公元1798年（嘉庆三年）。

[21] 己未：古代记年法，己为天干记年法，未为地支记年法，十天干配十二地支记年法。

[22] 湿土：己未为太阴湿土司天年。

[23] 正化：五运六气学说术语，说明其气数迟早多少及其正常变化的规律。当其位为正，非其位者为邪。己未年为太阴湿土司天，为正化，主有余。

[24] 二气：五运六气学说术语，即二之气，主六气之第二气，己未为太阴湿土司天，二之气为少阴君火司天。

[25] 盍（hé 河）：何不。

[26] 黾（mǐn 敏）勉：努力，勉力。

【语译】施行德政，树立功勋，著书立说，是具有高超技艺、超凡智慧、有道德有才能的人们的事情。我吴瑭是何等样的人，怎敢自己承担这本书的撰写重任呢？是因为在我十九岁的时候，父亲生病一年多，最后还是未能治好。对于父亲的不幸，我惭愧悔恨难以言语，哀伤痛苦非常。作为儿子，父亲有病自己却不懂医不能为其诊治，还有什么颜面活在世上呢？从此以后，我购买了一些医方书籍，在居丧守孝期间苦心攻读。当读到张仲景在《伤寒杂病论》序文中所说的他立志不去追逐名利权势，决心为广大民众解除病痛而贡献毕生的时候，我十分感动，由此我毅然放弃追求功名，不再考举做官，一心一意研习医学。又过了四年，我的侄子巧官得了温热病，发病初期咽喉肿痛不利，外科用冰硼散吹敷，结果不但未愈，反而咽喉闭塞不通。以后又到处请了许多治疗时令病的医生予以诊治，所用的方子不外乎是双解散、人参败毒散等，而实际上，这些医生对这种温病的治疗都是茫然无知的，因而巧官最后全身发黄而死去。由于我是初学医学，所以，不敢妄加评论，而对巧官的病究竟应如何治疗，也知之甚少不得要领。想当年，张仲景感伤于他家族患疫病而许多人丧命，因而发奋写出了《玉函经》，被尊称为后世医学之祖，但怎奈这部《玉函经》中的《伤寒杂病论》在后世的战乱中毁于兵火而失传，后世学医的人就无法按照他的方法去诊治疾病，以至于产生了各种各样的学说，用于临床却是得少而失多。又过了三年，我来到京城校点《四库全书》，看到了明代末年吴又可著的《温疫论》这本书，从他发表的议论来看，确实宏大广阔，书中内容确有许多是前人没有阐发过的，于是我就专心地学习起来。随着进一步细致认真地研读，发现吴氏所创立的一些治法也有杂乱、不系统的地方，所以这本书的长处和不足都客观存在，其原因是他虽有良好的著书立说的用心，然而学术水平还没有达到精深的地步。与此同时，我又广泛地阅读了自晋唐以来诸多名医的著作，他们的议论不能不说像珠玉琳琅满目，十分宝贵，然而要求得到一个较为完美而周全的办法却又困难，所以这些议论又怎么能够传之于后世而令人信服呢？鉴于以上所说，我时常把如何诊治温病的事在心中揣摩，这样经过了十年后，才有了一些心得，但仍然不敢轻易地为人治病。到了癸丑年（1793 年）时。京都瘟疫大流行，许多朋友极力动员我去给病人诊治，可我接诊的患者大多数是已被他医治过而病情恶化的危重症，幸运的是我救活了几十人，但被社会上平庸医生乱治而死的却是不知其数。令人感叹的是，广大的民众真是太不幸了，不是死于疾病而是死于庸医，如果是这样的话，有这种庸医还不如没有医生为好，学医的人如不精通

医理而误人性命还不如不学医。因此，我立志收录编辑历代许多名医的著作，并对其杂乱无用之处予以删除，精华奥微之处予以汲取，同时附上我自己的见解和诊治温病的临证经验，编成一本书，取名叫《温病条辨》。在写这本书前，因觉自己才学不能胜任，一直未敢轻易着笔写作，又过了六年，到了戊午年（1798 年），我的同乡汪瑟庵先生催促我说："明年是己未年，属于湿土之年，将有瘟疫大流行，你为什么还不赶快把这本书写好，这本书也许会有益于广大民众的啊！"我仍然自愧才疏学浅，缺乏自信，不敢贸然出书，唯恐自己怀有治病救人的心愿，反而落下欺人害民的罪名。书中如有谬误，若转相流传于世，以至贻害无穷，其罪过我自己能用什么弥补呢？如果这本书不出版，其中的长处和不足终究无法让世人做出评判。考虑再三，我还是不顾自己才学的不足，尽力把这本书写了出来，就此向医学界的名医贤哲请教，希望指出书中的谬误不足，一一地纠正其中的错误，使其内容更加完整全面，我相信这样将会对后世起到无穷无尽的作用。

淮阴吴瑭

凡　例

【原文】——是书仿仲景《伤寒论》作法，文尚简要，便于记诵。又恐简则不明，一切议论，悉于分注注明，俾纲举目张，一见了然，并免后人妄注，致失本文奥义。

——是书虽为温病而设，实可羽翼伤寒。若真能识得伤寒，断不致疑麻桂之法不可用；若真能识得温病，断不致以辛温治伤寒之法治温病。伤寒自以仲景为祖，参考诸家注述可也；温病当于是书中之辨似处究心焉。

——晋唐以来诸名家，其识见学问工夫，未易窥测，瑭岂敢轻率毁谤乎？奈温病一证，诸贤悉未能透过此关，多所弥缝补救，皆未得其本真，心虽疑虑，未敢直断明确，其故皆由不能脱却《伤寒论》蓝本，其心以为推戴仲景，不知反晦仲景之法。至王安道始能脱却伤寒，辨证温病，惜其立论之未详，立法未备。吴又可力为卸却伤寒，单论温病，惜其立论不精，立法不纯，又不可从。惟叶天士持论平和，立法精细，然叶氏吴人，所治多南方证，又立论甚简，但有医案散见于杂证之中，人多忽之而不深究。瑭故历取诸贤精妙，考之《内经》，参以心得，为是编之作。诸贤如木工钻眼，已至九分，瑭特透此一分，作圆满会耳，非敢谓高过前贤也。

至于驳证处，不得不下直言，恐误来学。《礼》云："事师无犯无隐"，瑭谨遵之。

——是书分为五卷：首卷历引经文为纲，分注为目，原温病之始；二卷为上焦篇，凡一切温病之属上焦者系之；三卷为中焦篇，凡温病之属中焦者系之；四卷为下焦篇，凡温病之属下焦者系之；五卷杂说、救逆、病后调治，俾阅者心目了然，胸有成局，不致临证混淆，有治上犯中、治中犯下之弊。末附一卷，专论产后调治与产后惊风、小儿急慢惊风、痘证，缘世医每于此证，惑于邪说，随手杀人，毫无依据故也。

——《经》[1]谓先夏至为病温，后夏至为病暑，可见暑亦温之类，暑自温而来，故将暑温、湿温并收入温病论内。然治法不能尽与温病相同，故上焦篇内第四条，谓温毒、暑温、湿温不在此例。

——是书之出，实出于不得已。因世之医温病者，毫无尺度，人之死于温病者，不可胜纪。无论先达后学，有能择其弊窦，补其未备，瑭将感之如师资之恩。

——是书原为济病者之苦，医医士之病，非为获利而然，有能翻版传播者听之，务望校对真确。

——《伤寒论》六经由表入里、由浅入深，须横看。本论论三焦由上及下，亦由浅入深，须竖看，与《伤寒论》为对待文字，有一纵一横之妙。学者诚能合二书而细心体察，自无难识之证，虽不及内伤，而万病诊法，实不出此一纵一横之外。

——方中所定分量，宜多宜少，不过大概而已，尚须临证者自行斟酌。盖药必中病而后可，病重药轻，见病不愈，反生疑惑；若病轻药重，伤及无辜，又系医者之大戒。古人治病，胸有定见，目无全牛，故于攻伐之剂，每用多备少服法；于调补之剂，病轻者日再服，重者日三服，甚则日三夜一服。后人治病，多系捉风捕影，往往病东药西，败事甚多；因拘于约方之说，每用药多者二三钱，少则三五分为率，遂成痼疾。吾见大江南北，用甘草必三五分。夫甘草之性最为和平，有国老之称，坐镇有余，施为不足，设不假之以重权；乌能为功？即此一端，殊属可笑！医并甘草而不能用，尚望其用他药哉？不能用甘草之医，尚足以言医哉？又见北方儿科于小儿痘证[2]，自一二朝用大黄，日加一二钱，甚至三五钱，加至十三四朝，成数两之多，其势必咬牙寒战，灰白塌陷，犹曰此毒未净也，仍须下之，有是理乎？经曰："大毒治病，十衰其六；中毒治病，十衰其七；小毒治病，十衰其八；无毒治病，十衰其九，食养尽之，勿使过剂。"医者全在善测病情，宜多宜少，胸有确见，然后依经训约之，庶无过差也。

——此书须前后互参，往往义详于前而略于后，详于后而略于前。再，法有定而病无定。如温病之不兼湿者，忌刚喜柔；愈后胃阳不复，或因前医过用苦寒，致伤胃阳，亦间有少用刚者；温病之兼湿者，忌柔喜刚；湿退热存之际，乌得不用柔哉？全在临证者善察病情，毫无差忒也。

——是书原为温病而设，如疟、痢、疸、痹，多因暑温、湿温而成，不得不附见数条，以粗立规模，其详不及备载，以有前人之法可据，故不详论。是书所详论者，论前人之未备者也。

——是书着眼处全在认证无差，用药先后缓急得宜。不求识证之真，而妄议药之可否，不可与言医也。

——古人有方即有法，故取携自如，无投不利。后世之失，一失于测证无方，识证不真，再失于有方无法。本论于各方条下，必注明系用《内经》何法，俾学者知先识证，而后有治病之法，先知有治病之法，而后择用何方。有法同而方异者，有方似而法异者，稍有不真，即不见效，不可不详察之。

——大匠诲人，必以规矩，学者亦必以规矩，是书有鉴于唐宋以来，人自为规，而不合乎大中至正之规，以至后学宗张者非刘，宗朱者非李[3]，未识医道之全体，故远追《玉函经》，补前人之未备，尤必详立规矩，使学者有阶可升，至神明变化出乎规矩之外，而仍不离乎规矩之中，所谓从心所欲不逾矩。是所望于后之达士贤人，补其不逮，诚不敢自谓尽善又尽美也。

[1]《经》：此处指《黄帝内经》。

[2] 痘症：此处指天花。

[3] 宗张者非刘，宗朱者非李：此处的张、刘、朱、李是指金元时期四大医学家张子和、刘河间、朱丹溪、李东垣，他们是不同医学学派的代表人物。

【语译】本书在写作体例上仿照张仲景《伤寒论》列为条文的形式，在文字上力求简明扼要，以便于记忆背诵。又恐怕文字过于简单而表述不明白，所以把需要议论阐述的内容用自注的形式加以说明，以做到纲举目张，使人能一目了然，眉目清楚。

同时也可避免后人随意注释，造成对本书原义的歪曲或误解。本书虽然主要是为论治温病而作，但实际上其内容对《伤寒论》起到补充作用。如果真的能识别清楚伤寒，就绝不至于对麻黄汤、桂枝汤等伤寒治法疑而不敢用；如果真的能辨识清楚温病，也绝不会用辛温治伤寒的方药来治温病。治疗伤寒，自应以张仲景《伤寒论》方药为法则，再参考后世医家的注释就可以了。对于温病的治疗，则应当在本书中加以探求，特别是疑似病证要深入地进行辨析和研究。

对于自晋唐以来的许多有名的医家，他们的学术思想和诊治疾病的经验是很难全部掌握的，我怎么可以轻率地予以批评指责呢？怎奈对于温病这类病证，历代医家都没能研究透彻，其中大多数人只是作了某些局部的弥补和发挥，都未能深入地认识其本质，即使有的医家对温病的理论证治有所疑问，也不敢直截了当地提出来，究其原因，是因为这些医家都不能从《伤寒论》的蓝本中跳出来。他们的出发点是

为了维护张仲景的学说，但这样做实际上却反而使张仲景的学术精华不能充分地发扬出来。至王安道才开始把伤寒和温病明确地加以辨别，并从《伤寒论》的圈子里跳了出来，可惜的是他对温病的论述并不详细，也没有制定相应的、较为完整的治法。明末的吴又可也曾要努力摆脱《伤寒论》的框框，专门论述温病，使温病自成体系，但他的论述不够精确，立法又比较杂乱，也不能完全使人遵从。只有叶天士对温病的论述较为平允中肯，所制治法精确详细，不过由于叶天士是苏州地区的人，所诊治的多是见于南方的一些病证，而且在理论阐述上比较简略，其多数治疗温病的经验见于他治疗杂证的医案中，人们往往容易忽视它而不能加以深入地研究。我收集了历代各位医家论述温病的精华奥妙部分，再考证了《黄帝内经》（以下简称《内经》）中的有关内容，加上自己的心得体会，编写了这本书。

本书的写成，好比是前代各位名家在木板上钻眼已至九分，而我不过是再钻透剩下的一分而已，使本书得以圆满完成罢了，所以不敢说我比前人有什么高明之处。至于在书中所做的一些纠正和补充，之所以不得不直言不讳地写出来，是害怕贻误以后学医的人。《礼记》上说："尊重老师但也不要掩盖和隐瞒他的过失和不足"，我严格地按照这一点去做。本书共分为五卷（现版本不算卷首分为六卷），卷首主要是引用《内经》的原文作为纲，再以每条原文下的注释为目，以阐明温病最早的基本理论。第二卷（即现文卷一）是上焦篇，所有在上焦的温病内容都收于本篇；第三卷（即现文卷二）是中焦篇，凡属于中焦

的温病内容都收于本篇；第四卷（即现文卷三）是下焦篇，所有属于下焦温病的内容都收于本篇；第五卷（即现文卷四）是杂说，包括了逆证的救治、病后调整等内容，这样可以使读者一目了然，心中明白，成竹在胸，不至于临证时混淆不清，出现治疗上焦病证侵害了中焦，治疗中焦病证又侵害了下焦的弊病。在本书的最后又附有一卷（现文卷五和卷六），专门论述妇产科和儿科病证，其中《解产难》专论产后调理、产后惊风等病证，《解儿难》则主要论述小儿急、慢惊风、痘证等病证。其原因是社会上的一些医生，往往对这些病证认识不清，听信某些错误的议论，缺少分辨能力，诊治毫无根据，经常误人性命，为此，我专门把这些病证的辨治列在书末讨论。

在《内经》里有"先夏至日者为病温，后夏至日者为病暑"的说法，可见暑与温有相类似的本质，暑是由温发展而来的，所以将暑温、湿温都收入有关温病的论述范围之内。然而他们的治法不完全与温病相同，因而在上焦篇的第四条中注明：温毒、暑温、湿温不在此例，以示这些病证与一般温病的区别。

我编写这本书，实在是出于不得已。因为社会上一些治疗温病的医生，治病用药没有依据、毫无准绳，患温病后因施治不当而死亡的人不计其数。无论是医界先辈或是后来学者，如果有谁能指出书中错误，或补充书中的缺漏，使本书更加正确、全面，我将感激不尽，并把他当作自己的老师。

我写这本书的目的本来是为了解除病人的病痛，同时也是为了纠正社会上医生治疗温病的各种错误，而不是为了获得自己的私利。所以本书出版后，如果有人想再翻版印刷而人为传播的，我是赞成的，但是要求务必认真校对无误，不要在内容文字上出现差错。

在《伤寒论》中是以六经辨证为纲领，病证的发展传变是由表入里、由浅入深，这是从横的角度来看的；本书论及温病的发展传变则以三焦辨证为纲领，是从上向下发展传变，虽然也是由浅入深，但却是从竖的角度来看的。因此，本书与《伤寒论》的内容可以互为补充，二者有一纵一横的妙处。如果读者能把二者的内容融会贯通，认真推究，细心体会，自然就不会有什么不能识别的病证。本书的内容虽说不是专门论及内伤杂病的，但如能掌握了本书所阐述的要领，对于所有疾病的诊治，同样也不出于这一纵一横之外。

本书中各方剂所定的剂量多少，只是按一般情况大概而定的，在临床上还应根据病情的具体情况，反复斟酌而确定用量的多少。总的来说，所用的药物剂量以恰好能治愈疾病为度。如病重而药轻，自然效果不好，这时医生就会怀疑用药是否正确，往往就把治法改变了。相反，如病轻而药重，就会对人体正气产生不必要的损害，这也是医生在治病时应切切牢记的。古代有名的医生在治病时，如同技术熟练的杀牛人在杀牛时看到的不是整头牛，而只是牛的皮骨间隙那样，所看到的是病变的所在，因此在使用性质较为峻烈的攻邪方药时，常常采取准备的药较多而每次却用得较少的方法，以减少药物的不良反应。对于调补方药的应用，如病情较轻者，一日服二次，病情重者一日服三次，甚至可采用日间服三次，夜里服一次的方法。后世医生治病就往往不能掌握疾病的主要环节，而是捕风捉影，乱加推测，所以用药就不能切合病情，自然会造成治疗的失败。也有因为拘泥于成方用药剂量的规定，用药过轻，多则二三钱，少则用三五分为标准，这样势必使病情久延不愈而越发难治。我看到长江南北的医生，甘草只用三五分，其实甘草性质最为平和，有"国老"的名称，它调和平衡诸药之性的作用较好，而攻邪祛病的治疗作用力量不足，如果不借助于加大用量又怎么能取得效果呢？仅举这一个例子就很可笑了。一个医生连甘草都不能正确使用，还能希望他能用好其他药吗？不能正确使用甘草的医生，难道还可以和他讨论医学吗？又曾见过北方的某些小儿科医生，对于小儿天花的治疗，从发病的第一二天开始就用大黄，而且每日增加一二钱，甚至加三五钱，直至加到得病的第十三四天，所用大黄已多达好几两，此后患儿表现为咬牙寒战，痘疹色灰白而塌陷不起，医生还说是毒邪没有除尽，仍要使用攻下法，有这样治疗的道理吗？《内经》中说："使用性质非常峻烈的药治病，用到病情好转至六成时就应减少；使用性质中等峻猛的药物治病，用到病情好转至七成时就应减少；使用性质轻微峻猛的药物治病，用到病情好转至八成时也要减少；即使没有什么毒性，作用不峻烈的药物，用到九成时也应减少，然后用食物进行调养就可以了。总之，用药绝不可以过度。"所以医生完全在于善于诊察病情，辨别轻重，确定药量应该用多用少，做到胸中有数，然后按照《内经》的原则和前人的经验掌握使用，这样就不会发生什么差错了。

在阅读本书时，宜把前后的内容互相参照。因为往往在书的前面已详细讨论过的内容，在书的后面再提及时就较为简略；反之，如在书的后面有详细的论述，则前面就只是简单地提一下。另一方面，对病证的治法是比较固定的，但病证却往往是变化不定的。例如，不兼夹湿邪的温病，在治疗时一般忌用性质刚烈温燥的方药，而应当用寒凉柔润的方药；对于病愈后胃的阳气没有完全恢复，或在以前的治疗中，过多地使用了苦寒药物，从而损伤于胃的阳气这一类病证，有时也有使用温药以助胃阳的情况，在治疗兼夹有湿邪的温病时，用药就不宜过于寒凉柔润，而需要适当的温燥方药；但在湿邪已退而仅存有热邪的情况下，又怎么不能用寒凉柔润方药呢？从以上所说可见，关键是在临证时医生能善于诊察病情，做出正确的判断，这样才不至于出现治疗的错误。

本书本来是专为论述温病的证治而作的，但如疟疾、痢疾、黄疸、痹证等病，大多与暑湿、湿热等因素有关，所以不得不附上若干条文予以论述，以举其大概，建立初步的治法，其详细的辨证论治内容尚未全部开列出来，因为已有前人辨治该病证的法则可作依据，所以就不再重复论述了。本书中所详加论述的，主要是前人所没有讨论过的问题。

本书的主要着眼点是在于对病证的辨别要做到正确无误，在药物的应用上要先后缓急得当。如果不能做到辨证准确无误，而只是胡乱地议论那些药能否应用，就不可以和他们一起讨论医学。

古人立一方剂，就包含治疗法则在内，所以能运用自如，投用后也能取得良好的效果。后世医生的不足：一是对于所治的病证辨证无规律，识证不正确；二是即使开了处方，也体现不出法度规律。所以在本书内，凡是有方剂的条文下，都注明是采用了《内经》中什么治法，这样就可以使学者知道先要辨识清楚病证，然后才可能制定出恰当的治法，在确立了正确的治法后，才能选择使用合适的方剂。因而有治法相同而处方不同的，也有用方相似而治法有异的，如果稍有偏差，用后就不会见效，所以必须进行详细的辨察。

高明的师傅在教导他的弟子时，必定要教给其法度准则，而学习医学的人也要遵循这些规矩。有鉴于唐宋以来，历代医家各立规矩，而且都不合乎公正准确的法度，结果造成了后世学医的人尊崇张子和的就非议刘河间，学习朱丹溪的就非议李东垣。究其原因，主要是这些人没有能全面地了解医学的道理。所以我在写这本书时，从古代一直追溯到《玉函经》，同时也补充许多前人所没有论及的问题，特别是详细地制定了规矩，使学习的人们有一个前进的阶梯，即使达到出神入化、灵活自如的地步，但仍然不能离开规矩的范围，也就是所谓的能随心所欲而又不逾越规矩。我真诚地认为，这本书尚未达到尽善尽美的地步，因而希望后世有才能的高明之士能对不足之处给予补充、修正。

卷首·原病篇

【提要】本篇吴鞠通引用《内经》中论述温病病因、临床表现、治法禁忌、预防预后等方面的原文，并进行了较为深入的阐发，特别是主要讨论了温病发生的原因，所以名为"原病篇"。吴鞠通认为温病的发生与运气，即自然界气候变化对人体造成的影响有密切关系，与此同时，他也强调了人体正气，特别是阴精在温病发病中的重要内在作用，也就是从内外两个因素阐述了温病的发生原因。另外还对温病与伤寒、温病与暑病、伤暑与伤寒、病风与病痹等病证进行了区别和辨析；对温病的脉诊作了一定的介绍，对热病的死证和禁忌作了较深入的分析；对阴阳交、五脏热病的证候表现、产生机制、处理原则也予以具体的阐述；对于热病愈后的遗留症状和饮食禁忌加以说明。再次强调了预防温病发生的重点是增强人体的正气。在温病未发生之前应"治未病"。

【原文】第一条　《六元正纪大论》曰：辰戌之岁，初之气，民厉温病；卯酉之岁，二之气，厉大至，民善暴死；终之气，其病温。寅申之岁，初之气，温病乃起；丑未之岁，二之气，温厉大行，远近咸若。子午之岁，五之气，其病温。巳亥之岁，终之气，其病温厉。

叙气运，原温病之始也。每岁之温，有早暮微盛[1]不等，司天在泉，主气客气[2]，相加、临而然也。细考《素问》注自知，兹不多赘。

按：吴又可谓温病非伤寒，温病多而伤寒少，甚通。谓非其时而有其气，未免有顾此失彼之诮[3]。盖时和岁稔[4]，天气以宁，民气以和，虽当盛之岁亦微；至于凶荒兵火之后，虽应微之岁亦盛，理数自然之道，无足怪者。

【注释】

[1] 早暮微盛：早为先至，暮为后至，微者气微，盛者气盛，皆指气候之变化。

[2] 司天在泉，主气客气：中医运气学说的有关名词术语。详参丛书中《内经入门导读》有关注释。

[3] 诮（qiāo 哨）：责备。

[4] 岁稔（rěn 忍）：指年景如何。稔，指庄稼成熟。

【语译】《六元正纪大论》说：按运气学说的推算规律，每到辰戌之年，从大寒到惊蛰这一段时间的运气称之为"初之气"，人们较易发生各种疫病和温病；每至卯酉之年，从春分到立夏这一称为"二之气"阶段，会导致危急病证的发生，人们常因突然发病而死亡；从小雪到小寒这一称之为"终之气"阶段，人们容易发生温病。到了寅申年，在"初之气"当令之时，人们也容易发生温病。到了丑未年，在"二之气"当令之时，温疫病可能会大流行，不论地域的远近，人们都可以发病。到了子午年，自秋分到立冬这一称为"五之气"阶段，也易发生温病；到了巳亥年，在"终之气"当令之时，所发生的病多为温病和疫病。

以上是通过论述运气来探求发生温病的原因。每年发生的温病，有早晚轻重的不同，这是由于每年的司天在泉、主气客气的循环和它们之间的配合有所不同的缘故。可详细参考《素问》及各注家的论述，自然就能明白，此处就不再过多地讨论了。

按：吴又可提出温病不是伤寒，温病较多而伤寒较少，这些都是对的。但他所说的"非其时而有其气"，即温病的发生原因是感染了不是这个季节的邪气，邪气与发病季节主气不符合，这就难免被人指责是顾了这个，丢了那个，照顾不周。大凡一年中气候正常，风调雨顺，人们也能和顺安居，虽然该年属温热之气盛行的年份，温病的发生却可轻微；相反在饥荒战乱灾害之年，即使该年属温热之气轻微的年份，温病的发生也会盛行。这是由温病的发生规律决定的，没有什么可奇怪的。

【导读】本条阐述运气的变化与温病发生的关系。

运气学说以十天干的甲己配为土运，乙庚配为金运，丙辛配为水运，丁壬配为木运，戊癸配为火运，统称五运，以十二地支的巳亥配为厥阴风木，子午配为少阴君火，寅申配为少阳相火，丑未配为太阴湿土，卯酉配为阳明燥金，辰戌配为太阳寒水，统称六气，从年干推算五运，从年支推算六气，并从运与气之间，观察其生制与承制的关系，以判断该年气候的变化与疾病的发生。温病的病因是温邪，温邪的形成与四时关系密切，而四时与五运六气息息相关，因此可通过运气学说来探寻温病的发生发展规律，为温病的治疗和预防提供依据。

【原文】第二条　《阴阳应象大论》曰：喜怒不节，寒暑过度，生乃不固。故重阴必阳，重阳必阴。故曰：冬伤于寒，春必病温。

上节统言司天之病，此下专言人受病之故。

细考宋元以来诸名家，皆不知温病伤寒之辨。如庞安常之《卒病论》[1]、朱肱之《活人书》；韩祇和之《微旨》、王实之《证治》、刘守真之《伤寒医鉴》《伤寒直格》、张子和之《伤寒心镜》等书，非以治伤寒之法治温病，即将温暑认作伤寒，而疑麻桂之不可用，遂别立防风通圣、双解通圣、九味羌活等汤，甚至于辛温药中加苦寒。王安道《溯洄集》中辨之最详，兹不再辨。论温病之最详者，莫过张景岳、吴又可、喻嘉言三家。时医所宗者，三家为多，请略陈之：按张景岳、喻嘉言皆著讲寒字，并未理会本文上有"故曰"二字，上文有"重阴必阳，重阳必阴"二句，张氏立论出方，悉与伤寒混，谓温病即伤寒，袭前人之旧，全无实得，固无足论。喻氏立论，虽有分析，中篇亦混入伤寒少阴、厥阴证，出方亦不能外辛温发表、辛热温里，为害实甚。以苦心力学之士，尚不免智者千虑之失，尚何怪后人之无从取法，随手杀人哉！甚矣，学问之难也！吴又可实能识得寒温二字，所见之证，实无取乎辛温、辛热、甘温。又不明伏气为病之理，以为何者为即病之伤寒，何者为不即病待春而发之温病，遂直断温热之原非风寒所中，不责己之不明，反责经言之谬。瑭推原三子之偏，各自有说：张氏混引经文，将论伤寒之文，引证温热，以伤寒化热之后，经亦称热病故也。张氏不能分析，遂将温病认作伤寒。喻氏立论，开口言春温，当初春之际，所见之病，多有寒证，遂将伤寒认作温病。吴氏当崇祯凶荒兵火之际，满眼温疫，遂直辟经文"冬伤于寒，春必病温"之文。盖皆各执己见，不能融会贯通也。瑭按伏气为病，如春温、冬咳、温疟，《内经》已明言之矣。亦有不因伏气，乃司天时令现行之气，如前列《六元正纪》所云是也。此二者，皆理数之常者也。更有非其时而有其气，如又可所云庚气，间亦有之，乃其变也。惟在司命者善察其常变而补救之。

【注释】

[1] 《卒病论》：指张仲景所著的《伤寒杂病论》，包括了后世所传的《伤寒论》和《金匮要略》。查庞安常著有《伤寒总病论》，此处将《卒病论》说成庞氏所著疑有误。

【语译】《阴阳应象大论》说：人们如果不能节制喜怒等情绪，或不注意适应寒暑变化，健康和生命就得不到保障。凡是阴发展到了极点就必然向阳转化，而阳发展到了极点也必然向阴转化，即所谓"重阴必阳，重阳必阴"。就疾病而言，冬天感受了寒邪，春天就会发生温病。

前一节是概括性地论述五运六气所引起的疾病，而以下则专门讨论人发生温病的原因。

详细地考证自宋元以来许多著名医家的论述，都没有明确提出温病和伤寒的辨别。如庞安常的《伤寒总病论》、朱肱的《活人书》、韩祗和的《伤寒微旨论》、王实的《证治》、刘守真的《伤寒医鉴》和《伤寒直格》、张子和的《伤寒心镜》等书，不是用治伤寒的方法来治温病，就是把温病、暑病误认为伤寒，但又怀疑麻黄汤、桂枝汤等辛温之方不能用，于是就另外创立了防风通圣散、双解通圣散、九味羌活汤等方剂。甚至有的在温药中加入苦寒药，这些问题，在王安道《医经溯洄集》中有详细的辨析和论述，就不再讨论了。对温病论述得最详细的，莫过于张景岳、吴又可、喻嘉言三位医家。社会上的医生所遵循的是这三家的论述较多，因而有必要稍为具体加以分析：张景岳、喻嘉言在论述温病时，都是重点强调了"寒"字，并没有注意到原文中的"故曰"二字，而且在"故曰"的前面还有"重阴必阳，重阳必阴"两句话，张景岳对此未作仔细推敲，将温病与伤寒混在一起，说温病就是伤寒，因袭前人的陈旧学说，完全没有自己的创新发挥，对此不必多加评论。至于喻嘉言对温病的论述，虽然有所分析和阐发，但在中篇里把伤寒的少阴病证、厥阴病证混入其中，所制订的方剂也不外是辛温解表、辛热温里等治伤寒的方子，用以治疗温病为害甚大。刻苦钻研、学有成就的医学名家，也不免有智者千虑，必有一失的地方，所以难怪后世许多医生在治病时没有正确的治法可以遵循，以致断送了无数患者的性命。难啊，做学问是多么不容易啊！吴又可是一位真正能分辨清楚伤寒和温病的医家，他治疗温病已不再采用辛温、辛热、甘温等方药。但他却不明白伏气致病的道理，因而对所谓感受寒邪立即发病就是伤寒，感受寒邪后没有即时发病而等待春天再发病为温病的理论未能搞清楚，就直接断言温热病的原因不是感受风寒，不检讨自己对《内经》伏气理论没搞明白，反而批评《内经》的学说有错误。我推想上述三位先生对温病认识不全面，各自有其原因：张景岳是误引《内经》原文，把论伤寒的经文用来论证温热病，这是等于《内经》中把伤寒在化热后的病也称为热病之故，因而张氏不能正确分析，就把温病当作伤寒了。喻嘉言对春温论述较多，当初春的时候，所见到的病证大多为感受寒邪而病的寒证，所以他就把伤寒误认作温病了。吴又可所处的时代为崇祯年间灾荒战乱之际，到处流行瘟疫，据此，他就坚决不同意《内经》中关于"冬伤于寒，春必病温"的说法。这些都是各自抱有片面看法，没有把温病理论融会贯通所造成的。我认为，温病的发生有的是伏气所引起，如春温、冬咳、温疟等病，在《内经》中已有明确的论述。也有不是因为伏气引起的，而是由司天时令之气引起发病的，如前一条原文《六元正纪大论》中论述的就是这种情况，以上的两种原因都是常见到的。另外，还有因感受了不是当令的时气，或者吴又可所说的戾气而发病的，这种情况有时可以发生，但不是常而是变。作为一个掌管病人生命的医生，应该善于明察温病发生的一般规律和特殊情况（即常和变），采取相应的救治方法。

【导读】本条为吴氏摘引《内经》中有关温病病因的内容，此外，吴氏在分注中分列诸家之言并提出自己的见解。

喜怒哀乐是情志正常表现，寒暑温凉乃四时气候更替，均属于常态，人体随之调整而不病，若"喜怒不节，寒暑过度"，则正气损害，病邪乘虚而入，导致疾病的发生。"冬伤于寒，春必病温"，实际是伏邪温病春温的病机。由于正气亏损，冬天寒邪乘虚而入，正不胜邪，不即发病而邪气内伏。关于邪气伏藏的部位，历代医家观点不同，有"寒毒藏于肌肤"（《伤寒论》），有"伏于膜原"（《温疫论》），有"舍于营分"（《通俗伤寒论》，有"伏于少阴"（《温热逢源》）等，叶天士《三时伏气外感篇》中指出："藏于少阴，入春发于少阳"，此观点得到了后世医家的广泛认可。

寒邪伏藏于体内，至春发为温病，《内经》中认为是"重阴必阳"的结果，后世医家解释为"郁而化热"，寒邪在体内与正气斗争，因正气不足，正邪相争不激烈，故不发病，但邪气仍被正气所牵制，束于下焦，寒邪在正气的作用下渐渐化热，即"郁而化热"；春天万物生发，邪气可由新感引发或伏邪自发，发出的部位在少阳，因"春木内应肝胆也"。

【原文】第三条　《金匮真言论》曰：夫精者，身之本也，故藏于精者，春不病温。

《易》[1]曰：履霜坚冰至，圣人恒示戒于早，必谨于微。《记》[2]曰：凡事豫则立。经曰：上工不治已病治未病，圣人不治已乱治未乱。此一节当与《月令》[3]参看，与上条冬伤于寒互看。盖谓冬伤寒则春病温，惟藏精者足以避之。故《素问》首章《上古天真论》即言男女阴精之所以生，所以长，所以枯之理；次章紧接《四气调神大论》，示人春养生以为夏奉长之地，夏养长以为秋奉收之地，秋养收以为冬奉藏之地，冬养藏以为春奉生之地。盖能藏精者，一切病患皆可却，岂独温病为然哉！《金匮》谓五脏元真通畅，人即安和是也。何喻氏不明此理，将冬伤于寒作一大扇文字，将不藏精又作一大扇文字，将不藏精而伤于寒，又总作一大扇文字，勉强割裂《伤寒论》原文以实之，未免有过虑则凿之弊。不藏精三字须活看，不专主房劳说，一切人事之能摇动其精者皆是。即冬日天气应寒而阳不潜藏，如春日之发泄，甚至桃李反花之类亦是。

【注释】

[1]《易》：指《易经》。

[2]《记》：《礼记》。

[3]《月令》：为《礼记》中的一个篇名，记述每年十二个月的时令和有关事物。

【语译】《金匮真言论》说：人体的精是生命和健康的根本，所以能够保藏好精，春天就不会患温病。

《易经》里说：当路上出现了霜，河里结坚冰的严冬也就快来临了。这是古代的圣贤经常告诫人们凡事应及早发现和准备，对于细微之处也必须谨慎对待，以防微杜渐。《礼记》中说：凡是在事先有所准备的就容易成功。《内经》也说：高明的医生不仅是治疗已经发生的疾病，而是要防止疾病的发生，这就好比圣明的人不是只治理已经发生的动乱，而是应防止动乱的发生。这一节的内容应当与《礼记·月令》篇互相参看，也要与上一条冬伤于寒的论述相互参照。所说的冬天伤于寒则春天就会患温病，如能保养好阴精就可以完全避免患温病。因而在《素问》的第一章《上古天真论》中就论述了男女阴精是如何生成、如何生长、如何枯竭的道理；第二章《四气调神大论》紧接着教示人养生的方法，即如果春季能养好"生"，就可以为夏季的"长"打好基础；如夏季能养好"长"，就可以为秋季的"收"打好基础；如秋季能养好"收"，就可以为冬季的"藏"打好基础；如果冬季能养好"藏"，又可以为春季的"生"打好基础。凡是能保藏好精的人，任何疾病都不易发生，岂仅仅是不发生温病呢？这即是《金匮》所说的五脏元真之气通畅，人体就会平安健康。怎奈何喻嘉言没有搞清这个道理，他把冬感寒邪而发病作了一大篇文章，把不能藏精而发病又作一大篇文章，把既不藏精又冬伤于寒再总的作了一大篇文章，同时又把《伤寒论》的原文勉强割裂后放在其中作为引证。这样似乎考虑得十分周到，其实反而有过于刻板之弊病。对于《内经》中的"不藏精"这三个字应当灵活地去认识，不能认为是专指性生活过度而造成不藏精，凡是所有能耗伤人体精气的行为都属于不藏精，如冬天气候应该寒冷，但若阳气不能正常地潜藏，却像春天那样的发泄导致气候温暖，甚至使桃、李等树木提前开花，这些现象都属于"不藏精"之类。

【导读】本条承接上一条，强调温病发病的内因，吴氏在分注中列举《伤寒杂病论》中对此的认识。

"藏于精者，春不病温"，说明精气不足，正气亏虚，是温病发病的重要因素，此为内因。先天之精与后天水谷精微，均是维持人体正常功能活动的基本物质，若精气不足，则正气必虚，病邪易乘虚而入；反之，若精气充足，正气旺盛，则病邪无从而入，此即"正气存内，邪不可干"。关于不藏精的认识，吴鞠通说："不藏精非专指房劳说，一切人事之能动摇其精者，皆是。即冬时天气应寒而阳不潜藏，如春之发泄，甚至桃李反花之类，亦是也"。拓展了各家对"不藏精"的理解。

【原文】第四条　《热论篇》曰：凡病伤寒而成温者，先夏至日者为病温，后夏至日者为病暑。暑当与汗出，勿止。

温者，暑之渐也。先夏至，春候也。春气温，阳气发越，阴精不足以承之，故为病温。后夏至，温盛为热，热盛则湿动，热与湿搏而为暑也。勿者，禁止之词。勿止暑之汗，即治暑之法也。

【语译】《热论篇》说：凡是感受了寒邪而发生的温热病，如果在夏至以前发病的就称为温病，如果在夏至以后发病的则称作暑病。暑邪致病因里热蒸腾而有汗出，然而暑邪也可与汗一起外达，所以切勿使用止汗之法。

所谓温病，是发生于暑病之前的疾病。从其季节来说，在夏至日以前是属春季，春季气候较为温暖，阳气开始升发外泄，此时如果人体阴精不足，不能与阳气保持平衡，阳热之气亢盛就可以发生温病。在夏至日以后，温和的气候日渐变热，炎热之气蒸腾湿气上升，热气与湿气相互搏结而形成暑气，若侵犯人体可导致暑病。《内经》中的"切勿"是明确的禁止用词，即强调切勿去止暑病出汗，这是治疗暑病的一个重要法则。

【导读】本条讲述《黄帝内经》中对温病病种的初步划分及治则。

《热病论》中认为夏至这个节气是划分温病及暑病的关键因素，这里提出的温病及暑病均是《内经》中所言"冬伤于寒，春必病温"所致，应注意与后世医家所论"暑病不同"；暑病最易汗出，其治疗"当与汗出，勿止"，暑病治疗当直清里热，里热清则汗自止，不可止汗，因汗不出则热无出路，势必内陷入里，形成变证。

【原文】第五条　《刺志论》曰：气盛身寒，得之伤寒；气虚身热，得之伤暑。

此伤寒暑之辨也。经语分明如此，奈何世人悉以治寒法治温暑哉！

【语译】《刺志论》说：人体之气盛实而身体恶寒的，可能是感受了寒邪而得的伤寒；如人体之气虚弱而身体发热的，可能是感受了暑邪而得了暑病。

这是对感受寒邪的伤寒与感受暑邪的暑病的辨别要点。《内经》原文论述得是如此明白清楚，怎奈何现在社会上的医生怎么都是用治疗伤寒的方法来治温病和暑病呢？

【导读】本条摘引《内经》中关于伤寒与伤暑的认识。

"盖气盛身寒者,谓身受寒邪而气无恙也,故曰伤寒。"寒为阴邪,寒主收引,寒不伤气,故云"气盛伤寒,得之伤寒";"气虚身热者,谓身冒暑热,而热伤气也,故曰伤暑"。暑为阳邪,最善耗气,且耗气伤津,故云"气虚身热,得之伤暑"。本条比较伤寒与伤暑,阐述其不同的病理特点,意在强调温病与伤寒病机不同,治疗方法亦不同。

【原文】第六条 《生气通天论》曰:因于暑,汗,烦则喘喝[1],静则多言。

暑中有火,性急而疏泄,故令人自汗。火与心同气相求,故善烦(烦从火从页,谓心气不宁,而面若火烁也)。烦则喘喝者,火克金故喘,郁遏胸中清廓之气,故欲喝而呻之。其或邪不外张而内藏于心,则静;心主言,暑邪在心,虽静亦欲自言不休也。

【注释】

[1] 喝(hè 贺):呼吸困难时发出的声音。

【语译】《生气通天论》说:感受暑邪而发病的病证表现是,汗出较多,烦躁不安而气喘喝喝有声,有时则静卧嗜睡或自言自语谵语多言。

暑热之中含有火的特性,其致病急骤,传变较快,易造成人体肌腠疏松津气外泄,所以容易使人出较多的汗。火热与心属性相同,因而火热易入心,经常引起心烦(烦字由火和页二字合成,是指心气不得安宁,面部有火气上烁)。烦而气喘喝喝的原因是火热之邪克犯肺金,肺气受伤之故,再加火热郁遏胸中清阳之气,肺气不能宣降,故而气喘喉中喝喝有声如呻吟一般。暑热如果不能外达内藏在心,病人则会静卧嗜睡,由于心主语言,当暑邪在心时,虽然神态安静但会自言自语,乱语不休。

【导读】本条阐述《内经》中关于暑病的证候表现。

暑为火邪,性质属阳,暑热内盛,逼津外泄,故大汗出;暑气通于心,暑热则心热,故心烦,甚至安静之时亦自言不休;暑热伤肺,肺气损伤,故气喘短促。暑病的种类较多,常见的包括暑温、冒暑、中暑、暑湿、暑风、暑厥等。

【原文】第七条 《论疾诊尺》篇曰:尺肤[1]热甚,脉盛躁者,病温也;其脉盛而滑者,病且出也。

此节以下,诊温病之法。

经之辨温病分明如是,何世人悉谓伤寒,而悉以伤寒足三阴经温法治之哉!张景岳作《类经》,割裂经文,蒙混成章,由未细心绅绎[2]也。尺肤热甚,火烁精也;脉盛躁,精被火煎沸也;脉盛而滑,邪机向外也。

【注释】

[1] 尺肤:指前臂内侧肘关节至腕关节间的皮肤。

[2] 绅绎(chōu yì 抽译):引出头绪之意,此处为分析阐述。

【语译】《论疾诊尺》篇说:如肘部至腕部这一部分皮肤的热度较高,脉象盛大而又躁疾快速,是患了温病的表现。如果脉象盛大而滑利的,是病邪外出的迹象。

从这一节开始，讨论温病的诊断方法。

在《内经》中对温病的辨别是如此的清楚明白，为什么现今的医生还是把温病当作伤寒，并且都用治疗伤寒足太阴经、足少阴经、足厥阴经三阴病证的各种温热方药来治疗温病呢？张景岳编著《类经》，是把《内经》的原文割裂拼凑而成，用以蒙混读者，他对《内经》原文并没有认真细心地进行分析阐述。尺肤部发热较甚，是火热之气烁耗阴精所致；脉象盛大而数疾的，是由于阴精被火热之气煎熬沸腾；脉象盛大而滑利，是病邪有向外透达的迹象。

【导读】本条阐述《内经》中关于温病的脉象及病解的脉象。

尺肤热必身热，为火邪伤阴所致；脉盛大而躁动不宁，是阳邪盛，属温病之脉象；吴鞠通在上焦篇第三条指出"尺肤热"属于温热病典型的脉象特点。尺肤，指上肢肘内以下的皮肤，此为手太阴肺的皮部，邪袭肺卫之证即可见"尺肤热"。

若脉盛大，滑而有力，躁动之象已去，是正盛邪衰，邪欲外出，疾病将愈的征兆。《伤寒论》说："伤寒一日，太阳受之，脉若静者，为不传。颇欲吐，若躁烦，脉数急者，为传也。"可对比参考。

【原文】第八条　《热病》篇曰：热病三日，而气口静，人迎躁者，取之诸阳五十九刺[1]，以泻其热而出其汗，实其阴以补其不足者。身热甚，阴阳皆静者，勿刺也；其可刺者，急取之，不汗出则泄。所谓勿刺者，有死征也。热病七日八日动喘而弦[2]者，急刺之。汗且自出，浅刺手大指间。热病七日八日脉微小，病者溲血，口中干，一日半而死，脉代者，一日死。热病已得汗出而脉尚躁，喘，且复热，勿刺肤[3]，喘甚者死。热病七日八日脉不躁，躁不散数，后三日中有汗，三日不汗，四日死；未曾汗者，勿腠刺[4]之。热病不知所痛，耳聋不能自收，口干，阳热甚，阴颇有寒者，热在骨髓，死不可治。热病已得汗而脉尚躁盛，此阴脉之极也，死。其得汗而脉静者生。热病者，脉尚躁盛而不得汗者，此阳脉之极也[5]，死。（阳脉之极，虽云死征，较前阴阳俱静有差，此证犹可大剂急急救阴，亦有活者。盖已得汗而阳脉躁甚，邪强正弱，正尚能与邪争。若留得一分正气，便有一分生理，只在留之得法耳。至阴阳俱静，邪气深入下焦阴分，正无捍邪之意，直听邪之所为，不死何待）。脉盛躁，得汗静者生，热病不可刺者有九：一曰汗不出，大颧发赤[6]，哕者死。二曰泄而腹满甚者死。三曰目不明，热不已者死。四曰老人、婴儿，热而腹满者死。五曰汗大出，呕，下血者死。六曰舌本烂[7]，热不已者死。七曰咳而衄，汗不出，出不至足者死。八曰髓热[8]者死。九曰热而痉者死，腰折、瘛疭、齿噤䶗[9]也。凡此九者不可刺也。太阳之脉色荣颧骨，热病也。与厥阴脉争见者，死期不过三日。少阳之脉色荣颊前，热病也。与少阴脉争见者，死期不过三日。

此节历叙热病之死征，以禁人之刺，盖刺则必死也。然刺固不可，亦间有可药而愈者。盖刺法能泄能通，开热邪之闭结最速，至于益阴以留阳，实刺法之所短，而汤药之所长也。

热病三日而气口静、人迎脉躁者，邪机尚浅，在上焦，故取之诸阳以泄其阳邪，阳气通则汗随之。实其阴以补其不足者，阳盛则阴衰，泻阳则阴得安其位，故曰实其阴，泻阳之有余，即所以补阴之不足，故曰补其不足也。

身热甚而脉之阴阳皆静，脉证不应，阳证阴脉，故曰勿刺。

热病七八日，动喘而弦，喘为肺气实，弦为风火鼓荡，故浅刺手大指间，以泄肺热，肺之热痹开则汗出。大指间，肺之少商穴也。

热证七八日，脉微小者，邪气深入下焦血分，逼血从小便出，故溲血；肾精告竭，阴液不得上潮，故口中干；脉至微小，不惟阴精竭，阳气亦从而竭矣，死象自明。倘脉实者可治，法详于后。

热病已得汗，脉尚躁而喘，故知其复热也；热不为汗衰，火热克金故喘。金受火克，肺之化源欲绝，故死。间有可治，法详于后。

热病不知所痛，正衰不与邪争也；耳聋，阴伤精欲脱也；不能自收，真气惫也；口干热甚，阳邪独盛也；阴颇有寒，此寒字作虚字讲，谓下焦阴分颇有虚寒之证，以阴精亏损之人，真气败散之象已见，而邪热不退，未有不乘其空

虚而入者，故曰热在骨髓，死不治也。其有阴衰阳盛而真气未至溃败者，犹有治法，详见于后。

热病已得汗而脉尚躁盛，此阴虚之极，故曰死。然虽不可刺，犹可以药，沃之得法，亦有生者，法详于后。

脉躁盛不得汗，此阳盛之极也。阳盛而至于极，阴无容留之地，故亦曰死。然用药开之得法，犹可生，法详于后。

汗不出而颧赤，邪盛不得解也；哕，脾阴病也。阴阳齐病，治阳碍阴，治阴碍阳，故曰死也。泄而腹满甚，脾阴病重也，亦系阴阳皆病。目不明，精散而气脱也。经曰：精散视岐，又曰：气脱者目不明。热犹未已，仍烁其精而伤其气，不死得乎！老人、婴儿，一则孤阳已衰，一则稚阳未足，既得温热之阳病，又加腹满之阴病，不必至于满甚，而已有死道焉。汗不出，为邪阳盛，呕为正阳衰；下血者，热邪深入不得外出，必逼迫阴络之血下注，亦为阴阳两伤也。舌本烂，肾脉、胆脉、心脉皆循喉咙系舌本，阳邪深入，则一阴一阳之火结于血分，肾水不得上济，热退犹可生，热仍不止，故曰死也。咳而衄，邪闭肺络，上行清道，汗出邪泄可生，不然则化源绝矣！髓热者，邪入至深至于肾部也。热而痉，邪入至深至于肝部也。以上九条，虽皆不可刺，后文亦间立治法，亦有可生者。太阳之脉色荣颧骨为热病者，按手太阳之脉，由目内眦斜络于颧，而与足太阳交，是颧者两太阳交处也。太阳属水，水受火沸，

故色荣赤为热病也。与厥阴脉争见，厥阴，木也，水受火之反克，金不来生木反生火，水无容足之地，故死速也。少阳之脉色荣颧前为热病者，按手少阳之脉，出耳前，过客主人[10]前（足少阳穴），交颧至目锐眦而交足少阳，是颧前两少阳交处也。少阳属相火，火色现于二经交会之处，故为热病也。与少阴脉争见，少阴属君火，二火相炽，水难为受，故亦不出三日而死也。

【注释】

[1] 五十九刺：《内经》有几种提法，一为《素问·水热穴论篇》，多随邪之所在取穴，目的是泄热；另外《灵枢经·热病》，多四肢取穴，两者共列118穴，重复者18穴。

[2] 动喘而弦：指稍活动后就气喘不已，并见弦脉。

[3] 刺肤：指浅刺或络刺。汗出表已解，只需浅刺或放血以解表。

[4] 腠刺：浅刺至皮腠。

[5] 阴脉之极……阳脉之极也：以是否汗出，而出现脉燥盛，来判断阴虚极（阴极）或阳盛极（阳极）的不同。

[6] 大颧发赤：颧为肾部位，赤乃肾绝、心火侮之象。

[7] 舌本烂：心肝脾肾之脉皆系于舌本。舌本烂，三阴俱损，吴氏之释，与胆经有关。

[8] 髓热：肾主骨髓，髓热指肾气败竭之象。

[9] 齘：一般指上下齿相对摩擦。此处指上下齿相对而言。

[10] 客主人：穴位名称，在耳前与颧部之间，属足少阳经。

【语译】《热病》篇说：热病到了第三天，气口的脉象较为安静而人迎的脉躁疾不宁，可选用五十九个阳经穴位进行针刺，用以泻除邪热并使其出汗，同时充实阴经予以补法以补阴分之不足。身热显著，但阴阳各脉反而平静的，不宜用针刺的方法；如属于可用针刺的，应尽快按证取穴施治，如果刺后没有汗出，可采用泄热的其他办法治疗。上述所说的不能针刺的，是由于出现了正不胜邪的危证。热病到了第七天、第八天：稍动即气喘而脉象弦的，立即用针刺的方法，通过使病人出汗而使邪热外泄，具体方法是选用手大指间的少商穴予以浅刺。热病七八天时，脉象微小，病人尿血，口中干燥，有可能在一天半内死亡。脉象虚弱且歇有止数的更为危重，一天内可能死亡。热病已经出汗但脉象仍然躁疾不宁，伴有气喘，身热再次炽盛的，不能用针刺肌肤的方法，气喘严重的可能死亡。热病七八天时，脉象不躁疾，或虽躁疾但不散大、不甚数急的，在以后的三天内应有汗出，如果在三天内没有汗出，可能在四天内死亡。一直没有汗出的，不要在肌腠上针刺。热病患者不知自己病痛所在，并且耳聋，四肢弛缓不能自如运动，口中干燥，说明阳热之邪较盛而阴液已大虚，邪热已深入到骨髓，病情危重难以救治。热病已经得以出汗而脉象尚躁急盛大的，这是阴液虚极之表现，难以挽救。病人汗出后脉象安静的，预后较好。热病脉象躁急盛大而不出汗，这是阳热极盛的表现，预后不好。（阳热极盛虽然说是危重症，但较前阴阳脉俱平静而身热的有差别。这种病证还可用大剂养阴药急速补救人体阴液，或许可以保全生命。因为热病已出汗而阳脉仍躁盛，是人体正气衰弱而邪气强盛，但正气尚能与邪气抗争，如能留得一分正气，就有一分生存的希望，只是要有正确的保留正气的方法。等到病情发展到阴阳诸脉都已平静无力，病情深入到下焦阴分，肝肾阴液枯竭，正气完全失去了抗邪的能力，只能听凭病邪肆虐，到了这个程度，病人难道还会不死吗？）热病脉象盛大躁疾，出汗后脉转为平静的，这是好的现象。对于热病，有下列九种情况不可用针刺：一是汗不出，颧部发红，剧烈呕吐或呃逆的，易致死亡；二是腹泻并腹部极度胀满的，易致死亡；三是两目视物不明，身热不退的，易致死亡；四是老人、婴儿患热病发热而腹部胀满的，易致死亡；五是出现大汗，呕吐，大便下血的，易致死亡；六是舌根部溃烂，同时又发热不止的，易致死亡；七是咳嗽和衄血，不出汗，或虽有汗出但足部无汗的，易致死亡；八是热从骨髓处发出，易致死亡；九是发热而又见痉厥，腰背反张，手足抽搐，咬牙啮齿的，易致死亡。凡是以上九种情况都不可针刺。足太阳的经脉循行于颧骨部位，所以热病时颧部发红，如果与厥阴病证的表现同时存在，于三天内可能死亡。足少阳的经脉循行于颊前部位，热病时颊前部位发红，若与少阴病证的表现同时存在，三天之内也可能死亡。

这一节逐条论述了热病的"死证"，是禁止用针刺的，如果妄用针刺必然导致危险或加速死亡。然而针刺的方法不能用，也还可以用药治疗使其病愈。针刺治疗能开泄和宣通，对于开通热邪的闭结使邪热透达于外最为快速，而对于补益人体的阴液以保留阳气，却是针刺的短处，而是汤药的长处。

热病到了第三天，气口脉平静而人迎脉躁疾，表明病邪尚为轻浅，病位在上焦，

可取各阳经的穴位来宣泄在阳分的邪热，阳气宣通，邪就可随着出汗而外解。充实阴分以补充阴液的耗损，是由于阳热亢盛耗损阴津而阴虚，故泻其阳热之邪可以保护阴液，可起到补充阴液不足的作用。清除了亢盛之邪，起到了补充阴液不足的效果，所以《内经》中说针刺也能补充阴液的不足。

热病患者身热较盛而阴阳各脉却较平静，这是脉和证不相符合，在阳证中出现了阴脉，预后不好，所以说不能用针刺治疗。

热病到七八天时，稍活动就气喘并见弦脉，气喘是邪热壅于肺，肺气闭实；弦脉为风与火热之邪互结，火借风势，鼓荡张扬的表现，可浅刺大指间手少阴肺经的少商穴，以宣泄肺热，使闭阻在肺的邪热得以外泄，并借助出汗使肺热一同外泄。

热病到了七八天，脉象微小，是邪气深入下焦血分，若迫血妄行，血从小便而出现尿血。病入下焦，肾精耗竭，阴精亏损，阴液不能向上潮润于口，所以口干；脉象已变得微小，不仅是肾阴耗竭，阳气亦随之衰竭，病情危重是很清楚的。如果脉象还比较有力的，还可以治疗，具体详细的治疗方法在后面论述。

热病已经出汗，脉象仍然躁急而且气喘，所以知道还会再次发热，因为这种发热不会因出汗而衰退，火热之邪克伐肺金，会导致肺的化源欲绝，所以易导致死亡，有时还有可以治疗的方法，具体内容在后面论及。

热病不知道病痛的所在，是正气虚衰无力与邪气抗争；耳聋则是阴液大伤而致肾精虚脱引起；四肢弛缓不能自如运动，

真气已经非常虚弱；口干身热较甚，是阳热之邪亢盛，阴液大虚了，此处的"寒"字应作"虚"字来理解。原文的意思是说下焦阴分虚衰，阴精亏损的患者，此时已出现真气败散的现象。若邪热不退，邪热没有不乘虚直入的，所以说邪热深入到骨髓，往往会病情危重而难以救治。如果阴液已伤而阳热亢盛，但真气尚未达到溃败的严重程度，那还是有可以救治的方法的，具体治法将在后面论及。

热病已汗出而脉象仍然躁疾盛大的，这是阴液虚极的现象，所以说易致死亡。虽然不可用针刺的方法，但可通过用药物来补充阴液，如果使用得法，也有能得到治愈的，具体方法将在后面论及。

脉象躁急盛大又不出汗的，是阳热之邪十分亢盛的表现，阳热极盛，阴液必然会耗损殆尽，病情危重，难以救治，如果使用开泄邪热的药物而且使用得法，也有能得到生还的，具体方法将在后面论及。

热病无汗、颧部发红，提示邪热较盛而难以外解，患者呕吐或呃逆，是脾阴有病，此时阴阳俱病，如用寒凉之药治阳热之证则妨碍脾阴，若用养阴濡润之品治脾阴又对阳热不利，所以难以救治。腹泻而又见很严重腹部胀满，是脾阴病很重，也属于阴阳俱病。双目视物不明，是阴精耗散正气外脱之故，《内经》说：精气耗散则视物重复。又说：正气外脱，就会视物不清，这种病证，邪热还未退仍在消烁着阴精和正气，难道还会不死吗？老人和婴儿，前者属于年老阳气衰弱，后者年幼稚阳尚未充实，他们患了温热病后，既可有邪热之阳病，又有腹满这种阴病，即使腹满不严重，也是非常危险的病证。汗不出，是

阳热病邪亢盛，呕吐是脾阳衰于里。大便下血，是邪热深入不能外出，必然逼迫肠道血络使血液下注而成便血，也是阴阳两伤的表现。人的肾脉、胆脉、心脉都循行于咽喉而系于舌根，当阳热之邪深入，影响到少阴心肾和少阳胆"一阴一阳"两条经脉，其火邪结于血分而使舌根发生溃烂。肾阴大伤而不得上济，如邪热能退，还不至于危及生命，如邪热仍然亢盛，就可导致死亡了。热病咳嗽并有衄血，是邪热闭阻肺络壅滞上焦清肃之脏，使血从上溢之故。如果能通过出汗使邪热外泄，还有治好的可能，不然的话，就可以导致肺的化源欲绝，难以救治。邪热从骨髓而出，是由于病邪已深入下焦肾所造成的。发热而又见痉厥，是邪热深入到肝经的征象。以上的九种情况，虽然都不能用针刺治疗，但在本书后面对有些病证仍然列出了治法，其中也有可以治好的。手足太阳两条经脉所经过的颧骨部位发红是热病的重要表现，因为手太阳经脉从眼睑内角斜向经过颧部，与经过该处的足太阳经脉相交，所以颧部是手足太阳经脉的交会之处。五行中太阳属水，水在火的作用下就会沸腾，所以颧部发红是热病的表现。若颧红与厥阴病证一同出现，是危重之象，厥阴属木，水受火的反克，即肺金不能生水，水少则火更旺，更进一步耗伤水液，易导致死亡。少阳经脉从耳前经过，颊部发红也是热病的表现，手少阳的经脉经过耳前，再通过足少阳经的客主人穴，交会于颊部，并到眼外角而交于足少阳经，所以颊前是两少阳经脉的交会之处。少阳属相火，火的红色显现于两条经脉交会的部位，所以是热病的现象。少阴属君火，如果少阴证又见颊

部发红，为少阴君火和少阳相火相互交结炽烈，必然严重耗伤阴液肾水，一般不出三天就会死亡。

【导读】本条讲述热病的转归预后及禁用刺法的九种热病。

【原文】第九条　《评热病论》：帝曰：有病温者，汗出辄复热，而脉躁疾，不为汗衰，狂言不能食，病名为何？岐伯曰：病名阴阳交[1]，交者死也。人所以汗出者，皆生于谷，谷生于精[2]。今邪气交争于骨肉而得汗者，是邪却而精胜也。精胜则当能食而不复热。复热者，邪气也，汗者，精气也。今汗出而辄复热者，邪气胜也。不能食者，精无俾[3]也。病而留者，其寿可立而倾也。且夫《热论》曰：汗出而脉躁盛者死。今脉不与汗相应，此不胜其病也，其死明矣！狂言者，是失志，失志者死。今见三死，不见一生，虽愈必死也。

此节语意自明，经谓必死之证，谁敢谓生？然药之得法，有可生之理，前所谓针药各异用也，详见后。

【注释】

[1] 阴阳交：阳邪交入阴分，消耗阴气的病理改变，故名阴阳交，是指热病出汗后，仍发热，脉躁疾，发热和脉象不因出汗而和缓，反有狂言、不能食的症状。

[2] 谷生于精：谷气化为精，精气胜乃为汗。

[3] 俾：使，依赖的意思。精气不足以使其食。

【语译】《评热病论》：黄帝说：有的温病患者，汗出后热稍退又很快热势上升，其脉象躁疾，病情没有因为汗出而得以衰减，同时又有语言狂乱，不能进食等症状，这是什么病呢？岐伯回答说：这种病名叫阴阳交，阴阳交病危重难治。人体之所以出汗，依赖于水谷，水谷入胃化生为精气，当邪气与精气交争于骨肉之处就会有汗液排出，这是邪气退却而精气战胜病邪的反映。如果精气战胜了病邪，应当能进饮食而不再发热，再次发热是邪气存在，汗出是精气的表现，现在汗出之后再次发热，是病邪战胜精气的征象。不进食使人体精气得不到补充，出现这种情况，提示病邪久留不去，病人的寿命就不会很长了。况且在《灵枢·热论》中说：热病汗出而脉象躁急盛大，这是死证。现在脉象与出汗不相应，是精气衰竭，不能战胜病邪，导致死亡是很明白的。语言狂乱是神志失常的表现，易导致死亡。现在出现了三种易导致死亡的证候，而无一线生机，虽然有时暂时减轻，但最终还是要死亡的。

这一节所说的意思已很明白了，《内经》中所说的必死之证，还有谁敢说能够治愈呢？然而用药得法，还是有可以治愈的希望的。前面所说到的针刺和药物作用各不相同，详细论述在后面还要提到。

【导读】本条阐述温病出现"阴阳交"证的意义及其转归预后。

阴阳交，阳邪交入阴分，消耗阴气的病理改变，是正虚之人病温之后发展至病情深重的病证。具体表现为热病出汗后，仍发热，脉躁疾，发热和脉象不因出汗而和缓，反有狂言、不能食的症状。汗为阴之液，是水谷所化生，水谷之所以能化生，是下焦先天之本蒸腾，中焦后天之本健运的相互作用，故云"皆生于谷，谷生于精"。温病汗出，则邪随汗出，此为邪衰正胜的表现。今其汗出后仍发热，是正虚邪盛之故；不能食，则精微无源，精气失于滋养，无力驱邪外出，病邪留恋不解，则危重矣。

【原文】第十条　《刺热篇》曰：肝热病者，小便先黄，腹痛多卧，身热。热争[1]则狂言及惊，胁满痛，手足躁，不得安卧。庚辛甚[2]，甲乙大汗，气逆则庚辛日死。刺足厥阴、少阳。其逆则头痛员员[3]，脉引冲头也。

肝病小便先黄者，肝脉络阴器；又肝主疏泄，肝病则失其疏泄之职，故小便先黄也。腹痛多卧，木病克脾土也。热争，邪热甚而与正气相争也。狂言及惊，手厥阴心包病也，两厥阴同气，热争，则手厥阴亦病也。胁满痛，肝脉行身之两旁，胁其要路也。手足躁不得安卧，肝主风，风淫四末，又木病克土，脾主四肢，木病热，必吸少阴肾中真阴，阴伤，故骚扰不得安卧也。庚辛金日克木，故甚。甲乙肝木旺时，故汗出而愈。气逆谓病重而不顺其可愈之理，故逢其不胜之日而死也。刺足厥阴、少阳，厥阴系本脏，少阳，厥阴之腑也，并刺之者，病在脏，泻其腑也。逆则头痛以下，肝主升，病极而上升之故。

自庚辛日甚以下之理，余脏仿此。

【注释】

[1] 热争：热邪与正气相争。

[2] 庚辛甚：庚辛之日属金，肝病属木，金克木，故庚辛甚。

[3] 员（yùn 运）员：头部沉重、眩晕的感觉。

【语译】《刺热篇》说：肝热病患者的表现是，先见小便发黄，腹部疼痛，身倦多卧，身体发热。当邪热与正气相争时，可出现语言狂乱、惊慌不安、胁部胀满疼痛、手足躁动、不得安卧等症状，每逢庚辛日病情会加重，每逢甲乙日有可能出大汗，若正气逆乱在庚辛日将会死亡。针刺可取足厥阴、足少阳两经的穴位。正气逆乱就会出现头痛昏眩等症状，这是病邪循肝的经脉上冲于头所形成的。

肝热病小便先发黄的，是由于肝的经脉环绕阴器，肝又主疏泄，肝热时肝失疏泄，邪热循脉蕴结下焦故小便发黄。腹痛多卧，是肝木克伐脾土的缘故。邪热亢盛与正气相争为热争，此时邪热可犯及手厥阴心包经，出现语言狂乱和惊慌不安，这是手足两厥阴同病的情况。胁部胀满疼痛，是由于肝的经脉循行于人体两旁而胁是其重要的络属部位。手足躁动不得安卧有两个原因：一是肝主风木或肝为风木之脏，风扰动四肢之故。二是肝木克脾土，脾主四肢，肝热病耗伤少阴肾水，阴伤后水亏不能濡养肝木，肝肾阴亏手足躁扰不得安卧。庚辛在五行属金，而金可克木，所以在庚辛日肝热病会加重。甲乙属木，当在甲乙日肝气旺盛之时往往能汗出热退而愈。气逆是说病情较重而又没有按照正确的方法治疗，所以在庚辛金旺的日子往往造成死亡。足厥阴肝为脏，足少阳胆为腑，肝热病的针刺可取肝胆两经的穴位，肝脏有邪热，可以通过泻胆腑来治疗。逆证会出现头痛昏眩，这是由肝气主升，肝热病时邪气循经上冲头部的缘故。

对于庚辛日病会加重的道理，以下其

【导读】 本条讲述肝热病的证治及转归。

肝脏发生热病，先出现小便黄，腹痛，多卧，身发热。当热邪入脏，与正气相争时，则狂言惊骇，胁部满痛，手足躁扰不得安卧；逢到庚辛日，则因木受金克而病重，若逢甲乙日木旺时，便大汗出而热退，若邪气胜脏，病情严重则会在庚辛日死亡。治疗时，应刺足厥阴肝和足少阳胆经。若肝气上逆，则见头痛眩晕，这是因热邪循肝脉上冲于头所致。

他各脏的热病都是如此，恕不赘述。

【原文】第十一条 心热病者，先不乐，数日乃热。热争则卒心痛，烦闷善呕，头痛面赤无汗。壬癸[1]甚，丙丁[2]大汗，气逆则壬癸死。刺手少阴、太阳。

心病先不乐者，心包名膻中[3]，居心下代君用事，经谓膻中为臣使之官，喜乐出焉，心病故不乐也。卒心痛，凡实痛，皆邪正相争，热争，故卒然心痛也；烦闷，心主火，故烦，膻中气不舒，故闷。呕，肝病也，两厥阴[4]同气，膻中代心受病，故热甚而争之后，肝病亦见也。且邪居膈上，多善呕也。头痛，火升也。面赤，火色也。无汗，汗为心液，心病，故汗不得通也。

【注释】

[1] 壬癸：壬癸日属水，心属火，水克火，故病情加重。

[2] 丙丁：丙丁日属火，心属火，为心经气旺之日。

[3] 膻中：在不同场合有不同含义，有时指心包，有时指胸中，特别是指两乳之间，另外也是一个穴位的名称。此处指心包，而下文的膻中又可理解为胸中。

[4] 两厥阴：指手足厥阴。

【导读】 本条讲述心热病的证治及转归。

心脏发热病，先觉得心中不愉快，数天以后始发热，当热邪入脏与正气相争时，则突

【语译】 心热病可见到先有情绪不愉快，过几天后就发热，当邪热亢盛与正气相争时突然心痛，伴有烦躁不安，胸中痞闷，时时呕吐，头痛，面部红赤，没有汗出等症状。每到壬癸水旺之日病情加重，丙丁火旺之日出现大汗。如正气不敌邪气而"气逆"，到了壬癸日就可能死亡，治疗方法可针刺手少阴经和手太阳经的穴位。

心包又名膻中，位置在心之下，代心行使君主之官的功能。《内经》说膻中为臣使之官，司情绪喜乐，所以心热病可先见情绪不愉快。突然发生的心中疼痛，凡是属于实证的，都是邪正相争所引起的，此时邪热与正气相争，所以突然发生心中痛。心主火，邪扰于心所以心烦，邪气交争于胸中，气机郁滞不畅，所以痞闷不舒；呕吐是肝病的症状，由于心包代心受病后，手厥阴心包可影响到足厥阴肝而两厥阴同病，所以邪热与正气抗争之后，引起肝气上逆而出现呕吐症状，又由于邪热位居膈上，更容易引起呕吐。头痛是由于火热之气上冲于头部所致，面色红赤也是火热之气在面部反映的颜色。汗为心液，邪热在心，心液受伤而没有汗出。

然心痛，烦闷，时呕，头痛，面赤，无汗；逢到壬癸日，则因火受水克而病重，若逢丙丁日火旺时，便大汗出而热退，若邪气胜脏，病更严重将在壬癸日死亡。治疗时，应刺手少阴心和手太阳小肠经。

【原文】第十二条 脾热病者，先头重，颊痛，烦心，颜青，欲呕，身热。热争则腰痛，不可用俯仰，腹满泄，两颔痛。甲乙[1]甚，戊己[2]大汗，气逆则甲乙死。刺足太阴、阳明。

脾病头先重者，脾属湿土，性重，经谓：湿之中人也，首如裹，故脾病头先重也。颊，少阳部也，土之与木，此负则彼胜，土病而木病亦见也。烦心，脾脉注心也。颜青欲呕，亦木病也。腰痛不可用俛[3]仰，腰为肾之府，脾主制水，肾为司水之神，脾病不能制水，故腰痛；再脾病胃不能独治，阳明主约束而利机关，故痛而至于不可用俯仰也。腹满泄，脾经本病也。颔痛，亦木病也。

【注释】

[1] 甲乙：在五行主属木，为脾土所长。

[2] 戊己：戊己日属脾土。本经之气旺之日。

[3] 俛（fǔ 府）：指屈身，低头。向下，与"仰"相对。

【语译】 脾热病的表现有：先出现头部沉重，面颊部疼痛，心中烦，额部发青，想要呕吐，身发热。如邪热与正气相争会出现剧烈的腰痛，严重的甚至不能前后俯仰。腹胀满，大便泄泻，两侧颔部作痛。每到甲乙日木旺之时，病情会加重，每逢戊己日土旺时，可能大汗出而病情减轻。若正气不敌邪气而产生"气逆"，在甲乙日可能会死亡。治疗可刺足太阴和足阳明经的穴位。

脾病患者出现头部先重痛的，是因为脾属湿土之脏，湿属阴邪，性质重浊黏腻，能阻遏阳气运行故头重。正如《内经》中所说：湿邪侵犯人体后，会出现头部沉重如有东西包裹样的症状。所以脾病头部先有重沉的感觉。面颊部是少阳经脉循行之处，脾属土而少阳属木，二者会有这一方负则那一方胜的情况，所以当脾土有病也会影响到少阳而出现面颊痛。脾脉有一支上行注入心中，故脾病可见心烦。额部发青想要呕吐，也是属于肝木克脾土的症状。腰痛不能俯仰的原因是，腰为肾脏所在的部位，脾有统制水液运用的功能，肾为管理水液的主要脏器，脾病不能制水而影响肾所以腰痛。脾与胃均属土，脾病影响胃，阳明胃有主约束经脉和通利关节的作用，所以腰痛甚至不能俯仰。至于腹部胀满泄泻是脾本身的功能失常后的表现。颔部疼痛，也是木克土的症状，因为颔部在两侧，为少阳经脉循行的部位。

【导读】 本条讲述脾热病的证治及转归。

脾脏发生热病，先感觉头重，面颊痛，心烦，额部发青，欲呕，身热。当热邪入脏，与正气相争时，则腰痛不可以俯仰，腹部胀满而泄泻，两颔部疼痛，逢到甲乙日木旺时，则因土受木克而病重，若逢戊己日土旺时，便大汗出而热退，若邪气胜脏，病更严重，就会在甲乙日死亡。治疗时，刺足太阴脾和足阳明胃经。

【原文】第十三条　肺热病者，先淅然厥[1]，起毫毛，恶风寒，舌上黄，身热。热争则喘咳，痛走[2]胸膺背，不得太息，头痛不堪，汗出而寒。丙丁[3]甚，庚辛[4]大汗，气逆则丙丁死。刺手太阴、阳明，出血如大豆，立已。

肺病先恶风寒者，肺主气，又主皮毛，肺病则气贲郁不得捍卫皮毛也。舌上黄者，肺气不化则湿热聚而为黄苔也（按苔字，方书悉作胎。胎乃胎胞之胎，特以苔生舌上，故从肉旁。不知古人借用之字甚多。盖湿热蒸而生苔，或黄，或白，或青，或黑。皆因病之深浅，或寒，或热，或燥，或湿而然。如春夏间石上土坂之阴面生苔者然。故本论苔字悉从草不从肉）。喘，气郁极也。咳，火克金也。胸膺背，肺之府也，皆天气主之。肺主天气，肺气郁极，故痛走胸膺背也。走者，不定之词。不得太息，气郁之极也。头痛不堪，亦天气贲郁之极也。汗出而寒，毛窍开，故汗出，汗出卫虚，故恶寒，又肺本恶寒也。

【注释】

[1] 淅（xī 嬉）然厥：形容肌肤怕冷如同冷风吹拂一样。淅淅指风声。厥者为四肢逆冷。

[2] 痛走：游走性疼痛。

[3] 丙丁：在五行属火，为肺金所畏。

[4] 庚辛：属金，为肺金本气旺盛之时。

【语译】肺热病的表现为，先淅淅然怕冷，皮肤毫毛耸起，怕风寒，舌上有黄苔，身发热。邪热与正气相争，会出现气

【导读】本条讲述肺热病的证治及转归。

肺脏发生热病，先感到体表淅淅然寒冷，毫毛竖立，畏恶风寒，舌上发黄，全身发热。当热邪入脏，与正气相争时，则气喘咳嗽，疼痛走窜于胸膺背部，不能太息，头痛得

喘咳嗽，疼痛走窜于胸背部，不能做深呼吸，剧烈头痛难以忍受，虽有出汗，仍觉恶寒。这种病每到丙丁日火旺之时，病情会加重，每逢庚辛日金旺之时就会大汗出而病情减轻，若正气不能抗御邪气而"气逆"，在丙丁日就会病重死亡。其治疗方法可针刺手太阴和手阳明经的穴位，如刺出如豆大的血粒，往往会很快减轻。

肺热病之所以先出现恶风寒的症状，是由于肺主气，又主皮毛，肺病后导致气机郁闭，不能使皮毛发挥卫外作用。舌上有黄苔，是肺有邪热，肺气不能宣化津液聚而为痰湿，与邪热结聚而形成黄苔。（按：苔这个字，在古代医药书中写作胎。胎的原意是胞胎的胎，而苔是生在舌上的，加上其偏旁肉字，所以古人写作胎。古人用通假字是很多的，此为一例。因湿热蕴结而形成的苔，有黄色的，有白色的，有青色的，有黑色的，都是因病位的深浅，病性的寒热、燥湿不同而造成的，正如在春夏季节，石头或土丘的阴面生长的青苔一样，因而本书的苔字都用草字头而不用肉字旁。）气喘是肺气郁闭很严重的表现，咳嗽则是火热之邪克伐肺金肺失肃降之故。胸背部是肺脏所在之处，肺能呼吸天之气，所以肺气郁闭较重的，胸背部有游走流窜的疼痛。走是游窜不定的意思。不能深呼吸，是由于肺气郁闭太甚。头痛剧烈难忍，是肺气闭郁邪热上冲头部所致。汗出而恶寒，是因为皮毛汗孔开泄所以出汗，汗出后卫阳不足，不能温煦皮毛而又恶寒。又肺为娇脏，本易怕寒，所以肺热病中常见恶寒。

很厉害，汗出而恶寒，逢丙丁日火旺时，则因金受火克而病重，若逢庚辛日金旺时，便大汗出而热退，若邪气胜脏，病更严重，就会在丙丁日死亡。治疗时，刺手太阴肺和手阳明大肠经，刺出其血如大豆样大，则热邪去而经脉和，病可立愈。

【原文】第十四条 肾病热者，先腰痛，胻[1]酸，苦渴数饮，身热。热争则项痛而强，胻寒且酸，足下热，不欲言，其逆则项痛，员员澹澹然[2]。戊己甚，壬癸大汗，气逆则戊己死。刺足少阴、太阳。

肾病腰先痛者，腰为肾之府，又肾脉贯脊会于督之长强穴。胻，肾脉入跟中，以上腨[3]内，太阳之脉亦下贯腨内，腨即胻也；酸，热烁液也。苦渴数饮，肾主五液[4]而恶燥，病热则液伤而燥，故苦渴而饮水求救也。项，太阳之脉，从巅入络脑，还出别下项。肾病至于热争，脏病甚而移之腑，故项痛而强也。胻寒且酸，胻义见上。寒，热极为寒也；酸，热烁液也。足下热，肾脉从小指之下，邪趋足心涌泉穴，病甚而热也。不欲言，心主言，肾病则水克火也。员员澹澹，状其痛之甚而无奈也。

【注释】

[1] 胻（héng 衡）：足胫部。

[2] 员员澹（dàn 淡）澹然：形容项部疼痛时起时伏无可奈何的样子。澹澹然：波浪起伏或流水迂回的样子。员员：眩晕。员通"晕"。

[3] 腨（chuài 踹）：足胫部。同胻。

[4] 五液：指汗、涕、泪、涎、唾五种人体的分泌物，此处泛指人体的各种津液。

【语译】 肾热病主要表现为，先出现腰痛，足胫部发酸，口渴较甚而频繁地饮水，身发热。邪热与正气相争则颈项疼痛而强硬，足胫部怕冷而且发酸，脚下部发热，不想说话。若病情严重的，项部疼痛剧烈，时起时伏，时轻时重。这种病人每到戊己日土旺之时，病情会加重，每逢壬癸日水旺之时会出大汗而病减轻。如正气不敌邪气而"气逆"，在戊己日就有可能死亡。治疗方法针刺足少阴和足太阳经的穴位。

肾热病腰先痛是由于腰为肾之府，即肾脏位于腰部，而且肾的经脉又贯穿背脊交会于督脉的长强穴。胻为足胫部，肾的经脉从足跟上行到足胫内，太阳经脉向下贯穿入足胫部。胻与腨是相同的。发酸是由于邪热烁伤了阴液所造成的。肾主人体的津液，阴液最易消耗，故说"肾恶燥"，患热病后往往造成阴液耗伤，所以患者口渴较甚而喝很多的水以补充津液。颈项部是足太阳经脉循行之处，该脉从头顶部进入脑，再向下行到下项部。肾与膀胱互为表里，当肾热病邪热与正气相争之时，肾脏病邪就会波及于膀胱腑，所以颈项部就会出现疼痛强直的症状。足胫部怕冷而且发酸，怕冷是由于热极而出现的真热假寒症状，发酸是因为邪热烁伤了津液。足少阴肾的经脉从足小趾斜行到足心部的涌泉穴，所以肾热病重时足心发热。心主言语，又属火，肾属水，当肾热病时影响于心，即所谓的水克火，所以出现不想说话的症状。员员澹澹，是形容颈项部疼痛较重，时起时伏，时轻时重无可奈何的样子。

【导读】本条讲述肾热病的证治及转归。

肾脏发生热病，先觉腰痛和小腿发酸，口渴得很厉害，频频饮水，全身发热。当邪热入脏，与正气相争时，则项痛而强直，小腿寒冷酸痛，足心发热，不欲言语。如果肾气上逆，则项痛头眩晕而摇动不定，逢戊己日土旺时，则因水受土克而病重，若逢壬癸日水旺时，便大汗出而热退，若邪气胜脏，病更严重，就会在戊己日死亡。治疗时，刺足少阴肾和足太阳膀胱经。以上所说的诸脏之大汗出，都是到了各脏气旺之日，正胜邪却，即大汗出而热退病愈。

《素问·刺热篇》第十条至十四条，讲述五藏热病的证治及转归。五藏热病是内伤发热所致的病证，不属于外感发热的范畴，与《伤寒论》太阳病和温病卫分证无关；但与《伤寒论》中的"阳明病"有关，与卫气营血辨证中的"气分证"类同。鉴于伤寒阳明病及温病气分证并未按照五脏细化分类，因此，《素问·刺热篇》的五藏热病可作为阳明热病与气分证阶段性的辨证纲领。值得一提的是，吴鞠通三焦辨证的创立，也是基于《内经》脏腑辨证的基础发展创新而成，补充了卫气营血中未以脏腑为纲之不足。

【原文】第十五条　肝热病者，左颊先赤；心热病者，颜先赤；脾热病者，鼻先赤；肺热病者，右颊先赤；肾热病者，颐[1]先赤。病虽未发，见赤色者刺之，名曰治未病。

此节言五脏欲病之先，必各现端绪于其部分，示人早治，以免热争则病重也。

【注释】

[1] 颐：腮，下巴，为肾所候部位。

【语译】肝热病患者，左颊部先发红；

【导读】本条讲述五脏热病将发的先兆。

肝脏发生热病，左颊部先见赤色；心脏发生热病，额部先见赤色；脾脏发生热病，鼻部先见赤色；肺脏发生热病，右颊部先见赤色，肾脏发生热病，颐部先见赤色。临床可根据其特点及时判断病情，具有一定的预防意义。

【原文】第十六条　《热论篇》：帝曰：热病已愈，时有所遗[1]者，何也？岐伯曰：诸遗者，热甚而强食之，故有所遗也。若此者，皆病已衰而热有所藏，因其谷气相薄[2]，两热相合，故有所遗

心热病患者，颜面部（或额部）发红；脾热病患者，鼻子先发红；肺热病患者，右颊部先发红；肾热病患者，面颊腮部先发红。这些症状往往在疾病还没有明显发作时就可以出现，如能见到不同部位发红的时候，选用相应的针刺方法，及早予以治疗，就叫作"治未病"。

这一节是讨论五脏将要发生热病之前，必然会在面部各个部位出现部分先兆症状，由此提示医生及早发现病情尽早予以治疗，以免邪热与正气相争而使病情加重。

也。帝曰：治遗奈何？岐伯曰：视其虚实，调其逆从[3]，可使必已也。帝曰：病热当何禁之？岐伯曰：病热少愈，食肉则复，多食则遗，此其禁也。

此节言热病之禁也，语意自明。大抵

邪之着人也，每借有质以为依附，热时断不可食，热退必须少食，如兵家坚壁清野之计，必俟热邪尽退，而后可大食也。

【注释】

[1] 遗：遗留。本处指后遗症。

[2] 薄：通假字，与"搏"通。

[3] 逆从：正治和反治两大治疗法则的别称，以寒治热，以热治寒，是逆其病而治之，是为正治；以寒治寒，以热治热，是从其病而治之，是为反治。

【语译】《热论篇》说：黄帝问道：热病愈后，有时还会留有一些症状，这是什么原因呢？岐伯回答说：遗留下一些症状是由于热病热势亢盛之时，竭力使病人进食所造成的。这种病人，都是病情有所减轻而邪热内藏仍未尽去，此时如进食，导致谷物与剩余的邪热互相搏结，余热内留不去，所以遗留下一些症状。黄帝问：对这些遗留症状如何治疗？岐伯回答说：治疗的方法是要辨察病证的虚实，纠正阴阳的不调和，是一定可以治好的。黄帝问：热病应注意哪些禁忌？岐伯说：热病刚好转时，如果马上食肉就可能复发，如果进食过多也会导致余邪遗留，这些就是热病的禁忌。

这一节是论述热病的禁忌，所说的内容很清楚明白。一般来说，病邪侵犯人体，往往借助于某些有形的东西作为依附。所以在发热时绝对不能随便进食，即使热退之后也必须少进饮食，就好像作战时采用的断绝敌人粮草的方法一样，故必须等到邪热全部退尽之后，方可正常进食。

【导读】本条讲述食复的病机、治则及温病的禁忌。

【原文】第十七条 《刺法论》：帝曰：余闻五疫之至，皆相染易[1]，无问大小，病状相似，不施救疗，如何可得不相移易者？岐伯曰：不相染者，正气存内，邪不可干。

此言避疫之道。

按：此下尚有避其毒气若干言，以其想青气想白气等，近于祝由[2]家言。恐后人附会之词，故节之。要亦不能外"正气存内，邪不可干"二句之理，语意已尽，不必滋后学之惑也。

【注释】

[1] 染易：染为传染，易为交易，即相互传染之意。

[2] 祝由：古代用祝说病由、祝祷鬼神消灾免难、解除疾病痛苦的方法。

【导读】本条讲述疫病的预防。

【语译】《刺法论》说：黄帝问道：我听说各种疫病的发生，都能相互传染，不论年龄大小，病情症状相似。现在暂且不谈救治的问题，只是讨论一下如何才能预防互相传染？岐伯回答说：要防止相互传染，就要保持体内有足够的正气，这样病邪才不能侵犯而发病。

这一段话是说防止疫病发生的道理和原则。

按：在这段原文的后面还有"避其毒气"等几句话，但与祝由家所说的相近似，恐怕后人会对此牵强附会，所以把这些内容删去了。最重要的不外乎是：只要人体能保持正气的强盛，病邪就不能侵犯，这两句至理名言所要表达的意思已很清楚了，不必再引起后世人的疑惑。

疫病的预防可归纳为增强体质，巩固正气，使外邪无法侵入。

【原文】第十八条　《玉版论要》曰：病温虚甚死。

病温之人，精血虚甚，则无阴以胜温热，故死。

【语译】《玉版论要》说：凡是患温病的人，如正气虚弱得很明显的可能会死亡。

患有温病的人，如果精血严重虚损，必然导致没有阴液来抑制阳热，所以热势可能更盛，有可能会造成死亡。

【导读】本条讲述温病的预后与阴液多少密切相关。

温病后期多以阴液损伤为主，若阴液大伤，肾精损耗，阴不制阳，则可见亡阴亡阳。

【原文】第十九条　《平人气象论》曰：人一呼脉三动，一吸脉三动而躁[1]，尺热曰病温，尺不热脉滑曰病风[2]，脉涩曰痹。

呼吸俱三动，是六七至脉矣，而气象又急躁，若尺部肌肉热，则为病温。盖温病必伤金水二脏之津液，尺之脉属肾，尺之穴属肺也，此处肌肉热，故知为病温。其不热而脉兼滑者，则为病风，风之伤人也，阳先受之，尺为阴，故不热也。如脉动躁而兼涩，是气有余而血不足，病则为痹矣。

【注释】

[1] 躁：一般指手足扰动不宁。此处可释为脉之扰动不宁。

[2] 风：指风邪侵袭而言。

【语译】《平人气象论》说：如果病人在一呼之间脉跳动三次，一吸之间也跳动三次，并且脉象躁动不安，尺肤发热，这就是温病。如果尺肤不发热，脉象滑的，是感受风邪所致的病。如果脉象涩而不利的是痹证。

一呼一吸脉都动三次，也就是呼吸一次脉共跳六七次，脉象又见躁急不宁，前臂至肘部内侧皮肤发热，这是温病的表现。因为在温病的病变过程中邪热必然要耗伤肺肾两脏的津液，尺肤部位的经脉属肾，穴位则属肺，所以尺肤部发热，就可以知道是患了温病。如果尺肤不发热而脉兼滑象的，是属于风邪为病，风邪侵犯人体多伤于阳部，而尺肤在内侧为阴，所以风邪为病尺肤不发热。如果脉象躁动而兼涩象，是气有余而血不足，往往可以患痹证。

【导读】本条讲述温病脉象的特点。

若无病的人一呼，脉就有三次跳动，一吸，脉也有三次跳动并且躁急，尺部皮肤发热，这是病温。吴鞠通在上焦篇第三条指出"尺肤热"属于温热病典型的脉象特点。尺肤，指上肢肘内以下的皮肤，此为手太阴肺的皮部，邪袭肺卫之证即可见"尺肤热"。温病属于热病，热邪易鼓动血脉，因此，无论是在温病卫气营血哪个阶段，共同的特点必然是"脉数"，这里主要指的是温热类疾病，湿热类疾病初起因湿邪重浊黏腻的特点可见缓脉，但随着病情发展，热邪从湿邪中发越出来，也可见"脉数"。

卷一·上焦篇

【提要】本篇主要讨论温病初期，邪在上焦心肺的病机、证候及其治法，所以称为上焦篇。全篇共包括五十八法，方四十六首。全篇讲述了三个方面的内容。

（1）阐述温病的概念及分类。

（2）区分了伤寒与温病在证治方面的不同点。

（3）论述各种温病邪在上焦的临床特点和治疗方法。

温病是感受温热之邪所引起的一类外感病，包括了风温、温热、温疫、温毒、暑温、湿温、秋燥、冬温、温疟九种。若按其病邪性质区分，主要有三类，即温热类：如风温、温热、温疫、温毒、冬温、温疟等；湿热类：如暑温、湿温等；燥热类：主要指秋燥。

书中对王叔和将温病的内容放在《伤寒例》中进行论述，把二者混为一谈，并且用治疗伤寒的方法来治疗温病的错误观点进行了批判，同时从病邪性质、感邪途径、传变规律、临床表现、治疗原则等方面，明确地区分了伤寒与温病，肯定了温病学理论是中医学在治疗外感急性热病上继《伤寒论》之后的又一大发展和提高，并在许多方面补充了《伤寒论》的不足。

风温　温热　温疫　温毒　冬温

【原文】第一条　温病者，有风温、有温热、有温疫、有温毒、有暑温、有湿温、有秋燥、有冬温、有温疟。

此九条，见于王叔和《伤寒例》中居多，叔和又牵引《难经》之文以神其说。按时推病，实有是证，叔和治病时，亦实遇是证。但叔和不能别立治法，而叙于《伤寒例》中，实属蒙混，以《伤寒论》为治外感之妙法，遂将一切外感悉收入《伤寒例》中，而悉以治伤寒之法治之。后人亦不能打破此关，因仍苟简[1]，千余年来，贻患无穷，皆叔和之作俑，无怪见驳于方有执、喻嘉言诸公也。然诸公虽驳叔和，亦未曾另立方法，喻氏虽立治法，仍不能脱却伤寒圈子，弊与叔和无二，以致后人无所遵依。本论详加考核，准古酌今[2]，细立治法，除伤寒宗仲景法外，俾四时杂感，朗若列眉；未始非叔和有以肇其端，东垣、河间、安道、又可、嘉言、天士宏其议，而瑭得以善其后也。

风温者，初春阳气始开，厥阴行令，风夹温也。温热者，春末夏初，阳气弛张，温盛为热也。温疫者，疠气流行，多兼秽浊，家家如是，若役使然也。温毒者，诸温夹毒，秽浊太甚也。暑温者，正夏之时，暑病之偏于热者也。湿温者，长夏初秋，湿中生热，即暑病之偏于湿者也。秋燥者，秋金燥烈之气也。冬温者，冬应寒而反温，阳不潜藏，民病温也。温疟者，阴气先伤，又因于暑，阳气独发也。

按 诸家论温，有顾此失彼之病，故是编首揭诸温之大纲，而名其书曰《温病条辨》。

【注释】

[1] 苟：苟且，不严肃。

[2] 准古酌今：将古今之医学理论进行审核和评定。

【语译】 温病的范围，包括了风温、温热、温疫、温毒、暑温、湿温、秋燥、冬温、温疟等多种外感热病。

这九种温病，多数在王叔和的《伤寒例》中已有记载，王叔和又引用了《难经》中的原文作为依据加以阐发。根据四时季节变化，推断某一季节会发生什么温病，是符合温病发生的实际情况的，王叔和在诊治温病的过程中，也确实遇到了这样的情况，但王叔和不能创立新的治疗方法，而载于《伤寒例》中，实际上是概念上的混淆。他认为《伤寒论》中的治法是治疗外感疾病的最好的方法，于是就将一切外感病都收入《伤寒例》中，都用治伤寒的方法治疗。后世的一些医家，也不能突破这个框框，因循守旧，一千多年来，造成的危害确是很大的，而且都是受了王叔和的影响，难怪受到方有执、喻嘉言等医家的批判。但是，他们虽然批评王叔和，也没有创立新的治法，喻嘉言虽然订出了新

的治法，却仍然没有彻底摆脱伤寒的治疗原则，犯了与王叔和相同的毛病，因而后人治疗温病时一直没有新的治疗方法可以遵循。本书对历代医家有关温病治法的论述进行了详细的考据，全面地制定了各种温病的治疗方法，除了伤寒病仍然遵照张仲景《伤寒论》的治法外，对四时外感疾病的治疗也做到了条理清楚。我之所以能够这样做，当然与王叔和首先提出了各种温病的概念，李东垣、刘河间、王安道、吴又可、喻嘉言、叶天士在理论上的发展有一定关系，我只是整理和完善了这些理论和治法罢了。

温病的发生，与特定的季节气候及致病特点有一定的关系，如风温的发生，是由于初春阳气开始发动，厥阴风木主令，风邪夹温而形成风热病邪，人感受之后，而引起风温；温热是因为春末夏初，阳气较盛，温化为热的温热病邪所致；温疫的流行，其病因是疫疠之气兼夹秽浊，之所以叫作温疫，是因为其互相传染，家家户户都有相似的病人，就好像分担劳役一般；温毒是在感受各种温邪的同时，兼有毒邪，秽浊之气比较严重。暑温是盛夏炎暑之时，暑病中暑热证候突出的一类疾病；湿温是长夏初秋季节，天暑下逼，地湿上蒸而形成的湿热病邪所致，是暑病中证候偏于湿的一种；秋燥是在秋高气爽，燥气当令的季节，所形成的燥气病邪；冬温是指冬季气温应寒反暖，阳气不能潜藏而流行的一种温病；温疟是人体的阴气已经耗伤，到夏季又感受暑邪而发生的，以阳热亢盛证候为主要表现的一种疟疾。

按 各位医家在论述温病时，由于概念不清，常常顾此失彼，所以在编写本书

时，首先将各种温病的基本概念提出来，作为大纲，然后逐条论述，并将书名称为《温病条辨》。

【导读】本条为"诸温之大纲"，主要阐述温病的分类及其概念。

吴氏认为"诸家论温，有顾此失彼之病"，如王叔和所著"伤寒例"，虽收入《伤寒论》中，但并非张仲景的原作，王叔和在临证中见过此类病证，但"不能别立治法……而悉以治伤寒之法治之"，后世医家如方有执、喻嘉言等虽认识到伤寒与温病的治疗有所不同，甚至还提出了一些治疗温病的大法，但总体来说仍未脱离《伤寒论》六经辨证的思维模式。因此，吴氏在诸多医家相关理论的基础上，根据病因和发病季节，将温病分为九种，即风温、温热、温疫、温毒、暑温、湿温、秋燥、冬温、温疟。

除九种温病外，吴氏还在"中焦篇"和"下焦篇"的湿温门中论述了疟、痢、疸、痹、寒湿等病证，这些疾病皆由湿热邪气致病，亦属于温病的范畴。

【原文】第二条　凡病温者，始于上焦，在手太阴。

伤寒由毛窍而入，自下而上，始足太阳。足太阳膀胱属水，寒即水之气，同类相从，故病始于此。古来但言膀胱主表，殆未尽其义。肺者，皮毛之合也，独不主表乎（按人身一脏一腑主表之理，人皆习焉不察。以三才大道言之；天为万物之大表，天属金，人之肺亦属金，肺主皮毛，经曰皮应天，天一生水；地支始于子，而亥为天门，乃贞元之会；人之膀胱为寒水之腑；故俱同天气；而俱主表也）。治法必以仲景六经次传为祖法。温病由口鼻而入，自上而下，鼻通于肺，始手太阴。太阴金也，温者火之气，风者火之母，火未有不克金者，故病始于此，必从河间三焦定论。再寒为阴邪，虽《伤寒论》中亦言中风，此风从西北方来，乃膹发[1]寒风也，最善收引，阴盛必伤阳，故首郁遏太阳经中之阳气，而为头痛身热等证。太阳阳腑也，伤寒阴邪也，阴盛伤

人之阳也。温为阳邪，此论中亦言伤风，此风从东方来，乃解冻之温风也，最善发泄，阳盛必伤阴，故首郁遏太阴经中之阴气，而为咳嗽、自汗、口渴、头痛、身热等证。太阴阴脏也，温热阳邪也，阳盛伤人之阴也。阴阳两大法门之辨，可了然于心目间矣。

夫大明[2]生于东，月生于西，举凡万物，莫不由此少阳、少阴之气以为生成，故万物皆可名之曰东西。人乃万物之统领也，得东西之气最全，乃与天地东西之气相应。其病也，亦不能不与天地东西之气相应。东西者，阴阳之道路也。由东而往，为木，为风，为湿，为火，为热，湿土居中，与火交而成暑，火也者，南也。由西而往，为金，为燥，为水，为寒，水也者，北也。水火者，阴阳之征兆也；南北者，阴阳之极致也。天地运行此阴阳以化生万物，故曰天之无恩而大恩生。天地运行之阴阳和平，人生之阴阳亦和平，安有所谓病也哉！天地与人之阴阳，一有所偏，即

为病也。偏之浅者病浅，偏之深者病深；偏于火者病温、病热，偏于水者病清、病寒，此水火两大法门之辨，医者不可不知。烛[3]其为水之病也，而温之、热之；烛其为火之病也，而凉之、寒之，各救其偏，以抵于平和而已。非如鉴之空，一尘不染，如衡之平，毫无倚着，不能暗合道妙，岂可各立门户，专主于寒热温凉一家之论而已哉！瑭因辨寒病之原于水，温病之源于火也，而并及之。

【注释】

[1] 觱（bì 毕）发：出自诗经，是寒冷之风。

[2] 大明：指太阳。

[3] 烛：照亮，此处即辨明。

【语译】 一般温病的发生，病邪都是从口鼻而入，所以先侵犯上焦手太阴肺经。

伤寒是感受寒邪发病的，寒邪通过体表的毛窍侵犯人体，由下而上，从足太阳膀胱经开始。膀胱属水，寒与水性质属阴，同类相从，所以伤寒感邪多从膀胱经开始。古人只说膀胱经主表，恐怕不够全面。肺与皮毛相合，难道就不主表吗！（按：人身的一脏一腑，即肺与膀胱都主表的道理，大家都明白，但没有进行仔细的考察。以天、地、人这三者的基本道理来说：天是万物最大的表，从五行属性讲，天属金，人体的肺也属金，所以肺也主表，主皮毛；《内经》中说：皮毛与天相应，天一生水，地支从子开始，亥为乾，乾为天，所以称为天门，是贞之气聚合的地方，人的膀胱属寒水之腑，与肺同属于天之气，因而都主人身之表。）既然肺也主表，温病的治法就必须以张仲景的六经依次传变为基本原

则。温病的病邪是通过口鼻而入，从上而下的，鼻与肺气相通，所以温邪从口鼻而入就是从手太阴肺经开始。肺属金，温为火邪，风又为火之母，火没有不克金的，所以温病从肺经开始，必须按照刘河间关于三焦病位划分的理论去论述。另一方面，寒邪属阴邪，虽然在《伤寒论》中也说中风，这种风是从西北方向来的，是一种寒风。寒性收引，阴盛伤阳，所以首先郁遏太阳经中的阳气，从而发生头痛、身热等症状。太阳属阳腑，伤寒是阴邪，阴盛就要伤人之阳。温邪是阳邪，本书中也讲伤风，但这种风是从东方而来，却是解冻的温风，风性疏泄。阳热盛后必然会耗伤阴液，所以感受温邪后，首先郁遏太阴经中的阴气，发生咳嗽、自汗、口渴、头痛、身热、尺热等证候。太阴是阴脏，温热是阳邪，阳盛伤人之阴；伤寒温病阴阳两大门类的区别，应该十分清楚了吧！

太阳从东方升起，月亮先见于西方，天地万物，没有不是由少阳、少阴之气所生成的，所以万物都可称为"东西"。人是世上万物之首，得到的太阳和月亮之气最为完全，这才与天地东西之气相呼应。如果患病，也不能不与天地、东方、西方之气相呼应。东与西是阴阳的规律，由东而去，其属性与木、风、湿、火、热相应。湿土属中央，与火热相交而成暑，火在五行方位上属南方。由西而去，其属性与金、燥、寒相应。水在五行方位上属于北方，水与火，这两者可看作是阴阳的象征，南北可以看作是阴阳的极端。自然界的运行实际就反映了阴阳的运动与变化，这种运动变化产生了天地万物。所以说，天地的恩惠似乎不能明显地表现出来。而实际上

却是对世间万物和人类有莫大的恩惠。天地运行的规律正常，人体的生命规律也正常，就不会有疾病发生！天地与人体的规律一旦发生了偏差，就会产生疾病，偏差小的病轻，偏差大的病重；如果火热偏盛，就会发生温热性质的疾病，水湿偏盛，就会发生阴寒性质的疾病。这就是水与火两类不同性质的病邪所引起两类不同疾病的区别，医生是不能不知道的。辨明其是寒凉性质的疾病，就用温热的治法；是火热性质的疾病，就要用寒凉治法，用药物以纠正其偏颇，以达到阴阳的平衡协调。医生假如不能像镜子那样明空透彻，一尘不染，像秤杆一样平衡，毫无偏倚，就不能合乎天地万物阴阳运行的深奥道理，怎么可以各立门户，专执寒热温凉一家之论就行了呢？所以我特意辨明伤寒的病原在水寒，温病的病原在火热，并且把天地人体的阴阳道理一起进行了论述。

【导读】本条论述温病初起邪气入侵人体的途径及部位，分注中比较了温病与伤寒初起的不同。

叶天士《温热论》云："温邪上受，首先犯肺"，吴氏秉承了叶天士对温病病因、感邪途径及受邪部位的认识，指出温邪从口鼻而入，鼻气通于肺，肺合皮毛，故而温病初起多始于手太阴肺，即肺的卫分。分注中指出伤寒的病因为寒邪，是水之气，属阴邪，其侵犯人体由毛窍而入，因足太阳膀胱经主一身之表，所以寒邪侵犯人体是"自下而上"，先犯足太阳经而见太阳表寒证；温病的病因为温邪，是火之气，属阳邪，其侵犯人体是由口鼻而入，鼻气通于肺，肺合皮毛，所以温邪侵犯人体是"自上而下"，先犯手太阴肺而见肺卫表热证。

需要强调的是，吴氏在本条所说"始于上焦，在手太阴肺"，仅限于新感温病初起的卫分证，并不适用于所有温病，且因各温邪致病特点的不同，温病的起病部位也有不同，并不限于手太阴一途，如王孟英云："病起于下者有之……起于中者有之"，临证不可拘泥。

【原文】第三条　太阴[1]之为病，脉不缓[2]不紧[3]而动[4]数，或两寸独大，尺肤热，头痛，微恶风寒，身热自汗，口渴，或不渴，而咳，午后热甚者，名曰温病。

不缓，则非太阳中风矣；不紧，则非太阳伤寒矣；动数者，风火相煽之象，经谓之躁；两寸独大，火克金也。尺肤热，尺部肌肤热甚，火反克水也。头痛，恶风寒，身热自汗，与太阳中风无异，此处最足以相混，于何辨之？于脉动数，不缓不紧，证有或渴，或咳，尺热，午后热甚辨之。太阳头痛，风寒之邪，循太阳经上至头与项，而项强头痛也。太阴之头痛，肺主天气，天气郁，则头亦痛也，且春气在头，又火炎上也。吴又可谓浮泛太阳经者，臆说也。伤寒之恶寒，太阳属寒水而主表，故恶风寒，温病之恶寒，肺合皮毛而亦主表，故亦恶风寒也。太阳病则周身之阳气郁，故身热；肺主化气，肺病不能化气，气郁则身亦热也。太阳自汗，风疏卫也；太阴自汗，皮毛开也。肺亦主卫。渴，火克金也。咳，肺气郁也。午后热甚，浊邪归下，又火旺时也，又阴受火克之象也。

【注释】

[1] 太阴：此接上条，故为手太阴。

[2] 缓：脉率较正常稍低，约每分钟 60～70 次左右，而正常的脉率约 75 次/分左右，另言缓象，即形容缓和不紧张之态。

[3] 紧：指脉象紧张强实有力。

[4] 动：脉流动有力，脉象明显。

【语译】 温邪侵犯手太阴肺经而发病变，脉象不浮缓，不浮紧，而是躁动快速，或两寸部的脉比关、尺部明显大而有力，尺肤部位发热，头痛，有轻微的怕风、怕冷的感觉，发热、出汗、口渴，或不渴而有咳嗽，午后发热更甚，这种疾病就称为温病。

脉不浮缓，就不是太阳中风，不浮紧，就不是太阳伤寒。脉躁动而快速，是风邪与火邪互相助长，邪热较甚的疾患，《内经》中称这种脉象为"躁"，两寸特别大而有力。是火热之邪犯于肺经的"火克金"证候。尺肤热是尺肤部位肌肤发热明显，"火反克水"，是火热耗伤阴液的表现。头

痛，恶风寒，身热自汗，与太阳中风的表现是相同的，在临床上最容易混淆，应该从哪些方面进行辨别呢？从脉躁动而数，不缓，不紧，证候方面或有口渴、咳嗽、尺肤发热、午后发热较重去辨别。伤寒太阳病的头痛，是风寒病邪循太阳膀胱经上行到头与项部，该部经气不利，就会有项强，头痛的症状。太阴风温病的头痛，则是因为肺主天气，天气郁，肺卫邪气郁阻，所以也会头痛，当然也与春季火热之邪上炎于头有关。吴又可关于邪气浮泛于太阳经脉的说法，只是一种猜测。伤寒病的恶寒，是因为足太阳膀胱经属寒水而主表，风寒侵袭太阳经脉而恶寒；温病的恶寒，是肺合皮毛也主表，温邪郁阻肺卫，也会产生恶寒的感觉。伤寒太阳病由于风寒邪遏周身的阳气，郁而发热；温病的发热则是肺气郁阻，卫气不能泄越的气郁发热。太阳中风病的自汗，是因为风性疏泄，卫表不固的原因；太阴温病的自汗则与肺主皮毛，又主卫气，邪在肺经，腠理疏泄，卫气开合失司有关。口渴是热盛灼伤肺津，咳嗽是肺气郁而不宣，午后发热较重，是火热旺于午后的缘故，也是热盛伤阴的表现。

【导读】 本条是上焦"太阴温病"卫分证的纲领，阐述了太阴温病初起的主要证候表现。

"太阴之为病"，指上焦温病中的太阴病，病位在手太阴肺经；"脉不缓不紧而动数"是与伤寒初起太阳病相鉴别，"脉不缓"，则非太阳中风证，"不浮紧"，则非太阳伤寒证；"而动数"，说明是热证；"两寸独大"，即两手寸脉搏动幅度大，因两手寸脉候上焦肺的病变，此为风热病邪袭上焦肺卫特有征象。"尺肤"，指上肢肘内以下的皮肤，此为手太阴肺的皮部，邪袭肺卫可见"尺肤热"；邪热上扰，头部经气不利则头痛；风热袭表，卫外失司则微恶风寒；正邪相争则发热；热邪开泄腠理，逼津液外泄则自汗；热邪易伤津液，轻则口不渴，甚则口渴；风热袭表，肺气不利，宣降失常则咳；午后阳气最强，正邪相争最激烈，故"午后热甚"，上述表现，"名曰温病"，但确切地说，应称为"太阴温病"。

需要强调的是，由于温邪种类不同，侵袭肺卫的证候表现虽可有上述症状，但也不尽相同，如燥热病邪或湿热病邪侵袭肺卫，除了上述表现外，还可有燥热袭肺的干咳少痰，鼻燥咽干，或湿热阻肺的身热不扬，身重肢倦，苔腻脉缓等，还需具体情况具体分析。

【原文】第四条　太阴风温，温热，温疫，冬温，初起恶风寒者，桂枝汤主之；但热不恶寒而渴者，辛凉平剂银翘散主之。温毒，暑温，湿温，温疟，不在此例。

按　仲景《伤寒论》原文，太阳病（谓如太阳证，即上文头痛、身热、恶风、自汗也），但恶热不恶寒而渴者，名曰温病，桂枝汤主之。盖温病忌汗，最喜解肌，桂枝本为解肌，且桂枝芳香化浊，芍药收阴敛液，甘草败毒和中，姜枣调和营卫，温病初起，原可用之。此处却变易前法，恶风寒者主以桂枝，不恶风寒主以辛凉者，非敢擅违古训也。仲景所云不恶风寒者，非全不恶风寒也，其先亦恶风寒，迫[1]既热之后，乃不恶风寒耳，古文简、质，且对太阳中风热时亦恶风寒言之，故不暇详耳。盖寒水之病，冬气也，非辛温春夏之气，不足以解之，虽曰温病，既恶风寒，明是温自内发，风寒从外搏，成内热外寒之证，故仍旧用桂枝辛温解肌法，俾得微汗，而寒热之邪皆解矣。温热之邪，春夏气也，不恶风寒，则不兼风寒可知，此非辛凉秋金之气，不足以解之。桂枝辛温，以之治温，是以火济火也，故改从内经"风淫于内，治以辛凉，佐以苦甘"法。

桂枝汤方

桂枝六钱　芍药（炒）三钱　炙甘草二钱　生姜三片　大枣（去核）二枚

煎法服法，必如《伤寒论》原文而后可，不然不惟失桂枝汤之妙，反生他变，病必不除。

辛凉平剂银翘散方

连翘一两　银花一两　苦桔梗六钱　薄荷六钱　竹叶四钱　甘草五钱　芥穗四钱　淡豆豉五钱　牛蒡子六钱

上杵为散，每服六钱，鲜苇根汤煎，香气大出，即取服，勿过煎，肺药取轻清，过煎则味厚而入中焦矣。病重者，约二时一服[2]，日三服，夜一服；轻者三时一服，日二服，夜一服；病不解者，作再服。盖肺位最高，药过重，则过病所，少用又有病重药轻之患，故从普济消毒饮时时清扬法。今人亦间有用辛凉法者，多不见效，盖病大药轻之故，一不见效，随改弦易辙，转去转远，即不更张，缓缓延至数日后，必成中下焦证矣。胸膈闷者，加藿香三钱、郁金三钱，护膻中；渴甚者，加花粉；项肿咽痛者，加马勃、元参；衄者，去芥穗、豆豉，加白茅根三钱、侧柏炭三钱、栀子炭三钱；咳者加杏仁利肺气；二三日病犹在肺，热渐入里，加细生地、麦冬保津液；再不解，或小便短者，加知母、黄芩、栀子之苦寒，与麦、地之甘寒合化阴气，而治热淫所胜。

方论　按温病忌汗，汗之不惟不解，反生他患。盖病在手经，徒伤足太阳无益；病自口鼻吸受而生，徒发其表亦无益也。且汗为心液，心阳受伤，必有神明内乱，谵语癫狂，内闭外脱之变。再，误汗虽曰伤阳，汗乃五液之一，未始不伤阴也。《伤寒论》曰："尺脉微者为里虚，禁汗，"其义可见。其曰伤阳者，特举其伤之重者而言之耳。温病最善伤阴，用药又复伤阴，岂非为贼立帜乎？此古来用伤寒法治温病之大错也。至若吴又可首开一达原饮，其意以为直透膜原[3]，使邪速溃，其方施于藜藿[4]壮实人之温疫病，容有愈者，芳香辟秽之功也；若施于膏粱纨绔，及不甚壮实人，未有不败者。盖其方中首用槟榔、草果、厚朴为君：夫槟榔，子之坚者也，诸子皆降，槟榔苦辛而温，体重而坚，由中走下，直达肛门，中下焦药也；草果亦子也，其气臭烈大热，其味苦，太阴脾经之劫药也；厚朴苦温，亦中焦药也。岂有上焦温病，首用中下焦苦温雄烈劫夺之品，先劫少阴津液之理！知母、黄芩，亦皆中焦苦燥里药，岂可用乎？况又有温邪游溢三阳之说，而有三阳经之羌活、葛根、柴胡加法，是仍以伤寒之法杂之，全不知温病治法，后人止谓其不分三焦，犹浅说也。其三消饮加入大黄、芒硝，惟邪入阳明，气体稍壮者，幸得以下而解，或战汗而解，然往往成弱证，虚甚者则死矣。况邪有在卫者，在胸中者，在营者，入血者，妄用下法，其害可胜言耶？岂视人与铁石一般，并非气血生成者哉？究其始意，原以矫世医以伤寒法治病温之弊，颇能正陶氏之失，奈学未

精纯，未足为法。至喻氏、张氏多以伤寒三阴经法治温病，其说亦非，以世医从之者少，而宗又可者多，故不深辨耳。本方谨遵内经"风淫于内，治以辛凉，佐以甘苦；热淫于内，治以咸寒，佐以甘苦"之训（王安道《溯洄集》，亦有温暑当用辛凉不当用辛温之论，谓仲景之书，为即病之伤寒而设，并未尝为不即病之温暑而设。张凤逵集治暑方，亦有暑病首用辛凉继用甘寒，再用酸泄酸敛，不必用下之论。皆先得我心者）。又宗喻嘉言芳香辟秽之说，用东垣清心凉膈散，辛凉苦甘，病初起，且去入里之黄芩，勿犯中焦；加银花辛凉，芥穗芳香，散热解毒；牛蒡子辛平润肺，解热散结，除风利咽；皆手太阴药也。合而论之，经谓"冬不藏精，春必温病"，又谓"藏于精者，春不病温"，又谓"病温虚甚死"，可见病温者，精气先虚。此方之妙，预护其虚，纯然清肃上焦，不犯中下，无开门揖盗之弊，有轻以去实之能，用之得法，自然奏效，此叶氏立法，所以迥出诸家也。

【注释】

[1] 迨（dài 代）：等到。

[2] 二时一服："时"指以地支计时之时，故地支的一时核现代为两小时。

[3] 膜原，又称募原。

[4] 藜藿壮实人：藜藿是贫者所食野菜，藜藿壮实人指体格健壮的劳动人民。

【语译】 风温、温热、温疫、冬温，邪在手太阴肺经，初起有较明显的怕风、怕冷症状，可用桂枝汤治疗。只有发热，

没有怕风、怕冷的症状，并且口渴的用辛凉平剂银翘散治疗。温毒、暑温、湿温、温疟等病，不属于这一范围。

按 张仲景《伤寒论》原文中记载："太阳病（又称太阳证，即上文头痛、身热、恶风、自汗等症）但恶热不恶寒而渴者，名曰温病，桂枝汤主之。"因为温病忌用辛温解表发汗，适宜解肌透邪。桂枝汤本来就是解肌透表的方剂，加之方中的桂枝能芳香化浊，芍药甘酸敛阳，甘草解毒和中，生姜、大枣调和营卫，温病初起是可以应用的。我在这里改变了《伤寒论》中的治法，对恶风寒者用桂枝汤，不恶风寒用辛凉解表的治法，并不是我擅自违背古人的教训，因为张仲景所说的不恶风寒，不是完全不恶风寒；开始也恶风寒，等到已经化热之后，才不恶风寒，这是古代文字简练、质朴的缘故，而且是针对太阳中风证发热时也有恶风寒而言的，所以没有必要再作详细论述。

伤寒是足太阳膀胱寒水为病，治疗必用辛温之剂温散其阴寒之邪，就好像冬天的严寒，不是春夏阳热之气，不足以驱其寒冷。虽说是温病，既然恶风寒，显然是温自内发，风寒从外侵袭，形成内热外寒之证，所以仍然用桂枝汤辛温解肌，使其微微发汗，而外寒内热之邪全部透解。温热病邪是与春夏的主气一致的，不恶风寒，说明没有兼感风寒之邪，对于这种病证的治疗，必须用辛凉之剂，这就像夏季的炎热气候，非秋令凉爽西风，不足以消退其暑热之气一样。桂枝汤是辛温解表剂，用它治疗温病，是用火助火，所以治疗这种病证，只能改变以上方法，遵从《内经》所说的"风淫于内，治以辛凉，佐以苦甘"

的方法。

桂枝汤方（方略）

本方的煎法和服法，必须按照《伤寒论》原文中所说的去做，不然的话，不仅失去了桂枝汤组方的奥妙，而且还会发生其他不良的反应，疾病也不会治愈。

辛凉平剂银翘散方（方略）

以上药物，捣成粗末，每次用六钱，用鲜苇根汤煎煮。等闻到药物散发的大量香气时，就可服用，不要长时间煎煮，因为治疗肺经疾病的药物，应该取其轻清之气，煎煮时间过长，则药气散发，味厚则入中焦，而不易进入肺经。病情重的，四小时服一次，即白天服三次，夜间服一次；轻的，六小时服一次，即白天服二次，夜间服一次；服药后病情未得到解除的，可再次这样服用。因为肺的部位最高，药量过重则药过病所，少用又有病重药轻的弊端，所以采用了普济消毒饮用药轻清，时时分服的方法。现在有些医家，间或也用辛凉解表法，多数没有效果，这是病重药轻的缘故，医者一见没有疗效，就改变治疗方法，这样与病情的距离越来越远。有些医家即使不改变治疗方法但治疗不及时，延缓给药时机，疾病也不会痊愈，而向中下焦传变。

临床使用时可根据病情恰当地加减，有胸膈满闷症状，加藿香三钱、郁金三钱以芳香化浊，保护膻中；口渴严重，加天花粉；颈项肿大，咽喉疼痛，可加马勃、玄参；鼻衄的，去掉芥穗、豆豉，加白茅根三钱、侧柏炭三钱、栀子炭三钱；咳嗽，可加杏仁利气止咳，若病程已经二三天，病尚且在肺经，热邪渐渐入里，加细生地黄、麦冬保津液，如热邪仍然不解，津伤较甚，致小便短少的，可加知母、黄芩、栀子以苦寒清热，再加麦冬、生地黄、甘寒养阴，苦寒药与甘寒药的合用，能合化阴气，治疗里热亢盛的证候。

方论 温病忌用辛温发汗的治法，发汗不但不能解除温邪，还会发生其他的变证。这是因为温病初起病在手太阴肺经，针对足太阳膀胱经用药，有害而无益，温病是邪从口鼻而入，与伤寒从皮毛而入不同，徒伤其表，也没有好处。而且汗为心液，辛温发汗，伤及心阳，必然导致神明内乱，胡言乱语或如癫如狂，进而出现内闭外脱的危重症。再说，误汗虽然伤阳，但汗是五液之一，未必就不伤阴。《伤寒论》说："尺脉微者为里虚，禁汗，"意思是很清楚的。前面先谈误汗伤心阳，是强调了后果严重的一个方面，并不是说就不伤阴。温病是最容易发生阴液损伤的，用辛温发汗药物更进一步耗伤阴液，岂不是帮助温邪加重病情吗？这是自古以来用伤寒治法治疗温病的最大错误。

至于吴又可在《温疫论》中，开始就列了"达原饮"，意思是该方可以直接透达膜原，使病邪迅速溃散。其用于从事体力劳动，身强体壮的温疫病患者，可能有痊愈的，这是芳香辟秽的作用；但对于生长在富贵人家，体质不太强壮的人，就没有不失败的。"达原饮"中首先选用槟榔、草果、厚朴为主药；槟榔是子实类药中坚硬的一种，各种子实类药物都具有沉降的性质，槟榔味苦辛而性温，质地重而坚硬，可以由中焦直走下焦，到达肛门，是中下焦药；草果也是子实类药，气味猛烈而性大热，味苦，是驱除太阴脾湿的药物；厚朴苦温，也是中焦药物。难道有上焦温病，

首先使用入中下焦，苦温雄烈，耗伤津液的药物去伤及真阴的道理吗！知母、黄芩都属于味苦性燥而入中焦的药物，怎么能用呢？

吴又可在《温疫论》中，还有"温邪游溢于三阳经"的说法，在达原饮中加用羌活（太阳经）、葛根（阳明经）、柴胡（少阳经），实质上仍然夹杂了伤寒的治法，完全不知道温病的治法，后人仅仅说他不分三焦，尚且是一种肤浅的说法，并没有击中要害。《温疫论》中还有用三消饮加用大黄、芒硝的用法，只有在邪入阳明，体质壮实者，侥幸通过攻下或战汗而治愈的，但常常耗伤正气而转为虚弱之证，严重时可导致死亡。况且温邪有在卫表的、在胸中的、在营分、在血分的不同，随便用下法，其害处是不可胜言的，难道将人看作铁石一般，而不是气血生成的？推究吴又可的本意，是为了矫正世俗医生用伤寒治法治疗温病的弊端，很能纠正陶节庵的失误，无奈他的学生造诣不够精纯，不能为后世医家效法。至于喻嘉言、张石顽等，大多以伤寒三阴经的治法治疗温病，这种学术观点也不正确。世俗的医生，信从他们的不多，而信奉吴又可的较多。所以对于他们的学术观点，就不深刻分析了。

银翘散的组成完全遵照了《内经》中所提出的"风淫于内，治以辛凉，佐以苦甘；热淫于内，治以咸寒，佐以甘苦"的原则。（王安道的《医经溯洄集》中也有治温病、暑病应当用辛凉而不可用辛温的论述，认为《伤寒论》的内容，是为冬季感受寒邪后立即发病的伤寒而设立的治法，并没有为伏寒化温的温病、暑病而设。明代张凤逵收集了治疗暑病的方剂，也有

"治疗暑病首先应用辛凉清热，继用甘寒生津，再用苦酸泄热或酸甘敛津，一般不必用攻下法"的理论。这些观点在我之前就提出来了，我都很赞同。）又继承了喻嘉言芳香逐秽的论述，并采用李东垣清心凉膈散辛凉苦甘的组方思想。温病初起，病都在表，去掉原方中治疗里热的黄芩，以免苦寒伤及中焦；加入辛凉的金银花、芳香的芥穗，散热解毒；牛蒡子辛平润肺、解热散结、祛风利咽，都是治疗手太阴肺经病变的药物。

综合历代医家的论述，《内经》说：

"冬季不能保养收藏精气，春天就有可能患温病"；又说"如果冬天能保藏收养精气，春天就不容易患温病"。"患温病后，如果特别虚弱，就可能导致死亡"，可见患温病的人，精气先已亏虚。银翘散组方的巧妙，在于能够预先保护精气，不使耗伤，直接清除上焦的温邪，而不影响中焦和下焦。没有开门揖盗的弊端，却有轻清宣散温邪的功能，只要对证用药必然有显著的效果。这就是叶天士创立的温病治疗法远远高出诸位医家之处。

【导读】 本条讲述太阴温病卫分证的证治。

《伤寒论》第六条说："太阳病，发热而渴，不恶寒者，为温病。"吴氏在本条按语中多加了一句"桂枝汤主之"，是否妥当？温病的病因为温邪，初起表现虽有恶寒，但程度较轻，病机为卫阳被郁，肌表失于温煦所致，如果用辛温的桂枝汤解表，势如抱薪救火，必然助热劫阴，加重病情，吴氏在银翘散方论中也明确指出："温病忌汗，汗之不惟不解，反生他患。盖病在手经，徒伤手太阳无益；病自口、鼻吸受而生，徒发其表亦无益也。"可见吴氏并非不明白温病与伤寒的区别，也并非真的主张以桂枝汤治疗温病初起，其在《温病条辨·卷四·本论起银翘论》中也明确指出："本论方法之始，实始于银翘散。"因此，后世医家认为吴氏把桂枝汤列为《温病条辨》第一方，实乃屈从于当时的时代背景所致，温病学是从伤寒中分化出来的新学科，在当时并没有被广泛认同，吴氏在倡导温病学说时也需遵从《伤寒论》的认识，才能让更多的人接受新的观点，从而通过本书进一步认识温病。初学者需体恤吴氏的良苦用心，切勿将温病初起的治疗与伤寒混淆。

【原文】 第五条　太阴温病，恶风寒，服桂枝汤已，恶寒解，余病不解者，银翘散主之；余证悉减者，减其制[1]。

太阴温病，总上条所举而言也。恶寒已解，是全无风寒，止余温病，即禁辛温法，改从辛凉。减其制者，减银翘散之制也。

【注释】

[1] 制：规模，这里指剂量。

【语译】 邪犯手太阴肺经的温病，初起有恶风寒的证候，服用桂枝汤后，恶寒的证候已经解除了，其他证候（如发热、口渴）仍然未能解除，用银翘散治疗；其他证候都比较轻的，可以减轻银翘散的用量。

这里所说的太阴温病，包括了上条中所说的风温、温热、温疫、冬温等几种温病。恶寒已解，是恶风寒的证候已经完全

消除，只有温邪在肺经的表现，应立即禁用辛温法，改用辛凉的方剂。减其制，是

减银翘散的剂量。

【导读】本条承接第四条，指出服用桂枝汤后恶寒已解的治法。

条文中指出"服桂枝汤，恶寒解"，是表证已解；"余证悉减者，减其制"是指银翘散服用后病情减轻者，可减少药量及服药次数。

【原文】第六条 太阴风温，但咳，身不甚热，微渴者，辛凉轻剂桑菊饮主之。

咳，热伤肺络也。身不甚热，病不重也。渴而微，热不甚也。恐病轻药重，故另立轻剂方。

辛凉轻剂桑菊饮方

杏仁二钱 连翘一钱五分 薄荷八分 桑叶二钱五分 菊花一钱 苦梗二钱 甘草八分 苇根二钱

水二杯，煮取一杯，日二服。二三日不解，气粗似喘，燥在气分者，加石膏、知母；舌绛暮热，甚燥，邪初入营，加元参二钱，犀角一钱；在血分者，去薄荷、苇根，加麦冬、细生地、玉竹、丹皮各二钱；肺热甚加黄芩；渴者加花粉。

方论 此辛甘化风，辛凉微苦之方也。盖肺为清虚之脏，微苦则降，辛凉则平，立此方所以避辛温也。今世金[1]用杏苏散治四时咳嗽，不知杏苏散辛温，只宜风寒，不宜风温，且有不分表里之弊。此方独取桑叶、菊花者：桑得箕星[2]之精，箕好风，风气通于肝，故桑叶善平肝风；春乃肝气而主风，木旺金衰之候，故抑其有余，桑叶芳香有细毛，横纹最多，故亦走肺络而宣肺气。菊花晚成，芳香味甘，能补金水二脏，

故用之以补其不足。风温咳嗽，虽系小病，常见误用辛温重剂销铄[3]肺液，致久嗽成劳者不一而足。圣人不忽于细，必谨于微，医者于此等处，尤当加意也。

【注释】

[1] 佥（qiān 千）：全，都。

[2] 箕（jī 机）星：星宿名，即二十八宿之一，青龙木宿的末一宿，位于东方。

[3] 销铄：原意为熔化，此处为消耗意。

【语译】风温病邪在手太阴肺经，表现为咳嗽，发热较轻，口微渴的，宜用辛凉轻剂桑菊饮治疗。

咳嗽是风热之邪客于肺经，肺络受伤，身热不甚，说明病情不重，口渴轻微，说明热势较轻，津伤不明显，恐怕用银翘散辛凉过重，所以再制定一个作用较轻的方剂。

辛凉轻剂桑菊饮方（方略）

用水二杯，煮取一杯，每天服两次，如用药二三天，病情未解除，反而出现呼吸粗大如喘息一般，是燥热犯于肺经气分的缘故，方中加入石膏、知母；如见舌红绛，而傍晚身热较甚，口中较干燥的，是病邪深入到营分的表现，可加入玄参二钱，犀角一钱，如病邪深入到血分，在桑菊饮中去掉薄荷、芦根，加入麦冬、细生地黄、玉竹、丹皮各二钱；肺热较甚，加入黄芩；口渴明显的，加入天花粉。

方论　这是一个由辛甘、辛凉微苦的药物组成的辛凉轻透、疏泄风热的方剂，肺气主清肃，感受风热病邪后，用微苦的药物可以肃降肺气，用辛凉的药物可以使风热邪气消除，制定这个方剂是为了避免用辛温的药物助长热势。现在的医生都用杏苏散治疗四季发生的各种咳嗽，不知道杏苏散性味是辛温的，只宜风寒，不宜风温。同时，杏苏散有化痰润燥的作用，多用于病邪在里的咳嗽，所以对于表邪的咳嗽用杏苏散，有不分表里的弊端。方中主要用桑叶、菊花，用意在于桑叶是得箕星的精华而生长的，箕星位于东方，喜欢风，风气通于肝，故桑叶能平息肝风。春季肝木较旺，风为主气，风热客肺是木旺而金衰，所以要平抑肝木；桑叶芳香，有细毛，有许多横纹脉络，所以能行走到肺络而宣通肺气。菊花开在秋季，芳香味甘，能补益肺金和肾水的不足。

　　风温咳嗽，虽然是一个小病，但误用辛温重剂消耗肺液，拖延日久而成劳嗽者，也是常有的事。高明的医生，应当谨小慎微，对这些方面，尤其要注意。

　　【导读】本条讲述风热病邪侵袭肺卫，导致肺失宣降的证治。

　　此证的证候表现见但咳，身热不甚，口微渴，舌苔薄白，脉浮。但咳，指以咳为主症而无痰，其病机为风热病邪侵袭肺卫，阻滞气机，手太阴肺经经气不利，导致肺的宣发肃降所致，因邪气尚在表，肺热不甚，所以但咳无痰而不嗽；因邪气轻浅，伤津不甚，故身热不甚，口仅微渴。

　　本证是以咳为主症，发热不甚，说明主要的病机为邪袭肺卫导致的肺失宣降，而不是卫外失司，所以治疗当以宣肺止咳为主。桑菊饮因全方药力轻而平和，故吴氏称其为"辛凉轻剂"，是与"辛凉平剂银翘散"比较而言。

　　【原文】第七条　太阴温病，脉浮洪，舌黄，渴甚，大汗，面赤，恶热者，辛凉重剂白虎汤主之。

　　脉浮洪，邪在肺经气分也。舌黄，热已深，渴甚，津已伤也。大汗，热逼津液也。面赤，火炎上也。恶热，邪欲出而未遂也。辛凉平剂焉能胜任，非虎啸风生[1]，金飚[2]退热，而又能保津液不可，前贤多用之。

　　辛凉重剂白虎汤方

　　生石膏（研）一两　知母五钱　生甘草三钱　白粳米一合

　　水八杯，煮取三杯，分温三服，病退，减后服，不知，再作服。

　　方论　义见法下，不再立论，下仿此。

　　【注释】

　　[1] 虎啸生风：比喻奋发有为，豪壮气盛，常和"龙腾云起"连用。文中借用此比喻作用大，效果明显的白虎汤。

　　[2] 金飚（biāo 标）：秋天的狂风。飚，狂风。

　　【语译】手太阴肺经的温病，见到脉象浮洪，舌苔黄，口渴较甚，汗大出，面部红赤，发热怕热的症状，可用辛凉重剂白虎汤治疗。

　　脉浮洪，热邪盛于肺经气分，舌苔黄，热邪入里邪热已盛。口渴严重，热邪已经耗伤了津液。汗大出是热邪蒸迫津液外泄。

面部红赤是火热上炎之故。恶热，是正气要驱邪外出，而邪热仍盛不得外出。对这种肺经气分热盛的证候，辛凉平剂银翘散哪能治愈，除非虎啸风生，像秋天的狂风那样，清除邪热，保护津液不可，前代医家多使用本方。

辛凉重剂白虎汤方（方略）

上方用水八杯，煎煮成三杯，分三次温服。若热邪消退，减少以后的服药剂量，病情未减轻，按原量继续服用。

方论　本方的方义在条文下面已经说明，不再加以论述，以后仿照此例。

【导读】本条阐述邪在手太阴肺经气分的证治。

温邪侵袭手太阴肺经气分，可见脉象浮洪，舌苔黄，口渴较甚，汗大出，面部红赤，发热怕热等症状，临床中需要与第六条中银翘散证加以区分，银翘散证属于肺的卫分证，本证属于肺的气分证，治疗当清泄肺热，银翘散虽能宣肺泄热，力量显然不够，吴氏提出了选用"辛凉重剂白虎汤"。"重"，指药物的作用相对"辛凉平剂银翘散"更强大，祛邪力量更强。本证与《伤寒论》中太阳伤寒的表寒证化热入里形成的阳明气分热盛证候表现类似，但吴氏将其归属为上焦手太阴肺经气分证，选用白虎汤治疗的用意何在？《伤寒论》中白虎汤的适应证是阳明气分热盛证，病位在足阳明胃经，属于阳明病，《温病条辨·中焦篇》阳明温病的治疗方剂也是白虎汤，那么白虎汤的适应证到底是"太阴温病"还是"阳明温病"？结合温邪的特点分析，温邪进入气分，因为肺胃的关系密切，且温邪的传变较快，易累及多个脏腑，故可出现肺胃同病的情况，即肺胃热炽证，此时单纯清肺热或清胃热均不妥当，当肺胃同治。

需要注意的是，手太阴肺经气分证（邪热壅肺证）常选用的方剂是麻杏石甘汤，临床中与白虎汤应如何取舍呢？一般情况下，风热邪气侵袭肺卫分，导致卫外失司，肺失宣降，选用银翘散或桑菊饮；进一步发展，病邪由卫分传入气分，邪热壅肺，轻证选用麻杏石甘汤，重证选用白虎汤。遵循此法，方符合叶天士《温热论》中"到气才可清气"的原则。

【原文】第八条　太阴温病，脉浮大而芤[1]，汗大出，微喘，甚至鼻孔扇者，白虎加人参汤主之；脉若散大者，急用之，倍人参。

浮大而芤，几于散矣，阴虚而阳不固也。补阴药有鞭长莫及之虞，惟白虎退邪阳[2]，人参固正阳，使阳能生阴，乃救化源[3]欲绝之妙法也。汗涌，鼻扇，脉散，皆化源欲竭之征兆也。

白虎加人参汤方

即于前方内，加人参三钱。

【注释】

[1] 芤（kōu 抠）：脉象的一种，手指轻按觉粗大，稍用力便觉中空无力，如按葱管。

[2] 邪阳：邪热的意思。

[3] 化源：为人体生命活动所需物质的来源，指肺主气司呼吸，主气机的功能。

【语译】手太阴肺经的温病，脉浮大而中空，汗大出，有轻微气喘，甚至有鼻翼扇动的，应该用白虎加人参汤治疗；脉如果散乱虚大时，要急用，并且要加倍人参的剂量。

脉浮大而中空无力，已接近散乱，这

是津液亏虚，阴不能固阳的表现。仅用补益津液的药物，已不对证，有鞭长莫及之嫌，只有白虎汤清退邪热，人参固护元气，以起到补益阳气，滋养阴液，阳生阴长的作用，这才是救治肺气大伤，化源将竭的有效方法。

白虎加人参汤方

即白虎汤中加入人参三钱。

【导读】本条阐述白虎汤证进一步发展的津气两伤的证治。

本证是因持续高热、大汗出而使津液与阳气外泄，导致的津气两伤，具体的证候表现可见：壮热，大汗出，渴喜冷饮，微喘鼻扇，倦怠乏力，背微恶寒，舌红苔黄燥，脉洪大而芤。

壮热，大汗出，渴喜冷饮，是阳明气分热盛的表现；倦怠乏力，背微恶寒是阳气不足的表现；微喘鼻扇，是肺气不足的征兆；舌红苔黄燥，是津液已伤的表现；脉洪大而芤，即轻取洪大，按之则豁然而空，津液大伤的征象。本证属虚实夹杂证，但仍以邪盛为主，故治疗仍以白虎汤为主方，辛寒清气，泄热保津。因津气已伤，加人参补气生津，即吴氏所说："白虎退邪阳，人参固正阳"。

【原文】第九条　白虎本为达热出表，若其人脉浮弦而细者，不可与也；脉沉者，不可与也；不渴者，不可与也；汗不出者，不可与也；常须识此，勿令误也。

此白虎之禁也。按白虎慓悍，邪重非其力不举，用之得当，原有立竿见影之妙，若用之不当，祸不旋踵。懦者多不敢用，未免坐误事机；孟浪者，不问其脉证之若向，一概用之，甚至石膏用至斤余之多，应手而效者固多，应手而毙者亦复不少。皆未真知确见其所以然之故，故手下无准的也。

【语译】白虎汤的作用本是透达气分的热邪从表而解，如果患者脉象浮、弦、或细，就不能用；脉沉也不能用；没有口渴的见证不能用；身热无汗的，也不能用；医生必须认识到这一点，不要误用白虎汤。

以上所说的是白虎汤的禁忌证。白虎汤的作用比较峻猛，邪热较重时，非白虎汤不能清解，运用恰当，有立竿见影的功效。如果使用不当，会产生严重的后果。胆小的医生，一般不敢使用，难免坐失良机；鲁莽的，不管脉证如何，一有高热就随手使用，石膏甚至用到一斤以上；用后立即见效的固然多，也有不少很快就死亡了，都是对白虎汤的组方功效不十分明确，用时难免心中无数。

【导读】本条论述白虎汤的四大禁忌证。

吴氏认为白虎汤为辛寒清气，达热出表之名方，能清气、保胃气、存津液，是治疗热炽气分证的代表方。但方中石膏大寒，用之不当，也可造成严重的后果，即吴氏文中所云："用之不当，祸不旋踵"，因此总结了白虎汤"四禁"。此"四禁"前两句讲脉象，后两句讲症状，理解时不能以偏概全，应该以脉测证，以症推证，分析病机是关键。

"脉浮弦而细者，不可与也"；白虎汤证的脉象应为脉浮洪数而有力，此证脉虽浮，但不洪大，而弦细，弦主肝病，细主阴伤，弦细即肝阴损伤，由此可推测此证可能是阴液大伤，筋脉失于濡养的阴虚动风证，其证候表现除了上述脉象外，还可见低热、颧红、手指蠕动，甚或瘛疭，舌红绛少苔等。

"脉沉者，不可与也"；脉沉主病可见两种：一为沉而有力；一为沉而无力。沉而有力者，多为阳明腑实证，是白虎汤证的进一步发展，《温病条辨·中焦篇》第一条明确提出了二者的区别，"……脉浮洪躁甚者，白虎汤主之；脉沉数有力，甚则脉体反小而实者，大承气汤主之"。沉而无力，以脉测证，多为肾阳虚衰证，病人虽有身大热反欲得衣，虽有大渴欲饮热水，虽有大汗但见冷汗，虽有面赤仅是虚阳外越的颧红等，与白虎汤病机大不相同。

"不渴者，不可与也"；此种常见于湿热病湿重于热或湿热并重时，病人可因正邪相争而身热，可因湿热郁蒸而汗出，但口不渴或渴喜热饮，不可误以为是白虎汤证。

"汗不出者，不可与也"：《温病条辨·上焦篇》第二十二条说："形似伤寒，但右脉洪大而数，左脉反小于右，口渴甚，面赤，汗大出者，名曰暑温，在手太阴，白虎汤主之。"

总之，上述情况，症状或许与白虎汤证有相似之处，却非白虎汤的适应证，故吴氏言"不可与也"。吴氏此论，对白虎汤的临床应用确有重要指导意义，需加以重视。

【原文】第十条 太阴温病，气血两燔者，玉女煎去牛膝加元参主之。

气血两燔，不可专治一边，故选用张景岳气血两治之玉女煎。去牛膝者，牛膝趋下，不合太阴证之用。改熟地为细生地者，亦取其轻而不重，凉而不温之义，且细生地能发血中之表也。加元参者，取其壮水制火，预防咽痛失血等证也。

玉女煎去牛膝熟地加细生地元参方
（辛凉甘寒法）
生石膏一两 知母四钱 元参四钱
细生地六钱 麦冬六钱
水八杯，煮取三杯，分二次服，渣再煮一盅服。

【导读】 本条讲述手太阴温病气营两燔的证治。

【语译】 手太阴肺经的温病，出现气分和血分热邪都比较炽盛的证候，当用玉女煎去牛膝加玄参治疗。

气分和血分的热邪都很盛，就不能单独治疗气分或血分，所以选用张景岳气血两清的玉女煎。去牛膝，是因为牛膝性质下行，与病位在上焦的手太阴温病不相符合，将原方中的熟地改为细生地黄，是取其凉而轻润；加玄参，是因为玄参有生津清热，壮水制火的作用，能预防咽喉疼痛、失血等症的发生。

玉女煎去牛膝熟地加细生地玄参方
（辛凉合甘寒法）（方略）

上药用水八杯，煎煮成：二杯，分两次服用，药渣可以再加水煮取一杯服用。

本证的成因多为气分高热引起热炽津伤，进一步损伤营阴导致。临床表现可见：高热，口渴，心烦躁扰，舌红绛，苔黄燥，脉数。高热，口渴，苔黄燥，脉数是气分热盛的表现；心烦躁扰是热入营分，营热扰心的表现；舌红绛是热邪损耗血中津液导致。本证可见于手太阴肺的气分证进一步传入手少阴心的营分证，故吴氏称其为"太阴温病"。气营两燔证的治法应以清气凉营为主，吴氏选用《景岳全书》中玉女煎进行加减，即用玉女煎去牛膝加玄参。方中以石膏、生地黄为君，知母、玄参、麦冬为臣。其中石膏、知母为白虎汤主要组成药物，能辛寒清气，泄热保津；生地黄、玄参、麦冬合之则是《温病条辨》中增液汤，能清营热，养营阴；诸药配伍，共达清气凉营之功效。

需要注意的是，本方清气凉营之功犹可，但凉血散血之力不及，本条中"气血两燔"应为"气营两燔"，吴氏的说法可理解为是以血统营，因营分与血分病位相同（均在脉内），只是程度各异而已。

【原文】第十一条　太阴温病，血从上溢者[1]犀角地黄汤合银翘散主之。有中焦病者，以中焦法治之。若吐粉红血水者，死不治；血从上溢，脉七八至以上，面反黑[2]者，死不治；可用清络育阴法。

血从上溢，温邪逼迫血液上走清道，循清窍而出，故以银翘散败温毒，以犀角地黄清血分之伏热[3]，而救水即所以救金也。至粉红水非血非液，实血与液交迫而出，有燎原之势，化源速绝。血从上溢，而脉至七八至，面反黑，火极而似水，反兼胜己之化[4]也，亦燎原之势莫制，下焦津液亏极，不能上济君火，君火反与温热之邪合德，肺金其何以堪，故皆主死。化源绝，乃温病第一死法也。仲子曰：敢问死？孔子曰：未知生，焉知死。瑭以为医者不知死，焉能救生。细按温病死状百端，大纲不越五条。在上焦有二：一曰肺之化源绝者死；二曰心神内闭，内闭外脱者死。在中焦亦有二：一曰阳明太实，土克水者死；二曰脾郁发黄，黄极则诸窍为闭，秽浊塞窍者死。在下焦则无非热邪深入，销烁[5]津液涸尽而死也。

犀角地黄汤方（见下焦篇）

银翘散（方见前）

已用过表药者，去豆豉、芥穗、薄荷。

【注释】

[1] 血从上溢：即咯血、吐血、衄血等。

[2] 面反黑：热盛而面赤，今面黑者，火极似水，面部血液循环障碍，故预后不良。

[3] 伏热：指伏于血分之里热，非伏邪之热。

[4] 胜己之化：上言"火极似水。"水胜火，火太亢盛，反有似水的变化之谓。

[5] 烁（shuò 硕）：通"铄"，熔化金属，此处指耗伤津液。

【语译】手太阴肺经的温病，热入血分迫血妄行，使血液从上部溢出，而出现咯血、咳血、吐血、衄血等症时，当用犀角地黄汤配合银翘散治疗。见到中焦证的表现，即按邪在中焦治疗。如果吐粉红色血水，或血液从上部溢出，脉息在七八次以上，面色反而发黑者，是病情凶险的表现，难以救治，可以应用清热安络，养阴生津法治疗。

血从上溢，是温邪迫血妄行，从上部清窍而出，所以用银翘散清解温毒；用犀角地黄汤清解深伏血分的邪热：从而达到清热保津，救护肺脏，"救水即所以救金"

的目的。粉红水，不是单纯的血，也不是单纯的水液，实际上是血分邪热炽盛，交迫血与水液从上吐出所致。反映了邪热极其亢盛，形成了燎原之势，肺的化源迅速枯竭。血液从上溢出，脉搏一呼一吸间达七八次以上，且面色发黑，是火热到了极点，反而出现了水的本色；这种火盛表现为克火的水的现象，称为"胜己之化"，因为火热极盛而无法抑制，下焦的津液已极度亏虚，不能上济心火，心火与温热之邪相合，肺脏怎么能够承受呢？所以都是死证。肺的生化之源告绝，是温病死亡的第一位原因。

仲子曾经问孔子："能请教一下关于死亡的道理吗？"孔子回答说："连生的道理都未弄清楚，怎么能知道死的道理呢？"我则认为做医生不知道死亡的原因，怎么能够挽救人的生命呢？仔细分析，引起温病死亡的原因有上百种，但主要的不超过以下五个方面：属于上焦的原因有两条：一是肺的生化之源枯竭可以导致死亡；二是热闭心包，内闭甚至正气外脱者死；在中焦的原因也有两条，一是阳明腑实，肾阴耗竭而死，二是脾经湿热郁蒸，发为黄疸，黄疸严重时，湿热内闭清窍，最终秽浊塞窍而死。在下焦的死因，无非是热邪深入，耗伤津液，真阴枯竭而亡。

犀角地黄汤方（见下焦篇）

银翘散（方见前）

已用过表药者，去豆豉、芥穗、薄荷。

【导读】本条论述手太阴肺气分热盛窜入血分，血从上溢导致吐血、衄血等的证治。

本证病邪是暑热病邪，病位初始在手太阴气分，热盛窜入血分导致"血从上溢"的病证，证属气血两燔，"血从上溢"是指血从头面各窍道而出，如吐血、衄血等。除了此类症状，本证临床表现还可见身灼热、烦渴，咳嗽气促，头目昏闷不清，骤然咳血或痰中带血丝，舌绛苔黄，脉细数。若大量出血，则可见芤脉，再继续发展，可因虚脱亡阳而见脉细微欲绝或散大。

本证病位在肺，暑热炽盛，灼伤肺络，形成气血两燔之势，故以银翘散清泄肺热，犀角地黄汤凉血散血，若表邪已尽，当去银翘散中的辛散药物（淡豆豉、荆芥穗等），以防止加重出血。"有中焦病者，以中焦法治之"，指若暑热进一步传变至中焦阳明，则可酌情加入白虎汤或承气汤辨证施治。"若吐粉红血水者，死不治"，粉红色血水，西医称之为"粉红色泡沫痰"，是急性左心衰出现肺淤血，血液进入肺泡所致；"血从上溢，脉七八至以上，面反黑"，此为阳热极盛而阴液耗竭，正气将脱之征象，这些都属于危重症；故吴氏言其"死不治"。

吴氏在本条自注中提出温病五大死证："温病死状百端，大纲不越五条。在上焦有二：一曰肺之化源绝者死；二曰心神内闭，内闭外脱者死。在中焦亦有二：一曰阳明太实，土克水者死；二曰脾郁发黄，黄极则诸窍为闭，秽浊塞窍者死。在下焦则无非热邪深入，消烁津液，涸尽而死也。"这些病证对于温病的预后判断十分重要，必须高度重视，早期诊治，阻断邪气进一步内陷，防止此类病证的发生。

【原文】第十二条　太阴温病，口　渴甚者，雪梨浆沃之；吐白沫黏滞不快者[1]，五汁饮沃之。

此皆甘寒救液法也。

雪梨浆方（甘冷法）

以甜水梨大者一枚，薄切，新汲凉水内浸半日，时时频饮。

五汁饮方（甘寒法）

梨汁　荸荠汁　鲜苇根汁　麦冬汁
藕汁（或用蔗浆）

临时斟酌多少，和匀凉服。不甚喜凉者，重汤炖温服。

【注释】

[1] 吐白沫黏滞不快者：热邪煎熬津液所致。若兼口干漱口不欲咽者，湿浊伤及脾阳，津液不能上呈所致。

【语译】 手太阴肺经的温病，口渴较甚的，用雪梨浆滋养津液；口中有白沫而黏稠，吐出不爽快的，用五汁饮治疗。

以上都是用甘寒之品救治阴液的方法。

雪梨浆方（甘冷法）

用大的甜水梨一个，切成薄片，放入刚从井中打出的凉水中浸半天，不停地饮用。

五汁饮方（甘寒法）（方略）

在应用时根据病情需要决定用量，把以上汁水混匀后凉服，如患者不太喜欢吃凉东西，可以放在热水中，炖温之后服用。

【导读】 本条讲述手太阴温病气分证后期阴虚内热的证治。

本证的证候表现一般常见低热、干咳、口燥咽干等。条文中仅提到"口渴甚"，未提到发热、干咳等，说明是属于热邪已退，肺胃津伤未复的轻证，故而以雪梨浆方甘寒生津，滋养肺胃。口中有白沫而黏稠，吐出不爽快者，是温热病后期津伤肺燥，津液凝聚不布之故，治法仍以甘寒滋养肺胃津液为主，方用五汁饮。方中梨汁、荸荠汁、藕汁能生津止渴，鲜苇根汁、麦冬汁甘寒滋养肺胃津液，还能养阴清热。

【原文】 第十三条　太阴病，得之二三日，舌微黄，寸脉盛，心烦懊恼[1]，起卧不安，欲呕不得呕，无中焦证，栀子豉汤主之。

温病二三日，或已汗，或未汗，舌微黄，邪已不全在肺中矣。寸脉盛，心烦懊恼，起卧不安，欲呕不得，邪在上焦膈中也。在上者因而越之，故涌之以栀子，开之以香豉。

栀子豉汤方（酸苦法）

栀子（捣碎）五枚　香豆豉六钱

水四杯，先煮栀子数沸，后纳豆豉，煮取二杯。先温服一杯，得吐止，后服。

【注释】

[1] 懊恼：（ào náo 奥铙）心中烦闷无奈，卧起不安。

【语译】 手太阴肺经的温病，患病二三天，舌苔微黄，两寸部脉有力，心中烦乱，坐卧不安，想吐又吐不出，没有中焦的病变，用栀子豉汤治疗。

手太阴肺经的温病二三天后，不论是否用过发汗药物，看到舌苔微黄，说明病邪已不全在肺卫，而已经进入气分。寸部脉有力，心中烦闷，起卧不安，想吐又吐不出，说明病邪在上焦胸膈，病邪既然在上焦，治疗就得用宣泄的方法，所以用栀子以涌泄邪热，豆豉宣开气机。

栀子豉汤方（酸苦法）（方略）

上药用水四杯，先放入栀子煎煮沸腾后，再加入香豆豉，煎成三杯，先乘温服　一杯，如发生呕吐，就不必再服第二杯。

【导读】本条讲述手太阴肺卫分证未解而传入胸膈，热郁胸膈的证治。

热郁胸膈证既不在表，也未深入营、血分，属于气分证。其证候表现有：身热不甚，心烦懊𢙓，坐卧不安，恶心欲呕而不得呕，舌苔微黄，脉微数而寸部有力。本证热邪虽入里，但不在脏腑，且邪热不重，故身热不甚；心烦懊𢙓，坐卧不安，是胸膈郁热扰动心神所致；恶心欲呕而不得呕，胸膈郁热扰胃，胃气上逆所致，但邪热并不在胃，故而仅有恶心不欲吐，因此吴氏称其"无中焦证"。舌苔微黄，脉微数均说明邪热入里，但热势不甚；寸部有力正说明病在上焦而未入中焦。

本证属气分证，治法当以清气热为主，病在上焦胸膈，故以轻宣郁热为佳。方中栀子性苦寒，能泄热并引热下行，豆豉性辛微温，能宣郁透邪，使邪热外达。临床应用可随症加减。如伴恶心欲吐者，可加入姜汁、竹茹等清热止呕。

【原文】第十四条　太阴病得之二三日，心烦不安，痰涎壅盛，胸中痞塞欲呕者，无中焦证[1]。瓜蒂散主之，虚者加参芦。

此与上条有轻重之分，有有痰无痰之别。重剂不可轻用，病重药轻，又不能了事，故上条止用栀子豉汤快涌膈中之热，此以痰涎壅盛，必用瓜蒂散急吐之，恐邪入包宫而成痉厥也。瓜蒂、栀子之苦寒，合赤小豆之甘酸，所谓酸苦涌泄为阴，善吐热痰，亦在上者因而越之之方也。

瓜蒂散方（酸苦法）

甜瓜蒂一钱　赤小豆（研）二钱　山栀子二钱。

水二杯，煮取一杯，先服半杯，得吐止后服，不吐再服。虚者加人参芦一钱五分。

【注释】

[1] 无中焦证：无中焦痞满燥实坚满诸证。强调邪在上焦。

【语译】手太阴肺经的温病，已经过二三天，心烦不安，喉中痰涎甚多，胸部痞闷阻塞，想呕吐，但没有中焦的证候表现，可用瓜蒂散治疗，体质虚弱者加参芦。

这一条与上条有病情轻重的不同和有痰无痰的区别。作用峻猛的方药不可随便使用，病情较重而用药过轻，又难以解决问题，所以上条用栀子豉汤宣泄上焦胸膈郁热，本条痰涎壅盛，必须用瓜蒂散迅速涌吐病邪，否则，痰热内陷于心包就会形成痉厥的危重症。方中瓜蒂，栀子性味苦寒，配合赤小豆性味甘酸，用以涌吐痰热，即《内经》所谓"酸苦涌泄为阴"，也体现了《内经》"在上者因而越之"的治疗原则。

瓜蒂散方（酸苦法）（方略）

上药用水二杯，煎煮成一杯，先服半杯，发生呕吐后，就不再服，如未吐，再服余下的半杯。假如患者体质虚弱，方中可加入人参芦一钱五分。

【导读】本条讲述痰热郁阻胸膈的证治。

本条与十三条同属上焦胸膈气分热证，但上条证候轻，仅有郁热而无痰；本条既有热又有痰，病情较重。其证候表现有：心烦不安，痰涎壅盛，胸中痞塞，恶心欲吐，舌苔黄腻，脉滑数。分析病机，痰热内阻，扰动心神，故而心烦不安；痰热阻滞，气机升降失常，则见胸中痞塞，恶心欲吐，但仍然"无中焦证"。舌苔黄腻，脉滑数，说明本证较上条热更盛，病情更重。

治疗本证，当用涌吐之法，使邪热随痰排出体外，以驱邪外出，方选瓜蒂散。方中瓜蒂性苦寒，善于涌吐热痰，赤小豆性甘酸平，除湿除满，二者配伍，可涌吐热痰以驱邪外出。山栀子行苦寒，清泄肺热。本证的治法体现了《素问·阴阳应象大论篇》中"其高者，因而越之"的思想，但需注意方中瓜蒂有毒，易伤正气，使用时切记用量不可过大，中病即止即可。

【原文】第十五条　太阴温病，寸脉大，舌绛而干，法当渴，今反不渴者，热在营中也，清营汤去黄连主之。

渴乃温之本病，今反不渴，滋人疑惑；而舌绛且干，两寸脉大的系温病。盖邪热入营蒸腾，营气上升，故不渴，不可疑不渴非温病也，故以清营汤清营分之热，去黄连者，不欲其深入也。

清营汤（见暑温门中）

【语译】手太阴肺经的温病，如见到寸脉大，舌质红绛而舌面干燥，理应口渴，现在反而不渴者，是因为邪热已经深入到营分，可用清营汤去黄连治疗。

口渴是温病的常见症状，温病反而不见口渴，更加使人疑惑；但是舌质红绛而且干燥，两寸脉大，确实是温病。这是因为热邪深入营分后，蒸腾营气上布于口，所以口不渴，不能因为口不渴就怀疑不是温病。所以用清营汤清营分之热，因为黄连味苦性燥，耗伤营阴，且性质沉降，去掉黄连，可以防止病邪深入。

清营汤（见暑温门）

【导读】本条论述手太阴温病热入营分的证治。

温病始于上焦手太阴，今寸脉大，知上焦热重，也是手太阴温病应有之脉象。舌绛而干燥，是热邪入营，耗伤营阴之征象。温病最易伤津，故口渴是温病的主要症状之一，现病者口反不渴饮是邪已入营分，蒸腾营阴上升而滋润于口所致，注意需与卫分证之口微渴、气分证之口大渴相鉴别，切不可认为口不渴饮，而疑为不是温病。

病在营分，治以清营泄热，方用清营汤。清营汤中配有黄连，吴氏自注特别提出，如营分证营阴耗伤较甚，用清营汤当去黄连。因黄连味苦入心，苦能化燥，且其性沉降，去黄连可以防止耗伤心营之阴，即吴氏所谓"不欲其深入"。

【原文】第十六条　太阴温病，不可发汗，发汗而汗不出者，必发斑疹，汗出过多者，必神昏谵语。发斑者，化斑汤主之；发疹者，银翘散去豆豉，加细生地、丹皮、大青叶，倍元参主之。禁升麻、柴胡、当归、防风、白芷、葛根、三春柳。神昏谵语者，清宫汤主之。牛黄丸、紫雪丹、局方至宝丹亦主之。

温病忌汗者，病由口鼻而入，邪不在足太阳之表，故不得伤太阳经也。时医不知而误发之，若其人热甚血燥，不能蒸汗，温邪郁于肌表血分，故必发斑疹也。若其表疏，一发而汗出不止，汗为心液，误汗亡阳，心阳伤而神明乱，中无所主，故神昏。心液伤而心血虚，心以阴为体，心阴不能济阳，则心阳独亢，心主言，故谵语不休也。且手经逆传，世罕知之，手太阴病不解，本有必传手厥阴心包之理，况又伤其气血乎！

化斑汤方

石膏一两　知母四钱　生甘草三钱　元参三钱　犀角二钱　白粳米一合

水八杯，煮取三杯，日三服，渣再煮一盅，夜一服。

方论　此热淫于内，治以咸寒，佐以苦甘法也。前人悉用白虎汤作化斑汤者，以其为阳明证也。阳明主肌肉，斑家遍体皆赤，自内而外，故以石膏清肺胃之热，知母清金保肺而治阳明独胜之热，甘草清热解毒和中，粳米清胃热而保胃液，白粳米阳明燥金之岁谷也。本论独加元参、犀角者，以斑色正赤，木火太过，其变最速，但用白虎燥金之品，清肃上焦，恐不胜任，故加元参启肾经之气，上交于肺，庶水天一气，上下循环，不致泉源暴绝也，犀角咸寒，禀水木火相生之气，为灵异之兽，具阳刚之体，主治百毒蛊疰[1]，邪鬼瘴气，取其咸寒，救肾水，以济心火，托斑外

出，而又败毒辟瘟也；再病至发斑，不独在气分矣，故在二味凉血之品。

银翘散去豆豉加细生地丹皮大青叶倍元参方

即于前银翘散内去豆豉，加：

细生地四钱　大青叶三钱　丹皮三钱　元参加至一两

方论　银翘散义见前。加四物，取其清血热；去豆豉，畏其温也。

按　吴又可有托里举斑汤，不言疹者，混斑疹为一气也。考温病中发疹者，十之七八，发斑者十之二三。盖斑乃纯赤，或大片，为肌肉之病，故主以化斑汤，专治肌肉；疹系红点高起，麻[2]、㾦[3]、痧[4]皆一类，系血络中病，故主以芳香透络，辛凉解肌，甘寒清血也。其托里举斑汤方中用归、升、柴、芷、穿山甲，皆温燥之品，岂不畏其灼津液乎？且前人有痘宜温，疹宜凉之论，实属确见，况温疹更甚于小儿之风热疹乎！其用升、柴，取其升发之义，不知温病多见于春夏发生之候，天地之气，有升无降，岂用再以升药升之乎？且经谓"冬藏精者，春不病温"，是温病之人，下焦精气久已不固，安庸再升其少阳之气，使下竭上厥[5]乎！经谓"无实实，无虚虚，必先岁气，无伐天和"，可不知耶？后人皆尤而效之，实不读经文之过也。

再按　时人发温热之表，二三日汗不出者，即云斑疹蔽伏，不唯用升、柴、羌、葛，且重以山川柳发之。不知山川柳一岁三花，故得三春之名，俗转音三春为山川，此柳古称柽木，诗所谓

"其柽其椐"者是也。其性大辛大温，生发最速，横枝极细，善能入络，专发虚寒白疹，若温热气血沸腾之赤疹，岂非见之如雠仇乎？夫善治温病者，原可不必出疹，即有邪郁二三日，或三五日，既不得汗，有不得不疹之势，亦可重者化轻，轻者化无，若一派辛温刚燥，气受其灾而移于血，岂非自造斑疹乎？再时医每于疹已发出，便称放心，不知邪热炽盛之时，正当谨慎，一有疏乎，为害不浅。再疹不忌泻，若里结须微通之，不可令大泄，致内虚下陷，法在中焦篇。

清宫汤方

元参心三钱　莲子心五分　竹叶卷心二钱　连翘心二钱　犀角尖（磨冲）二钱　连心麦冬三钱

加减法　热痰盛加竹沥、梨汁各五匙；咯痰不清，加瓜蒌皮一钱五分；热毒盛加金汁、人中黄；渐欲神昏，加银花三钱、荷叶二钱、石菖蒲一钱。

方论　此咸寒甘苦法，清膻中之方也。谓之清宫者，以膻中为心之宫城也。俱用心者，凡心有生生不已之意，心能入心，即以清秽浊之品，便补心中生生不已之生气，救性命于微芒也。火能令人昏，水能令人清，神昏谵语，水不足而火有余，又有秽浊也。且离以坎为体，元参味苦属水，补离中之虚；犀角灵异味咸，辟秽解毒，所谓灵犀一点通，善通心气，色黑补水，亦能补离中之虚，故以二物为君。莲心甘苦咸，倒生根，由心走肾，能使心火下通于肾，又回环上升，能使肾水上潮于心，故以

为使。连翘象心，心能退心热。竹叶心锐而中空，能通窍清心，故以为佐。麦冬之所以用心者，《本经》称其心腹结气，伤中伤饱，胃脉络绝，试问去心，焉能散结气，补伤中，通伤饱，续胃脉络绝哉？盖麦冬禀少阴癸水之气，一本横生，根颗连络，有十二枚者，有十四五枚者，所以然之故，手足三阳三阴之络，共有十二，加任之尾翳，督之长强，共十四，又加脾之大络，共十五，此物性合人身自然之妙也，惟圣人能体物象，察物情，用麦冬以通续络脉。命名与天冬并称门冬者，冬主闭藏，门主开转，谓其有开合之功能也。其妙处全在一心之用，从古并未有去心之明文，张隐庵谓不知始自何人，相沿已久而不可改，瑭遍考始知自陶弘景始也，盖陶氏惑于诸心入心，能令人烦之一语，不知麦冬无毒，载在上品，久服身轻，安能令人烦哉！如参、术、芪、草，以及诸仁诸子，莫不有心，亦皆能令人烦而悉去之哉？陶氏之去麦冬心，智者千虑之失也。此方独取其心，以散心中秽浊之结气，故以之为臣。

安宫牛黄丸方

牛黄一两　郁金一两　犀角一两黄连一两　朱砂一两　梅片二钱五分麝香二钱五分　珍珠五钱　山栀一两雄黄一两　金箔衣　黄芩一两

上为极细末，炼老蜜为丸，每丸一钱，金箔为衣，蜡护。脉虚者人参汤下，脉实者银花薄荷汤下，每服兼治飞尸卒厥[6]，五痫中恶[7]，大人小儿痉厥之因于热者。大人病重体实者，日再

服，甚至日三服；小儿服半丸，不知再服半丸。

方论 此芳香化秽浊而利诸窍，咸寒保肾水而安心体，苦寒通火腑而泻心用之方也。牛黄得日月之精，通心主之神。犀角主治百毒，邪鬼瘴气。珍珠得太阴之精。而通神明，合犀角补水救火。郁金草之香，梅片木之香（按冰片，洋外老杉木浸成，近世以樟脑打成伪之，樟脑发水中之火，为害甚大，断不可用）。雄黄石之香，麝香乃精血之香，合四香以为用，使闭固之邪热温毒深在厥阴之分者，一齐从内透出，而邪秽自消，神明可复也。黄连泻心火，栀子泻心与三焦之火，黄芩泻胆、肺之火，使邪火随诸香一齐俱散也。朱砂补心体，泻心用，合金箔坠痰而镇固，再合珍珠、犀角为督战之主帅也。

紫雪丹方（从《本事方》去黄金）

滑石一斤　石膏一斤　寒水石一斤　磁石（水煮）二斤

捣煎去渣，入后药。

羚羊角五两　木香五两　犀角五两　沉香五两　丁香一两　升麻一斤　元参一斤　炙甘草半斤

以上八味，并捣锉，入前药汁中，去渣，入后药。

朴硝　硝石

各二斤，提净，入前药汁中，微火煎，不住手将柳木搅，候汁欲凝，再加入后二味。

辰砂（研细，三两）　麝香（研细，一两二钱，入煎药拌匀）

合成，退火气，冷水调服一二钱。

方论 诸石利水火而通下窍。磁石、元参补肝肾之阴，而上济君火。犀角、羚羊角泻心、胆之火。甘草和诸药而败毒，且缓肝急。诸药皆降，独用一味升麻，盖欲降先升也。诸香化秽浊，或开上窍，或开下窍，使神明不致坐困于浊邪而终不克复其明也。丹砂色赤，补心而通心火，内含汞而补心体，为坐镇之用。诸药用气，硝独用质者，以其水卤结成。性峻而易消，泻火而散结也。

局方至宝丹方

犀角（镑）一两　朱砂（飞）一两　琥珀（研）一两　玳瑁（镑）一两　牛黄五钱　麝香五钱

以安息重汤炖化，和诸药为丸一百丸，蜡护。

方论 此方荟萃各种灵异，皆能补心体，通心用，除邪秽，解热结，共成拨乱反正之功。大抵安宫牛黄丸最凉，紫雪次之，至宝又次之，主治略同，而各有所长，临用对证斟酌可也。

【注释】

[1] 蛊（gǔ 谷）疰：病名，指有四肢浮肿，肌肤消瘦，咳逆腹大等症，而又可传染的一种病证。蛊：古人谓害人的毒虫。

[2] 麻：指麻疹。

[3] 瘄（cù 醋）：麻疹的别称。

[4] 痧：指风痧、烂喉痧之类。

[5] 下竭上厥：指阴液耗竭于下，而虚阳浮于上的病证。

[6] 飞尸卒厥：飞尸又称传尸劳，是痨病病名之一，卒厥是暴厥。

[7] 五痫中恶：五痫泛指癫痫病，中恶指昏厥。

【语译】 手太阴肺经的温病，不能用辛温发汗的治法，用辛温发汗而汗不出的，很容易出现斑疹，汗出过多的，就会导致神识昏蒙、语无伦次的病证。对于发斑的患者，用化斑汤治疗；对于发疹的患者，用银翘散去豆豉，加细生地黄、丹皮、大青叶，加倍玄参的用量治疗。对温病的斑疹，禁用升麻、柴胡、当归、防风、羌活、白芷、葛根、三春柳等辛温药物。对于神昏的患者，用清宫汤治疗，其他像安宫牛黄丸、紫雪丹、局方至宝丹也可以应用。

温病禁用辛温发汗法，是因为温邪由口鼻而入，不像寒邪是从皮毛而受，邪在足太阳膀胱经，所以不能用辛温发表的药物去损伤足太阳经。现在一般的医生不知道这个道理，而误用辛温药物，如果患者邪热亢盛而阴血耗损，误用之后，不能蒸腾津液而成汗，则汗不得出。邪热不解，郁于肌表血分，伤及血络，就会形成斑疹。若患者肌腠疏松，一用辛温发汗，即汗出不止。汗为心液，汗液过多，必然损伤心气，致使心神受伤，不能自主，而神昏。汗多耗心液，伤心血，心以阴为本体，心阴不能济阳，则心阳亢盛，心主语，所以不停地谵语，这是因为温病邪在手经容易逆传，世俗医生很少知道，手太阴肺经热邪不解，本来就很容易传入手厥阴心包经，更何况误汗以后，心阴心气受伤，当然更容易发生逆传心包的证候了。

化斑汤方（方略）

上药用水八杯，煮成三杯，每次服一杯，渣再煮一杯，晚上一次服用。

方论　上方是根据《内经》"热淫于内，治以咸寒，佐以苦甘"的原则组方的。以前的医家都用白虎汤作为化斑汤，是因

为斑属阳明病证。阳明主肌肉，发斑的人全身红赤，是阳明热毒侵入血分，外发于肌肉而成。所以用石膏清泄肺胃之热；知母清肺保津，能治阳明独胜之热。甘草能清热解毒，调和中气，白粳米是属于阳明燥金的谷物，可清胃热而保胃液。本书特意加入了玄参、犀角两味药，是因为斑色鲜红，表明血分邪火极盛，病情容易恶化。仅用白虎汤清泄肺胃邪热，药力难以胜任，所以加用玄参滋肾水，养肺金，使肾水得充，上交于肺，水天一气，上下循环，不致使水泉枯涸。犀牛是禀木水火相生之气的灵异之兽，具有阳刚之体，犀角味咸性寒，能救肾水以救心火，透达邪热，托斑化出，解表辟瘟，可治疗各种邪毒引起来的蛊疰、瘴气和神方面的疾病；再说，温病到了发斑的阶段，已经深入到了血分，不仅仅是气分病变了，所以加入两味凉血的药物。

银翘散去豆豉加细生地丹皮大青叶倍玄参方（方略）

方论　银翘散义见前，加细生地黄、大青叶、丹皮、倍玄参是为了凉血清热；去豉，是嫌其性味偏温。

按　吴又可在《温疫论》中用托里举斑汤治疗发斑，不谈发疹，是因为把斑与疹混一种病证了。经考察温病中发疹的占十之七八，而发斑的占十之二三。斑与疹的主要区别在于斑的颜色纯红，多为大片，是血从肌肉外溃，所以用化斑汤治疗，以清血分之热，化肌肉之斑；疹则是高出皮面的小红点，与麻疹、风疹、烂喉痧等病同属一类，是邪热波及营分从血络而出，所以用芳香透络，辛凉解肌，甘寒凉血为主治疗。但是在托里举斑汤里却用了当归、

升麻、柴胡、白芷、穿山甲等温燥的药物，难道不怕灼伤津液吗？而且前人有痘宜用温药，疹宜用凉药的说法，实在是很正确的见解。更何况温病中的出疹，比小儿因风热病邪而致的发疹更为严重！吴又可用升麻、柴胡是取其升发之性，却不知道温病多发生在春、夏之季，自然界的气候都具有升发的性质，怎么可以再用升发的药物去升提呢？而且《内经》中已明确提出，"冬季能保藏阴精的人，春季不容易发生温病"。可见患温病的人，肝肾的阴精已经不能固藏，怎么能再去升发少阳之气，使下焦的精气更加枯竭，发生下焦阴液大伤而虚阳上浮的危重症呢？《内经》中说："不能对实证用补药，对虚证用攻伐的药物；治病时要先了解岁气的太过与不及，不可违背自然规律而克伐天和之气"怎么可以不知道呢？后世医家对吴又可的错误治法加以仿效，实在是没有读《内经》而造成的过错。

再按　现在的医生对温热病用辛温发汗的治法，二三天仍没有汗出，就说是斑疹之邪蔽伏在里，不只用升麻、柴胡、羌活、葛根，而且重用山川柳透发斑疹。不知道山川柳一年中能开三次花，所以又叫三春柳，民间把"三春"转音为"山川"。这种柳树古代称柽木，《诗经》所说的："其柽其椐"中的柽，就是指山川柳。山川柳性味大辛大温，生长最为迅速，树木的横枝又很细，所以能疏通络脉，透发虚寒的白疹，假如用以治疗温病邪热亢盛、气血沸腾的红疹，岂不是如同见到了仇人吗？其实，会治疗温病的医生，经过治疗，温病本来可以不出斑疹的；即使邪热内郁二三天或三五天，因为不能发汗，有不得不

发斑疹的趋势，也可以使重者化轻，轻者化无。如果用一派辛温刚燥的药物，助长气分热邪而侵入血分，岂不是人为地自造斑疹吗？再有现在的医生，看到病人疹子已经透出，便认为可以放心，而不知道在邪热炽盛的时候，正应当小心谨慎，一有疏忽大意，就会造成严重危害。一般来说，斑疹不忌泻下，如果有里结实证，可给予轻泻之剂，但不可猛然攻下，以免造成中气大伤而致血热内陷（治法参照本书中焦篇）。

清宫汤方（方略）

加减法　如痰热较盛的，加用竹沥、梨汁各五汤匙；如咯痰不爽的，加入瓜蒌皮一钱五分；热毒较甚的，加入金汁、人中黄；神志逐渐昏迷的，加金银花三钱、荷叶二钱、石菖蒲一钱。

方论　这是酸寒甘苦法，清膻中邪热的方剂。称作清宫，因为膻中是心的宫城。所以诸药都用心，因为凡是心有生生不已之意，心能入心，即以清心化浊之品，补心中生生不息的生气，在生命垂危的情况下挽救生命。火热之邪能使人神昏，寒水之气能使人清醒，神志不清而语无伦次，是水不足而火有余，同时兼有秽浊之气蒙蔽神明的原因。以八卦来说，心火属离卦，肾水是坎卦，离以坎为体，玄参味苦属水，能滋肾水补心阴；犀角为灵异之物，味咸，能辟秽解毒，所谓"灵犀一点通"，善通心气，色黑能补水，也有补离中不足的作用，所以以二药为君。莲心味甘苦而咸，是倒生根，所以莲心能由心走肾，使心火下通于肾，回环上升，能使肾水上潮于心，所以用作使药。连翘形状像心，故连翘心能退心热。竹叶心尖锐而体中空，能通窍清

火，故以此二味为佐药。麦冬之所以连心用，是因《本经》说麦冬主心腹结气，伤中伤饱，胃脉络绝。试问麦冬去心后，怎么能散结气，补伤中，通伤饱，续胃脉络绝呢？因麦冬禀受少阴癸水之气而生，有一主根，横行生长，根与麦冬的颗粒相连，有十二枚的，有十四五枚的，而人体手足三阳三阴之络，共有十二，加上任脉经的尾翳，督脉经的长强，共有十四，加上脾之大络共十五，这是物性合乎人身自然之奥妙。只有学问高深的人，才能体验物象、观察物情，用麦冬以通续脉络。其命名与天冬并称为"门冬"，是因为冬主闭藏，门主开转，称"门冬"，是说其具有开合的功能，麦冬的妙处，全在心上，古籍并没有去心的记载，张隐庵曾感叹地说：麦冬去心，不知从何人开始，沉习已久，相约成俗，已不可改变。我查遍历代方书，才知道是从陶弘景开始的。都因为陶氏拘泥于"诸心入心，能令人烦"一句话，不知麦冬无毒，载在上品，久服可以使身体轻捷灵敏，怎么会令人烦呢！例如人参、白术、黄芪、甘草，以及各种种仁果实等，都莫不有心，是否都能令人心烦而全去心用呢？所以陶氏用麦冬去心，可以说是智者千虑之一失。本方中独取用连心麦冬，以散心中秽浊的结气，所以作为臣药。

安宫牛黄丸方（方略）

上药研为极细末，炼老蜜为丸，每丸一钱，金箔为衣，用蜡壳封丸。脉虚者用人参汤送服；脉实者用金银花、薄荷汤送服，每次服一丸。可以一天服二次，甚至服三次；小儿每次服半丸，服后不见效，可再服半丸。本药还可用于突然昏厥倒地，各种癫痫，触犯不正之气而生病，以及成人或小儿因高热而致的痉厥。

方论　安宫牛黄丸是芳香化浊，辟秽利窍的方剂，方中用酸寒药物以滋肾水安心体，苦寒通火腑而泻心之用。

方中牛黄得日月之精华，清心开窍。犀角能解百毒治邪鬼瘴气。珍珠得到太阴的精华，能宣通神明，配合犀角，可以补肾水救心火。郁金是草本的香药，梅片是木本的香药（按：梅片即冰片，系用海外的一种老杉木的浸液提炼而成。近代有用樟脑制成的伪品，樟脑可宣发水中的火气，对温热类疾病绝不适用），雄黄是金石类药中的香药，麝香是精血药中的香药。将四种芳香的药物配合应用，能透发深伏于厥阴的邪热温毒，清热辟秽，开窍醒神。黄连泻心火，栀子可清泻心和三焦之火，黄芩能清泻胆经和肺经的火热，使火热之邪随着各种香药的外透作用，一齐向外发散。方中朱砂能补心阴，泻心火，与金箔合用能祛痰，重镇安神，配合珍珠、犀角，作治疗本证的臣药。

紫雪丹方（本方为《本事方》中的方剂去黄金）（方略）

以上八味药物，一起捣碎、锉细，加入到前面的药汁中再煎煮，去渣再加入后列的药物：

朴硝、硝石各二斤，提炼洁净，加入前面的药汁中，用微火煎，不停地用柳木棍搅，等到药汁快凝固时，再加入后面的两味药：

辰砂（研细）三两　麝香（研细）一两二钱

加入上面的药汁中搅拌均匀，在制成后退去火气，贮藏备用，使用时以冷开水化开，每次服一二钱。

方论　方中滑石、石膏、寒水石清热泻水而通利小便。磁石、玄参补肝肾之阴而上济心火。犀角、羚羊角泻心胆之火，甘草调和诸药、解毒，能缓肝之苦急。以上各种药物，药性都是沉降的，单用一味升提的升麻，是取欲降先升的道理。麝香、木香、沉香、丁香，能芳香辟秽开窍，使神明不致因浊邪困阻而神志不清。辰砂色赤，补心而通心火，内含汞而补心体，重镇安神，各种药物都是煎煮取汁，朴硝、硝石是用原药加入，因二药是由水卤凝结而成，药性峻猛而容易消融，能泻火散结。

《局方》至宝丹方（方略）

用安息香浓汤炖化后，再和入以上各种药制成100丸，用蜡在外封护。

方论　本方汇集了各种灵异之品，都能补心体、通心用，芳香辟秽，清心解毒开窍，共同起到拨乱反正的作用。

以上三方，一般来说，安宫牛黄丸性质最为寒凉，紫雪丹凉性稍次，至宝丹更次一些，主治大体相同，而各有所长，临床使用时应针对不同证候斟酌选用。

【导读】本条讨论手太阴温病误治而形成斑、疹、神昏谵语等变证的证治。

温为阳邪，热变最速，极易灼伤阴液，因此必须时刻顾护其津液。太阴温病，误用辛温发汗，可导致三种变证：一、太阴温病卫分证误用辛温发汗而汗不出，引邪深入，以致卫分邪热未解而营热已起，营阴损伤，出现发疹，属于卫营同病；二、太阴温病气分证误用辛温发汗而汗不出，引邪深入，以致气分热邪窜入血分，出现发斑，属于气血两燔；三、太阴温病卫分证或气分证误用辛温发汗，因汗出过多而损伤心阴、心阳，温邪乘虚内陷心包，而见神昏谵语，即热闭心包证。这三种变证病机不同，证候表现不同，治法亦不同。

疹者，点小如粟，抚之碍手，压之褪色。其证候表现可有：身热夜甚，微恶风寒，咳嗽、胸闷，心烦不寐，皮肤发疹，疹色鲜红，舌红绛，脉细数。发疹者当宣肺达邪，凉营透疹，方选银翘散去豆豉加细生地丹皮大青叶倍玄参方。注意，本证虽是卫营同病，但以卫分为主，治疗中应以宣肺祛邪为主，不可大量选用清营凉血的药物以避免引邪入里。

斑者，点大成片，抚之不碍手，压之不褪色，属气血两燔。其证候表现可有：壮热，口渴，心烦躁扰，甚至昏狂谵妄，各部位各窍道出血，发斑，斑色紫黑，舌紫绛、苔黄燥、脉数。发斑者当清泄胃热，凉血化斑，方选化斑汤。注意，本证虽是气血两燔，但以气分为主，治疗中应以清泄胃热为主，不可大量选用凉血解毒的药物以避免邪热内陷。

神昏谵语者，由手太阴卫分或气分热邪内陷心包所致，属于营分证。其证候表现可有：身灼热，神昏谵语或昏愦不语，肢厥，舌蹇，舌红绛，脉细数。神昏谵语者当清营养阴，开窍醒神，方选清宫汤送服安宫牛黄丸、紫雪丹、局方至宝丹等。清宫汤以犀角为君，能清心凉营，现多用水牛角代替，莲子心清心热而安神，玄参、麦冬清营热、养营阴，竹叶、连翘透热转气。安宫牛黄丸、紫雪丹、局方至宝丹合称"凉开三宝"，三者均是性凉的成药，有清热解毒，开窍醒神的功效，区别在于：安宫牛黄丸长于清心凉营，豁痰开窍；至宝丹长于芳香开窍，清心安神；紫雪丹长于凉肝清热，息风止痉。临床中需要根据具体情况斟酌选择，本证当以清宫汤送服安宫牛黄丸为首选。

【原文】第十七条 邪入心包，舌謇[1]肢厥，牛黄丸主之，紫雪丹亦主之。

厥[2]者，尽也。阴阳极造其偏，皆能致厥。伤寒之厥，足厥阴病也。温热之厥，手厥阴病也。舌卷囊缩，虽同系厥阴现证，要知舌属手，囊属足也。盖舌为心窍，包络代心用事，肾囊前后，皆肝经所过，断不可以阴阳二厥混而为一，陶节庵所云："冷过肘膝，便为阴寒"，用大热。再热厥之中亦有三等：有邪在络居多，而阳明证少者，则从芳香，本条所云是也；有邪搏阳明，阳明太实，上冲心包，神迷肢厥，甚至通体皆厥，当从下法，本论载入中焦篇；有日久邪杀阴亏而厥者，则从育阴潜阳法，本论载入下焦篇。

牛黄丸、紫雪丹方（并见前）

【注释】

[1] 舌謇（jiǎn 减）：指舌头转动不灵，言语不流利。謇，通蹇，口吃，结巴。

[2] 厥：昏厥，晕倒；或冷气从脚下上升。

【语译】温病邪热内闭心包，舌体转动不灵，四肢逆冷，可用安宫牛黄丸或紫雪丹治疗。

厥是到了尽头，如果阴阳偏盛到了极点，都可以引起厥证。伤寒病中的厥证，属足厥阴肝经的病变；温病中的厥证，属手厥阴心包经的病变。舌卷曲不伸，阴囊上缩，虽然都是厥阴见证，但其鉴别要点是，舌体属手厥阴经；阴囊属足厥阴经。舌为心之苗，心包络代心行事，而肾囊前后都是足厥阴肝经的循行部位，临床上千万不能把阴厥与阳厥混为一谈，就像陶节庵所说的"冷过肘膝，就一定是阴寒证"而随意使用大热性质的药物。在热厥之中亦有三种情况：较为多见的是邪犯心包络，而阳明热盛的表现较少，治疗用芳香开窍的方法就是本条论述的这种病证。有的是邪传阳明，阳明腑实，邪热上扰心包，而神识昏迷，四肢厥冷的，严重的全身厥冷，应当用攻下腑实的治法，本书将于中焦篇论述。还有温病迁延日久，邪热虽退而阴液已极度亏虚的厥证，治疗应育阴潜阳法，本书收载于下焦篇。

牛黄丸方

紫雪丹方（都参见前条）

【导读】本条主要阐述了热邪内陷心包的证治。

吴氏认为"阴阳极造其偏，皆能致厥"，此之手足厥冷，其性质有寒热之分，凡阴（寒）极或阳（热）极，均可以导致肢厥，寒厥多见于伤寒，热厥多见于温病，但值得注意的是伤寒中也有邪热内郁而致热厥者，温病中也不乏阳气外脱而致寒厥者，临证时应予详细区别。

关于温病热厥，吴氏主张将其分为三类：上焦病见热厥以邪在心包络居多，当以芳香开窍为法；中焦热厥则多因热结阳明，上冲心包，当急下存阴；下焦热厥，多阴虚风动，当育阴潜阳，可用复脉存阴或三甲潜阳等。本条所言即上焦病之热厥，由温热之邪侵入心包引起，可见神昏谵语，舌蹇肢厥等表现，治疗用牛黄丸、紫雪丹清心化痰开窍。

【原文】第十八条 温毒咽痛喉肿，耳前耳后肿，颊肿，面正赤，或喉不痛，但外肿，甚则耳聋，俗名大头温、虾蟆温[1]者，普济消毒饮去柴胡、升麻主之，初起一二日，再去芩、连，三四日加之佳。

温毒者，秽浊也。凡地气之秽，未有不因少阳之气而自能上升者，春夏地气发泄，故多有是证；秋冬地气，间有不藏之时，亦或有是证；人身之少阴素虚，不能上济少阳，少阳升腾莫制，亦多成是证；小儿纯阳火多，阴未充长，亦多有是证。咽痛者，《经》谓"一阴一阳结，谓之喉痹"。盖少阴少阳之脉，皆循喉咙，少阴主君火，少阳主相火，相济为灾也。耳前耳后颊前肿者，皆少阳经脉所过之地，颊车不独为阳明经穴也。面赤者，火色也。甚则耳聋者，两少阳之脉，皆入耳中，火有余则清窍闭也。治法总不能出李东垣普济消毒饮之外。其方之妙，妙在以凉膈散为主，而加化清气之马勃、僵蚕、银花，得轻可去实之妙；再加元参、牛蒡、板蓝根，败毒而利肺气，补肾水以上济邪火；去柴胡、升麻者，以升腾飞越太过之病，不当再用升也，说者谓其引经，亦甚愚矣！凡药不能直至本经者，方用引经药作引，此方皆系轻药，总走上焦，开天气，肃肺气，岂须用升、柴直升经气耶？去黄芩、黄连者，芩连里药也，病初起未至中焦，不得先用里药，故犯中焦也。

普济消毒饮去升麻柴胡黄芩黄连方

连翘一两　薄荷三钱　马勃四钱牛蒡子六钱　芥穗三钱　僵蚕五钱　元参一两　银花一两　板蓝根五钱　苦梗一两　甘草五钱

上共为粗末，每服六钱，重者八钱。鲜苇根汤煎，去渣服，约二时一服，重者一时许一服。

【注释】

[1] 大头温、虾蟆温：其病较痄腮严重，由于腮、项、咽喉、头面皆肿，头大如斗，或如虾蟆，故称大头温、虾蟆温。温在此处应为"瘟"字，吴氏则"温""瘟"不分。

【语译】 温毒病，咽喉肿痛，耳的前后及面颊部肿胀，面色红赤。或咽喉不痛而只有外面肿胀，严重的出现耳聋，俗称"大头瘟""虾蟆瘟"，用普济消毒饮去柴胡、升麻治疗。初起一二天，当去掉黄芩、黄连，三四天加上黄芩、黄连为好。

温毒是感受秽浊之气而得的。凡是地上的秽浊之气，没有少阳升发之气，是不会自己上升的。所以在春夏之季地气发泄的时候，易发温毒证。秋冬间或有地气不能收藏的时候，有时也会有这种病。从人体内部来说，如果素体少阴肾水不足，不能上济少阳，少阳之气升腾而不能抑制，容易形成温毒；小儿纯阳之体，阴液相对不足，也容易患上温毒病。咽喉疼痛的机制，《内经》说："一阴一阳结，谓之喉痹。"少阴和少阳的经脉，都经过喉咙，少阳为君火，少阴为相火，二者结合就会产生疾病。耳前耳后颊部肿，因为这都是少阳经脉经过的地方，颊车不仅仅在阳明经上，它与少阳经也很靠近。面红赤，是火毒上炎的反映。严重者会发生耳聋，是因为手足少阳的经脉都进入耳中，火热邪盛就会壅塞清窍而耳聋。

本病的治疗方法，总的来说，不能出李东垣普济消毒饮之外。其组方的奥妙，在于以凉膈散为主，加上化浊清气的马勃、僵蚕、金银花，有"轻可去实"的功效，再加上玄参、牛蒡子、板蓝根，解毒利气，滋阴降火。去掉柴胡、升麻，因为本病是少阳升发太过，不应再升了。有人说升麻、柴胡能引药入少阳经，也是很愚蠢的！因为药物不能直接到达的部位，才用引经药作导引，普济消毒饮中大部分药物都是轻清上浮的，本来就可以直走上焦，宣通肺气，怎么还要用升麻、柴胡作为引经药呢？方中不用黄芩、黄连，因为芩连苦寒入里，本病初起时，没有到中焦，所以不能用清里热的药物，以免损害中焦。

普济消毒饮去升麻柴胡黄芩黄连方（方略）

上药一起研成细末，每次用六钱，病重的用八钱，用时以鲜芦根先煎成汤，再加上药放入煎，去渣服下，约每四个小时服一次，病重的可以每两个小时服一次。

【导读】本条主要讲述温毒大头瘟、虾蟆瘟的证治。

其证候表现可有：初起憎寒发热，头面红肿，甚至目不能开，或伴有咽喉肿痛，继而憎寒渐罢而热势增高，口渴引饮，烦躁不安，头面部掀赤肿大，咽喉疼痛加剧，舌红苔黄燥，脉数而有力。

本证的治疗当以疏风清泄，解毒消肿为主，方选普济消毒饮加减。本方中连翘、薄荷、牛蒡能疏风清热，黄芩、黄连、板蓝根能清泄气热，马勃、牛蒡子、桔梗、甘草能清利咽喉，消肿止痛，陈皮能理气行滞，玄参能滋阴解毒。方中升麻、柴胡是阳明、少阳的引经药，但吴氏认为二者升提之力太过，且易助热邪上攻头面，当去掉，但从另一个角度来说，柴胡、升麻能透邪、散邪，且有黄芩、黄连等苦降药相辅助，升降有序，更有利于病邪的驱散，临床不必去掉。黄芩、黄连虽为里药，但本证初起为表里同病（卫气同病），方中还有连翘、薄荷、牛蒡等疏风清热药，芩、连并不影响透卫，临床中也可不必去掉。

【原文】第十九条　温毒外肿，水仙膏主之，并主一切痈疮。

按　水仙花得金水之精，隆冬开花，味苦微辛，寒滑无毒，苦能升火败毒，辛能散邪热之结，寒能胜热，滑能利痰，其妙用全在汁之胶粘，能拔毒外出，使毒邪不致深入脏腑伤人也。

水仙膏方

水仙花根，不拘多少，剥去老赤皮与根须，入石臼捣如膏，敷肿处，中留一孔出热气，干则易之，以肌肤上生黍米大小黄疮为度。

【语译】温毒病，耳前后及颊部肿的，用水仙膏治疗。水仙膏还可治疗其他各种痈肿。

按　水仙花是享受秋冬季节金水的精气生长的，在隆冬季节开花，其性味苦而微辛，性寒质滑无毒。苦能清热泻火解毒，辛能散邪热壅结，寒能清热，滑可利痰。该药的妙用全在于它胶黏的汁液，能够拔毒外出，使邪毒不致深入脏腑而加重病情。

水仙膏方

用水仙花根适量，剥去外面的老红皮及须根，在石臼中捣成膏状，贴在肿胀的地方，中间留一个孔不要贴药，以便热气透出，药干了以后重新再敷，一直到肌肤上出现如小米粒大小的黄色疱疹为止。

【导读】本条主要讲述温毒中大头瘟、虾蟆瘟的外治法。

大头瘟除内服普济消毒饮治疗外，还须外用消肿止痛的药物，可选用水仙膏外敷。但由于水仙膏毒性较大，对皮肤刺激强烈，易引起皮肤溃烂，现代临床中少用。

【原文】第二十条 温毒敷水仙膏后，皮间有小黄疮如黍米者，不可再敷水仙膏，过敷则痛甚而烂，三黄二香散主之。

三黄取其峻泻诸火，而不烂皮肤，二香透络中余热而定痛。

三黄二香散方（苦辛芳香法）

黄连一两　黄柏一两　生大黄一两

乳香五钱　没药五钱

上为极细末，初用细茶汁调敷，干则易之，继则用香油调敷。

【语译】温毒在外贴水仙膏以后，皮肤上出现如小米粒大小的黄疮，就不能再贴水仙膏。过用引起局部皮肤的疼痛、溃烂，用三黄二香散外贴。

三黄二香散中用三黄苦寒清热泻火，而不使皮肤溃烂，二香能透解络脉中的余热而止痛。

三黄二香散方（苦辛芳香法）（方略）

以上各药研为极细的粉末，开始时用细茶叶水调敷，干燥后换药。然后用香油调敷。

【导读】本条主要讲述温毒大头瘟、虾蟆瘟的外治法。

大头瘟外治法除外敷水仙膏外，还可选用三黄二香散。方中黄连、黄柏、大黄清热解毒，乳香、没药活血消肿止痛。临床应用时须注意外敷的方法，初起用细茶叶水调敷，干燥后换药，肿势渐消退后用香油调敷。此外，三黄二香散因没有成药，使用不便，临床中可选用与之作用相似的如意金黄散代替，使用方法同上，疗效俱佳。

【原文】第二十一条 温毒神昏谵语者，先与安宫牛黄丸、紫雪丹之属，继以清宫汤。

安宫牛黄丸、紫雪丹、清宫汤（方法并见前）

【语译】温毒病神志不清，语无伦次，先用安宫牛黄丸、紫雪丹一类药，接着用清宫汤。

安宫牛黄丸、紫雪丹、清宫汤（方剂和用法前面已有记载）。

【导读】本条主要讲述温毒邪陷心包的证治。

温毒之邪侵入心包，而见神昏谵语、舌謇、肢厥等，治法以清营养阴、开窍醒神为主，方选清宫汤送服安宫牛黄丸、紫雪丹等。具体可参考第十六条热陷心包的证治。

暑　温

【原文】第二十二条　形似伤寒，但右脉洪大而数，左脉反小于右，口渴甚，面赤，汗大出者，名曰暑温，在手太阴，白虎汤主之；脉芤甚者，白虎加人参汤主之。

此标暑温之大纲也。按温者热之渐，热者温之极也。温盛为热，木生火也。热极湿动，火生土也。上热下湿，人居其中而暑成矣。若纯热不兼湿者，仍归前条温热例，不得混入暑也。形似伤寒者，谓头痛、身痛、发热恶寒也。水火极不同性，各造其偏之极，反相同也。故经谓水极而似火也，火极而似水也。伤寒，伤于水气之寒，故先恶寒而后发热，寒郁人身卫阳之气而为热也，故仲景《伤寒论》中，有已发热或未发之文。若伤暑则先发热，热极而后恶寒，盖火盛必克金，肺性本寒，而复恶寒也。然则伤暑之发热恶寒虽与伤寒相似，其所以然之故实不同也，学者诚能究心于此，思过半矣。脉洪大而数，甚则芤，对伤寒之脉浮紧而言也。独见于右手者，对伤寒之左脉大而言也，右手主上焦气分，且火克金也，暑从上而下，不比伤寒从下而上，左手主下焦血分也，故伤暑之左脉反小于右。口渴甚、面赤者，对伤寒太阳证面不赤，口不渴而言也；火烁津液，故口渴，火甚未有不烦者，面赤者，烦也，烦字从火后页，谓火现于面也。汗大出者，对伤寒汗不出而言也。首白虎例者，盖白虎

乃秋金之气，所以退烦暑，白虎为暑温之正例也，其源出自《金匮》，守先圣之成法也。

白虎汤、白虎加人参汤方（并见前）

【语译】初起时类似伤寒而有头痛、身痛、发热恶寒等症。但脉象右手洪大而数，左手反小于右手，口渴较甚，面部红赤，全身大汗。这就称作暑温病，其病位在手太阴肺，用白虎汤治疗。如脉表现为明显的芤象，则用白虎加人参汤治疗。

本条标示了暑温病证治的大纲。温是热的开始，而热又是温发展到极点的表现。

夏季的炎热是由春季的温暖转变而成的，是木生火的道理，天气热极则地湿易动，即所谓火生土。天之热气下逼，地之湿气上蒸，人处在这种条件下，就会感生暑温病。如果仅是感受火热之邪而不兼湿邪，仍归属于前面所说的温热病一类，不能把这类病证混于暑病中。

所谓"形似伤寒"，是指头痛、身痛、发热、恶寒等症。水火的性质完全不同，但热到了极点，两者的表现反而有相似之处。所以《内经》有"水极似火，火极似水"的理论。伤寒是伤于寒水之气，所以先恶寒而后发热，寒郁人体卫阳之气，卫气不得泄越而为发热。所以张仲景于《伤寒论》中有或已发热，或未发热的说法。如果是感受暑热病邪，就会先发热，热邪过盛后才会出现恶寒，这是因为火盛必然克金，肺性本来就属寒，所以出现恶寒。可见伤于暑邪的发热恶寒虽与伤寒相似，但两者的原因并不相同。学习医学的人，

如果能弄清其中的道理，就很有造诣了。脉象洪大而数，甚至出现芤象，是与伤寒的脉浮紧相对而言的。洪大之脉只出现在右手，是针对伤寒的左脉大而言的。右手主上焦气分病变，而且火热克伐肺金，暑邪是由口鼻而入，是从上至下的，不像伤寒那样从下向上发展。左手主要反映了下焦血分的病变，所以伤暑以后左脉反而小于右脉。口渴严重，面色红赤，是与伤寒太阳证面不红、口不渴相对而言的。热盛伤津，故口渴，火热亢盛必然会引起心烦，烦字是由"火"和"页"组成的，是火热反映于面部的意思。汗大出也是相对伤寒初起无汗而言。首先以白虎汤为治疗暑温的代表方剂，是因为白虎汤属于秋金之气，能消退暑季的烦热。白虎汤治疗暑病的根据来源于《金匮要略》，是遵守张仲景医圣的传统治法。

白虎汤、白虎加人参汤方（二方参前所载）

【导读】本条讲述暑温初起邪在手太阴肺经气分及津气两伤的证治。

暑热病邪致病力强，加之夏季人的正气不足且腠理空疏，病邪从口鼻可直接侵入手太阴气分，证候表现有：壮热，大汗出，渴喜冷饮，舌红苔黄，脉洪大，若进一步发展，高热大汗可导致津气两伤证，除上述临床表现外，还可见倦怠乏力，背微恶寒，微喘鼻煽，苔黄燥，脉洪大而芤。

分析病机，壮热，大汗出，渴喜冷饮，舌红苔黄，脉洪大是肺胃热炽的表现，由于高热汗出，导致津液与阳气外泄，就出现津气两伤的表现；倦怠乏力，背微恶寒是阳气损伤的表现，与表证的恶寒发热并见不同，与阳虚证的全身畏寒亦不相同；微喘鼻煽，是肺气不足，少气不足以息的表现，属虚证，需与邪热壅肺时喘急鼻煽的里实热证相鉴别；脉洪大而芤正是津气已伤的标志。

本证的治疗当以白虎汤辛寒清气，泄热保津；进一步发展出现津气两伤的表现，属虚实夹杂证，但仍以邪盛为主，治疗当清气泄热，补气生津，方选白虎加人参汤。

【原文】第二十三条　《金匮》谓太阳中暍[1]，发热恶寒，身重而疼痛，其脉弦细芤迟，小便已，洒然毛耸，手足逆冷，小有劳，身即热，口开前板齿燥，若发其汗，则恶寒甚，加温针[2]，则发热甚，数下，则淋甚，可与东垣清暑益气汤。

张石顽注，谓太阳中暍，发热恶寒身重而疼痛，此因暑而伤风露之邪，手太阳标证也。手太阳小肠属火，上应心包，二经皆能制金烁肺，肺受火刑，所以发热恶寒似足太阳证。其脉或见弦细，或见芤迟，小便已，洒然毛耸，此热伤肺胃之气，阳明本证也。发汗则恶寒甚者，气虚重夺（当作伤）其津（当作阳）也。温针则发热甚者，重伤经中之液，转助时火，肆虐于外也。数下之则淋甚者，劫其在里之阴，热势乘机内陷也。此段经文，本无方治，东垣特立清暑益气汤，足补仲景之未逮。愚按：此言太过。仲景当日，必有不可立方之故，或曾立方而后世脱简，皆未可知，岂东垣能立而仲景反不能立乎？但细按此证，恰可与清暑益气汤，曰可者，仅可而有所未尽之词，尚望遇是证者，临时斟酌尽善。至沈目南《金匮要略注》，谓当用辛凉甘寒，实于此证不合。盖身重疼痛，证兼寒湿也。即目南自注，谓发热恶寒身重疼痛，其脉弦细芤迟，内暑而兼阴湿之变也。岂有阴湿而用甘寒柔以济柔之理？既曰阴湿，岂辛凉所能胜任！不待辨而自明。

清暑益气汤方（辛甘化阳酸甘化阴复法）

黄芪一钱　黄柏一钱　麦冬二钱青皮一钱　白术一钱五分　升麻三分当归七分　炙草一钱　神曲一钱　人参一钱　泽泻一钱　五味子八分　陈皮一钱　苍术一钱五分　葛根三分　生姜二片　大枣二枚

水五杯，煮取二杯，渣再煎一杯，分温三服。虚者得宜，实者禁用；汗不出而但热者禁用。

【注释】

[1] 中暍（yē 耶）：伤暑，中暑。

[2] 温针：古时的一种针法，类似于现代之火针，或如针上加灸。

【语译】《金匮要略》中说太阳中暍这种病的临床证候主要有：发热恶寒，身体沉重而疼痛，脉弦细或芤迟，小便以后，全身发冷而汗毛耸起，四肢逆冷，稍有劳动就会全身发热，张口呼吸，门齿燥。如果用辛温发汗药物，恶寒就会加重，反复地用攻下的方法，可造成小便频数短涩，就像淋证一样。正确的治疗方法，可用李东垣的清暑益气汤。

张石顽注解《金匮要略》时说：太阳中暍所见到的发热恶寒，身重而疼痛等症状，是因为暑天感受了风邪，是手太阳小肠经的标证。手太阳小肠属火，上与心包络相应，小肠与心经之火，均能克伐肺金，消烁肺气，肺金受到火热的消烁，就会发热恶寒，好像伤寒太阳证一样。其脉象弦细或芤迟，小便后全身发冷而毫毛耸起，是因为邪热损伤了肺胃之气，属阳明本证。（我认为小便后身体怕冷，毫毛耸起的表现，似乎不是阳明证，而是足太阳膀胱经病变。因为膀胱主水，暑热火邪太盛克伐肺金时，则寒水来为母金复仇，这是五行到了极点，反而会兼有克己一方的表现的情况。）至于发汗而恶寒严重者，是气虚重夺（当作耗伤）其津液（当作阳气）。至于用温针治疗而发热更盛，是因为严重损伤了经脉中的阴液，同时助长邪热，使火热之邪亢盛于外的缘故。反复攻下而致小便频数、短涩而痛，是因为耗伤了在里的阴液，邪热乘虚内陷所致。这一段经文，本来没有治法和方剂，李东垣专门设立了清暑益气汤，足以补充张仲景没有论述到的地方。我认为张石顽的这种说法有些太过分。张仲景当时必定有不立方剂的原因，也许曾立过方剂而后世脱简失传了，现在也无法知道，岂有李东垣能立方而张仲景反不能立方的道理？但是仔细分析这一证候，正好可以用清暑益气汤，说可用，仅指可以用，言外之意是说也有不可用的情况，希望遇到这类病证时要根据实际情况斟酌使用。至于沈目南《金匮要略注》说应该用辛凉甘寒法，实在与本证不合。因为身重疼痛，说明已兼夹了寒湿病邪，难道有对阴湿证使用甘寒阴柔之品，以柔济柔的道理吗？既然已经说是阴湿，岂是辛凉之剂所能胜任的？道理是不言而喻的。

清暑益气汤（辛甘化阳、酸甘化阴两

法的复合治法）（方略）

水五杯，煎煮成二杯，渣再煎一杯，分三次温服。虚者适宜，实者禁用，汗不出而但热者禁用。

【导读】 本条讲述暑伤津气的证治和治疗禁忌。

暑为六淫之一，自外而受，暑气炎热，若人们避暑纳凉太过，则寒湿袭于外，暑热蕴于内，症见发热恶寒，身重而疼痛等，此为暑湿兼寒的表现；暑热病邪耗气伤津，以耗伤阴液为主则见脉弦细，以耗伤阳气为主则见芤迟；暑热耗气则气虚，因足太阳膀胱经主一身之表，故见形寒毛耸；气伤则阳气不足，阳虚不能温阳四末，故手足逆冷；稍有劳动，耗气则阳气外浮，所以发热更甚，正如《内经》云："阳气者，烦劳则张"；口开气喘，即张口喘息，这是肺气虚，少气不足以息的表现；门齿干燥，是肺胃阴伤，津液失于濡润所致，即是叶天士《温热论》所讲的"光燥如石"的表现。

本证为暑湿邪气耗气伤阴所致的虚实夹杂的证候。治法当清暑祛湿，益气养阴，不可误用发汗、温针、攻下的方法。若误汗则阳气更虚，恶寒更甚，若加温针，则阴伤愈虚，发热越盛；本就阴液不足，再数下之，则阴液枯竭，小便淋漓涩痛，临床中辨证论治需谨慎，防止变证发生。吴氏提出"可与东垣清暑益气汤"，此方虽能益气补阴，但药性偏温燥，只适用于暑湿偏重之证。

【原文】第二十四条 手太阴暑温，如上条证，但汗不出者，新加香薷饮主之。

证如上条，指形似伤寒，右脉洪大，左手反小，面赤口渴而言。但以汗不能自出，表实为异，故用香薷饮发暑邪之表也。按：香薷辛温芳香，能由肺之经而达其络，鲜扁豆花，凡花皆散，取其芳香而散，且保肺液，以花易豆者，恶其呆滞也，夏日所生之物，多能解暑，惟扁豆花为最，如无花时，用鲜扁豆皮，若再无此，用生扁豆皮。厚朴苦温，能泄食满，厚朴皮也，虽走中焦，究竟肺主皮毛，以皮从皮，不为治上犯中。若黄连、甘草，纯然里药，暑病初起，且不必用，恐引邪深入，故易以连翘、银花，取其辛凉达肺经之表，纯从外走，不必走中也。

温病最忌辛温，暑病不忌者，以暑必兼湿，湿为阴邪，非温不解，故此方香薷、厚朴用辛温，而余则佐以辛凉云。下文湿温论中，不惟不忌辛温，且用辛热也。

新加香薷饮方（辛温复辛凉法）

香薷二钱　银花三钱　鲜扁豆花三钱　厚朴二钱　连翘二钱

水五杯，煮取二杯。先服一杯，得汗止后服；不汗再服；服尽不汗，再作服。

【语译】 手太阴暑温，证如上条所述，但如果没有汗出，用新加香薷饮治疗。

所谓"证如上条"，就是指前面第二十条所载，形如伤寒，右脉洪大而数，左手脉反小于右手，面色红赤，口渴欲饮等症而言。但是因为汗不能自出，属于表实证，所以用新加香薷饮内清暑湿而外散表寒，使暑湿之邪由表而解。方中的香薷辛温芳香，能由肺之经而外达其络。鲜扁豆花芳香而散，能清暑热而保肺液。以鲜扁豆花易扁豆，是因为其质重而呆滞。夏天所生的植物大多具有解暑的作用，其中扁豆花作用最强。如果没有花，用鲜扁豆皮，没有鲜扁豆皮，就用生扁豆皮。厚朴苦温，行气散满，其药用部分是皮，虽然入中焦，但中医有以皮治皮的说法，而肺主皮毛，所以本证用厚朴，称不上治上焦而犯中焦。至于黄连、甘草等，虽然苦甘相合清里热，但毕竟是单纯治里证的药物，在暑病初起之时，没有必要使用，恐其引邪深入，故改用连翘、金银花，取其辛凉清透的作用，达肺经之表，使暑湿全部从外而解。不必走中焦，免得邪入于里。

温病最忌辛温发汗，暑病却不忌用，这是因为暑病必然兼有湿邪，湿为阴邪，不用辛温药物难以解除，所以本方中香薷、厚朴均是辛温药物，由于暑湿在内，又合用辛凉清泄暑热之品。下文讲到的湿温，不但不忌辛温药，而且用辛热的药物。

新加香薷饮方（辛温复辛凉法）（方略）

以上诸药用水五杯，煮取二杯。先服下一杯，如果能发汗，就不要再服。如果没有出汗，再服另一杯，如服完以上药后，仍然无汗，可再用一剂。

【导读】本条讲述寒邪束表，暑湿内蕴的证治。

"证如上条"，指本证可见如第二十二条中壮热、面赤、烦渴、脉洪大等暑热内盛的表现，但"汗不出"，与上条中"汗大出"大不相同，"汗不出者"，多是有表邪入侵，结合吴氏选取新加香薷饮来以方测证，本证应是外有寒邪束表，内有暑湿内蕴。此种病证在临床中较为多见，夏季多暑热为患，也可兼夹湿邪，若因天气炎热而纳凉太过，则易外感寒邪而内蕴暑湿，具体的临床表现可归纳为：恶寒、发热、无汗、头痛、身形拘急、脘痞、心烦、口渴、尿黄、舌苔薄黄而腻、脉濡数。

本证的治法当疏表散寒，清暑祛湿，方选新加香薷饮。寒邪束表本应用辛温的麻黄、桂枝来解表，但麻、桂过于辛温，与暑邪不利，且易助湿邪上攻头面，引起"浊邪害清"等变证，故选择辛微温的香薷宣散寒邪，还能芳香化湿，避免变证的发生；厚朴苦温燥湿，扁豆芳化湿浊；金银花、连翘辛凉宣透，能使内蕴的暑热外达而解。临证中若暑热偏盛，还可加清热涤暑的药物如西瓜翠衣、荷叶、竹叶、石膏等，若湿邪偏重，可根据湿邪停滞的部位增加祛湿的药物如藿香、佩兰、半夏、茯苓、薏苡仁等。

【原文】第二十五条　手太阴暑温，服香薷饮，微得汗，不可再服香薷饮重伤其表，暑必伤气，最令表虚[1]，虽有余证，知在何经，以法治之。

按　伤寒非汗不解，最喜发汗；伤风亦非汗不解，最忌发汗，只宜解肌，此麻、桂之异其治，即异其法也。温病亦喜汗解，最忌发汗，只许辛凉解肌，辛温又不可用，妙在导邪外出，俾营卫气血调和，自然得汗，不必强责其汗也。若暑温、湿温则又不然，暑非汗不解，可用香薷发之，发汗之后，大汗不止，仍归白虎法，固不比伤寒伤风之漏汗不止，而必欲桂、附护阳实表，亦不可屡虚其表，致令厥脱也，观古人暑门有生脉散法，其义自见。

【注释】

[1] 最令表虚：最容易形成表虚证。即暑为阳邪，易于伤津耗气，因而产生汗出不止的虚证。汗大出，津液随之更伤，阳气随阴津消亡而脱，故但见微汗，则不可再发汗。

【语译】手太阴暑温病，服香薷饮后，身上微微汗出，不可再服香薷饮，重复伤其表气。因暑邪本来就容易伤气，易致表虚不固。所以暑病得汗后，虽然还有其他症状，可根据病证属何经病变而采用相应的治法。

按 伤寒不通过发汗不能解除在表之寒，所以最喜欢辛温发汗；伤风也是非发汗不能解除，但却最忌辛温发汗，只适宜用辛温解肌的治法，这就是说麻黄汤、桂枝汤的证候不同，治法也不相同。温病初起时也要通过发汗来解除，但又最忌用辛温发汗的方法，只能用辛凉解肌的治法。辛凉解肌的妙处是引导病邪透发，使营卫气血调和，自然汗出，不是强使发汗。至于暑温、湿温则又不是这样，暑温无汗，可以用香薷辛温发汗，发汗之后，大汗不止，就须用白虎汤治疗。虽然与伤寒、伤风发汗后所致的漏汗不止而必用桂枝、附子护阳实表完全不同，但也不能屡次用发汗法而造成表虚，从而导致厥脱之证，只要看看古人治暑病用生脉散法，就明白其中的道理了。

【导读】本条讲述寒邪束表，暑湿内蕴证的证治及治疗禁忌。

上述病证用新加香薷饮治疗后，已得微汗，说明表证将解，此时不可再用原方发汗，因本证病邪为暑热病邪，本就耗气伤阴，又以微汗解表散邪，阳气津液已大伤，若继续用原方发汗，可能会导致津气欲脱等危重症。如果余证不解，需要根据具体的情况辨清证候的虚实寒热，再制定相应的治法。

【原文】第二十六条 手太阴暑温，或已经发汗，或未发汗，而汗不止，烦渴而喘，脉洪大有力者，白虎汤主之；脉洪大而芤者，白虎加人参汤主之；身重者，湿也，白虎加苍术汤主之；汗多，脉散大，喘喝[1]欲脱者，生脉散主之。

此条与上文少异者，只已经发汗一句。

白虎加苍术汤方

即于白虎汤内加苍术三钱。

汗多而脉散大，其为阳气发泄太甚，内虚不司留恋可知。生脉散酸甘化阴，守阴所以留阳，阳留，汗自止也。以人参为君，所以补肺中元气也。

生脉散方（酸甘化阴法）

人参三钱　麦冬（不去心）二钱

五味子一钱

水三杯，煮取八分二杯，分二次服，渣再煎服，脉不敛，再作服，以脉敛为度。

【注释】

[1] 喝（hē 呵）：指喘的声音很大。

【语译】手太阴暑温病，或已经用过辛温发汗药，或未用过辛温发汗药，而病人汗出不止，心烦口渴，呼吸粗大而喘，脉象洪大有力的，用白虎汤治疗；脉洪大而中空呈芤象者，用白虎加人参汤治疗；

身体困重，是兼夹湿邪，用白虎加苍术汤；汗多不止，脉象散大无力，喝喝而喘的，用生脉散治疗。

本条与上条稍有不同之处，只在于"已经发汗"一句。

白虎加苍术汤方

即是在白虎汤中加苍术三钱。

大汗出而脉象散大，是阳气发泄太过，阴液内虚，不能留恋阳气的表现。生脉散是酸甘化阴的方剂，阴液固守于内，就可以留恋阳气，阳气有所依附而不外泄，汗就自然止住了。

以人参为君药，是用其补肺中元气。

生脉散方（酸甘化阴法）（方略）

上药用水三杯，煎煮成二杯，分两次服。药渣还可加水煎服。如服药后，脉象仍然散大无力者，可再用上方煎服，直到脉象收敛为止。

【导读】本条论述暑温病阳明热盛证及其变证、兼夹证的证治。

暑病症见高热，汗出，烦渴而喘，脉洪大，为阳明热盛，方用白虎汤大清气热；如脉芤则为津气两伤，予白虎加人参汤清热生津益气；若兼身重且见脘痞、恶心、厌油腻等表现则多挟有湿邪，但仍以热邪为主，身重并非湿邪困表，而是因脾主肌肉、胃主四肢，湿邪由脾胃弥漫于肌肉、四肢所致。治疗以白虎加苍术汤辛寒清气，兼以燥湿；若脉散大，是津气欲脱危象，宜急用生脉散以益气敛津固脱。

【原文】第二十七条　手太阴暑温，发汗后，暑证悉减，但头微胀，目不了了[1]，余邪不解者，清络饮主之，邪不解而入中下焦者，以中下法治之。

既曰余邪，不可用重剂明矣，只以芳香轻药清肺络中余邪足矣。倘病深而入中下焦，又不可以浅药治深病也。

清络饮方（辛凉芳香法）

鲜荷叶边二钱　鲜银花二钱　西瓜翠衣二钱　鲜扁豆花一枝　丝瓜皮二钱　鲜竹叶心二钱

水二杯，煮取一杯，日二服。凡暑伤肺经气分之轻证皆可用之。

【注释】

[1] 目不了了：指视物不清。

【语译】手太阴暑温病用香薷饮发汗之后，暑病的症状大部分已经消除，仅仅感到头部微胀、视物不清，这是暑热余邪未解的表现，用清络饮治疗。病邪未解而出现中下焦症状者，应按照治疗中下焦病证的方法治疗。

既然说是"余邪"，就不可用药力峻猛的方剂，只需用轻清芳香的药物，清透肺络中的余邪就可以了。假如病邪深重而传入中下焦，就不能用轻淡的药物治疗病势深重的疾病。

清络饮方（辛凉芳香法）（方略）

上药用水二杯，煎煮成一杯，在一日内分二次服下，凡是暑邪伤及肺经的轻证，都可以用本方治疗。

【导读】本条讲述手太阴暑温暑热兼湿证发汗后病情减轻但仍有余邪未解的证治。

"头微胀""目不了了"是余邪未解的表现，是热蒸湿动，上走清窍，清窍不利所致。"发汗后，暑证悉减"说明病情不重，故吴氏在分注中指出："不可用重剂明矣，只以芳香轻药清肺络中余邪足矣。"清络饮中药物均为清凉芳香之品，既能清透肺络中的邪热，又能芳香化湿，祛邪而不伤正，因此，吴氏在分注中说："凡暑伤肺经气分之轻证皆可用之"。

【原文】第二十八条　手太阴暑温，但咳无痰，咳声清高者，清络饮加甘草、桔梗、甜杏仁、麦冬、知母主之。

咳而无痰，不嗽可知，咳声清高，金音清亮，久咳则哑，偏于火而不兼湿也。即用清络饮，清肺络中无形之热加甘、桔开提，甜杏仁利肺而不伤气，麦冬、知母保肺阴而制火也。

清络饮加甘桔甜杏仁麦冬汤方

即于清络饮内，加甘草一钱，桔梗二钱，甜杏仁二钱，麦冬三钱。

【语译】手太阴暑温病，干咳无痰，咳声清亮而高者，用清络饮加甘草、桔梗、甜杏仁、麦冬、知母治疗。

干咳无痰，是无痰可嗽。咳声清亮而高亢，是肺有邪热，咳的时间较长，声音变得嘶哑，说明肺经有火而不兼湿邪。用清络饮清肺中无形之热，加甘草、桔梗宣开肺气，甜杏仁利肺而不伤肺气，麦冬、知母滋养肺阴，同时有清肺热的作用。

清络饮加甘桔甜杏仁麦冬知母汤方（方略）

【导读】本条阐述暑热病邪侵袭肺脏，导致肺热而咳的证治。

叶天士有云："夏暑发自阳明"，其实夏暑也可以发于太阴，引起手太阴肺的病变。本证是暑热病邪侵袭手太阴肺导致，"暑为热之极"，暑热病邪致病力强，病邪可直接入里，形成肺的气分证，具体证候表现除条文中所提到的"干咳无痰，咳声清亮而高"外，还可见发热，咽干，口渴，舌红、苔薄黄，脉数等。

本证治疗当以清暑透热，宣肺止咳为主，方选清络饮加味，清络饮由鲜荷叶、鲜金银花、西瓜翠衣、鲜扁豆花、丝瓜皮、鲜竹叶心组成。此类药物均是清凉芳香之品，能"清肺络中无形之热"，使肺气宣而咳自止；加甘草、桔梗宣开肺气；甜杏仁降肺气；麦冬、知母清热滋肺。本方药性平和，祛邪而不伤正，扶正而不留邪，适用于暑热致咳的轻证。

【原文】第二十九条　两太阴[1]暑温，咳而且嗽，咳声重浊，痰多不甚渴，渴不多饮者，小半夏加茯苓汤再加厚朴、杏仁主之。

既咳且嗽，痰涎复多，咳声重浊，重浊者土音也，其兼足太阴湿土可知。不甚渴，渴不多饮，则其中之有水可知，此暑温而兼水饮者也。故以小半夏加茯苓汤，蠲饮和中；再加厚朴、杏

仁，利肺泻湿，预夺其喘满之路；水用甘澜，取其走而不守也。

此条应入湿温，却列于此处者，以与上条为对待之文，可以互证也。

小半夏加茯苓汤再加厚朴杏仁方（辛温淡法）

半夏八钱　茯苓块六钱　厚朴三钱　生姜五钱　杏仁三钱

甘澜水[2]八杯，煮取三杯，温服，

日三服。

【注释】

[1] 两太阴：指手太阴肺经和足太阴脾经。

[2] 甘澜水：将水用勺子反复扬起，直到见水中有多量珍珠样小水泡即成。

【语译】 两太阴暑温病，咳而且嗽，咳声重浊不清，痰多而口不甚渴，渴而不欲多饮时，用小半夏加茯苓汤再加厚朴杏仁治疗。

病人既咳且嗽，痰涎又多，咳声重浊而不清亮，重浊是五行中的土音，说明兼有手太阴脾经的证候。口不甚渴，渴不多饮，是痰湿阻于中焦，是暑温兼有水饮证，所以用小半夏加茯苓汤，化湿祛痰，以调理中焦，再加厚朴、杏仁降气燥湿，化痰止咳，预先消除喘满的根源，用甘澜水是取其走而不守的意思。

本条属于湿温的范畴，列在这里，是为了同上条对比，相互印证。

小半夏加茯苓汤再加厚朴杏仁方（辛温淡法）（方略）

用甘澜水八杯，煮取三杯，温服，每天三次。

【导读】 本条讲述素有痰饮而感受暑湿邪气而致暑湿咳嗽的证治。

"两太阴暑温"指本证的病变部位在手太阴肺与足太阴脾两脏，既有脾湿生痰停于胃脘，又外感暑湿犯于肺脏。结合条文，具体的证候表现可归纳为：咳嗽、痰多，口不渴或渴不多饮，或见呕恶，舌苔白腻，脉濡滑。

本证病机当以痰饮为主而暑湿不盛，故临床表现中未见明显发热；咳嗽、痰多是暑湿侵袭于肺，痰饮阻肺，肺气上逆的表现；口不渴或渴不多饮说明暑热不甚，乃是痰饮阻滞气机，气不化津，津不上承之故；或见呕恶，是痰饮阻胃，胃气不降的表现；舌苔白腻，脉濡滑是痰饮内停的征象。

本证治疗当遵从"病痰饮者，当以温药和之"的治疗原则，方选小半夏加茯苓汤加味，方中半夏、生姜燥湿化痰散饮，和胃降逆止呕；茯苓健脾又淡渗利湿；半夏配厚朴辛开苦降，清气化痰；杏仁宣开肺气，且能通调水道而引水下行。诸药合用，共达温化水饮，解除两太阴病邪之功。

【原文】第三十条 脉虚夜寐不安，烦渴舌赤，时有谵语，目常开不闭，或喜闭不开，暑入手厥阴也。手厥阴暑温，清营汤主之；舌白滑者，不可与也。

夜寐不安，心神虚而阳不得入于阴也。烦渴舌赤，心用恣而心体亏也。时有谵语，神明欲乱也。目常开不闭，目为火户，火性急，常欲开以泄其火，且阳不下交于阴也；或喜闭不喜开者，阴为亢阳所损，阴损则恶见阳光也。故以清营汤急清宫中之热，而保离中之虚也。若舌白滑，不惟热重，湿亦重矣，湿重忌柔润药，当于湿温例中求之，故曰不可与清营汤也。

清营汤方（咸寒苦甘法）

犀角三钱　生地五钱　元参三钱
竹叶心一钱　麦冬三钱　丹参二钱　黄连一钱五分　银花三钱　连翘二钱

【语译】 脉象虚弱，夜间睡卧不安，心烦口渴，舌红赤，有时语无伦次，两目或是常睁开不闭，或是常闭而不睁开，是暑邪深入心包经的表现。对于手厥阴暑温，用清营汤治疗，但是如果见到舌苔白腻而滑的，就不能使用。

夜间睡卧不安，是心神虚弱阳不能入于阴的原因，心烦、口渴、舌红赤，说明心火亢盛心阴亏虚；有时语无伦次，为邪热扰乱心神。两目常开不闭，是因为两目为火的窗户，火的属性较急，加上不能向下与阴相交，故两目开启使火得以外泄，

有时喜闭不开，是因为暑热亢盛的火势耗伤阴液，阴液耗损后怕见阳光，所以目常闭不开。所以治疗用清营汤清心包的热邪，邪热一去，就可以保护心阴不致再被耗伤，临床如果见到舌苔白腻而滑，说明不仅邪热较盛，湿邪也重，忌用滋阴药物，所以不能用清营汤，可在治疗湿温病的章节中寻找治法。

清营汤（咸寒苦甘法）（方略）

上药用水八杯，煮取三杯，一日内分三次服。

【导读】本条讲述暑热病邪侵入手厥阴心包经形成营分证的证治。

本条可与上焦篇第十五条前后互参，二者虽然病种不同，但证候相同，均是营分热盛，营阴损伤之证，具体病机、方药分析可参考第十五条，此处不再赘述。

【原文】第三十一条　手厥阴暑温，身热不恶寒，清神不了了，时时谵语者，安宫牛黄丸主之，紫雪丹亦主之。

身热不恶寒，已无手太阴证，神气欲昏，而又时时谵语，不比上条时有谵语，谨防内闭，故以芳香开窍、苦寒清热为急。

安宫牛黄丸、紫雪丹（方义并见前）

【语译】手厥阴暑温病，发热不恶寒，

神志不大清楚，不停地说胡话，用安宫牛黄丸治疗。

发热不恶寒，说明已经没有肺卫见证，神志不清，不时地说胡话，不像上条那样时有谵语，说明热邪已深入心包络，谨防邪闭心包，所以用芳香开窍、苦寒清热的药物急救。

安宫牛黄丸、紫雪丹（处方方义都见前）

【导读】本条讲述手厥阴暑温热闭心包证的证治。

本条可与上焦篇第十六条、第十七条、第二十一条前后互参，虽然病种不同，但证候表现相似，病机均是热陷心包，治疗亦相同，即所谓的"异病同治"，具体可参考上述几条，此处不再赘述。

【原文】第三十二条　暑温寒热，舌白不渴，吐血者，名曰暑瘵[1]，为难治，清络饮加杏仁、薏仁、滑石汤主之。

寒热，热伤于表也；舌白不渴，湿伤于里也；皆在气分，而又吐血，

是表里气血俱病，岂非暑瘵重证乎？此证纯清则碍虚，纯补则碍邪，故以清络饮清血络中之热，而不犯手；加杏仁利气，气为血帅故也；薏仁、滑石，利在里之湿；冀邪退气宁而血可止也。

清络饮加杏仁薏仁滑石汤方

即于清络饮内加杏仁二钱，滑石末三钱，薏仁三钱，服法如前。

【注释】

[1] 暑瘵（zhài 债）：指暑伤肺络，突然咳嗽咯血，状似劳瘵。

【语译】暑温病发热恶寒，舌苔白腻，口不渴，吐血，叫作暑瘵，是一种难治病，用清络饮加杏仁薏仁滑石汤治疗。

发热恶寒是暑热伤于卫表的表现；舌苔白腻而口不渴，是湿邪内阻。二者都是气分证。但是又见到吐血，就是表里气血俱病了。难道不是暑瘵重证吗？对于本证的治疗，单纯清热就会使正气更虚，单纯补虚，又影响祛邪，所以用清络饮清血络中的邪热，不违背手太阴病变的治疗原则，方中加入杏仁是为了宣肺利气，是因为气为血帅；加用薏苡仁、滑石，是淡渗利湿，希望病邪退去，气机安宁而血可止。

清络饮加杏仁薏仁滑石方（方略）

煎法与前清络饮相同。

【导读】本条讲述暑湿病邪犯肺，导致暑瘵吐血的证治。

吴鞠通在上焦篇第十一条讲述了暑瘵的证治，其病因为暑热病邪灼伤肺络，破血妄行，血从上溢所致，治以银翘散合犀角地黄汤宣肺泄热。本条提到"暑温"，却见"舌白不渴"，说明暑热兼夹湿邪，单纯宣肺泄热，凉血散血已不对症，吴氏提出用清络饮加杏仁、薏苡仁、滑石汤治疗。清络饮清凉芳香，既能清透肺络之暑热，又能芳香化湿；加杏仁宣开肺气，通调水道，引湿邪下行；薏苡仁、滑石性凉而淡渗利湿，使湿热从小便而解。

【原文】第三十三条　小儿暑温，身热，卒然痉厥，名曰暑痫，清营汤主之，亦可少与紫雪丹。

小儿之阴，更虚于大人，况暑月乎！一得暑温，不移时有过卫入营者，盖小儿之脏腑薄也。血络受火邪逼迫，火极而内风生，俗名急惊，混与发散消导，死不旋踵，惟以清营汤清营分之热而保津液，使液充阳和，自然汗出而解，断断不可发汗也。可少与紫雪丹者，清包络之热而开内窍也。

【语译】小儿患暑温，身发热，突然发生四肢抽搐，神昏，四肢逆冷，称为暑痫，用清营汤治疗，也可用少量紫雪丹。

小儿的阴气比成人更虚，更何况在暑季，一旦患暑温，可能在很短的时间里越过卫分而进入营分，这是因为小儿脏腑娇嫩的原因，营血分热邪亢盛，热极生风，俗称"急惊风"。如果乱用发散风寒和消导积滞的治法，可能立即死亡。只有用清营汤来清营分中的邪热，保护阴液，使阴液充长，阳气得以调和，就能自然通过汗出而使病邪得解，但绝对不可发汗，可以给服小量的紫雪丹，清心包的邪热，开窍息风。

【导读】本条讲述小儿暑痫的证治。

本条内容需和下一条前后互参，患儿因感受暑热病邪而身热，"卒然痉厥"，痉指四肢抽搐，颈项强直，甚至于角弓反张；厥包括肢厥和昏厥；二者在温病中常同时出现而合成为痉厥，结合条文中提出"清营汤主之"，以方测证，分析病机，可知引起痉厥的原因为营热阴伤而热盛动风，治疗当清营泄热，凉肝息风。

吴氏在分注中提出"不移时有过卫入营者，盖小儿之脏腑薄也"。小儿脏腑娇嫩，外感热病动风时常常发病迅速，来势急迫，所以称为"急惊"，治疗时应该以清营泄热为主，佐以少量凉肝息风的药物即可，不必专于治风，此法也符合中医"急则治其标，缓则治其本"的治疗原则。

【原文】 第三十四条 大人暑痫[1]，亦同上法。热初入营，肝风内动，手足瘛疭[2]，可于清营汤中，加钩藤、丹皮、羚羊角。

清营汤、紫雪丹（方剂用法并见前）

【注释】

[1] 暑痫：暑热引起内风，发生突然昏倒，手足抽搐，厉声呻吟，角弓反张，牙关紧闭，甚则二便失禁。

【导读】 本条论述成人暑痫的证治。

成人患暑温，热入营分，邪热炽盛，引动肝风，治以清营养阴，平肝息风，方以清营汤中加钩藤、丹皮、羚羊角。本条的内容与上条相似，可与上条内容互参。

[2] 瘛疭：形容手足时伸时缩，抽动不止的状态，是热极生风，肝风内动的证候。瘛：筋急挛缩。疭：筋缓纵伸。

【语译】 成人患暑痫，也可以用上述方法治疗。如热邪初入营分，肝风内动，手足抽搐，可以在清营汤中，加钩藤、丹皮、羚羊角。

清营汤、紫雪丹（方剂、用法见前）

伏　暑

按暑温、伏暑，名虽异而病实同，治法须前后互参，故中下焦篇不另立一门。

【原文】 第三十五条 暑兼湿热，偏于暑之热者为暑温，多手太阴证而宜清；偏于暑之湿者为湿温，多足太阴证而宜温；湿热平等者两解之。各宜分晓，不可混也。

此承上起下之文，按暑温、湿温，古来方法最多精妙，不比前条温病毫无尺度，本论原可不必再议，特以《内经》有先夏至为病温、后夏至为病暑之明文，是暑与温，流虽异而源则同，不得言温而遗暑，言暑而遗温。又以历代名家，悉有蒙混之弊，盖夏日三气杂感，本条难分缕析。惟叶氏心灵手巧，精思过人，案中治法丝丝入扣，可谓汇

众善以为长者，惜时人不能知其一二；然其法散见于案中，章程未定，浅学者读之，有望洋之叹，无怪乎后人之无阶而升也。故本论撷拾[1]其大概，粗定规模，俾学者有路可寻，精妙甚多，不及备录，学者仍当参考名家，细绎叶案，而后可以深造。再按：张洁古[2]云："静而得之为中暑，动而得之为中热，中暑者阴证，中热者阳证。"呜呼！洁古笔下如是不了了，后人奉以为规矩准绳，此医道之所以难言也。试思中暑，竟无动而得之者乎？中热，竟无静而得之者乎？暑中有火，火岂阴邪乎？暑中有阴耳，湿是也，非纯阴邪也。"中热

者阳证"，斯语诚然，要知热中亦兼秽浊，秽浊亦阴类也，是中热非纯阴也，盖洁古所指之中暑，即本论后文之湿温也；其所指之中热，即本论前条之温热也。张景岳又细分阴暑、阳暑。所谓阴暑者，即暑之偏于湿，而成足太阴之里证也；阳暑者，即暑偏于热，而成手太阴之表证也。学者非目无全牛，不能批郤中窾。宋元以来之名医，多自以为是，而不求之自然之法象，无怪乎道之常不明，而时人之随手杀人也，可胜慨哉！

【注释】

[1] 摭（zhí 职）拾：拾取。

[2] 张洁古：名元素，金代著名医家，著有《珍珠囊药性赋》等。

【语译】（暑温和伏暑，病名虽然不一样，而病的性质是相同的，在治疗时应该前后互相参照，在中焦篇和下焦篇里，就不将伏暑另外列为一个章节了。）

暑邪兼有湿热的性质，如果偏重热就是暑温，多表现于手太阴肺经热盛的证候，治疗宜用清法；偏重湿的，就是湿温，多表现为足太阴脾经湿盛的证候，宜用温燥祛湿治法；如果湿热并重，可同时应用清热化湿的治法。应该分辨清楚，不能混淆。

本条是承上启下的条文，对于暑温和湿温，自古就有许多精妙的治法，不像前面所谈到的温病，在治疗上毫无尺度。本书对于暑温、湿温本来可以不再讨论，但是《内经》有先夏至日为病温，后夏至日为病暑的条文，说明暑病与温病在源流上是有联系的，不能讨论温病而遗漏了暑病，讨论暑病而遗漏了温病。加之历代有名的医家，都有蒙混不清的弊端，本来夏季温、暑、湿三气往往互相夹杂而发病，难以分得很明确。只有叶天士心灵手巧，才思过人，在医案中对这几种病的治法，都能十分对证。可以说是汇集和发展了各家的长处，可惜近时医家，对他的学术思想掌握得太少；不过，叶氏的治法散见于他的医案中，没有经过系统的整理归纳，致使初学者读了后有望洋兴叹的感觉，难怪后人觉得没有规律可循。所以，本书把有关内容作一整理，使其理论上系统条理起来，以便学习的人能找到途径；但是叶天士精妙的理论比较多，不可能收录得十分完备，所以学者仍然要参考历代医家的有关理论，细细地研究叶天士的医案，然后才能得到进一步的提高。

张洁古曾经说过："静而得之为中暑，动而得之为中热；中暑者阴证，中热者阳证。"啊！张洁古的笔下竟然这样地不清楚，后人竟然当作规矩准绳，这样，医学上的道理就很难讲明白了；试想，中暑就没有在劳作状态下得的吗？中热，就没有在安静状态下得的吗？好像不能用动与静来区分暑与热。张洁古还说："中暑是阴证，"暑字上面是日字，日岂能属于阴？暑性属火，火难道属于阴邪？暑中有阴邪，是指湿邪而言，不是单纯的阴邪。"中热者阳证"。这种说法是对的，但是要知道，热邪中也可兼秽浊之气，秽浊也属于阴邪，可见中热并不是绝对没有阴邪。张洁古所说的中暑，实际上是本书后面讲的湿温；他所说的中热，就是本书前面讲的温热。明代医家张景岳又把暑病分为阴暑和阳暑：阴暑就是暑病中偏于湿盛的，主要表现为足太阴脾经的里证病变；阳暑是病中偏于热盛的，主要表现为手太阴肺经的表证病变。学医的人如果不能达到目无全牛的境界，就不能找出问题的关键之处。宋元以来的有名医家，大多自以为是，而不去研究自然规律，难怪对自然规律都弄不明白，因而现在的医生常常误人性命，真令人不胜感慨！

【导读】本条可认为是湿热病的提纲，主要阐述湿热类温病的主要分类及治疗原则。

吴氏提出了湿热类疾病有两种："偏于暑之热者为暑温""偏于暑之湿者为湿温"，其实还包括第三种疾病——伏暑，他认为暑温与伏暑"名虽异而病实同"，因此没有在条文中列出。这三种疾病虽是不同的病名，但性质均属于湿热类疾病，只是湿邪和热邪的轻重不同罢了，故而吴鞠通在上焦篇第四十二条提出"伏暑、暑热、湿温，证本一源，前后互参，不可偏执"。需要注意的是，本条中的"暑热"其实包含了暑湿病，"偏于暑之热者为暑温"，"偏于暑之湿者当为暑湿"，即暑热兼湿病邪导致的热重于湿的疾病，而非湿温，湿温是初起以湿重于热为特点的疾病，伏暑是暑热病邪或暑湿病邪郁伏在内过时而发的疾病，此三类疾病在临床中需根据湿热的轻重及发病的特点加以区分。

关于暑温的治疗，吴氏提出"多手太阴肺证而宜清"，即暑温多侵犯手太阴肺系而出现热证，治疗当清热涤暑。暑温更易侵犯足阳明胃，且易兼湿邪，治疗需清热兼以祛湿；对于湿温病的治疗，原文指出"多足太阴证而宜温"，即湿温多侵犯足太阴脾经而出现湿重于热的表现，治疗应以祛湿为主，但需要时刻注意湿热的变化情况，一旦热从湿中发越出来，当清热祛湿并用。

【原文】第三十六条　长夏[1]受暑，过夏而发者，名曰伏暑。霜未降而发者少轻，霜既降而发者则重，冬日发者尤重[2]，子、午、丑、未之年为多也。

长夏盛暑，气壮者不受也；稍弱者但头晕片刻，或半日而已；次则即病；其不即病而内舍于骨髓，外舍于分肉[3]之间者，气虚者也。盖气虚不能传送暑邪外出，必待秋凉金气相搏而后出也，金气本可以退烦暑，金欲退之，而暑无所藏，故伏暑病发也。其有气虚甚者，虽金风亦不能击之使出，必待深秋大凉初冬微寒相逼而出，故尤为重也。子、午、丑、未之年为独多者，子、午君火司天，暑本于火也；丑、未湿土司天，暑得湿则留也。

【注释】

[1] 长夏：指夏秋之交，一般在农历六月。

[2] 冬日发者尤重：邪气侵入，潜伏于体内，正气愈弱则邪伏较深。深则潜伏期长，故病情为重。

[3] 分肉：指肌肉。

【语译】长夏感受暑邪，过了夏季才发病的，称为伏暑。在霜降之前发病的稍轻，在霜降之后发病的较重，到了冬天才发病的，就更为严重；本病在子、午、丑、未的年份比较多见。

在长夏、暑邪较盛的季节，体质壮实的人不会感受暑邪；体质稍弱的，只会感到短时间的头晕，最多半天就自愈了；体质再虚弱的就会立即发病；如果不立即发病，病邪伏藏于骨髓或分肉之间的，是气虚的原因。由于正气虚弱，不能抗御暑邪，使之解出，必然要等到秋凉之气的搏击，内伏的暑邪才能外发。秋天气候凉爽，本来可以消退暑热之气，此时暑邪无所避藏，就发为伏暑病。假如人体正气虚弱已极，即便是秋凉之气，也不能使暑邪外出而发病的就要等到深秋气候大凉，甚至初冬微寒的气候的影响，才能外出发病，因而病情就尤其严重。

子、午、丑、未之年发病多的原因，是因为子、午属于少阴君火司天之年，暑为火性；丑、未是太阴湿土司天之年，暑邪得遇湿邪，则容易留滞不化。

【导读】 本条讲述伏暑的概念与发病特点。

"长夏受暑，过夏而发者，名曰伏暑。"这是伏暑的概念。伏暑是暑热或暑湿病邪郁伏于里，为秋冬时令之邪所诱发的温病，暑邪在体内伏藏的时间越长，对正气的损伤越重，所以吴氏以霜降为节点，指出本病发病越晚，病情越重。吴氏也从中医运气学说理论解释伏暑的发病特点。子、午之年是少阴君火司天，其年暑气盛，丑、未之年是太阴脾土司天，其年湿气盛，所以"子、午、丑、未之年为多也"。

【原文】第三十七条 头痛微恶寒，面赤烦渴，舌白，脉濡而数者，虽在冬月，犹为太阴伏暑也。

头痛恶寒，与伤寒无异；面赤烦渴，则非伤寒矣，然犹似伤寒阳明证；若脉濡而数，则断断非伤寒矣。盖寒脉紧，风脉缓，暑脉弱，濡则弱之象，弱即濡之体也。濡即离中虚[1]，火之象也；紧即坎中满[2]，水之象也。火之性热，水之性寒，象各不同，性则迥异，何世人悉以伏暑作伤寒治，而用足六经羌、葛、柴、芩每每杀人哉！象各不同，性则迥异，故曰虽在冬月，定其非伤寒而为伏暑也。冬月犹为伏暑，秋日可知。伏暑之与伤寒，犹男女之别，一则外实中虚，一则外虚中实，岂可混哉！

【注释】

[1] 离中虚：离，《易经》卦名。离卦外阳内阴故称中虚。

[2] 坎中满：坎，《易经》卦名，坎卦外阴内阳故称中满。

【语译】 病人头痛，有轻度恶寒，面红赤，心烦口渴，舌苔白，脉濡而数的，虽然在冬季发病，仍为手太阴伏暑病。

头痛恶寒，与伤寒太阳病相同，而颜面红赤，心烦口渴，就不是伤寒病了。但仍然像伤寒阳明证；如果脉濡而数，就绝对不是伤寒病了。伤寒见紧脉，中风是缓脉，暑病见弱脉，濡脉属于弱脉之类，所以弱脉是濡脉的本体。按照八卦理论，濡脉是离中虚的表现，属火象，紧脉是坎中满的象征，为水象。火的性质属热，水的性质属寒，卦象不同，性质就有很大的差异，无奈世人都将伏暑当作伤寒治疗，用治疗伤寒足太阳膀胱经的羌活、葛根、柴胡、黄芩，常常害人性命。卦象不同性质差别很大，所以说，虽然发病季节在冬季，仍然认为它不是伤寒而是伏暑。发于冬季的尚且定为伏暑，秋天就更不用说了。伏暑与伤寒就好像男性与女性一样，伏暑是外实内虚，伤寒是外虚内实，二者是不能混淆的。

【导读】本条讲述太阴伏暑初发，新感引动伏邪，表里同病的证候表现。

伏暑是夏季感受暑热或暑湿病邪，因正气亏虚，邪气内伏，至秋、冬季节发病的疾病。

本条中"太阴伏暑"指伏暑初起外邪侵袭手太阴肺经，由卫分表邪引动体内伏邪而发病。"头痛微恶寒"，是外感时令之邪侵袭卫分见症；"面赤烦渴，脉数"，是气分暑热见症；"舌白，脉濡"是气分暑湿见症；上述症状是"太阴伏暑"共有的证候表现，可见于伏暑初发的卫气同病，也可见于伏暑初发的营分证。

【原文】 第三十八条 太阴伏暑，舌白口渴，无汗者，银翘散去牛蒡、元参加杏仁、滑石主之。

此邪在气分而表实之证也。

【语译】 表现如上条所述证候的手太阴伏暑病，如舌苔白，口渴，没有汗出的，用银翘散去牛蒡子、玄参，加杏仁、滑石治疗。

这是伏暑邪在气分兼有表实无汗者的治疗方法。

【导读】本条讲述太阴伏暑初发卫气同病的证治。

本条承接第三十七条对伏暑初发卫气同病的证候表现进行补充，"舌白，口渴"说明暑湿内蕴，吴氏在分注中对"无汗者"的病机进行论述，"此邪在气分而表实之证也"，说明本证还有时邪袭表，表郁不宣的卫分证候，治当表里双解，既要解表透邪，又需清暑祛湿。方选银翘散去牛蒡、玄参加杏仁、滑石方。银翘散能疏风透热而解表，方中金银花、薄荷又能芳香化湿，加杏仁宣开肺气，滑石利下窍，二者相伍，能通调水道，使体内暑热之邪有外泄的出路。

【原文】 第三十九条 太阴伏暑，舌赤[1]口渴，无汗者，银翘散加生地、丹皮、赤芍、麦冬主之。

此邪在血分而表实之证也。

【注释】

[1] 舌赤：指舌质赤红，故邪在血分。

【语译】 具有上条所述证候的手太阴伏暑病，具有舌质红赤，口渴，无汗的，用银翘散加生地黄、丹皮、赤芍、麦冬治疗。

这是伏暑邪在血分兼表实无汗证候的治疗方法。

【导读】本条讲述太阴伏暑初发卫营同病的证治。

结合临床实践，本证的证候表现有：身热夜甚，微恶风寒，咳嗽，胸闷，心烦不寐，皮肤斑疹隐隐，舌红绛，脉细数。本证多为新感引动伏邪所发，故可见身热夜甚与恶寒并见；咳嗽，胸闷是肺失宣降所致；心烦不寐，皮肤斑疹隐隐，舌红绛，脉细数是热扰心神，劫灼营阴的表现。治法当以宣肺解表，凉营养阴为主，吴氏治以银翘散加生地丹皮赤芍麦冬方。银翘散主要能疏风泄热，解除表邪，加赤芍、丹皮凉营活血，生地黄、麦冬养阴清热，共达透卫清营之功。

【原文】第四十条　太阴伏暑，舌白口渴，有汗，或大汗不止者，银翘散去牛蒡子、元参、芥穗，加杏仁、石膏、黄芩主之。脉洪大，渴甚汗多者，仍用白虎法；脉虚大而芤者，仍用人参白虎法。

此邪在气分而表虚之证也。

【语译】手太阴伏暑，舌苔白，口渴，汗出或大汗不止的，用银翘散去牛蒡子、玄参、芥穗，加杏仁、石膏、黄芩治疗；脉洪大有力，口渴甚而汗多的，仍然用白虎汤治疗；如见脉象虚大而芤的，仍然用白虎加人参汤治疗。

这是伏暑邪在气分兼表虚有汗的治法。

【导读】本条讲述太阴伏暑初发卫气同病的证治，需要与第三十八条进行比较。

本条与第三十八条均提出"太阴伏暑，舌白口渴"之症，说明仍是暑湿内蕴，但本条又见"有汗，或大汗不止"之症，与上述"无汗"不同。吴氏言"此邪在气分而表虚之证也"，即本证为卫分表虚有汗与气分暑湿并见的卫气同病。治疗以解表透邪，清暑祛湿为主，方选银翘散去牛蒡子、玄参、芥穗，加杏仁、石膏、黄芩方。因"有汗，或大汗不止"，故去掉辛温发散的芥穗；"大汗不止"说明气分暑热炽盛，所以加石膏、黄芩清泄暑热；"舌白"说明仍有湿邪在，加入杏仁宣开肺气以通调水道，临证需根据湿热的轻重酌情加减。

【原文】第四十一条　太阴伏暑，舌赤口渴汗多，加减生脉散主之。

此邪在血分而表虚之证也。

银翘散去牛蒡子元参加杏仁滑石方

即于银翘散内，去牛蒡子、元参，加杏仁六钱、飞滑石一两。服如银翘散法。胸闷加郁金四钱、香豉四钱；呕而痰多，加半夏六钱、茯苓六钱；小便短，加薏仁八钱、通草四钱。

银翘散加生地丹皮赤芍麦冬方

即于银翘散内，加生地六钱，丹皮四钱，赤芍四钱，麦冬六钱。服法如前。

银翘散去牛蒡子元参芥穗加杏仁石膏黄芩方

即于银翘散内，去牛蒡子、元参、芥穗，加杏仁六钱，生石膏一两，黄芩五钱。服法如前。

白虎法、白虎加人参法（俱见前）

加减生脉散方（酸甘化阴）

沙参三钱　麦冬二钱　五味子一钱
丹皮二钱　细生地三钱

水五杯，煮二杯，分温再服。

【语译】手太阴伏暑，舌质红赤，口渴，汗多不止的，用加减生脉散治疗。这是伏暑邪在血分兼表虚有汗的治疗方法。

银翘散去牛蒡子玄参加杏仁滑石方（方略）

如见胸闷加郁金四钱，香豉四钱；如呕吐而痰多，加半夏六钱，茯苓六钱；如小便短少可加薏苡仁八钱，白通草四钱。

银翘散加生地丹皮赤芍麦冬方（方略）

银翘散去牛蒡子元参芥穗加杏仁石膏黄芩方（方略）

白虎法、白虎汤加人参法（二方俱见前面所载）

加减生脉散方（酸甘化阴）（方略）

以上药物用水五杯，煮取二杯分二次　温服。

【导读】 本条讲述太阴伏暑阴液大伤的证治。

条文中提及"口渴，汗多"，说明气分津液大伤；"舌赤"说明营阴损伤；分注言"此邪在血分而表虚之证也"，说明此为太阴伏暑阴液大伤之证；未见发热之症，说明阴液损伤但邪气不盛。治疗应以甘寒生津养阴为主，佐以清营透热，还需加入酸敛之品以防阴液大伤而亡阴，方选加减生脉散方。本方虽列于太阴伏暑中，但临床中温热类疾病但凡气营两伤而热邪不盛者均可以本证之法治之。

【原文】第四十二条 伏暑、暑温、湿温，证本一源，前后互参，不可偏执。

【语译】 伏暑、暑温、湿温，三种病证都是暑、热、湿引起来的，对于这三种病的证治内容，可以前后相互参照，不可拘执一端。

【导读】 本条强调伏暑、暑温、湿温三者的辨治规律可前后互参。

吴氏认为伏暑、暑温、湿温这三种疾病在病变初起虽然有湿重与热重的区别，但性质都属于湿热类温病，临床中"湿"与"热"的临床表现可在这三个不同的病种中交互出现，它们的辨证与治疗规律有共同之处，可前后互参，不必拘执一端。需要注意的是，本条中"暑热"其实包含了暑湿病，是暑热兼湿病邪导致的热重于湿的疾病。伏暑、暑温、湿温三类疾病在临床中需根据湿热的轻重及发病的特点加以区分。

湿温　寒湿

【原文】第四十三条 头痛恶寒，身重疼痛，舌白不渴，脉弦细而濡，面色淡黄，胸闷不饥，午后身热，状若阴虚，病难速已，名曰湿温。汗之则神昏耳聋，甚则目瞑[1]不欲言，下之则洞泄[2]，润之则病深不解，长夏深秋冬日同法，三仁汤主之。

头痛恶寒，身重疼痛，有似伤寒，脉弦濡，则非伤寒矣。舌白不渴，面色淡黄，则非伤暑之偏于火者矣。胸闷不饥，湿闭清阳道路也。午后身热，状若阴虚者，湿为阴邪，阴邪自旺于阴分，故与阴虚同一午后身热也。湿为阴邪，自长夏而来，其来有渐，且其性氤氲黏腻。非若寒邪之一汗而解，温热之一凉则退，故难速已。世医不知其为湿温，见其头痛恶寒身重疼痛也，以为伤寒而汗之，汗伤心阳，湿随辛温发表之药蒸腾上逆，内蒙心窍则神昏，上蒙清窍则耳聋，目瞑不言。见其中满不饥，以为停滞而大下之，误下伤阴，而重抑脾阳之升，脾气转陷，湿邪乘势内渍，故洞泄。见其午后身热，以为阴虚而用柔药润之，湿为胶滞阴邪，再加柔润阴药，二阴相合，同气相求，遂有锢结而不可解之势。惟以三仁汤轻开上焦肺气，盖肺主一身之气，气化则湿亦化也。湿气弥漫，本无形质，从重浊滋味之药治之，愈治愈坏。伏暑湿温，吾乡俗名秋呆子，悉以陶氏《六书》[3]法治之，不知从何处学来，医者呆，反名病呆，不亦诬乎！再按：湿温较诸温，病势虽缓而实重，上焦最少，病势不甚显张，中焦病最多，详见中焦篇，以湿为阴邪故也，当于中焦求之。

三仁汤方

杏仁五钱　飞滑石六钱　白通草二钱　白蔻仁二钱　竹叶二钱　厚朴二钱生薏仁六钱　半夏五钱

甘澜水八碗，煮取三碗，每服一碗，日三服。

【注释】

[1] 瞑：闭上眼睛。

[2] 洞泄：指泻下无度。

[3] 陶氏《六书》：指陶节庵的《伤寒六书》。

【语译】患者头痛，恶寒，身体困重疼痛，舌苔白腻，口不渴，脉象弦细而濡，面色淡黄，胸闷不舒，无饥饿感，午后发热比较明显，与阴虚发热相类似，并且难以很快治愈的疾病，就称为湿温病。对于湿温的治疗，如误用辛温发散治法，可致神志昏糊，耳聋，甚至两目闭合而不想说话；如误用苦寒攻下之剂，则可致大便泻利不止，如果误用了滋润养阴就会使病邪锢结于里，更加不易解除。本病的治疗，不论发生于长夏、深秋，还是冬天，都用相同的治法，以三仁汤为主。

头痛，恶寒，身体困重而疼痛，很像伤寒初起寒邪在表的症状，但脉象弦濡，则不是伤寒。舌淡白腻，口不渴，面色淡黄，又不是感受暑热病邪后的火热见证。

胸闷不适、无饥饿感，是因为湿阻气机，困遏清阳的原因。午后热象显著，与阴虚发热相似，是由于湿为阴邪，阴邪旺于阴分，所以表现了与阴虚发热相同的午后发热。湿属阴邪，是长夏湿热的气候环境所形成，起病较缓，且性质像烟雾一样弥散，黏腻难解，不像寒邪那样一汗而解，温热病邪那样一凉则清，所以难以迅速治愈。

现在，一般的医生，不知道这是湿温病，见到头痛，恶寒，身重疼痛，就误以为是伤寒，而用辛温发汗的药物。发汗不仅耗伤了心阳，而且湿邪随着辛温发表的药物蒸腾上逆，蒙蔽心包，则神昏谵语，上蒙清窍则耳聋，两目闭而不开，不想说话。有的见到胸脘痞满不饥，认为是宿食停滞而投苦寒攻下治法，不仅耗伤了阴液，而且进一步抑制了脾阳的升发，脾气下陷，湿邪乘势内渍，所以出现洞泄。也有见其午后身热明显，误以为阴虚而用阴柔滋润之药，湿邪是胶滞黏腻的阴邪，又加上滋阴的阴性药物，二阴相合，同气相求，于是就胶着锢结而不易解除。本证的治疗只有用三仁汤轻开上焦肺气，因为肺主一身之气，气行则湿行，气化则湿化。湿邪弥漫三焦，本来没有固定的形状和质地，用厚味重浊滋腻的药物去治疗，反而会越治越重。伏暑、湿温，在我的家乡俗称为"秋呆子"，都用陶节庵《伤寒六书》中的方法治疗，不知道从哪里学来的。医生呆，而反说成是病呆，不是太冤枉了吗？再说湿温与其他温病相比较，病势虽然缓慢，而病情实际上严重，上焦证候最为少见，病势亦不明显，中焦证候最为多见，详细的内容见中焦篇，因为湿为阴邪，湿土同气，所以对于湿温的治疗，应当在中焦篇寻求治疗方法。

三仁汤方（方略）

上列药物用甘澜水八碗，煮取三碗，每次服一碗，一日服三次。

【导读】 本条论述湿温初起卫气同病的证治及治疗。

湿温初起，邪在上焦，卫气同病，症见头痛恶寒，身重疼痛，面色淡黄，胸闷不饥，午后身热，舌白不渴，脉弦细而濡等。治以三仁汤芳香宣气化湿，轻开肺气。因肺主一身之气，肺气得开，气机得宣，则湿邪可化，三仁汤用杏仁取轻开上焦肺气之功。正如吴鞠通所说："惟以三仁汤轻开上焦肺气，盖肺主一身之气，气化则湿亦化也。湿气弥漫，本无形质，以重浊滋味之药治之，愈治愈坏。"有医家认为此方淡渗有余，芳化不足，应加入藿香、佩兰、青蒿、豆卷等芳化透表之药，具体可根据病情进行加减。

湿温病初起治疗有"三禁"：

一禁辛温发汗。湿温初起见头痛恶寒，身重疼痛，误认为寒邪困表，用辛温发汗之药，鼓动湿邪上蒙清窍，可致神昏、耳聋、目闭等变证。临床中需严格区分湿热病初起"湿困表"与伤寒初起"寒困表"的区别，可从舌脉进行鉴别：伤寒初起舌淡、苔薄白，脉浮紧，湿温初起舌苔白腻，脉濡缓。

二禁苦寒攻下。患者脘腹痞满、大便溏而不爽甚或不下之症，误以为阳明腑实，妄用苦寒攻下，损伤脾阳，导致洞泄不止。二者亦可从舌脉进行鉴别，阳明腑实者舌苔黄灰黑而干燥，脉沉实有力，湿热病，湿热积滞搏结肠腑者舌苔垢腻，脉滑数。

三禁滋腻养阴。湿热病初起患者发热，且以午后为甚，误认为阴虚，妄用滋腻阴柔之药，势必使湿邪锢结难解，病情加重而难以治愈。

【原文】第四十四条 湿温邪入心包，神昏肢逆[1]，清宫汤去莲心、麦冬，加银花、赤小豆皮，煎送至宝丹，或紫雪丹亦可。

湿温着于经络，多身痛身热之候，医者误以为伤寒而汗之，遂成是证。仲景谓湿家忌发汗，发汗则病痉。湿热相搏，循经入络[2]，故以清宫汤清包中之热邪，加银花、赤豆以清湿中之热，而又能直入手厥阴也。至宝丹去秽浊复神明，若无至宝，即以紫雪代之。

清宫汤去莲心麦冬加银花赤小豆皮方

犀角一钱　连翘心三钱　元参心二钱　竹叶心二钱　银花二钱　赤小豆皮三钱

至宝丹、紫雪丹（并见前）

【注释】

[1] 肢逆：同肢厥而证轻。仅四肢不温而已。

[2] 络：指心包络。

【语译】 湿温病邪入心包出现神昏谵语，手足逆冷的证候时，用清宫汤去莲心、麦冬，加金银花、赤小豆皮煎汤，送服至宝丹或紫雪丹。

湿温之邪阻于肌表经络而出现全身疼痛、发热的证候，医生误以为伤寒而用发汗的治法，就形成了这种证候。张仲景说湿家忌发汗，发汗则病痉，就是这个道理。湿热之邪循经入络，从而形成热入心包之证，所以用清宫汤清心包的邪热，加金银花、赤小豆是为了清湿中之热，同时又能直接进入手厥阴心包经络，至宝丹能芳香辟秽开窍，能促使神志恢复清醒，如果没有至宝丹，可以用紫雪丹代替。

清宫汤去莲子心麦冬加银花赤小豆皮方（方略）

至宝丹、紫雪丹方（都参见前文所载）

【导读】本条讲述湿热化燥而形成热闭心包证的证治。

"湿温邪入心包"是本证的病因病机，以方测证，可知本证并非湿蒙心包证，而是热闭心包证，"神昏肢厥"是本证的主要临床表现。治疗以清心开窍为主，方选清宫汤去莲心、麦冬，加金银花、赤小豆皮煎汤，送服至宝丹或紫雪丹。本证为湿热化燥而形成的热闭心包证，恐湿邪未完全化去，故去掉苦寒的莲心、凉润的麦冬，防止碍湿；加金银花既能清热解毒，又芳香化湿；赤小豆皮淡渗利湿，此两味药均是恐湿邪未完全化去而加之。凉开的药物选择长于芳香开窍的至宝丹而不用安宫牛黄丸，亦是防止过于寒凉而碍湿。

热闭心包常见于温热类疾病，也可由湿热类疾病转化而来，虽病机相似，但因来路不同，治疗时须根据具体情况分而治之。

【原文】第四十五条　湿温喉阻[1]咽痛，银翘马勃散主之。

肺主气，湿温者，肺气不化，郁极而一阴一阳（谓心与胆也）之火俱结也。盖金病不能平木，木反挟心火来刑肺金。喉即肺系，其闭在气分者即阻，闭在血分者痛也，故以轻药开之。

银翘马勃散方（辛凉微苦法）

连翘一两　牛蒡子六钱　银花五钱
射干三钱　马勃二钱

上杵为散，服如银翘散法。不痛但阻甚者，加滑石六钱，桔梗五钱，苇根五钱。

【注释】

[1] 喉阻：喉部不畅，多与湿浊凝聚有关。

【语译】湿温病咽喉阻塞疼痛，用银翘马勃散治疗。

肺主气，湿温病，湿邪阻滞，肺的气机不能宣化，气机郁阻严重时，一阴一阳的火都壅结于咽喉。因肺金有病而不能平抑胆木，胆木反而挟心火上灼肺金。喉部为肺所系，病变偏重气分，咽喉就会阻塞，偏重血分则发生疼痛，所以用轻清开肺药物治疗。

银翘马勃散（辛凉微苦法）（方略）

以上药物用槌捣成粗末，服法可参照银翘散的方法。

如咽喉不痛而阻塞较甚的，加滑石六钱，桔梗五钱，苇根五钱。

【导读】本条讲述湿温咽喉疼痛的证治。

本证由湿邪化燥，形成温热邪气而上攻咽喉，导致局部气血壅滞所致，条文中未列出其他症状，但以方测证，应见舌红少苔，脉数。治以辛凉宣透，解毒立咽，方选银翘马勃散。方中金银花、连翘辛凉透邪，清热解毒；牛蒡、射干、马勃清热解毒，消肿利咽。分注中提到的"辛凉微苦"，指的是本证不可因咽喉肿痛而过量使用寒凉清热的药物，否则凉遏气机，邪热内陷，蕴结壅滞而导致病情迁延或加重。

【原文】 第四十六条　太阴湿温，气分痹郁而哕者（俗名为呃），宣痹汤主之。

上焦清阳膹郁[1]，亦能致哕，治法故以轻宣肺痹为主。

宣痹汤（苦辛通法）

枇杷叶二钱　郁金一钱五分　射干一钱　白通草一钱　香豆豉一钱五分

水五杯，煮取二杯，分二次服。

【注释】

[1] 膹（fén愤）郁：指气机壅滞。

【语译】 湿温手太阴肺经病变，湿热郁阻气机，导致喉间呃呃连声作响的哕（俗称呃）。治疗用宣痹汤。

上焦清阳之气壅滞不得宣通，也可以引起哕症，所以治法以轻宣肺气的痹阻为主。

宣痹汤（苦辛通法）（方略）

上药用水五杯，煮取二杯，一日内分二次服。

【导读】 本条讲述湿邪痹阻肺气而导致呃逆的证治。

本证是由湿热邪气侵袭手太阴肺系导致，湿热病邪阻肺，肺气痹阻，壅滞而不得宣降，气逆而上，则发生呃逆。关于呃逆的病机，多认为与胃有关，是胃气上逆动膈所致。吴氏在分注中特别指出"上焦清阳膹郁，亦能致哕"，即上焦肺气郁痹不能宣降，导致胃气不和，上逆动膈，也可导致呃逆。

本证治疗"以轻宣肺痹为主"，方选宣痹汤。本方中枇杷叶性苦平，清肺降逆止呕，肺气得降则呃逆自止；香豆豉辛温宣透，芳化湿邪，肺气得宣则气不上逆，二者配伍，一宣一降，可开肺气之痹郁；郁金辛寒，行气开郁；射干辛苦寒，祛痰散结，下气平逆，二者可助枇杷叶、香豆豉开痹郁，宣肺气；白通草淡渗利湿，通利三焦水湿。吴氏从肺论治呃逆，另辟蹊径，为呃逆的辨治提供新的思路，临床中可根据具体情况参考验之。

【原文】 第四十七条　太阴湿温，喘促者，千金苇茎汤加杏仁、滑石主之。

《金匮》谓喘在上焦，其息促。太阴湿蒸为痰，喘息不宁，故以苇茎汤轻宣肺气，加杏仁、滑石利窍而逐热饮。若寒饮喘咳者，治属饮家[1]，不在此例。

千金苇茎汤加滑石杏仁汤（辛淡法）（方略）

水八杯，煮取三杯，分三次服。

【注释】

[1] 饮家：指平素患有水饮的病人。

【语译】 手太阴湿温，呼吸急促而喘，治疗用千金苇茎汤加杏仁、滑石。

《金匮要略》中说：喘是由上焦病变引起的，表现为呼吸短促。其病机是肺经的湿热蕴蒸为痰，阻塞肺气，而致喘促不宁，治疗用千金苇茎汤化痰泄热，轻宣肺气，加杏仁、滑石利肺窍通热饮，假如是寒饮咳喘，应该照痰饮的治法，不属此范围。

千金苇茎汤加滑石杏仁汤（方略）

上药用水八杯，煮取三杯，一日内分三次服。

【导读】本条讲述湿热病痰浊阻肺，喘促不宁的证治。

吴氏言："太阴湿温，喘促者"，说明本证是湿热病邪侵袭肺系所致，分注中又云："太阴湿蒸为痰，喘息不宁"，即湿热相蒸而形成湿痰，蕴阻于肺，肺气上逆，则喘息气急，还可见身热不扬，咳痰，舌苔白腻，脉濡滑等症状。

本证治疗以祛湿化痰为主，兼以清热，方选千金苇茎汤加滑石杏仁汤。关于方解，吴氏在分注中提出"以苇茎汤轻宣肺气，加杏仁、滑石利窍而逐热饮"，苇茎甘寒，清肺泄热；薏苡仁、冬瓜利湿排痰；桃仁活血祛瘀，止咳平喘；杏仁降肺气，止咳平喘；滑石利下窍，能从湿中泄热。诸药合用，祛湿排痰，湿痰去则肺气宣而喘自平。本方性质不温不凉，重在排痰以宣肺，临床可根据痰的性质灵活加减。

【原文】第四十八条　《金匮》谓太阳中暍，身热疼痛而脉微弱，此以夏月伤冷水，水行皮中所致也，一物瓜蒂汤主之。

此热少湿多，阳郁致病之方法也。瓜蒂涌吐其邪，暑湿俱解，而清阳复辟矣。

一物瓜蒂汤方

瓜蒂二十个

上捣碎，以逆流水八杯，煮取三杯，不吐再服，吐停后服。虚者加参芦三钱。

【语译】《金匮要略》中说：太阳中暍，身体发热疼痛，脉象微弱，这是因为夏季伤于冷水，寒湿之邪行于肌肤所导致的，用一物瓜蒂汤治疗。

这是暑热病邪较轻，湿邪较重，清阳被郁的病证的治法。方用瓜蒂涌吐暑湿病邪，暑湿之邪解除，清阳就能得到伸展。

一物瓜蒂汤（方略）

上药捣碎，用逆流水八杯煎成三杯，先服一杯，如不吐，再服一杯，吐了以后，剩下的药就不要再服了，体虚的患者在方中加人参芦三钱。

【导读】本条引自《金匮要略·痉湿暍病脉证治第二》，讲述夏月伤冷水所致暑邪郁遏的证治。

原文中言"身热疼重"，本条说"身热疼痛"，注意加以区分，可结合病机分析。本证是夏季贪凉饮冷，或用冷水沐浴，以至于水行皮肤中，凉遏暑邪及阳气而发病，水湿郁于肌肤，气血运行受阻，故周身疼痛沉重；暑邪与阳气被郁，阳郁不伸，气血受阻，所以脉微弱，注意不可因脉微弱而误以为是阳虚之证，需结合其他症状加以区分。

治疗当以行水去湿为主，方选一物瓜蒂汤。瓜蒂为涌吐常用药物，本证可通过涌吐之力行水散湿，水湿去则阳气伸，暑邪散。但注意瓜蒂苦寒且有毒，易伤胃，临床当慎用，也可用香薷饮发汗祛邪，汗出则邪亦能解。

【原文】第四十九条　寒湿伤阳，形寒脉缓，舌淡，或白滑不渴，经络拘束[1]，桂枝姜附汤主之。

载寒湿，所以互证湿温也。按寒湿

伤表阳中经络之证,《金匮》论之甚详,兹不备录。独采叶案一条,以见湿寒、湿温不可混也。形寒脉缓,舌白不渴,而经络拘束,全系寒证,故以姜附温中,白术燥湿,桂枝通行表阳也。

【注释】

[1] 经络拘束:指肢体拘急不舒。

【语译】寒湿损伤阳气,如见到形寒怕冷,脉象缓,舌淡,或舌苔白滑,口不渴,全身经脉拘急不舒,用桂枝姜附汤治疗。

本文载寒湿的内容是为了与湿温相互参照。对于寒湿之邪伤害肌表阳气,侵犯经络的病证,《金匮要略》中讲得很详细,所以不再作全面介绍,只是在叶天士医案中选取一条,用以说明寒湿与湿温不可混淆。身体怕冷,脉见缓象,舌苔白而口不渴,经脉拘急,都是寒证,所以方中以干姜、附子温中祛寒,白术燥湿健脾,桂枝宣通肌表的阴气。

桂枝姜附汤(苦辛热法)(方略)

上药用水五杯,煎煮成两杯,药渣再煮一杯,一日内分三次服。

【导读】本条讲述寒湿邪气损伤阳气的证治。

本条讲述寒湿病是与湿温病相比较而言。病因是外感寒湿邪气或湿热病邪从阴化寒而成,二者均可导致机体阳气损伤而致病。形寒肢冷是阳气损伤,机体失于温煦所致;寒湿困阻肌表,气血不通,故经络拘束;寒湿内停,津液未伤,故口不渴;阳气不足,气血不能鼓动血脉,故舌淡,脉缓。

本证的治疗,需祛寒湿与温阳气并行,吴氏提到"苦辛热法",方选桂枝姜附汤治之。方中干姜、附子辛热,温阳散寒,温化寒湿;生白术苦温,健脾燥湿;桂枝辛温通阳,可祛除表湿。

吴氏列出本条意在强调寒湿病与湿温病在因机证治上的不同,所以吴氏在分注中指出"独采叶案一条,以见湿寒、湿温不可混也",临床中须严格加以区分,以免失治误治。

温 疟

【原文】第五十条 骨节疼烦[1],时呕,其脉如平,但热不寒,名曰温疟,白虎加桂枝汤主之。

阴气先伤,阳气独发,故但热不寒,令人消烁肌肉,与伏暑相似,亦温病之类也。彼此实足以相混,故附于此,可以参观而并见。治以白虎加桂枝汤者,以白虎保肺清金,峻泻阳明独胜之热,使不消烁肌肉;单以桂枝一味,领邪外出,作向导之官,得热因热用之妙。《经》云"奇治之不治,则偶治之,偶治之不治,则求其属以衰之"是也,又谓之复方。

白虎加桂枝汤方(辛凉苦甘复辛温法)

知母六钱 生石膏一两六钱 粳米一合 桂枝木三钱 炙甘草二钱

水八碗,煮取三碗。先服一碗,得汗为知,不知再服,知后仍服一剂,中病即已。

【注释】

[1] 骨节疼烦：阴伤而虚，阳气独发，故骨节疼痛而烦，烦为阴不足之象。

【语译】 骨节疼痛而烦躁不安，时时作呕，脉象却如普通疟疾一样，证候表现为只有发热而没有恶寒，名为温疟，用白虎加桂枝汤治疗。

阴气先受损伤，阳热之气独胜，所以发热而不恶寒，并且使人肌肉消瘦，证候很像伏暑。也属于温病一类的病证，两者实在容易混淆，所以在这里讨论，与其他温病参照。用白虎加桂枝汤治疗，方中以白虎汤清肺泄热以保肺金，同时大清阳明胃热，使热邪不消烁肌肉。方中单用桂枝一味药，主要是为了领邪外出，同时，热证用辛温之品，还有热因热用的反佐意义，《内经》中指出：用单一的方法不能治愈，可用复合的方法来治疗，假如仍然没有效果，就可选用与病证性质相同的药物来衰减病势。本条的治法，就是这个用意，也称为复方。

白虎加桂枝汤方（辛凉苦甘复辛温法）（方略）

上药用水八碗，煎煮成三碗，先服下一碗，如已经出汗，为有效，如不出汗，可以两次服用，即使服药后已经有汗的，仍有必要再服一剂，病不发作就可以停服。

【导读】 本条是温疟的提纲，并提出温疟的证治。

温疟的病名首见于《素问·疟论篇》，认为是冬季感受风寒，邪气伏藏，至夏而发的伏气温病。《金匮要略方论》中说："温疟者，其脉如平，身无寒但热，骨节疼烦，时呕，白虎加桂枝汤主之。"吴氏在本条中所说的温疟，与《金匮要略方论》中相似。结合条文与临床实践，证候表现可总结为：发热不恶寒，骨节红肿疼痛，时有呕恶，汗出，口渴，舌红、苔黄燥，脉数。

吴氏认为温疟属于伏气温病，"阴气先伤，阳气独发"，故但热不寒；热邪郁于关节，气血壅滞不通，故骨节红肿疼痛；热邪犯胃，胃气上逆，则时有呕恶；热伤津液则汗出，口渴，苔燥；舌红，苔黄，脉数，均是里热盛的表现。本证病机为热邪炽盛，蒸腾津液，治疗当泄热保津，兼以透邪。方选白虎加桂枝汤。白虎汤能清泄肺胃热邪，且能护胃气，存津液；桂枝辛温宣散，解肌透热，且能通血脉利关节。白虎汤辛寒与桂枝辛温并用，清散热邪，行血通痹，此即吴氏分注所言"辛凉苦甘复辛温法"。

【原文】第五十一条 但热不寒，或微寒多热，舌干口渴，此乃阴气先伤，阳气独发，名曰瘅疟，五汁饮主之。

仲景于瘅疟条下，谓以饮食消息[1]之，并未出方，谓如是重病而不用药，特出饮食二字，重胃气可知。阳明于藏象为阳土，于气运为燥金，病系阴伤阳独，法当救阴何疑。重胃气，法当救胃阴何疑。制阳土燥金之偏胜，配孤阳之独亢，非甘寒柔润而何！此喻氏甘寒之论，其超卓无比伦也。叶氏宗之，后世学者，咸当宗之矣。

五汁饮（方见前）

加减法 此甘寒救胃阴之方也。欲清表热，则加竹叶、连翘；欲泻阳明独胜之热，而保肺之化源，则加知母；欲救阴血，则加生地、元参；欲宣肺气，则加杏仁；欲行三焦开邪出路，则加滑石。

【注释】

[1] 饮食消息：以调理饮食的方法，慢慢进行治疗。

【语译】 疟疾只发热而不恶寒，或只有轻微的恶寒而热势较重，舌苔干燥口渴，这是由于阴气首先损伤，阳热之气独盛于里所致，叫作瘅疟，用五汁饮治疗。

张仲景在瘅疟的条文下，说是用饮食调养，没有列出方剂，治疗这么重的疾病而不用药，突出饮食二字，说明对胃气的重视。阳明胃以藏象学说来讲为阳土，从

运气学说是燥金，病为阴液受伤而阳气独亢，用养阴治法是没有疑问的，而重视胃气，又应该去救胃阴，要抑制阳土燥金的偏胜，平调孤阳的独亢，不用甘寒柔润的药物又用什么呢？这就是喻嘉言甘寒养阴的理论，其高超卓越；是没有人能比得上的。叶天士遵从了这一理论，后世医家也都应遵从。

五汁饮（方见前）

加减法　这是甘寒养胃阴的方剂，如果要清表热，再加入竹叶、连翘；想泻阳明热邪，保肺的生化之源，再加入知母；要增强救护阴血的作用，则要加生地黄、玄参；要宣肺气，可加杏仁；如果要开通三焦的出路，可加入滑石。

【导读】 本条讲述瘅疟的证治。

瘅疟的病名首见于《素问·疟论篇》，其云："其但热而不寒者，阴气先绝，阳气独发，则少气烦冤，手足热而欲呕，名曰瘅疟。"《金匮要略方论》又云："师曰阴气孤绝，阳气独发，则热而少气烦冤，手足热而呕，名曰瘅疟。若但热不寒者，邪气藏于心，外舍分肉之间，令人消烁脱肉。"吴氏在本条中所讲的瘅疟，病机治疗与上述著作略有不同，须加以区分。本条关于瘅疟的病机，吴氏也提出"阴气先伤，阳气独发"，但应理解为阴虚不能制阳而虚热内生，可结合处方以方测证，分析病机，发热、舌干、口渴均是阴虚内热之征，治疗当甘寒滋养，养阴清热，方选五汁饮，方解可参考上焦篇第十二条。此方在温热类疾病后期可酌情加入，尤其是津液大伤的暑热类疾病。

【原文】 第五十二条　舌白渴饮，咳嗽频仍，寒从背起，伏暑所致，名曰肺疟，杏仁汤主之。

肺疟，疟之至浅者。肺疟虽云易解，稍缓则深，最忌用治疟印版俗例[1]之小柴胡汤，盖肺去少阳半表半里之界尚远，不得引邪深入也，故以杏仁汤轻宣肺气，无使邪聚则愈。

杏仁汤方（苦辛寒法）

杏仁三钱　黄芩一钱五分　连翘一钱五分　滑石三钱　桑叶一钱五分　茯苓块三钱　白蔻皮八分　梨皮二钱

水三杯，煮取二杯，日再服。

【注释】

[1] 印版俗例：木板印刷的底板叫印版；俗例是平素的常例，比喻为死板的俗套。

【语译】 疟疾舌苔白，口渴思饮，咳嗽频频发作，恶寒从背部开始，是伏暑引起的，称为肺疟，用杏仁汤治疗。

肺疟是疟疾中最为轻浅的一种。肺疟

虽然一般认为容易治疗，但如治疗不及时，也会造成疾病的深入，最忌用通常治疗疟疾的小柴胡汤。因为肺离半表半里的少阳病界线还很远，不能引邪深入，所以用杏仁汤轻宣肺气，不让暑湿之邪聚集，就可痊愈。

杏仁汤方（苦辛寒法）（方略）

上药用水三杯，煎煮成二杯，每日分两次服。

【导读】本条讲述肺疟的证治。

肺疟的病名首见于《素问·刺疟篇》，文中有云："肺疟者，令人心寒，寒甚热，热间善惊，如有所见者，刺手太阴、阳明。"本条指出肺疟的主要临床表现为先寒后热，寒热往来，故称"疟"，因病位在肺，"刺手太阴、阳明"是取"肺与大肠相表里"之意，肺肠合治法。吴鞠通在此基础上，结合温病的特点，指出肺疟是由伏暑所致，本证是由暑湿病邪内伏，又外感风热邪气，新感引动伏邪引起，以方测证，具体可见：口渴欲饮，咳嗽频繁，寒冷见起于背部，舌苔白腻。

本证是内蕴暑湿，外感风热，以致肺失宣降的病证，治疗须清暑化湿，兼辛凉透表，方选杏仁汤。方中桑叶、连翘味辛质轻性凉，疏风泄热，宣肺达邪；杏仁降肺气以通调水道；黄芩苦寒清热燥湿；白蔻皮辛温宣畅中焦气机；滑石淡渗利湿；茯苓块健脾利湿；梨皮甘寒生津。诸药合用，共达外解风热，内祛暑湿之功。

【原文】第五十三条 热多昏狂，谵语烦渴，舌赤中黄，脉弱而数，名曰心疟[1]，加减银翘散主之；兼秽，舌浊口气重[2]者，安宫牛黄丸主之。

心疟者，心不受邪，受邪则死，疟邪始受在肺，逆传心包络。其受之浅者，以加减银翘散清肺与膈中之热，领邪出卫；其受之重者，邪闭心包之窍，则有闭脱之危，故以牛黄丸，清宫城而安君主也。

加减银翘散方（辛凉兼芳香法）

连翘十分　银花八分　元参五分　麦冬五分（不去心）　犀角五分　竹叶三分

共为粗末，每服五钱，煎成去渣，点荷叶汁二三茶匙。日三服。

安宫牛黄丸方（见前）

【注释】

[1] 心疟：《素问·刺疟篇》云："心疟者，令人烦心甚，欲得清水，反寒多，不甚热，刺手少阴。"其烦心，口渴与本条相符，神志，脉诊及舌象缺如。

[2] 口气重：指口臭气较明显。

【语译】疟疾高热，神志昏迷狂躁，语无伦次，心烦口渴，舌质红赤，舌中苔黄，脉象弱而数，称作心疟，用加减银翘散治疗；如兼有秽浊之气，舌苔垢浊，口中秽气较重的，用安宫牛黄丸治疗。

心一般不能受邪，受邪就会死亡。心疟是疟邪由肺经逆传心包络。其病情较轻，可用加减银翘散，通过清泄肺与膈中的邪热，使营分的邪热透达于外。受邪较重时，因病邪已闭心包，有内闭外脱的危险，所以用安宫牛黄丸，清心开窍而维护神明。

加减银翘散（辛凉兼芳香法）（方略）

上药按上述的配方比例，一起研成粗末，每次用五钱加水煎煮，煎成后去除药渣服。并加入鲜荷叶的汁二三茶匙，一日服三次。

【导读】本条讲解心疟的证治。

心疟的病名仍首见于《素问·刺疟篇》，吴氏在本条沿用了"心疟"的病名，在分注中指出"疟邪始受在肺，逆传心包络"，结合了叶天士《温热论》中"温邪上受，首先犯肺，逆传心包"的认识，认为本证是由手太阴肺系气分逆传心包而发展而来，症见：身热、烦渴、神昏谵语或狂躁不安，口气重，舌赤苔中心黄燥或黄浊，脉弱而数。

本正属于气营两燔证，关于治法分注中提出："其受之浅者，以加减银翘散清肺与膈中之热，领邪出卫；其受之重者，邪闭心包之窍，则有闭脱之危，故以牛黄丸，清宫城而安君主也。"即以减银翘散与安宫牛黄丸合用，加减银翘散清气分热，透热转气；安宫牛黄丸清心凉营，豁痰开窍。

秋　燥

【原文】第五十四条　秋感燥气，右脉数大，伤手太阴气分者，桑杏汤主之。

前人有云：六气之中，惟燥不为病，似不尽然。盖以《内经》少秋感于燥一条，故有此议耳。如阳明司天之年[1]，岂无燥金之病乎？大抵春秋二令，气候较夏冬之偏寒偏热为平和，其由于冬夏之伏气为病者多，其由于伏气而病者重，本气自病[2]者轻耳。其由于本气自病之燥证，初起必在肺卫，故以桑杏汤清气分之燥也。

桑杏汤方（辛凉法）

桑叶一钱　杏仁一钱五分　沙参二钱　象贝一钱　香豉一钱　栀皮一钱
梨皮一钱

水二杯，煮取一杯，顿服之，重者再作服（轻药不得重用，重用必过病所。再一次煮成三杯，其二三次之气味必变，药之气味俱轻故也。）

【注释】

[1] 阳明司天之年：指卯酉之年而言。

[2] 本气自病：指感受司天之气（即六淫之邪），即刻而发的新感之病。

【语译】秋季感受燥气之邪为病，称为秋燥，初起时，右手脉象数而大，为燥邪伤于手太阴气分，用桑杏汤治疗。

前人说：六气之中，只有燥气不会引起疾病，好像不是这么回事。大概是因为《内经》的病机十九条中没有秋伤于燥一条，所以有这种说法。在阳明司天之年，难道没有燥金的病变吗？一般说，春秋季节，气候比夏季、冬季偏寒偏热平和，发病由于冬夏伏气为病的多，而感受当令之气为病的少，因伏气发病的重，本气自病的轻。秋燥是本气自病的燥证，初起邪在肺卫，所以用桑杏汤清解气分的燥邪。

桑杏汤方（辛凉法）（方略）

上药用水二杯，煎成一杯，一次服下。病情重的，可再服一剂；轻清宣肺的药物，不能用量过重，重用药力就会超过病所。如果把一剂药煮成三杯，后来二、三次的药气味必然会改变；这是因为药的气味均轻的原因。

【导读】本条讲述温燥初起，邪袭肺卫导致卫外失司的证治。

秋燥有温燥与凉燥之分，凉燥没有热象偏重的表现，不属于温病范畴，所以温病中讲的秋燥其实是温燥。条文中提到"右脉数大，伤手太阴气分者"，指出燥热邪气侵犯部位在手太阴肺的气分，但是条文中提到的桑杏汤是治疗肺的卫分证的方剂，两者是否矛盾？此处需结合叶天士《温热论》中"肺主气属卫"来理解，吴氏在分注中也提到"其由于本气自病之燥证，初起必在肺卫"，说明本条中讲述的是肺的卫分证，具体证候表现可见：发热，微恶寒，头痛，咽干口渴，唇干鼻燥，干咳少痰或无痰，舌边尖红、苔薄白，脉浮数而右寸大。

本证为燥热病邪侵袭肺卫，治疗当疏表润燥，方选桑杏汤。本方是在桑菊饮的基础上加减而成，方中桑叶、杏仁为君药，沙参、淡豆豉、象贝为臣药，栀子皮、梨皮为佐使药。桑叶配淡豆豉宣透卫分燥热病邪；杏仁降肺气，润燥止咳；象贝清肺化痰；沙参、梨皮甘寒生津润肺；栀子皮质地轻而入上焦，清泄肺热。诸药合用，共达宣表透邪，清肺润燥之效。

【原文】第五十五条　感燥而咳者，桑菊饮主之。

亦救肺卫之轻剂也。

桑菊饮方（见前）

【语译】因感受燥邪而咳嗽的，可用桑菊饮治疗。

也是治疗邪在肺卫的轻剂。

桑菊饮方（见前面所载）

【导读】本条讲述外感燥热，肺失宣降的证治。

吴氏选用辛凉轻剂桑菊饮治疗本证，说明本证的临床表现是以咳为主，肺失宣降的表现，未选择桑杏汤说明燥伤津液的情况并不严重，此时需注意区分桑菊饮和桑杏汤的区别。两者都属于肺的卫分证，都可见咳嗽，但是桑杏汤证还有津液干燥如干咳少痰、口燥咽干，唇干鼻燥的证候表现，临证中需根据具体情况加以区分，酌情加减化裁药物，方能彰显疗效。

【原文】第五十六条　燥伤肺胃阴分，或热或咳者，沙参麦冬汤主之。

此条较上二条，则病深一层矣，故以甘寒救其津液。

沙参麦冬汤（甘寒法）

沙参三钱　玉竹二钱　生甘草一钱冬桑叶一钱五分　麦冬三钱　生扁豆一钱五分　花粉一钱五分

水五杯，煮取二杯，日再服。久热久咳者，加地骨皮三钱。

【语译】如果燥邪灼伤了肺胃阴液，或表现为身热不退，或表现为干咳不止的，用沙参麦冬汤治疗。

这一条所讲的病证，比前二条要深入一层，所以必须用甘寒养阴生津之剂救肺胃津液。

沙参麦冬汤（甘寒法）（方略）

上药用水五杯，煎煮成二杯，一日内分两次服。如肺热较重而身热，咳嗽日久不愈，可加入地骨皮三钱。

【导读】本条论述温燥病气分证后期肺胃阴伤的证治。

秋燥病经治后燥热病邪渐退，而肺胃阴津未复，阴虚则发热；燥热耗伤肺津，肺燥气逆则干咳少痰。方用沙参麦冬汤以甘寒之品清热养阴生津。沙参麦冬汤为热性病肺胃阴伤证的代表方，不仅可用于秋燥，也可用于各种温病后期出现的肺胃阴伤证。

【原文】第五十七条 燥气化火，清窍不利者，翘荷汤主之。

清窍不利，如耳鸣目赤，龈胀咽痛之类。翘荷汤者，亦清上焦气分之燥热也。

翘荷汤（辛凉法）

薄荷一钱五分　连翘一钱五分　生甘草一钱　黑栀皮一钱五分　桔梗二钱　绿豆皮二钱

水二杯，煮取一杯，顿服之。日服二剂，甚者日三。

加减法 耳鸣者，加羚羊角、苦丁茶；目赤者，加鲜菊叶、苦丁茶、夏枯草；咽痛者，加牛蒡子、黄芩。

【语译】燥邪化火上犯而致清窍不利，用翘荷汤治疗。

清窍不利，可以表现为耳鸣，两目红赤，齿龈肿胀，咽喉疼痛等症，翘荷汤可以清解上焦气分的燥热。

翘荷汤（辛凉法）（方略）

上药用水二杯，煎煮成一杯，一次服下，一日之中可服两剂，病情较重的，一日可服三剂。

加减法　耳鸣者，加羚羊角、苦丁茶；目赤者，加鲜菊叶、苦丁茶、夏枯草；咽痛者，加牛蒡子、黄芩。

【导读】本条论述燥气化火，上犯清窍的证治。

清窍也称上窍，指眼、耳、口、鼻诸窍，为清阳之气所出，与下窍相对而言。注意本证不是单纯清窍干燥的表现，而是燥气化火，上干清窍出现清窍不利的表现，可见耳鸣、目赤、牙肿、咽痛等症。"燥气化火"是因为燥热邪气入里后不能发散，邪无出路，郁而化火，因火性炎上，鼓动气血上涌清窍，清窍壅塞不通，出现文中所提"清窍不利"表现。其舌脉多为舌红、苔薄黄而干燥，脉数。

本证治疗当抓住病机，治法的确立需满足以下原则：第一，"治上焦如羽"，因病位在头面（上焦），需选择质地轻清之品方能药达病所；第二，"热者寒之"，性质属热证，治疗当选择寒凉清热之品方能祛除热邪；第三，"火郁发之"，病机郁而化火，治疗当清热泻火，但在药物的选择中不可过用大量苦寒的药物，一方面苦易化燥，更损伤津液，另一方面过用寒凉可导致凉遏气机，冰伏病邪。治疗当遵从《黄帝内经》中"火郁发之"的原则，加入辛凉宣透的药物，以利于病邪透散。吴氏在此基础上创制了翘荷汤。本方中薄荷辛凉，连翘微苦寒，二者质地而性凉，能宣透郁热，使火郁自内而达外；黑栀皮炒黑使用是降低其寒凉之性以防冰伏病邪，这样既能泻火解毒，又能宣透热邪；绿豆皮质地轻扬，清热解毒；生甘草配桔梗利咽消肿，桔梗还能载药上行，诸药合用，共达宣郁透邪、清热泻火之效。临证中可根据官窍上火的具体情况酌情加减，如以耳鸣为主，可加入羚羊角、苦丁茶等清泻肝胆之热；以目赤为主，可加入菊花、夏枯草、苦丁茶等泻肝胆之火；以咽痛为主，可加入牛蒡子、玄参、马勃等解毒利咽。

【原文】第五十八条 诸气膹郁，诸痿喘呕之因于燥者，喻氏清燥救肺汤主之。

喻氏云：诸气膹郁之属于肺者，属于肺之燥也，而古今治气郁之方，用辛香行气，绝无一方治肺之燥者。诸痿喘呕之属于上者，亦属于肺之燥也，而古今治法以痿呕属阳明，以喘属肺，是则呕与痿属之中下，而惟喘属之上矣，所以千百方中亦无一方及于肺之燥也。即喘之属于肺者，非表即下，非行气即泻气，间有一二用润剂者，又不得其肯綮[1]。总之，《内经》六气，脱误秋伤于燥一气，指长夏之湿为秋之燥。后人不敢更端其说，置此一气于不理，即或明知理燥，而用药夹杂，如弋获飞虫[2]，茫无定法示人也。今拟此方，命名清燥救肺汤，大约以胃气为主，胃土为肺金之母也。其天门冬虽能保肺，然味苦而气滞，恐反伤胃阻痰，故不用也；其知母能滋肾水，清肺金，亦以苦而不用；至于苦寒降火正治之药，尤在所忌，盖肺金自至于燥，所存阴气不过一线耳，倘更以苦寒下其气，伤其胃，其人尚有生理乎？诚仿此增损以救肺燥变生诸证，如沃焦救焚，不厌其频，庶克有济耳。

清燥救肺汤方（辛凉甘润法）

石膏二钱五分　甘草一钱　霜桑叶三钱　人参七分　杏仁（泥）七分　胡麻仁（炒研）一钱　阿胶八分　麦冬（不去心）二钱　枇杷叶（去净毛，

炙）六分

水一碗，煮六分，频频二三次温服。痰多加贝母、瓜蒌；血枯加生地黄；热甚加犀角、羚羊角，或加牛黄。

【注释】

[1] 肯綮（綮 qìng 庆）：肯綮原指筋骨结合之处，比喻最重要的关键所在。

[2] 弋（yì 亦）获飞虫：原意指用箭射飞行的虫子，比喻获取目标的可能性极小。

【语译】 各种气机郁阻而引起的下肢痿软、气喘、呕吐等病证，如果由燥邪引起的，用喻嘉言的清燥救肺汤治疗。

喻嘉言说：诸气膹郁皆属于肺，实际上是肺经燥热的病变。但是从古到今治疗气郁的方剂，多是辛香行气之品，根本没有一首方剂是治疗肺经燥热的。至于《内经》"诸痿喘呕皆属于上"的说法，也属于肺经燥热为病，而古今医家治疗时，都认为痿、呕属于阳明。喘属于肺，这就是说痿与呕是中下焦病变，只有喘才是上焦病，所以千百张方剂中没有一个方剂是治肺燥的。即使将喘证归于肺经，在治疗时，不是解表就是泻下，不是行气即是泄气，间或有一二首用润剂，又不得要领。总之，《内经》有关六气为病的论述，脱误了秋伤于燥一气，将长夏之湿误写成秋伤于湿。后人不敢更正这种说法，把秋季所伤的燥气置之不理，或者明明知道应该从燥证治，但用药杂乱，虽然间或亦能收效，但纯属偶然所得，根本没有一定的规矩可以示人。

现在拟定的这一方剂命名为清燥救肺汤，总的来说是以胃气为主，因为胃土是肺金之母。天冬虽然能滋阴保肺，但是味苦而能壅滞气机，用之反而伤胃气，阻痰湿，所以本方中不用。知母能清肾水，滋润肺金，也因为味苦而不用。至于其他性味苦寒的清热泻火药，更是禁忌使用的。因为肺经燥邪已经很重，保存下来的阴液只有很少的一点了，假如再用苦寒清热泻火，不仅败胃，而且伤气，患者还会有生机吗？所以仿效以上的方法，救治因肺经燥热而变生的各种症，从而起到用水救火的作用，而且要反复使用，不厌其频，才能收到良好的效果。

清燥救肺汤方（辛凉甘润法）（方略）

上药用水一碗，煎煮到水剩 6 成时即成，连续地分两三次，乘温服下。

如喉中痰多的，可以加贝母、瓜蒌；如阴血亏虚的，加生地黄；邪热较甚的加犀角、羚羊角，或加入牛黄。

【导读】本条讲述燥热伤肺的证治。

《素问·至真要大论篇》有云："诸气膹郁，皆属于肺""诸痿喘呕，皆属于上"，这两句指出多种喘息气急、气滞胸闷以及痿证、呕逆的病变，都与上焦的肺有密切关系。吴氏在本条中指出"因于燥者"，即认为燥热伤肺，也可出现上述喘息气急、气滞胸闷以及痿证、呕逆的表现。从病程的发展来看，本证多是由燥热病邪侵袭肺卫的桑杏汤证进一步发展所致，出现喘息气急、气滞胸闷等症状，除此之外还可见身热，干咳少痰，咽喉干燥，鼻干，唇干口渴，舌红、苔黄燥，脉数。

本证属于肺的气分证，治疗当清肺润燥，养阴益气，代表方剂吴鞠通选择喻嘉言《医门法律》中的清燥救肺汤。方中石膏配桑叶，清宣并用，祛除表邪，需注意石膏与桑叶的比例，本证重在宣肺达邪，且燥热邪气是以燥伤肺为主，石膏用量不宜过大，桑叶还具有润燥之功，清润透邪；胡麻仁润肺养阴，还能润肠防治大便不通；阿胶滋肺阴，润肺燥，还能预防出血；杏仁配枇杷叶降肺气，润肺止咳；人参、甘草补益肺气，因燥邪入肺不仅损伤津液，亦耗伤肺气，此法遵从《难经·十四难》中"损其肺者益其气"之说，但人参过于甘温，可选用西洋参或北沙参代替，以防止加重肺燥。

卷二 · 中焦篇

【提要】 本篇主要讨论温病中期，邪传中焦脾胃时的辨证论治规律和方法，所以称为中焦篇。所谓中焦，其含义有三：其一，病位在中焦脾与胃也（包括阳明大肠）。其二，病性以里热证和里实证为主；若挟湿则为里湿热证。其三，中焦温病多由上焦温病传变而来，属于温病的极期阶段，此时邪气亢盛，正气未衰，邪正交争剧烈。若中焦病不愈，则传入下焦，进入温病后期。

中焦温病以大热和阴津耗伤为其主要特点，所以保其阴液尤为重要。概括起来：①清热不可纯用苦寒；②泻下不可太过伤及胃阴；③小便不利，忌用淡渗；④斑疹禁用升提；⑤下后热退，不可即食，以防食复。

风温　温热　温疫　温毒　冬温

【原文】 第一条　面目俱赤，语声重浊，呼吸俱粗，大便闭，小便涩，舌苔老黄，甚则黑有芒刺，但恶热，不恶寒，日晡[1]益甚者，传至中焦，阳明温病也。脉浮洪躁甚者，白虎汤主之；脉沉数有力，甚则脉体反小而实者，大承气汤主之。暑温、湿温、温疟，不在此例。

阳明之脉荣于面，《伤寒论》谓阳明病面缘缘正赤[2]，火盛必克金，故目白睛亦赤也。语声重浊，金受火刑而音不清也。呼吸俱粗，谓鼻息来去俱粗，其粗也平等，方是实证；若来粗去不粗，去粗来不粗，或竟不粗，则非阳明实证，当细辨之，粗则喘之渐也。大便闭，阳明实也。小便涩，火腑[3]不通，而阴气不化也。口燥渴，火烁津也。舌苔老黄，肺受胃浊，气不化津也（按《灵枢》论诸脏温病，独肺温病有舌苔之明文，余则无有。可见舌苔乃胃中浊气，熏蒸肺脏，肺气不化而然）。甚则黑者，黑，水色也，火极而似水也，又水胜火，大凡五行之极盛，必兼胜己之形。芒刺，苔久不化，热极而起坚硬之刺也；倘刺软者，非实证也。不恶寒，但恶热者，传至中焦，已无肺证，阳明者，两阳合明也，温邪之热，与阳明之热相搏，故但恶热也。或用白虎，或用承气者，证同而脉异也。浮洪躁甚，邪气近表，脉浮者不可下，凡逐邪者，随其所在，就近而逐之[4]，脉浮则出表为顺，故以白虎之金飙以退烦热。若沉小有力，病纯在里，则非下夺不可矣，故主以大承气。按吴又可《温疫论》中云：舌苔边白但见中微黄者，即加大黄，甚不可从。虽云伤寒重在误下，温病重在误汗，即误下不似伤寒之逆之甚，究竟承气非可轻尝之品，故云舌苔老黄，甚则黑有芒刺，脉体沉实，的系燥结痞满，方可用之。

或问：子言温病以手经主治，力辟用足经药之非，今亦云阳明证者何？阳明特非足经乎？曰：阳明如市[5]，胃为十二经之海，土者万物之所归也，诸病未有不过此者。前人云伤寒传足不传手，误也，一人不能分为两截。总之伤寒由毛窍而豀[6]，豀，肉之分理之小者；由豀而谷[7]，谷，肉之分理之大者；由谷而孙络，孙络，络之至细者；由孙络而大络，由大络而经，此经即太阳经也。始太阳，终厥阴，伤寒以足经为主，未始不关手经也。温病由口鼻而入，鼻气通于肺，口气通于胃。肺病逆传则为心包，上焦病不治，则传中焦，胃与脾也，中焦病不治，即传下焦，肝与肾也。始上焦，终下焦，温病以手经为主，未始不关足经也。但初受之时，断不可以辛温发其阳耳。盖伤寒伤人身之阳，故喜辛温甘温苦热，以救其阳，温病伤人身之阴，故喜辛凉甘寒甘咸，以救其阴。彼此对勘，自可了然于心目中矣。

白虎汤（方见上焦篇）

大承气汤方

大黄六钱　芒硝三钱　厚朴三钱
枳实三钱

水八杯，先煮枳、朴，后纳大黄、芒硝，煮取三杯。先服一杯，约二时许，得利止后服，不知，再服一杯，再不知，再服。

方论　此苦辛通降，咸以入阴法。承气者，承胃气也。盖胃之为腑，体阳而用阴，若在无病时，本系自然下降，今为邪气蟠踞于中，阻其下降之气，胃虽自欲下降而不能，非药力助之不可，故承气汤通胃结，救胃阴，仍系承胃腑本来下降之气，非有一毫私智穿凿于其间也，故汤名承气。学者若真能透彻此义，则施用承气，自无弊窦[8]。大黄荡涤热结，芒硝入阴软坚，枳实开幽门之不通，厚朴泻中宫之实满（厚朴分量不似《伤寒论》中重用者，治温与治寒不同，畏其燥也）。曰大承气者，合四药而观之，可谓无坚不破，无微不入，故曰大也。非真正实热蔽痼[9]，气血俱结者，不可用也。若去入阴之芒硝，则云小矣；去枳、朴之攻气结，加甘草以和中，则云调胃矣。

【注释】

[1] 日晡：申时的代称。即下午3～5时。

[2] 缘缘正赤：顺着面部整个变为红色。缘缘：沿着，顺着。正赤：整个部位发红。

[3] 火腑：指小肠。心与小肠相表里，在五行同属于火，心为火脏，小肠为火腑。

[4] 就近而逐之：驱逐邪气，要注意邪气所在部位。"在上者因而越之，在下者引而竭之"，就是就近而逐之。

[5] 阳明如市：市为物质集聚分散之地，阳明是水谷精微集中和输布的地方，故称之为市。

[6] 豀：指肌肉腠理之间的细小缝隙。

[7] 谷：指肌肉腠理之间的较大缝隙。

[8] 弊窦：此处指不良后果。弊：弊病，害处。窦：孔穴，破洞。

[9] 蔽痼：此处指实热长久内伏，郁结不去。蔽：蒙蔽，遮盖。痼：经久不愈的疾病。

【语译】风温、温热、温疫、温毒、冬温等温病，出现面目发红，说话声音重浊，呼吸粗大，大便闭结不通，小便短赤不畅，舌苔呈现老黄色，甚至苔色焦黑粗糙起刺，病人但觉恶热而不恶寒，到下午傍晚热势更加高涨，这些症状表明病邪已传入中焦，可称之为"阳明温病"。脉象浮洪躁急的，用白虎汤治疗；脉象沉数而有力者，甚至反表现为脉体细小而实的，用大承气汤治疗；暑温、湿温、温疟等疾病，不属于本条的讨论范围。

足阳明胃的经脉循行于面部，因此《伤寒论》说：阳明病证就会出现满面通红的症状，根据五行的生克关系，火邪亢盛可以克金，所以属金的眼白发红，说话声音重浊不清是由于肺金受火热熏灼所致。呼气和吸气都粗大，而且呼气与吸气的气息程度相等，这才是实证的表现；假如呼气粗大而吸气不粗，或者吸气粗大而呼气不粗，或者呼气都不粗大，就不是阳明实证，临床应仔细辨别，气息粗大与气喘不同，但气粗可以逐渐发展为气喘。大便闭结，是阳明邪热燥实。小便短赤，是小肠邪热壅阻，阴津不能输布转化。口中干燥而渴，是火热消烁了津液。舌苔老黄，是邪热蒸腾胃中浊气上迫于肺，肺气不能正常输布津液。（按《灵枢》在论述各脏温病时，只有病邪在肺的温病有舌苔的明文论述，其余各脏都没有。由此可见，舌苔的形成与胃中浊气熏蒸肺脏，肺脏不能布化津液有密切关系）。病情严重者可出现黑苔，黑色在五行属水，火热至极反而会出现水色的黑苔。而水又能胜火，在五行中的某一行亢盛到极点时，就会出现能够胜

该行的症状特点。如果苔长久不能消退，邪热极盛时会在舌面形成坚硬的芒刺，倘若芒刺柔软，则不是实证。病人不恶寒仅恶热，是邪热传入中焦阳明，此时已经没有肺经卫表症状。所谓阳明温病，为手阳明大肠与足阳明胃同病，温热之邪，与阳明阳热之腑相搏，热势更加炽烈，所以只感到恶热而不恶寒。对于阳明证的治疗，有的可用白虎汤，有的可用承气汤，证候虽然相同都是阳明温病，而脉象却有明显区别。如脉浮洪而躁急的，证属胃热，特别是脉浮者提示病位近于表，不可误用下法。大凡祛除病邪，应根据病邪所在的不同部位和它们外出的最近途径，就近而进行驱逐。脉象浮，说明病邪近于表，若能使病邪从表而出，则较为顺乎自然，所以用白虎汤辛寒达表以消退烦热。如脉象沉小而有力，是病邪完全在里的表现，就非用攻下法不可了，所以主要用大承气汤治疗。吴又可在《温疫论》中说：如果见到舌苔四周白色仅中间微黄，就加大黄攻下，这种方法切不可盲目遵从。虽然有人说伤寒的治疗应注重防止误用下法，温病的治疗应注重避免误用汗法，即使温病误用攻下，后果也不如伤寒误用攻下那么严重。但是承气汤这类攻下的方剂毕竟不是可以轻易使用的，所以说只有当舌苔呈老黄色，甚至色黑起芒刺，脉象沉实，确实属于燥结痞满俱备的阳明腑实证时，才可用承气汤攻下。

也许有人会问：你说温病治疗应当以手经为主，竭力批驳用足经药的错误，现在为什么也谈阳明证呢？难道足阳明胃的病证不是足经吗？我的回答是：阳明胃属土，是人体十二经汇集的地方，被称为十

二经之海，就像自然界万物都归聚在土地上那样，各种疾病没有不影响到胃的。前人曾说：伤寒只传足经不传手经，这种说法是不对的，人是一个整体，不可能截然划分为手经和足经两部分。一般来说，伤寒感受寒邪，由肌表毛窍进入皮下腠理缝隙细小的地方，称为豁，然后从豁进入皮下腠理缝隙较大的部位，称为谷，再从谷进入络中最细的孙络，由孙络而进入较粗的大络，由大络进入经脉中，这条经就是太阳经。起病从太阳经开始，终止于厥阴经。伤寒传变以足经为主，并不是说与手经无关。温病所感受的温邪由口鼻侵入，鼻气与肺相通，口气与胃相通。肺经病变逆传就会引起心包病变。上焦的病变没有得到控制，则会传入中焦，导致胃与脾的病变，中焦的病变没有得到控制，即可以传到下焦，发生肝与肾的病变。因而，温病的传变是从上焦开始，终结于下焦。温病的传变虽然以手经为主，但并不是与足经无关系。应当注意，在感受温邪的早期阶段，绝不能用辛温之品发散其阳气，伤寒感受寒邪损伤人体阳气，所以治疗宜用辛温、甘温、苦热的方药救其阳气；温病感受温邪耗伤人体阴液，因而治疗宜用辛凉、甘寒、甘咸的方药救护阴液，只要把伤寒与温病的病证性质、临床特点加以比较，自然就会明白了。

白虎汤方（方见上焦篇）

大承气方（方略）

上药用水八杯，先煎枳实、厚朴，后再加入大黄、芒硝，煮取三杯。先服一杯，大约四个小时，如大便畅通，就不必再服，如不解大便，就再服一杯，服后仍然未解大便，再服一杯。

方论　本方属于苦辛通降，咸以入阴的治法。所谓承气，是指承胃气。胃为腑，体阳而用阴，在没有发生病变时，胃气自然下降。现在由于邪气壅滞中焦，阻碍了胃气的通降，仅靠自身的力量使胃气下降已不可能，故须借助于药物的力量，所以用承气汤来疏通肠腑的热结，救护胃的阴液。该方的作用是承胃腑本身的下降之气，所以叫作承气汤，我这样解释，并非是自作聪明而牵强附会，学医的人如果能深刻理解其中的道理，在使用承气汤时，就不会因用法不当而产生不良后果。方中大黄能攻逐胃肠的热结，芒硝能入阴分而软坚，枳实能开通幽门的闭塞，厚朴能除脘腹部的痞实胀满（这里厚朴的用量没有《伤寒论》中那么大，原因是治疗温病与治疗伤寒有所不同，恐怕温燥的厚朴量大会伤阴）。本方之所以称为大承气汤，是因为方中四味药配伍应用，可以说无坚不破，无微不入，所以称其为"大"。若不是真正的实热内伏郁结，气血阻滞不通的病证，就不可用大承气汤。大承气汤去掉入阴分的芒硝称为小承气汤，去掉疏通气机郁结的枳实、厚朴，加入调和中气的甘草，则叫作调胃承气汤。

【导读】本条为阳明温病提纲，主要论述上焦太阴气分热邪不解，传至中焦阳明气分的证治。

阳明温病的形成，叶天士《温热论》云："温邪上受，首先犯肺，逆传心包。"肺卫之邪不解，其传变有两种情况：一是逆传心包；二是顺传于胃，吴氏在此基础上提出"上焦病不治，则传中焦"。所以说中焦阳明病证的形成，多由上焦手太阴气分热邪不解，传变而来，其病位在阳明胃和阳明大肠。

阳明温病的证候表现，条文中提到："面目俱赤，语声重浊，呼吸俱粗，大便闭，小便涩，舌苔老黄，甚则黑有芒刺，但恶热不恶寒，日晡益甚。"其中又有经证和腑证的不同，吴氏认为其区别主要从舌脉来判断，条文中说："承气非可轻尝之品，故云舌苔老黄，甚则黑有芒刺……方可用之"，"或用白虎，或用承气者，证同而脉异也。浮洪躁甚，邪气近表，脉浮者不可下……若沉小有力，病纯在里，则非下夺不可矣"。需要注意的是，临证中区别经证（白虎汤证）与腑证（承气汤证），除了结合舌脉，还须注意腹部及大便的情况，若腹软无压痛，大便不结者，多属经证，若腹部胀满疼痛，便秘或热结旁流，则属腑证。

阳明温病的治疗，吴氏在分注中提出："凡逐邪者，随其所在，就近而逐之。"阳明经证为无形热盛，法当辛寒清气，透邪外出，方用白虎汤，方中石膏、知母清气热，保津液，粳米护胃气，生甘草和中调和诸药；阳明腑证为有形热结，此时用白虎汤无异于扬汤止沸，须釜底抽薪，急下存阴，治当苦寒攻下，"以大承气汤主之"。需要注意的是，温病中一般很少用大承气汤，因大承气汤攻下作用过强，对人体的正气损耗过大，温病一般发展到阳明腑实证阶段正气已经损伤，一般多用小承气汤轻下热结。

【原文】 第二条　阳明温病[1]，脉浮[2]而促者，减味竹叶石膏汤[3]主之。

脉促，谓数而时止，如趋者过急，忽一蹶然[4]，其势甚急，故以辛凉透表重剂，逐邪外出则愈。

减味竹叶石膏汤方（辛凉合甘寒法）

竹叶五钱　石膏八钱　麦冬六钱甘草三钱

水八杯，煮取三杯，一时服一杯，约三时令尽。

【注释】

[1] 阳明温病：阳明指中焦脾与胃。阳明温病，是中焦阳热病证，其中包括中焦阳明气分大热证和中焦阳明腑实证。

[2] 脉浮：这里的浮脉是在里的邪气外透之象，而不是邪气在表的表证。

[3] 减味竹叶石膏汤：由原竹叶石膏汤

（竹叶、石膏、半夏、麦冬、粳米、人参、甘草）减去半夏、人参、粳米等甘温助热的药物而成。竹叶石膏汤原方见于《伤寒论》，主要用于治疗伤寒解后，虚羸少气之证，故用人参、半夏、粳米等甘温益气之药。

[4] 蹶然：摔倒的样子。

【语译】阳明温病，如果出现脉象浮而急促的情况，宜用减味竹叶石膏汤治疗。

脉促，是指脉象数而时有歇止，就好像快步行走的人因走得过快，忽然跌倒一样，病势很急，因此用辛凉清热透邪的重剂，将病邪驱逐于外就能痊愈。

减味竹叶石膏汤（辛凉合甘寒法）（方略）

上药加水八杯，煮取药液三杯，两小时服一杯，大约六小时服完。

【导读】本条讲述阳明温病无形热盛而津气已伤的证治。

本条接上一条，仍是阳明温病，所以证候表现有发热，口渴，汗出，但脉象既不是

"浮洪躁甚"，也不是"沉数有力"，而是"浮而促"，阳明病脉浮不是主表有邪气，而是里热蒸腾，气血翻涌，热邪有外达之象，脉促，指数而有一止，数为热邪鼓动血脉所致，时有一止，是津气已伤，不能续脉的表现，由此可推断病人还应有倦怠乏力，舌红少苔等津气已伤的症状。

本证既有阳明胃热，又见津气两伤，属于虚实夹杂证，治疗当清胃热，补津气。吴氏选用减味竹叶石膏汤。原方竹叶石膏汤出自《伤寒论》，主治证是伤寒里热已除，余热未尽，津气大伤，胃失和降之证，病证性质属于里热不盛而津气大伤，方中用石膏、竹叶清透余邪，麦冬、人参、甘草、粳米益气生津，半夏降逆止呕。吴氏根据温病阳明气分热盛证的特点（热盛与津气损伤并重），减去方中性温的人参、半夏以及粳米，组成了减味竹叶石膏汤，意在祛邪与扶正并施，又不会因温性药物过多而损伤津液，两不相误。

【原文】第三条 阳明温病，诸证悉有而微，脉不浮者，小承气汤微和之。

以阳明温病发端者，指首条所列阳明证而言也，后凡言阳明温病者仿此。诸证悉有，以非下不可，微则未至十分亢害，但以小承气通和胃气则愈，无庸芒硝之软坚也。

【语译】 阳明温病，各种症状全部具备但比较轻微，脉象不浮，治疗可用小承气汤微和胃气。

凡是以阳明温病作为句首的条文，都具有第一条所列出的阳明病证的症状，以下凡称为阳明温病的都不例外。本条具备阳明温病的所有症状，治疗必须用攻下的方法，但症状轻微尚未达到亢盛的程度，脉象也不浮，说明邪气没有外透之势，所以只需用小承气汤通利肠腑，和调胃气，胃气通，邪热自解就可以痊愈，不必用芒硝来软坚润燥。

【导读】 本条讲述阳明腑实轻证的证治。

阳明温病，如中焦篇第一条所言之症状，且已有腑实之证，这些症状虽悉具，但程度较轻。阳明腑实证典型脉象为沉实有力，是邪热入里，且与燥屎相结，阻滞气机，气血内闭所致，本证仅提出脉不浮，说明腑实之证较轻，治法宜清泄阳明，略通腑气，用小承气汤微和其胃气即可。

【原文】第四条 阳明温病，汗多谵语，舌苔老黄而干者，宜小承气汤治疗。

汗多，津液散而大便结，苔见干黄，谵语因结粪而然，故宜承气。

【语译】 阳明温病，如果出汗多，谵语，舌苔呈老黄色而干燥的，适宜用小承气汤治疗。

出汗较多，因实热炽盛，蒸迫津液外泄，津液耗散而大便干结，故舌苔老黄干燥。谵语，是因为热结便干，热邪上扰心神而引起的，治疗宜用小承气汤攻下。

【导读】 本条讲述阳明腑实证出现汗出、谵语的证治。

阳明腑实证出现汗多，多为大汗出，甚至手足汗出不止，即《伤寒论》中"手足濈然而汗出"，是热邪逼迫津液外泄所致，因此还可见舌苔老黄干燥；谵语，即神昏谵语，即《伤寒论》中"循衣摸床"的表现，是浊热上扰心神所致。本证治疗需审证求因，汗出、谵语均是阳明腑实所致，不可专于治汗或醒神开窍，攻下腑实是治疗关键，腑实一通，汗出、谵语自止。

【原文】第五条 阳明温病，无汗[1]，小便不利，谵语者，先与牛黄丸[2]；不大便，再与调胃承气汤。

无汗而小便不利，则大便未定成硬，谵语之不因燥屎可知。不因燥屎而谵语者，犹系心包络证也，故先与牛黄丸，以开内窍，服牛黄丸，内窍开，大便当下，盖牛黄丸亦有下大便之功能。其仍然不下者，无汗则外不通，大小便俱闭内不通，邪之深结于阴可知，故取芒硝之咸寒，大黄、甘草之甘苦寒，不取枳、朴之辛燥也。伤寒之谵语，舍燥屎无他证，一则寒邪不兼秽浊，二则由太阳而阳明；温病谵语，有因燥屎，有因邪陷心包，一则温多兼秽，二则自上焦心肺而来，学者常须察识，不可歧路亡羊也。

【注释】

[1] 无汗：没有汗出，说明邪气没有外出之机；另一方面也暗示伤津不重，大便干结不甚。

[2] 牛黄丸：指安宫牛黄丸。

【语译】 阳明温病，不出汗，小便不通畅，有谵语的，先服安宫牛黄丸，服药后仍不大便，再服调胃承气汤。

不出汗且小便不畅利，伤津不重，大便不一定成燥屎干结，因而可以知道谵语不是因为燥屎引起的，不是燥屎引起的谵语，应考虑是热入心包的心包络证，所以先给服牛黄丸以清心开窍。服牛黄丸后，清窍得开，大便也当通畅，因为牛黄丸性质寒凉，也有通下大便的功能。如果服药后仍然大便不通利，谵语不除，那么就不属邪热传入心包的病证。无汗是卫气不通，大小便都闭塞不畅是腑气不通，由此可知这是病邪锢结于里的缘故。因此，须采用咸寒的芒硝、甘苦寒的大黄、甘草来治疗，而不可使用辛燥的枳实、厚朴等药物。伤寒的谵语，除肠中燥屎引起而一般没有其他症，一方面是寒邪多不兼夹秽浊之气，另一方面是由太阳经传到阳明经。温病的谵语，有的是因肠中燥屎，有的是因邪热内陷心包，一方面是温邪多兼秽浊之气，另一方面温邪多犯上焦心肺。学医者临证时必须经常注意辨析识别，不可因辨察不清而引起治疗失误。

【导读】 本条讲述阳明温病谵语的辨析及治疗。

关于阳明病，《伤寒论》云："伤寒发热，无汗，呕而能食。而反汗出濈濈然者，是转属阳明也。"又说："以亡津液胃中干燥，故令大便硬，当问其小便日几行。若本小便日三四行，今日再行，故知大便不久出，今为小便数少，以津液当还入胃中，故知不久必大便也。"所以吴氏在本条分注说："无汗而小便不利，则大便未定成硬"，阳明温病一般应高热多汗，本证无汗且小便不利，说明谵语不因阳明腑实所致，是热入心包的结果。因热入心包证也可见大便不通，但是没有腹满硬痛的表现，可先用安宫牛黄丸清心开窍，如果用药后患者神志清醒，气机恢复正常，大便不通的表现亦可缓解，若仍大便不下，再用调胃承气汤攻下。

谵语在温病中属于危重症，病机不同采用的治法大异，本条提示在临证中治疗神昏谵语的患者需慎重，要区分其病机及病变部位，若一时难以辨清，可试探性地用药，如条文中所说"先与牛黄丸，不大便，再与调胃承气汤"，以免一味攻下而损伤正气，导致邪热内陷，病情加重。

【原文】第六条 阳明温病，面目俱赤，肢厥，甚则通体皆厥，不瘛疭，但神昏，不大便七八日以外，小便赤，脉沉伏，或并脉亦厥，胸腹满坚[1]，甚则拒按，喜凉饮者，大承气汤主之。

此一条须细辨其的是火极似水[2]，热极而厥之证，方可用之，全在目赤、小便赤、腹满坚、喜凉饮定之。

大承气汤（方法并见前）

【注释】

[1] 胸腹满坚，甚则拒按：里热太甚，燥屎结于大肠，腑气不通，故胸腹痞满坚硬，按之胀满痛甚，因而拒绝触按。喜按为虚，拒按为实。此乃实证之指征。

[2] 火极似水：因邪热极盛，可出现与发热相反的临床表现，即热深厥深的真热假寒证。其症可见恶寒，但不欲加盖衣被；手足厥逆冰冷，但胸腹灼热；下利纯水，但夹燥粪或矢气极臭；脉沉，但重按弦滑有力；并见烦渴、咽干、舌燥、口臭、小便黄赤等症。亦称阳盛格阴。

【语译】阳明温病，面部和眼睛发红，四肢冰凉，甚至全身冰冷，虽四肢不抽搐，但神志不清，不大便已达七八日以上，小便色赤，脉象沉伏，或重按而不易触及的"脉厥"，胸腹部胀满坚硬，甚至拒按，喜饮凉水的宜用大承气汤治疗。

本条必须仔细辨别的确属火极似水，邪热极盛而致的厥证，才可使用大承气汤。关键是从眼睛发红、小便赤、腹部胀满坚硬、喜凉饮等症状来确定病证为实热性质。

大承气汤（处方和用法都见前）

【导读】本条讲述阳明腑实证发生厥证的证治。

关于厥证的症状及病机，《伤寒论》说："凡厥者，阴阳气不相顺接，便为厥。厥者，手足厥冷者是也。"厥证的主症是手足逆冷，病机是阴阳气不相顺接，导致阴阳气不相顺的原因很多，需要辨清其虚实寒热。因虚致厥，多是由气血不足，不能正常运行所致；因实致厥，多是一些病理产物堵塞气机的通路所致，如痰饮、气郁、瘀血、食滞、燥屎等。本条厥证的病机是阳明腑实致使气机阻滞，阳气不达四末而致厥，属于因实致厥；从寒热的性质来看，文中提到"面目俱赤""小便赤""喜凉饮者"，当属于热厥。

结合病机分析，本证属实热致厥，且已有"神昏，不大便七八日"，属于危急之症，急当攻下腑实，方选大承气汤峻下热结，急下存阴，以防止病邪进一步入里。

【原文】第七条 阳明温病，纯利稀水无粪者，谓之热结旁流，调胃承气汤主之。

热结旁流，非气之不通，不用枳、

朴，独取芒硝入阴以解热结，反以甘草缓芒硝急趋之性，使之留中解结，不然，结不下而水独行，徒使药性伤人也。吴又可用大承气汤者非是。

【语译】阳明温病，如果大便泻出的全是稀水而无粪质的，称为热结旁流，用调胃承气汤治疗。

【导读】本条讲述阳明腑实证热结旁流的证治。

"热结旁流"源自清代吴有性《温疫论》，原文说："热结旁流者，内热壅闭，先大便秘结，续得下利纯臭水，全然无粪。"吴鞠通这里沿用吴又可的说法，指出阳明腑实证可出现热结旁流的表现，热结，是邪热与燥屎结于肠道；旁流，是热邪逼迫肠道津液外泄，津液从燥屎的旁边渗下，所以下利稀水而无粪质，但气味臭秽难闻。

《伤寒论》中提到典型阳明腑实证当具有"痞、满、燥、实"的病理特点，根据上述热结旁流的病机，本条文提到阳明腑实证的临床特点是有燥、实而无痞、满，所以治法当缓下热结，方选调胃承气汤。调胃承气汤不以大、小而论，而称"调胃"，说明它的作用重点在胃而非肠，是通过清胃热，泻肠燥而保津液。本证以胃中燥热为主，所以不用辛温燥烈的枳实、厚朴，而用大黄、芒硝泄热软坚攻下，甘草缓和芒硝的趋下作用，使芒硝能留在肠道中软解燥结。

需要注意的是，吴鞠通指出"吴又可用大承气汤者非是"。因大承气汤峻下力量过强，可造成"结不下而水独行，徒使药性伤人也"的后果，临证中须仔细辨析，慎重用药。

热结旁流，不是腑气不通，因而不用枳实、厚朴，只用芒硝（配合大黄）以祛除肠道的热结，并佐以甘草来缓和芒硝的趋下作用，使芒硝能留在肠道中软解燥结。不这样的话，会造成燥结不下而仅使水液下行，药不能治病反而徒伤人体的正气。吴又可治疗此证用大承气汤，不够妥当。

【原文】第八条　阳明温病，实热壅塞为哕[1]者下之。连声哕者，中焦；声断续，时微时甚者，属下焦。

《金匮》谓：哕而腹满，视其前后，知何部不利[2]，利之即愈。阳明实热之哕，下之里气得通则止，但其兼证之轻重，难以预料，故但云下之而不定方，以俟临证者自为采取耳。再按：中焦实证之哕，哕必连声紧促者，胃气大实，逼迫肺气不得下降，两相攻击而然。若或断或续，乃下焦冲虚之哕，其哕之来路也远，故其声断续也，治属下焦。

【注释】

[1] 哕：呃逆，俗称打嗝儿。

[2] 何部不利：什么部位发生的病变，在辨证方面揭示"病位"问题。

【语译】阳明温病，由于实热壅滞于胃而发生呃逆的，应使用攻下法治疗。如连声呃逆，病位在中焦；如呃逆声断断续续，时轻时重的，病位在下焦。

《金匮要略》说：呃逆而伴有腹满的，应注意观察其大小便情况，以了解大便或小便何处不通利，投用通利法即可治愈。阳明温病由于实热壅塞中焦而致呃逆，使用攻下法可使壅滞之里气得以疏通，呃逆便可停止。但是由于本病的伴随症状轻重不一，不容易预料，所以文中只说用攻下治疗而不规定具体的方剂，以便让临床医生根据病情灵活选方。还要指出的是：中焦实证引起的呃逆，其呃逆必然连续而作，声音紧促，这是因为胃气壅实阻塞，迫使肺气不能下降，二者互相冲击所造成的。如果呃逆声断断续续，是下焦肾虚不能纳气，虚气上冲致哕，这种呃逆来路较远，所以其哕声时断时续，治疗按下焦病变处理。

【导读】本条讲述温病中出现哕的辨析和治法。

哕，即呃逆，俗称打嗝，病机有虚实之分，实证的呃逆，声高气涌，呃声连续不断而紧促，是热结腑实，阻滞气机，气逆动膈，冲击而上所致，其病位在中焦，治疗当攻下腑实，燥屎得下，气机恢复通畅则呃逆自止；虚证的呃逆，声低气弱，时断时续，是下焦肾气大亏，肾不纳气，虚上逆动膈所致，其病位在下焦，治疗当按下焦虚证论治，切记不可用承气汤攻下，否则损伤已虚的正气易导致厥脱等变证。

【原文】第九条　阳明温病，下利谵语，阳明脉实，或滑疾者，小承气汤主之；脉不实者，牛黄丸主之，紫雪丹亦主之。

下利谵语，柯氏[1]谓肠虚胃实，故取大黄之濡胃，无庸芒硝之润肠。本论有脉实、脉滑疾、脉不实之辨，恐心包络之谵语而误以承气下之也，仍主芳香开窍法[2]。

小承气汤方（苦辛通法重剂）

大黄五钱　厚朴二钱　枳实一钱

水八杯，煮取三杯，先服一杯，得宿粪，止后服，不知再服。

调胃承气汤（热淫于内，治以咸寒，佐以甘苦法）

大黄三钱　芒硝五钱　生甘草二钱

牛黄丸（方论并见上焦篇）

紫雪丹（方论并见上焦篇）

【注释】

[1] 柯氏：柯韵伯，著有《伤寒来苏集》。

[2] 芳香开窍法：指应用"三宝"进行清热开窍的治疗方法。

【语译】阳明温病，出现泄泻、谵语等症状，右关部阳明脉象实或滑疾的，用小承气汤治疗；如果脉象不实者，当用牛黄丸治疗，紫雪丹也可使用。

出现泄泻和谵语，柯韵伯说是肠虚胃实，所以采用大黄疏通胃气，而不需用芒硝软坚润燥。本条文强调要分辨脉实、脉滑疾、脉不实，主要是怕把热入心包络而致的谵语误认为是承气汤证而投下法，如果是热入心包络所致的谵语，仍应以芳香开窍法治疗。

小承气汤方（苦辛通法重剂）（方略）

上药加水八杯，煮成三杯药液。先服一杯，如肠中宿粪得以排出，则不必再服。如服后仍不解大便，可再服。

调胃承气汤（热淫于内，治以咸寒，佐以甘苦法）（方略）

牛黄丸（处方和方论都见上焦篇）

紫雪丹（处方和方论都见上焦篇）

【导读】本条讲述阳明腑实证出现下利谵语的辨析和证治。

对于本条的理解，可与中焦篇第五条前后互参。阳明温病出现热结旁流，伴有谵语，是阳明腑实所致？还是邪入心包形成？吴氏认为主要取决于脉象，如脉实大有力或出现滑疾之象，是阳明腑实，浊热上扰心神所致，治疗当通腑泄热，方选小承气汤攻下腑实，腑实一去，谵语表现自能消失。若脉不实，既不实大有力，也没有滑疾之象，说明病不在胃肠，而是邪入心包所致，结合证候表现，应是脉细数，治疗当清心开窍，方选安宫牛黄丸或紫雪丹开窍醒神。

【原文】第十条 温病三焦俱急[1]，大热大渴，舌燥，脉不浮而躁甚，舌色金黄[2]，痰涎壅甚，不可单行承气者，承气合小陷胸汤主之。

三焦俱急，谓上焦未清已入中焦阳明，大热大渴，脉躁苔焦，阳土[3]燥烈，煎熬肾水，不下则阴液立见消亡，下则引上焦余邪陷入，恐成结胸之证，故以小陷胸合承气汤，涤三焦之邪，一齐俱出，此因病急，故方亦急也，然非审定是证，不可用是方也。

承气合小陷胸汤方（苦辛寒法）

生大黄五钱　厚朴二钱　枳实二钱
半夏三钱　瓜蒌三钱　黄连二钱

水八杯，煮取三杯，先服一杯，不下，再服一杯，得快利，止后服，不便再服。

【注释】

[1] 三焦俱急：由于邪气盛壮，在上焦肺热未清，即累及中、下二焦，三焦证候同时并见，病情重，病势急，故称三焦俱急。

[2] 舌色金黄：指出现的明亮的黄色舌苔。

[3] 阳土：指足阳明胃。

【语译】 温病三焦里热俱急，出现大热大渴，舌苔干燥，脉象不浮而躁急，苔呈金黄色，痰涎壅盛等症状。不可单独使用承气汤治疗，应采用承气汤合小陷胸汤治疗。

所谓"三焦俱急"，是指上焦的邪热未清，已传入中焦阳明，出现高热、口大渴、脉躁急、苔焦躁等症状。胃热炽盛，燥伤津液，甚至消烁肾水，若不用下法会使人体阴液很快消亡，但是投用下法又有可能会使上焦未清的余邪内陷形成结胸证，所以用小陷胸汤配合承气汤来荡涤三焦的病邪，清热化痰、攻下腑实一并使用，使三焦之邪一齐外出。由于病情很急，因此本方的作用也较峻猛，如果没有审查确定是本证，就不可使用本方。

承气合小陷胸汤方（苦辛寒法）（方略）

上药加水八杯，煮成三杯药液。先服一杯，如服后不解大便，则再服一杯，如果服后大便畅通，可不必再服，若仍不大便，则再服。

【导读】 本条讲述热结肠腑兼痰热结胸证的证治。

本证的病机特点为"三焦俱急"，即病变涉及三焦，叶天士《温热论》说："温邪则热变最速"，说明温邪传变较快，可同时涉及多个部位。本条病证是上焦肺与胸膈热盛与中焦胃热，肠燥津伤并存，形成阳明腑实后进一步损伤津液，最终可耗伤肾阴而导致下焦真阴亏损，所以说"三焦俱急"。其证候表现具体可见：发热，口渴，大便秘结，腹满痛，痰涎壅盛，胸脘痞闷，按之作痛，舌红、苔黄燥，脉不浮（沉）而躁（动）。

本证上焦有痰热结胸，中焦有热结肠腑，且上、中焦燥热有危及下焦之势，急当解上、中焦燥热之邪，但需注意的是，上焦痰热不去，气机不通则中焦腑实难下，反之中焦腑实不下，气机不通则上焦痰热难祛，所以本证的治法当攻下腑实与清化热痰并施，吴氏选择承气合小陷胸汤方。小承气汤中大黄、厚朴、枳实行气攻下，急下存阴；小陷胸汤中半夏、黄连、瓜蒌辛开苦降，化痰清热，两方合用，共祛上、中焦邪热，防止病邪进一步损伤下焦。

【原文】第十一条　阳明温病，无上焦证[1]，数日不大便，当下之，若其人阴素虚，不可行承气者，增液汤主之。服增液汤已，周十二时[2]观之，若大便不下者，合调胃承气汤微和之。

此方所以代吴又可承气养荣汤法[3]也。妙在寓泻于补[4]，以补药之体，作泻药之用，既可攻实，又可防虚。余治体虚之温病，与前医误伤津液、不大便、半虚半实之证，专以此法救之，无不应手而效。

增液汤方（咸寒苦甘法）

元参一两　麦冬（连心）八钱　细生地八钱

水八杯，煮取三杯，口干则与饮，令尽，不便，再作服。

方论　温病之不大便，不出热结、液干二者之外。其偏于阳邪炽甚，热结之实证，则从承气法矣；其偏于阴亏液涸之半虚半实证，则不可混施承气，故以此法代之。独取元参为君者，元参味苦咸微寒，壮水制火，通二便，启肾水上潮于天，其能治液干，固不待言，《本经》称其主治腹中寒热积聚，其并能解热结可知。麦冬主治心腹结气，伤中伤饱，胃络脉绝，羸瘦短气，亦系能补、能润、能通之品，故以为之佐。生地亦主寒热积聚，逐血痹，用细者，取

其补而不腻，兼能走络也。三者合用，作增水行舟[5]之计，故汤名增液，但非重用不为功。

本论于阳明下证，峙立[6]三法：热结液干之大实证，则用大承气；偏于热结而液不干者，旁流是也，则用谓胃承气；偏于液干多而热结少者，则用增液，所以回护其虚，务存津液之心法也。

按　吴又可纯恃[7]承气以为攻病之具，用之得当则效，用之不当，其弊有三：一则邪在心包、阳明两处，不先开心包，徒攻阳明，下后仍然昏惑谵语，亦将如之何哉？吾知其必不救矣。二则体亏液涸之人，下后作战汗，或随战汗而脱，或不蒸汗徒战而脱。三者下后虽能战汗，以阴气大伤，转成上嗽下泄，夜热早凉之怯证，补阳不可，救阴不可，有延至数月而死者，有延至岁余而死者，其死均也。在又可当日，温疫盛行之际，非寻常温病可比，又初创温病治法，自有矫枉过正不暇详审之处，断不可概施于今日也。本论分别可与不可与、可补不可补之处，以俟明眼裁定，而又为此按语于后，奉商天下之欲救是证者。至若张氏[8]、喻氏[9]，有以甘温辛热立法者，湿温有可用之处，然须兼以苦泄淡渗，盖治外邪，宜通不宜守[10]

也，若风温、温热、温疫、温毒，断不可从。

【注释】

[1] 阳明温病，无上焦证："阳明温病"系指中焦篇第一条的内容，"无上焦证"指没有上焦篇第三条所述证候。本条所述之证无表证，纯属里证。

[2] 周十二时：以地支计时，每一时相当于现在 2 小时，十二时为 24 小时，24 小时为一天，故称"周"。

[3] 吴又可承气养荣汤法：见《温疫论·解后宜养阴忌投参术》。乃四物汤合小承气汤化裁而成，为滋阴承气之意。

[4] 寓泻于补：使用具有滋补作用的药物，来达到泻下祛邪的目的。

[5] 增水行舟：无水或水少时，自然船不得行；水深船浮而行。以此来比喻滋阴通便。

[6] 峙（zhì 治）立：耸立。本处指明显树立。

[7] 纯恃（shì 事）：单纯的依赖。恃：依赖，倚仗。

[8] 张氏：张景岳。

[9] 喻氏：喻嘉言。

[10] 宜通不宜守：指多用通法（汗、吐、下、消导、活血等法），少用补益、固涩之法。

【语译】 阳明温病，没有上焦症状，几天不大便，应当用下法治疗，如果病人素体阴液亏虚，不可以用承气汤，宜投增液汤治疗。服增液汤以后，观察 24 小时，假如仍然不解大便，可配合调胃承气汤轻下以调和胃气。

本方是用来代替吴又可的承气养荣汤的，其特点在于寓泻法于补法之中，用具有滋补功能的药物，来达到祛除病邪的作用，既可以攻逐实邪，又可以防护阴液亏虚。我治疗素体阴虚的温病患者，或以前的医生用药不当伤耗津液，形成虚实相兼

的不大便病证，专门采用这个方法进行救治，没有不立刻见效的。

增液汤方（咸寒苦甘汤）（方略）

上药加水八杯，煮成三杯药液，口干渴则给其饮用，直至饮完。服后如不解大便，再配一剂煎服。

方论　温病出现不大便的症状，不外乎实热内结和阴液干涸两个原因。凡是偏重阳热炽盛、实热内结的实证，应使用承气汤这一类治法治疗；凡是偏重于阴液耗损的虚实相杂之证，就不可随意施用承气汤攻下，故可用本条所述的增液汤代替，该方唯独以玄参为君药，是因为玄参苦咸而性微寒，具有滋阴制火、通调二便的作用，可使肾中之水上输而濡养全身，它能治阴液干枯的病证，当然不必多说。《神农本草经》中说玄参主治腹中寒热积聚，说明它还可以散解肠中热结。麦冬主治心腹气机郁结，中气受伤，饮食不节而致脾胃受伤，胃的络脉欲绝，身体消瘦而气短等症。也是一味能补助正气，能润燥生津，能通畅气机的药物，所以把它作为佐药。生地黄也可以治疗寒热结聚，能攻逐血脉的痹阻，至于用细生地黄，是因其有补而不腻，并且能疏通络脉的作用。三味药配合运用，有增水行舟的作用和效果，所以方剂名称为增液，但药物分量宜重用，否则不会有明显效果。

以上对阳明温病可以用攻下法的证候，并立了三种治法：热结肠腑、阴液耗损的大实证，当用大承气汤治疗；偏重热结肠腑而阴液损伤不明显，表现为热结旁流的，应投用调胃承气汤治疗；偏重阴液亏耗而热结不甚的，则须用增液汤治疗。这是注意顾护阴液，务必保存津液的重要治法。

按：吴又可设立承气汤作为温病攻逐病邪的主要武器，如果使用方法正确可以收到良好效果，但若使用不当则又引起以下三种弊病：其一，病邪不仅在阳明，又传入心包，此时若不先清心开窍，只是徒然攻下阳明热结，即使大便已经通畅，患者仍然神志昏糊，谵语妄言，那又该怎么办呢？我认为病情已经很难救治了。其二，素体阴虚或温病阴液亏损之人，用下法后有的可作战汗，有的随着战汗而正气外脱；有的只战栗而无汗且伴有正气外脱。其三，运用攻下法后虽能作战汗，但阴液和阳气大伤，致使病情转变为上见咳嗽、下见泄泻、夜晚发热清晨热退的虚损病证，这时既不能温补阳气，又不能滋养阴液，很难治疗了。有的病人拖延几个月后死亡，有的病人拖延一年多后死亡，无论时间长短，最终的结果大都是死亡。在吴又可生活的年代，正是瘟疫大流行的时候，因为瘟疫与一般的温病不同，而且温病的治法也刚刚创立，所以不可避免地会有矫枉过正、考虑不周的地方，我们今天在治疗温病时，千万不可原封不动地照搬使用。在本书中，对治法方药的可与和不可与，对补法的可用和不可用都详加区分，以便让高明的医生自己决定如何选用。为此，又在本条的后面加了按语，与医学界中对救治该病证有研究的人共同商讨。至于像张景岳、喻嘉言等医家，曾提出用甘温、辛热作为主要治法，湿温等病可用这些治法，但还必须配合苦泄、淡渗的方法。凡是治疗外邪引起的疾病，都宜疏通而不宜滞守，以利于病邪外出。然而像风温、温热、温疫、温毒等温病，则绝不可用甘温、辛热的方剂。

【导读】本条主要论述阴虚体质之人发生阳明腑实证的证治。

温病上焦肺卫证已消失，数日不大便者，属阳明温病。吴氏认为阳明温病腑证的病因不外"热结与液干"两大因素，若属于阳明实热内结的实证，应使用承气汤攻下为主；如病人素体阴液亏虚者，即便大便不通，亦不可滥投承气，可"增水行舟"，方用增液汤"寓泻于补，以补药之体，作泻药之用，既可攻实，又可防虚"。药后一昼夜，如大便仍然不通，说明尚有热结存在，可用调胃承气汤轻下，以使胃气调和而大便通畅。

【原文】第十二条　阳明温病，下后汗出[1]，当复其阴[2]，益胃汤主之。

温热本伤阴之病，下后邪解汗出，汗亦津液之化，阴液受伤，不待言矣，故云当复其阴。此阴指胃阴而言，盖十二经皆禀气于胃，胃气复而气降得食，则十二经之阴皆可复矣。欲复其阴，非甘凉不可，汤名益胃者，胃体阳而用阴[3]，取益胃用之义也。下后急议复阴者，恐将来液亏燥起，而成干咳身热之

怯证[4]也。

益胃汤方（甘凉法）

沙参三钱　麦冬五钱　冰糖一钱细生地五钱　玉竹（炒香）一钱五分

水五杯，煮取二杯，分二次服，渣再煮一杯服。

【注释】

[1] 汗出：汗出之证，有内热甚，逼汗外出；有邪被解除而汗出者；有阳虚自汗者，邪正相争战而汗出者，临证当细辨。然汗出使津液

外流，阴液受损，对机体的影响是一致的。本条之汗出，与"邪解"有关，同时说明内有余热。此时再用清法，多伤脾胃，复其阴，则阳热可解。

[2] 复其阴：使用滋补阴液的药物使受损的阴液得以恢复，主要指养胃阴。复，恢复。

[3] 胃体阳而用阴：胃属腑为阳明，主纳谷，故其体属阳。胃喜湿而恶燥，以降为顺，故其用为阴。

[4] 怯（qiè 切）证：一般指虚劳证，也称"怯疾"，此处指以虚损为主的病证。

【语译】阳明温病，使用攻下法后汗出，应当滋补阴液，用益胃汤治疗。

温热性质的疾病本来就易耗伤阴液，在下后病邪外解可有汗出，汗液也是津液化生的，大量出汗则阴液造成损伤，这是不用多说的，所以提出应当滋补阴液。此处的阴是指胃阴，由于人体的十二经脉之气都来源于胃，胃阴恢复，则胃气和降，患者能正常进饮食，因而十二经脉的阴液也就可以恢复正常。想要补益阴液，必须用甘凉濡润之品，本方名称为益胃，是因为胃的实体虽是阳腑，而所起的作用是化生阴液，益胃就是补益胃阴，化生津气之义。使用攻下后立即考虑补益阴液，是怕以后因为阴液不足而出现干燥征象，形成干咳、低热不退等虚损病证。

益胃汤方（甘凉法）（方略）

上药加水五杯，煎煮成二杯药液，分为两次饮服，药渣可再煮取一杯服用。

【导读】本条讨论阳明温病下后汗出伤阴的证治。

温热类疾病本就耗伤阴液，使用攻下法后而见汗出，大量汗出必然加重人体阴液的损伤，吴氏提出应注意补益阴液，这里补阴主要是指补益胃阴，而不是滋补肝肾，须注意区分。胃为水谷之海，人体的十二经脉之气血都来源于胃，胃阴恢复，则胃气和降，患者能正常饮食，十二经脉的阴液也就可以恢复正常。本证的证候表现可见：低热或不发热，口燥咽干，或干咳，或口渴喜饮，舌红少苔，脉细略数。

需要注意的是，对于本方的应用，并不一定只限于下后汗出之证，若温病后期胃阴耗伤者，邪热已退，阴液未复的证候都可加减使用。

【原文】第十三条　下后无汗脉浮[1]者，银翘汤主之；脉浮洪[2]者，白虎汤主之；脉洪而芤者[3]，白虎加人参汤主之。

此下后邪气还表[4]之证也。温病之邪，上行极而下，下行极而上，下后里气得通，欲作汗而未能，以脉浮验之，知不在里而在表，逐邪者随其性而宣泄之，就其近而引导之，故主以银翘汤，增液为作汗之具，仍以银花、连翘解毒而轻宣表气，盖亦辛凉合甘寒轻剂法也。若浮而且洪，热气炽甚，津液立见销亡，则非白虎不可。若洪而且芤，金受火克，元气不支，则非加人参不可矣。

银翘汤方（辛凉合甘寒法）

银花五钱　连翘三钱　竹叶二钱
生甘草一钱　麦冬四钱　细生地四钱

白虎汤、白虎加人参汤（方论并见前）

【注释】

[1] 脉浮：浮为邪气在表，或邪气有外出之势。治疗要随其势，因势利导。所以在治疗上突

出一个"透发"，即自注原文"宣泄"之意。

[2] 脉浮洪：洪大表示热邪炽盛，津液煎灼，故以白虎汤治之。

[3] 脉浮洪而芤者：脉洪为热甚，芤为浮而散大，正气不足，元气不支，故加人参。

[4] 邪气还表：一般外感热病，初期病邪在表，或延误治疗，邪可由表入里，病情加重；正确的治疗，可以消除邪气，也可以使邪气由里达表，即使邪气退至原来表的位置，故称之"邪气还表"。除本条外，"入营犹可透热转气"也是"还表"的一个例证。

【语译】使用攻下法后，身上无汗而脉象浮，应以银翘汤治疗；如果脉象浮洪，可用白虎汤治疗；如果脉象洪大而芤的，应当用白虎加人参汤治疗。

本条所讨论的是温病攻下后余邪郁于肌表的证候。温病的病邪在人体内的发展传变，往往是向上部发展到极点后就会向下部发展，向下部发展到极点后就会向上部发展。使用攻下法后，在里的气机得以畅通，此时出现似乎要出汗而不能出汗的情况，从脉象浮来验证，就可以知道病邪不在里而在肌表。临床上攻逐病邪是根据病邪的性质不同而采用宣透外泄的方法，使病邪从最近的部位排出体外，所以主要用银翘汤治疗。方中用麦冬、生地黄滋阴增液补充汗源，以利出汗，还用金银花、连翘清热解毒，轻宣肌表之邪，因而该方被称为辛凉合甘寒的轻剂。如果脉象浮而洪，是邪热亢炽，津液有很快消耗殆尽的可能，必须用白虎汤治疗。如果脉象洪大而且芤，则是肺的气阴被火热之邪损伤的"金受火克"证，此时元气大伤，非加入人参不可，即白虎加人参汤法。

银翘汤方（辛凉合甘寒法）（方略）

白虎汤、白虎加人参汤（方剂和方论都见前）

【导读】本条讲述阳明腑实证下后，腑实已去，邪热仍存的证治。

阳明腑实证用攻下法后，有形热结已去，无形邪热未尽，吴氏根据热邪的轻重和津液损伤的程度列举了几种情况：

第一，"无汗，脉浮者，银翘汤主之"。本证当有发热，里热炽盛，逼津外泄，当有汗出，但本条说无汗、脉浮，极易理解是表郁所致，但从病机考虑，应是津液大伤，无汗源可作，脉浮是里热浮于表所致。因此，治法当宣散邪热，滋养阴液，方选银翘汤，方中金银花、连翘、竹叶辛凉宣透，透邪外出；生地黄、麦冬甘寒清热，养阴生津；生甘草调和诸药。

第二，"脉浮洪者，白虎汤主之"。本证是阳明腑实证下后，腑实已去，阳明胃热仍盛的病证，除脉洪浮外，还应有高热、烦渴、大汗出的表现，所以用白虎汤清胃热、护胃气、存津液。

第三，"脉洪而芤者，白虎加人参汤"。以脉测证，结合病机分析，本证应是阳明无形热盛兼津气大伤的表现，属于虚实夹杂的病证，治疗以白虎汤辛寒清气祛邪热，人参补气生津护正气。

【原文】第十四条　下后无汗，脉不浮而数，清燥汤主之。

无汗而脉数，邪之未解可知，但不浮，无领邪外出之路，既下之后，又无连下之理，故以清燥法增水敌火，使不致为灾。一半日后相机易法，即吴又可下后间服缓剂之法也。但又可清燥汤中用陈皮之燥，柴胡之升，当归之辛窜，津液何堪？以燥清燥，有是理乎？此条乃用其法而不用其方。

清燥汤方（甘凉法）

麦冬五钱　知母二钱　人中黄一钱五分　细生地五钱　元参三钱

水八杯，煮取三杯。分三次服

加减法　咳嗽胶痰，加沙参三钱，桑叶一钱五分，梨汁半酒杯，牡蛎三钱，牛蒡子三钱。

按　吴又可咳嗽胶痰之证，而用苏子、橘红、当归，病因于燥而用燥药，非也，在湿温门中不禁。

【语译】攻下法后病人身上无汗，脉不浮而呈现数象，可用清燥汤治疗。

病人无汗而脉象数，说明病邪尚未完全解除，然而脉不浮，又说明病邪不在肌表，不能采用解表的方法祛邪外出。本证出现在使用下法之后，就不能再用下法治疗，而应当用清燥养阴的方

法来滋补津液，平抑火热，方不至于造成病情恶化，一天或半天后可根据病情变化改用其他方法治疗，这就是吴又可提出的攻下后宜间断服用缓剂的方法。但是吴又可的清燥汤中有辛燥的陈皮，升散的柴胡，辛香走窜的当归，怎么会不伤津液呢？用性燥的药物来治疗燥证，有这样的道理吗？因此，本条只采用了吴又可的治法，而不使用他的方剂。

清燥汤方（甘凉法）（方略）

上药加水八杯，煮成三杯药液，分三次服下。

加减法　咳嗽痰黏不爽的加沙参三钱，桑叶一钱五分，梨汁半酒杯，牡蛎三钱，牛蒡子三钱。

按　吴又可治疗咳嗽、痰胶黏的病证，用苏子、橘红、当归等，对于因燥而引起的病证，用这些性燥的药物是不妥当的。但在湿温病的治疗中使用性燥药物不在禁忌之列。

【导读】本条讲述阳明腑实证下后，腑实已去，津液大伤，燥热不解的证治。

本条须与上一条银翘汤证加以区分，本证"无汗"，病机是津液大伤，无汗源可作；"脉不浮而数"，说明里热没有浮于表的趋势；以方测证，本证还有发热及津液干燥的表现，如口干咽燥、口渴、舌苔黄燥等。治疗当养阴润燥为主，兼以清热，方选清燥汤。方中麦冬、生地黄、玄参（增液汤）滋阴润燥；人中黄寒凉清热；知母虽性苦寒，清热润燥。临证中可根据邪热阴伤的程度酌情加减。

【原文】**第十五条**　下后数日，热不退，或退不尽，口燥咽干，舌苔干黑，或金黄色，脉沉而有力者，护胃承气汤微和之；脉沉而弱者，增液汤主之。

温病下后，邪气已净，必然脉静身凉，邪气不净，有延至数日邪气复聚于胃，须再通其里者，甚至屡下而后净者，诚有如吴又可所云。但正气日虚一日，阴津日耗一日，须加意防护其阴，不可稍有鲁莽，是在任其责者临时斟酌尽善耳。吴又可于邪气复聚之证，但主

以小承气，本论于此处分别立法。

护胃承气汤方（苦甘法）

生大黄三钱 元参三钱 细生地三钱 丹皮二钱 知母二钱 麦冬（连心）三钱

水五杯，煮取二杯，先服一次，得结粪，止后服，不便，再服。

增液汤（方见前）

【语译】使用下法后经过了几天，发热仍不减退，或者热势虽然减退而未退尽，伴有口燥咽干，舌苔色黑干燥，或呈老黄色，如果脉象沉而有力的，当用护胃承气汤轻下以调和胃气；如果脉象沉而弱的，可用增液汤治疗。

温病用攻下法后，如果病邪已尽除，必然表现为脉象平和而没有发热，若邪气未净，有的经过几天后邪气又炽盛于胃肠，必须再用攻下法以畅通其里，甚至要连续攻下才能把病邪除净，正如吴又可所说的那样。但是，正气一天比一天虚弱，阴津的消耗一天比一天严重，此时要特别注意顾护机体的阴液，绝不能有丝毫的鲁莽行事，重要的是医生临证时应仔细斟酌病情并采取尽可能完善正确的治法。吴又可治疗下后邪气复聚再度形成的热结证，仅仅以小承气汤为主，而本条文提出对这种病证应区分不同的情况分别立法制方。

护胃承气汤（苦甘法）（方略）

上药加水五杯，煮成二杯药液，先服一杯，如果肠中结粪能排出，则不用再服，如不大便，再服一杯。

增液汤（方剂见前）

【导读】本条讲述阳明腑实证下后腑实已去，但邪气复聚再度形成热结证的证治。

"下后数日，热不退，或退不尽"，说明下后热邪仍盛；"口燥咽干，舌苔干黑，或金黄色"，说明阴液大伤；"脉沉而有力者"，说明邪热复聚再度形成热结。治疗当攻补兼施。吴氏在分注中说："正气日虚一日，阴津日耗一日，须加意防护其阴"，因此当以滋阴为主，兼以攻下，以"护胃承气汤微和之"。方中生地黄、麦冬、玄参（增液汤）滋阴增液，加入知母增加滋阴润燥之力，生大黄攻下腑实，丹皮防止热邪进一步内陷阴分，也可泄血中伏热；若脉沉而弱者，是正气大伤之象，不可用生大黄攻下腑实，以防攻下太过而出现厥脱的变证，用增液汤"增水行舟"即可。

【原文】**第十六条** 阳明温病，下后二三日，下证复现[1]，脉不甚沉，或沉而无力，止可与增液，不可与承气。

此恐犯数下之禁也。

【注释】

[1] 下证复现：如十五条所列应下的证候又出现了。

【导读】本条讲述阳明腑实证下后腑实已去，但邪气复聚再度形成热结证的治疗禁忌。

"阳明温病，下后二三日，下证复现"，是指用攻下法后邪气复聚，燥屎又结，具有可

【语译】阳明温病，运用攻下法后二三天，可用攻下的证候（适应证）又出现，如果脉象不太沉，或者脉象虽沉但按之无力，只可用增液汤治疗，不可使用承气汤。

本条文所提出的，是恐怕犯屡用攻下的错误的禁忌。

下之征；但"脉不甚沉"，说明燥结不甚；"或沉而无力"，提示燥结虽甚而正气大伤，此两种情况均不可再用承气汤，以防损伤正气，只能用增液汤"增水行舟"。

【原文】第十七条 阳明温病，下之不通，其证有五：应下失下[1]，正虚不能运药[2]，不运药者死，新加黄龙汤[3]主之。喘促不宁，痰涎壅滞，右寸实大，肺气不降[4]者，宣白承气汤主之。左尺牢坚[5]，小便赤痛，时烦渴甚，导赤承气汤主之。邪闭心包，神昏舌短，内窍不通，饮不解渴者，牛黄承气汤主之。津液不足，无水舟停者，间服增液，再不下者，增液承气汤主之。

经谓下不通者死，盖下而至于不通，其为危险可知，不忍因其危险难治而遂弃之。兹按温病中下之不通者共有五因：其因正虚不运药者，正气既虚，邪气复实，勉拟黄龙法，以人参补正，以大黄逐邪，以冬、地增液，邪退正存一线，即可以大队补阴而生，此邪正合治法[6]也。其因肺气不降，而里证又实者，必喘促寸实，则以杏仁、石膏宣肺气之痹，以大黄逐肠胃之结，此脏腑合治法[7]也。其因火腑不通，左尺必现牢坚之脉（左尺，小肠脉也，俗候于左寸者非，细考《内经》自知），小肠热盛，下注膀胱，小便必涓滴，赤且痛也，则以导赤去淡通之阳药，加连、柏之苦通火腑，大黄、芒硝承胃气而通大肠，此二肠同治法[8]也。其因邪闭心包，内窍不通者，前第五条已有先与牛黄丸，再与承气之法，此条系已下而不通，舌短神昏，闭已甚矣，饮不解渴，消亦甚

矣，较前条仅仅谵语，则更急而又急，立刻有闭脱之虞，阳明大实不通，有消亡肾液之虞，其势不可少缓须臾，则以牛黄丸开手少阴之闭，以承气急泻阳明，救足少阴之消，此两少阴合治法[9]也。再此条亦系三焦俱急，当与前第九条用承气、陷胸合法者参看。其因阳明太热，津液枯燥，水不足以行舟，而结粪不下者，非增液不可。服增液两剂，法当自下，其或脏燥太甚之人，竟有不下者，则以增液合调胃承气汤，缓缓与服，约二时服半杯沃之，此一腑中气血合治法[10]也。

新加黄龙汤（苦甘咸法）

细生地五钱　生甘草二钱　人参一钱五分（另煎）　生大黄三钱　芒硝一钱　元参五钱麦冬（连心）五钱　当归一钱五分　海参（洗）二条　姜汁六匙

水八杯，煮取三杯。先用一杯，冲参汁五分、姜汁二匙，顿服之，如腹中有响声，或转矢气者，为欲便也；候一二时不便，再如前法服一杯；候二十四刻[11]，不便，再服第三杯；如服一杯，即得便，止后服，酌服益胃汤一剂（益胃汤方见前），余参或可加入。

方论 此处方于无可处之地，勉尽人力，不肯稍有遗憾之法也。旧方用大承气加参、地、当归，须知正气久耗，而大便不下者，阴阳俱备，尤重阴液消亡，不得再用枳、朴伤气而耗液，故改用调胃承气，取甘草之缓急，合人参补

正，微点姜汁，宣通胃气，代枳、朴之用，合人参最宣胃气，加麦、地、元参，保津液之难保，而又去血结之积聚，姜汁为宣气分之用，当归为宣血中气分之用，再加海参者，海参咸能化坚，甘能补正，按海参之液，数倍于其身，其能补液可知，且蠕动之物，能走络中血分，病久者必入络，故以之为使也。

宣白承气汤方（苦辛淡法）

生石膏五钱　生大黄三钱　杏仁粉二钱　瓜蒌皮一钱五分

水五杯，煮取二杯，先服一杯，不知再服。

导赤承气汤

赤芍三钱　细生地五钱　生大黄三钱　黄连二钱　黄柏二钱　芒硝一钱

水五杯，煮取二杯，先服一杯，不知再服。

牛黄承气汤

即用前安宫牛黄丸二丸，化开，调生大黄末三钱，先服一半，不知再服。

增液承气汤

即于增液汤内，加大黄三钱，芒硝一钱五分。水八杯，煮取三杯，先服一杯，不知再服。

【注释】

[1] 应下失下：在阳明里实证刚刚形成时，未能乘正气未衰而及时攻下。

[2] 正虚不能运药：药物施于人体，必须与人体的功能相结合，才能发挥作用。泻下药必须通过加强肠蠕动，才能完成排出燥粪的作用。方名"承气"，道理就在于此。如果人体正气虚极，严重的功能不足，不能参与药物吸收与运

行，药物的治疗作用就不能正常发挥。

[3] 新加黄龙汤：此方源于黄龙汤。适用于因热邪传里，胃中燥屎结实，心硬痛，下利纯清水，谵语，发渴，身热等症。

[4] 肺气不降：邪热炽盛，痰涎壅滞，故使肺气郁而不降，肺与大肠相表里，脏郁而腑更为之不通。右寸脉实大，即为肺热郁甚。

[5] 左尺牢坚：左手尺部脉，出现沉按实大弦长而硬的脉象，其候肾与小肠，知小肠火腑不通，其证表现为小便短赤涩痛，时时心烦而躁，并口渴引饮。

[6] 邪正合治法：邪盛热结，正虚不足以运药，所以用新加黄龙汤补正祛邪两兼，故为邪正合治。

[7] 脏腑合治法：肺热痰壅，滞闭不得宣降，大肠为肺之腑，里实不下，脏腑同被热邪所困，宣降肺气与通逐肠结相结合而治，故称脏腑合治。

[8] 二肠同治法：小肠热甚，下注膀胱，引起小便赤痛；大肠燥结不通。此时须导赤热于小肠，承胃气以通大肠。小肠与大肠兼治，故称二肠同治。

[9] 两少阴合治法：指手少阴心经与足少阴肾经兼治的方法。

[10] 一腑中气血合治法：腑指大肠，气指承其气而下，血指肠中津液而言，实气阴合治，缓缓而通下。

[11] 二十四刻：一小时为四刻，二十四刻为六小时。

【语译】 阳明温病，攻下后仍然大便不通，其原因和病证大致有以下五种：一是原本应当攻下法治疗的病证，因没有及时攻下，导致机体正气虚损，不能运化吸收药力，使攻下药不能发挥作用，常常可造成死亡，这种情况可用新加黄龙汤治疗；二是病人出现气急喘促，坐卧不安，喉中痰涎壅阻不畅，脉象右寸实大，是热结肠

腑，肺气不能肃降所致，可用宣白承气汤治疗。三是脉象见左尺坚牢，并伴有小便色赤，尿时涩痛，时常感到心烦口渴，宜用导赤承气汤治疗。四是热邪内闭心包，出现神志昏迷，舌体短缩，口渴而饮水不能解渴，可用牛黄承气汤治疗。五是肠道津液不足，大便由于干燥而不通，就像无水使船舶不能行驶一样，即所谓"无水舟停"，可先服增液汤，服后仍不解大便者，再用增液承气汤治疗。

《内经》中曾经说过，攻下后仍然大便不通的会导致死亡。一般来说，使用攻下法后大便大多都能通利，如果仍然不排大便，其危险是显而易见的。但是也不能因为病证危险，难以救治，就束手无策，放弃治疗。这里所举出的温病中用攻下而大便不通的情况，共有以下五种原因：其一是因为正气虚不能运化药力而造成的，一方面正气虚弱，另一方面邪气又实，尽力仿照《伤寒六书》的黄龙汤法，用人参补益正气，大黄攻逐热结实邪，并用麦冬、生地黄滋补阴液，只要病邪得以祛除而正气尚存一线，就可以用大剂滋养阴液的药物救治，往往能够转危为安，这种治法称为"邪正合治法"。其二是因为肺气不得肃降，肠腑又热结不通，必然出现喘急气促，右寸脉实大等症状，可用杏仁、石膏等药清宣肺脏气机的痹阻，用大黄攻逐肠胃的热结，这种方法称为"脏腑合治法"。其三是因为小肠火腑不通，左尺部必然出现牢坚的脉象，（左尺部脉属小肠，现在有些人以左寸部脉候小肠，这是错误的，只要仔细考证一下《内经》就会明白）。小肠热邪亢盛，邪热下注膀胱，导致小便短少色赤，尿时涩滞疼痛，治疗用导赤散去掉其中的

淡渗通利的药物，加入黄连、黄柏等苦寒清利小肠火热郁结，再加大黄、芒硝通畅而承胃气，这种治法称为"二肠合治法"。其四是因为邪热内闭心包，机窍阻闭不通而引起的病证。本篇第五条中已有先给服牛黄丸，再用承气汤的治法。该条所讨论的是已经使用攻下法而大便仍然不通，并伴有舌短缩，神志昏迷等见症，说明心窍的闭阻已相当严重。同时又见口渴较甚，饮水不能解渴的现象，表明津液的消耗也很厉害，与第五条仅仅只有谵语相比，病情要危急得多，有立刻内闭外脱的可能。阳明热结，腑实不通，又有使肾中的阴液耗竭的危险，由于病势危急，必须果断从事，不可有丝毫的拖延迟缓，治疗应立即用牛黄丸开手少阴心包的窍闭，用承气汤迅速攻下阳明的热结，以救护足少阴肾水的耗竭，这种治法称为"两少阴合治法"。另外，该条所述的病证也是上中下三焦俱急的证候，应当与本篇中第九条用承气汤、陷胸汤合治的病证相互参照对比。其五是因阳明邪热亢炽，导致津液严重消耗，肠中津液枯燥而不足以濡润滑利，使大便干结而不能排出，即"水不足以行舟"，此时非用增液汤滋养阴液不可。服增液汤两剂以后，大便一般自然可以排出，但也有的人因脏腑阴液的损耗太严重，大便仍然不能排出的，可用增液汤配合调胃承气汤治疗，让患者缓慢地服下汤药，大约每4小时服半杯，以润滑肠道，这种治法称为"一腑中气血合治法"。

新加黄龙汤（苦甘咸法）（方略）

上药加水八杯，煮成三杯药液。先用一杯，冲入另煎的参汤和姜汁二匙一次服下。如果服后腹中有响声，或者有肛门排

气的，是将要解大便的征兆；如果等待二到四小时仍然不解大便，再按上面的方法服药一杯；如果等待六小时左右不解大便，再服第三杯药液。若服第一杯后就能解出大便，那就不必再服余药，可以酌情服益胃汤一剂（益胃汤方见前），必要时剩余的参汤也可加入其中一起服用。

方论　本处方是针对已难以救治的危重症，勉强竭尽全力而制定的，虽然无转危为安的把握，但总比坐以待毙要少一些遗憾。以前《伤寒六书》中的黄龙汤，是用大承气汤加入人参、生地黄、当归所组成。必须明确，本证正气久已耗伤，加之不解大便，人体阴液阳气都已耗竭，尤其是阴液即将消耗殆尽，不能再用枳实、厚朴来耗伤元气和阴液，所以改用调胃承气汤。方中用甘草缓和攻下药的峻猛之性，配合人参补益正气，少量姜汁宣通胃气，以代替枳实、厚朴行气散结的作用，并且姜汁配人参最适宜宣通胃气；加入麦冬、生地黄、玄参滋补耗竭的津液，消除积聚的血结；姜汁用于宣通气分，当归用于宣

通血中气分，再加上海参。海参味咸能软坚化结，味甘可以补助正气。海参体内的液体，是其自身的几倍，具有明显的滋补阴液的作用，况且其又是一种蠕动之物，能疏通络中的血分，而疾病迁延日久，邪必然会陷入络脉，所以本方用海参作为佐使之药。

宣白承气汤（苦辛淡法）（方略）

上药加水五杯，煮成二杯药液，先服一杯，如果服后没有产生效果，就再服一杯。

导赤承气汤（方略）

上药加水五杯，煮成一杯药液，先服一杯，如果服后仍然不解大便，就再服一杯。

牛黄承气汤

用前面所说的安宫牛黄丸二丸，以冷开水化开，调入生大黄粉三钱，先服一半，如果服后不见效，就再服另一半。

增液承气汤（方略）

上药加水八杯，煮成三杯药液，先服一杯，如果没有取得效果，就再服一杯。

【导读】本条阐述阳明温病热结腑实证用攻下之后大便仍不通的五种证候的证治。

"阳明温病，下之不通"，吴氏认为必然存在兼症或变症，单纯用攻下法必然无效，须审证求因，具体分列了五种情况：

一、"应下失下，正虚不能运药，不运药者死，新加黄龙汤主之"。阳明腑实证未及时攻下，腑实不除，导致阳气与阴液大伤的变证。"正虚不能运药"，是气血化生之源将要断绝之象，不能运化药物，当然也不能运化饮食，化生气血，说明病情危重。本证属阳明腑实兼气液两虚之证，法当攻下腑实，补益气阴，方用新加黄龙汤，方中以调胃承气汤缓下热结；生地黄、玄参、麦冬（增液汤）增补阴液；海参为血肉有情之品大补阴液；人参补气；姜汁宣通胃气；当归行血中之气；甘草调和诸药。需要注意的是，因滋阴必然恋邪，攻下必然伤正，本就"两无生理"，故吴氏在方论中说"此处方于无可处之地，勉尽人力，不肯稍有遗憾之法也"，但在临证中只要阳明腑实兼有气阴两伤者均可酌情使用。

二、"喘促不宁，痰涎壅滞，右寸实大，肺气不降者，宣白承气汤主之"。因"肺与大肠相表里"，肺病可传变至大肠，形成痰热阻肺，热结腑实之证。吴氏提出须"宣肺气之

痹""逐肠胃之结"，方用宣白承气汤，以杏仁、蒌皮宣肺降气，清肺化痰；石膏清泄肺热；大黄攻下热结，吴氏称此为"脏腑合治法"。

三、"左尺牢坚，小便赤痛，时烦渴甚，导赤承气汤主之"。因阳明腑实，进一步引起小肠热盛的变证，阳明腑实表现为大便不通，小肠热盛表现为小便不利，是小肠热盛下移膀胱所致。治法当通大便之秘，泻小肠之热，方选导赤承气汤，方中大黄、芒硝攻大肠腑实，黄连、黄柏泻小肠之热，生地黄滋阴清热，赤芍凉血清热，活血通络，吴氏称此为"二肠同治法"。注意本证小便不利不可淡渗利湿，因其病机不是膀胱气化失司，而是津液本就不足，热移膀胱所致，可与中焦篇第三十条前后互参。

四、"邪闭心包，神昏舌短，内窍不通，饮不解渴者，牛黄承气汤主之"。吴氏在分注中说"较前条仅仅谵语，则更急而又急，立刻有闭脱之虞，阳明大实不通，有消亡肾液之虞"。本证热闭心包，病在手少阴心，肠腑热结，进一步消耗肾精，病在足少阴肾，所以吴氏说病在"两少阴"。此时徒攻阳明无益，须同时开少阴心窍方可。方选牛黄承气汤，以牛黄丸清心开窍以救手少阴，以大黄攻下泄热救足少阴，故吴氏称此为"两少阴合治法"。

五、"津液不足，无水舟停者，间服增液，再不下者，增液承气汤主之"。阴液亏耗，大便不通，无水舟停，治当增水行舟，方用增液汤，以滋阴通便。服两剂后大便仍不下者，需要攻补兼施，加大黄、芒硝，组成增液承气汤，攻下热结，增水行舟。吴氏称此为"一腑中气血合治法"。"一腑"，指大肠腑，"气血合治"，承气汤攻下，属气分证治法，增液汤滋阴补液，属血分证治法，故称"一腑中气血合治法"。

【原文】第十八条 下后虚烦不眠，心中懊憹，甚至反复颠倒[1]，栀子豉汤主之；若少气者，加甘草；若呕者，加姜汁。

邪气半至阳明，半犹在膈，下法能除阳明之邪，不能除膈间之邪，故证现懊憹虚烦。栀子豉汤，涌越其在上之邪也。少气加甘草者，误下固能伤阴，此则以误下而伤胸中阳气，甘能益气，故加之。呕加姜汁者，胃中未至甚热燥结，误下伤胃中阳气，木来乘之，故呕，加姜汁，和肝而降胃气也，胃气降，则不呕矣。

栀子豉汤方（见上焦篇）

栀子豉加甘草汤

即于栀子豉汤内，加甘草二钱，煎法如前。

栀子豉加姜汤方

即于栀子豉汤内，加姜汁五匙。

【注释】

[1] 反复颠倒：指郁闷烦乱、坐卧不宁的表现。

【语译】 使用攻下法后，出现心烦不能入眠，胸膈间有一种烧灼嘈杂不舒的感觉，甚至可见郁闷烦乱，坐卧不宁，用栀子豉汤治疗；如果兼少气的加甘草；如伴有呕吐的加生姜汁。

病邪有一部分已经传至阳明，但尚有一部分还在胸膈，此时若用下法，只能祛除阳明的病邪，而不能祛除胸膈间的病邪，所以出现了心中懊侬、虚烦不眠等症状，栀子豉汤能宣发透泄其在上部胸膈间的病邪，故用栀子豉汤治疗。少气加甘草，是由于误下固然能伤耗阴液，而本证是由于误下损伤胸中的阳气，故加甘草补益正气；呕吐加生姜汁，是由于胃肠还没有达到热盛燥结的程度，误下损伤胃中阳气，肝木乘

虚犯胃，导致胃气上逆故而呕吐，加入姜汁能够和肝而降胃气，胃气得降，呕吐就会停止。

栀子豉汤（见上焦篇）

栀子豉加甘草汤（方略）

栀子豉加姜汁汤（方略）

【导读】本条讲述热结肠腑下后有形热结已去，但胸膈无形郁热复存的证治。

本证初始热结肠腑证是胸膈郁热传入阳明而成，后用攻下法后腑实虽去，但胸膈无形郁热仍存，故吴氏在分注说："邪气半至阳明，半犹在膈，下法能除阳明之邪，不能除膈间之邪"。治法当轻宣胸膈郁热，方选栀子豉汤，方解见上焦篇十三条。

"少气"，即气短，考虑其病机当是攻下后损伤阳气所致，吴氏在栀子豉汤的基础上加甘草益气；"呕者"，考虑是下后损伤胃气导致胃气上逆所致，在栀子豉汤中加姜汁温胃降逆止呕。

【原文】第十九条 阳明温病，干呕口苦[1]而渴[2]，尚未可下者，黄连黄芩汤主之。不渴而舌滑者属湿温。

温热，燥病也，其呕由于邪热夹秽，扰乱中宫[3]而然，故以黄连、黄芩彻其热，以芳香蒸变化其浊也。

黄连黄芩汤方（苦寒微辛法）

黄连二钱 黄芩二钱 郁金一钱五分 香豆豉二钱

水五杯，煮取二杯，分二次服。

【注释】

[1] 口苦：本属少阳证，为肝胆热蒸而致。本文泛指内热。

[2] 渴：指口渴。为气分热的主症，与邪热灼伤津液有关。但湿郁气分，津气不化，虽热而

不口渴，其兼症为舌苔滑腻，要注意鉴别。

[3] 中宫：中焦脾胃，湿热秽浊之气最易损伤脾胃功能。

【语译】阳明温病，干呕口苦口渴，尚未出现可以攻下的证候，用黄连黄芩汤治疗。口不渴而舌苔滑的，属于湿温病。

温热病是一类以津液干燥为主要特征的疾病。本证出现的干呕是由于邪热之中夹杂秽浊之气，扰乱了中焦脾胃的正常功能所造成的，所以用黄连、黄芩来消除邪热，用芳香宣散的药物来宣化秽浊。

黄连黄芩汤（苦寒微辛法）（方略）

上药加水五杯，煮成二杯药汁，分为二次服用。

【导读】本条论述阳明温病干呕的证治。

"干呕，口苦而渴"说明病位涉及足少阳胆，是阳明热盛影响到胆，出现热郁胆腑之证。口苦，是胆热逼迫胆汁上逆所致，干呕，是木郁土壅气机上逆的结果，结合临证特点分析，本证的证候表现有：寒热往来，热重寒轻，或但热不寒，口苦而渴，干呕，心烦，小便短赤，胸胁不舒，舌红苔黄，脉弦数。

本证病机为邪郁少阳，分注中提到"邪热夹秽"，即热邪也可兼夹秽浊之气，共同郁阻少阳，法当苦寒直清里热，宣郁透邪，方选黄连黄芩汤。黄芩入胆经，是清泄胆热专用药；黄连苦寒，辅助黄芩清泄胆腑郁热；淡豆豉宣郁透邪，使邪有出路，与芩、连配伍有栀子豉汤的寓意；本方缺少滋阴生津的药物，可加入生甘草、白芍酸甘化阴；玄参滋阴清热。此种配伍类似《温热逢源》中黄芩加豆豉、玄参方，清热、养阴、透邪，清补并用，疗效更佳。

【原文】第二十条　阳明温病，舌黄燥，肉色绛[1]，不渴者，邪在血分，清营汤主之。若滑者[2]，不可与也，当于湿温中求之。

温病传里，理当渴甚，今反不渴者，以邪气深入血分，格阴于外，上潮于口，故反不渴也。曾过气分，故苔黄而燥。邪居血分，故舌之肉色绛也。若舌苔白滑、灰滑、淡黄而滑，不渴者，乃湿气蒸腾之象，不得用清营柔以济柔[3]也。

清营汤方（见上焦篇）
【注释】

[1] 肉色绛：指舌质呈红绛色。

[2] 滑者：指舌苔滑腻。

[3] 柔以济柔：本条讲的是清营汤的应用鉴别要点。在阳明温病中，出现红绛舌，口不渴时，可能会是两种原因：一是热入营血证，红绛舌是营分证的特色舌象，一般舌苔少，即使有舌苔，苔多干燥少津；二是气分湿热蕴结，郁久化热，仍然可见舌质红绛，但此时必见滑腻苔，或白滑，或灰滑，或黄滑，此时并非热入营血，以此为鉴，二者治有不同。清营汤是由清营凉血滋阴药物组成，用清营汤治湿病就是以柔润之品治疗湿润的病，只能助邪，不能有利于治病。柔指柔润、湿润而言。

【语译】阳明温病，舌苔黄而干燥，舌质深红而绛，口不渴的，是邪在营血分，用清营汤治疗。如果舌苔滑润的，不可以用清营汤，应当按湿温病治疗。

温病邪传入里，热炽津伤，按道理应当口渴明显，现在反而口不渴，是病邪深入营血分，迫使在里的阴气外出，向上湿润于口的缘故，所以反而不觉得口渴。由于本证多由气分发展而来，因此舌苔色黄干燥。病邪深入营血分，所以舌质变为绛色。如果舌苔白滑、灰滑、淡黄而滑，口不渴者，是湿气蒸腾于内的征象，不可用清营汤等阴柔滋腻的方药治疗。

清营汤方（见上焦篇）

【导读】本条讨论温病邪入营血分的临床特征及其治疗。

温病邪入营血分的主要临床特征为舌干绛，口反不渴。临床当注意温病口不渴还可见于湿邪内阻之证，吴氏认为可从舌苔来鉴别，凡有湿邪而口不渴者，舌苔必滑腻而不燥，其治法当从湿温中求；如确系热入营分，营阴受伤者可用清营汤清营养阴，透热转气。

【原文】第二十一条　阳明斑者[1]，化斑汤主之。方义并见上焦篇。

【注释】

[1] 阳明斑者：指阳明温病伴有皮肤发斑症

状的证候。斑：指皮肤颜色改变的皮损，形态为点大成片，平摊于皮肤之下，有触目之形，而无碍手之质，压之不褪色，消退后不脱屑。

【语译】阳明温病发斑的，用化斑汤

【导读】本条讲述阳明温病发斑的证治。

阳明温病发斑，是阳明气分热盛窜入血分，热邪逼迫血液溢出脉外所致，治疗当清泄胃热，凉血化斑，治疗选化斑汤，具体方解见上焦篇第十六条。

【原文】第二十二条　阳明温病，下后疹[1]续出者，银翘散去豆豉加细生地大青叶元参丹皮汤主之。

方义并见上焦篇。

【注释】

[1] 疹：与上条所述之斑相对应，均为皮肤损害，二者常相伴出现。疹的形态：点小如粟

治疗。

化斑汤的方剂组成和组方意义可参见上焦篇。

米，高出皮肤之上，抚之碍手，压之褪色，消退后脱屑。

【语译】阳明温病，使用下法后有红色的疹子陆续从肌表发出，当用银翘散去豆豉加细生地大青叶元参丹皮汤治疗。

银翘散去豆豉加细生地大青叶元参丹皮汤的组成和组方意义可参见上焦篇。

【导读】本条讲述阳明温病下后发疹的证治。

阳明热盛传至营分，但气分有形热结已成，阻滞气机，气血内闭，邪无出路，疹欲发而不能发。用攻下法后，热结已下，气机恢复通降，无形邪热趋于表，有外解的趋势，所以"下后疹续出"，治法当因势利导，辛凉透邪，养阴清热，方选银翘散去豆豉加细生地大青叶元参丹皮汤，具体方解见上焦篇第十六条。

【原文】第二十三条　斑疹，用升提[1]则衄[2]，或厥[3]，或呛咳[4]，或昏痉[5]，用壅补[6]则瞀乱[7]。

此治斑疹之禁也。斑疹之邪在血络，只喜轻宣凉解。若用柴胡、升麻辛温之品，直升少阳，使热血上循清道则衄；过升则下竭，下竭者必上厥；肺为华盖，受热毒之熏蒸则呛咳；心位正阳，受升提之摧迫则昏痉。至若壅补，使邪无出路，络道比经道最细，诸疮痛痒，皆属于心，既不得外出，其势必返而归之于心，不瞀乱得乎？

【注释】

[1] 升提：指使用升发作用的药物。如升

麻、柴胡、葛根、三春柳、防风、羌活、白芷等。

[2] 衄：鼻出血为衄，此处泛指各种出血。

[3] 厥：指阴阳不相顺接而出现的四肢逆冷。

[4] 呛咳：如同食物或痰浊误入喉及气管内而引起的剧烈咳嗽。

[5] 昏痉：神昏抽搐及角弓反张等病证。

[6] 壅补：补益的方法，主要指甘温补益的方法。在斑疹的治疗中经常会使用一些滋补津液的药物，有利于斑疹的透发，而使用甘温益气的药物容易导致气机壅滞，故称壅补。

[7] 瞀乱：目眩眼花，或目不明而胸闷满，心中烦乱，无所主。

【语译】温病发斑疹，如果用升散提

举作用的方药治疗，就会引起衄血，有的会导致肢体厥冷，有的发生呛咳，有的甚至会造成神昏痉厥。如果用壅滞滋补的方药治疗，就会导致神志昏乱。

以上所说的是治疗斑疹的禁忌。温病发斑疹，其病邪已在血络，只宜采用轻宣凉解的方法治疗。如果用柴胡、升麻等性味辛温的药物会使少阳之气直升于上，使邪热挟血上逆从清窍而出，产生衄血现象；过于升举，会导致下元亏竭，下元亏竭会

【导读】本条讨论温病斑疹的治疗禁忌。

吴氏认为斑疹病位在血分，只宜轻宣凉解，不可妄投升提或腻补之品。假如误用了柴胡、升麻等性味辛温的药物，使少阳之气直升于上，邪热挟血上逆，从清窍而出，而成衄血；且过分升举，必然导致下元亏竭，下元亏竭则阳气不能外布，肢体清冷不温；肺居上焦，为脏腑华盖，热毒之气上升必然熏灼于肺，肺气失肃则咳嗽呛急；心处上焦胸腔之中，如果受到升提火热之气的摧残，神明失司，而见神昏痉厥。各种疮疡、痛痒病证都属于心的病变，如果对斑疹误用滋补壅滞的药物，使邪无出路，热邪不能外出，必然通过经络而内犯于心，心火亢盛，神明失司，自然出现神志昏乱的症状。但若温病发斑疹时，如正气大虚而出现斑疹内陷之逆证，临床上出现体温骤降，斑疹突然隐没等见症，当用补气以托斑疹之法。此则不属禁忌之法。

使阳气不能外布而肢体清冷不温。肺为脏腑华盖，热毒之气熏蒸于肺会发生呛咳。心位于上焦在胸腔之中，受到被升提的火热之气的摧残逼迫，定会导致神昏痉厥。如果使用壅滞滋补的方药，使病邪外出的道路被阻塞，而络脉比心经脉更细，与心紧密相关，各种疮疡痛痒等病证都属于心的病变，当热邪不能外出时，就必然会通过经络而内犯于心，怎么会不发生神志昏乱呢?

【原文】第二十四条　斑疹阳明证悉具，外出不快，内壅[1]特甚者，调胃承气汤微和之，得通则已，不可令大泄[2]，大泄则内陷[3]。

此斑疹下法，微有不同也。斑疹虽宜宣泄，但不可太过，令其内陷。斑疹虽忌升提，亦畏内陷，方用调胃承气者，避枳、朴之温燥，取芒硝之入阴，甘草败毒缓中也。

调胃承气汤（方见前）

【注释】

[1] 内壅：内里热毒壅滞，致使斑疹不能外透。

[2] 大泄：严重的泄泻，泻下不止。

[3] 内陷：邪气亢盛，正气不能祛邪外出，邪气因而迅速深入营分、血分的病理过程。

【语译】温病出现斑疹，并且阳明证的证候表现都已经具备，但斑疹的透发却不畅快，热结内壅较重的用调胃承气汤缓下热结，调和胃气，大便得通就不可再下，不能过分地攻下，下泻太过病邪会乘虚内陷。

本条指出温病外发斑疹运用攻下法与一般的攻下法稍微有些不同。温病出现斑疹虽然宜用宣泄之法，但绝不可过分宣泄，以免造成病邪内陷。治疗斑疹虽然禁忌使用升提之法，但也应注意发生内陷之变，选用的调胃承气汤，避免了温燥的枳实、

厚朴，加芒硝入阴软坚，甘草解毒缓中。　　　　　　　调胃承气汤（方剂见前）

【导读】本条论述温病斑疹兼见阳明腑实证的治法。

　　吴氏认为温病发生斑疹而具有阳明证者，使用攻下法时与单纯阳明腑实证有所不同。斑疹的治疗禁忌用升提之法，亦恐攻下过峻而发生内陷之变。本条强调用调胃承气汤微微攻下，避免大承气汤中枳实、厚朴助热伤气而耗阴；方中芒硝可以入阴分而软坚；甘草可解毒缓中。全方攻下的作用较平和，既使腑气得通，邪热外泄，又不会因津液过耗而致邪热内陷。

【原文】第二十五条　阳明温毒发痘[1]者，如斑疹法，随其所在而攻之[2]。

　　温毒发痘，如小儿痘疮，或多或少，紫黑色，皆秽浊太甚，疗治失宜[3]而然也。虽不多见，间亦有之。随其所在而攻，谓脉浮则用银翘散加生地、元参，渴加花粉，毒重加金汁、人中黄，小便短加芩、连之类；脉沉内壅者，酌轻重下之[4]。

【注释】

[1] 痘：即天花。

[2] 随其所在而攻之：辨其病位与病性，根据病邪所在部位而进行相应的攻逐方法。

[3] 疗治失宜：运用了不正确的治疗方法。

[4] 酌轻重下之：仔细斟酌病情轻重，稍施

【语译】温毒病证，病邪传入阳明而发生痘疮的，一般可按治疗斑疹的方法处理，根据病邪所在的不同部位，采取各种攻逐病邪的治法。

　　温毒发生痘疮，与小儿发生的痘疮类似，有的发出较多，有的发出较少。颜色呈现紫黑的，大多是热毒挟有较严重的秽浊之气，加上治疗不够妥当所引起的。虽然并不常见，但有时也不会发生。应根据病邪的所在部位而采取不同的攻逐之法，具体来说，脉象浮的可用银翘散加生地黄、玄参；有口渴的加天花粉；热毒较重的加金汁、人中黄；小便短赤的加黄芩、黄连之类。脉象沉，里气壅滞的，可根据热结的轻重程度酌情使用攻下法。

攻下之剂。

【导读】本条讲述温毒类疾病痘疮在阳明气分阶段的证治。

　　吴氏在本条分注中提到"温毒发痘，如小儿痘疮"，这里"痘疮"不是小儿水痘，而是"天花"，是一种急性强烈传染病，传染性强，死亡率高，吴氏认为此类疾病可按照斑疹的方法治疗，不过现在天花已经在全世界范围内灭绝，关于治疗这里不再赘述。

【原文】第二十六条　阳明温毒，杨梅疮者，以上法随其所偏而调之，重加败毒[1]，兼与利湿。

　　此条当入湿温，因上条温痘连类而及，故编于此，可以互证[2]也。杨梅疮者，形似杨梅，轻则红紫，重则紫黑，

多现于背部、面部，亦因感受秽浊而然。如上法者，如上条治温痘之法。毒甚故重加败毒，此证毒附湿而为灾，故兼与利湿，如草薢、土茯苓之类。

【注释】

[1] 败毒：清热解毒作用的药物。

[2] 互证：互相对照，互相参照。

【语译】 温毒病证，病邪传入阳明而发生杨梅疮的，可采用以上所述的外治法，根据病邪的轻重及部位不同分别施治。治疗中要注意加重败毒，并兼用利湿的药物。

本条的内容，按理应归入湿温病之中，由于上条是讨论温毒发痘，所以将其编在一起，以便于相互类比，参照。所谓杨梅疮，是指疮的形状与杨梅相似，轻的为红紫色，重的为紫黑色，大多发生在人体的背部和面部，也是因为热毒挟有秽浊之气所引起的。可参照上条治疗温毒发痘的方法加以治疗。由于本证热毒较重，所以要着重败毒；又由于本证热毒挟附湿浊致病，所以要兼用利湿之法，可配合使用萆薢、土茯苓之类的药物。

【导读】 本条讲述温毒类疾病杨梅疮在阳明气分阶段的证治。

"杨梅疮"指的是梅毒，属于性传播疾病，吴氏认为此病的发生发展过程符合卫气营血的传变规律，是温毒类病邪传入阳明气分而发病，可参照上条治疗温毒发痘的方法加以治疗。

【原文】 第二十七条　阳明温病，不甚渴，腹不满，无汗，小便不利，心中懊憹者，必发黄，黄者栀子柏皮汤主之。

受邪太重，邪热与胃阳相搏，不得发越[1]，无汗不能自通[2]，热必发黄矣。

栀子柏皮汤方

栀子五钱　生甘草二钱　黄柏五钱

水五杯，煮取二杯，分二次服。

方论　此湿淫于内，以苦燥之，热淫于内，佐以甘苦法也。栀子清肌表，解五黄[3]，又治内烦。黄柏泻膀胱，疗肌肤间热。甘草协和内外。三者其色皆黄，以黄退黄，同气相求也。按：又可但有茵陈大黄汤[4]，而无栀子柏皮汤，温热发黄，岂皆可下者哉！

【注释】

[1] 发越：邪气外出。

[2] 自通：邪气外出的途径、通路，有邪气外出之意。

[3] 五黄：即五疸。如黄疸、谷疸、酒疸、女劳疸、黑疸等。

[4] 茵陈大黄汤：吴又可在《温疫论》中治疗发黄的处方名称是"茵陈汤"。其组成为茵陈、山栀和大黄，本条所论即此，但方名不是茵陈大黄汤。

【语译】 阳明温病，口不太渴，腹部不胀满，没有汗出，小便不畅利，心中懊憹不安的，很有可能会发生黄疸，如果发生了黄疸，用栀子柏皮汤治疗。

由于感受病邪过重，邪热与胃中阳气搏结，邪热不得发越，再加上没有汗出，邪无外出的通路，郁而发热而必然导致发生黄疸。

栀子柏皮汤方（方略）

上药加水五杯，煮成二杯药液，分两次服下。

方论　这就是《内经》中所说的：湿邪盛于内，用苦味的药来燥湿；热邪盛于内，配合甘味、苦味的药物来清热的治疗方法。栀子可以清泄肌表的热邪，解除五种黄疸，又能治疗内烦。黄柏能泻膀胱的热邪，治疗肌肤间的邪热。甘草可以调和诸药，协调表里之气。这三味药的颜色都是黄的，用黄色的药来退黄疸，是依据同气相求的原理。吴又可在《温疫论》中只有茵陈大黄汤，而没有栀子柏皮汤。但是，温热发黄的病证，难道都可以用攻下法治疗吗？

【导读】本条讲述阳明胃热兼太阴脾湿，湿热蕴蒸，发为黄疸的证治。

"阳明温病"说明阳明胃热炽盛，分注中又说"湿淫于内"，说明本证是阳明胃热兼太阴脾湿的病证。热中夹湿，津伤不甚，故"不甚渴"；湿热交蒸，未形成腑实，所以"腹不满"；湿热内蕴，三焦水道不利，气机不通，所以"无汗，小便不利"；热重湿轻，热扰心神，故心中懊恼；湿热困阻脾胃，气机不畅，湿热蕴蒸，土壅木郁，肝胆失于疏泄，浸淫周身，所以"必发黄"。

本证属于湿热困阻脾胃，热重湿轻的病证，治疗当清热为主，祛湿为辅，方选栀子柏皮汤，本方来源于《伤寒论》，方中栀子苦寒清热，黄柏清热燥湿，甘草甘缓和中，但吴氏在此条中用的是生甘草，清热之力更强。本方利胆退黄的效力不够，可酌情加入茵陈、大黄等物增强清热利胆退黄之效。

【原文】第二十八条　阳明温病，无汗，或但头汗出，身无汗，渴欲饮水，腹满，舌燥黄[1]，小便不利者，必发黄，茵陈蒿汤主之。

此与上条异者，在口渴腹满耳。上条口不甚渴，腹不满，胃不甚实，故不可下；此则胃家已实而黄不得退，热不得越，无出表之理，故从事于下趋大小便也。

茵陈蒿汤

茵陈蒿六钱　栀子三钱　生大黄三钱

水八杯，先煮茵陈减水之半，再入二味，煮成三杯，分三次服，以小便利为度。

方论　此纯苦急趋[2]之方也。发黄外闭也，腹满内闭也，内外皆闭，其势不可缓，苦性最急，故以纯苦急趋下焦也。黄因热结，泻热者必泻小肠，小肠丙火[3]，非苦不通。胜火[4]者莫如水，茵陈得水之精；开郁[5]莫如发陈[6]，茵陈生发最速，高出众草，主治热结黄疸，故以之为君。栀子通水源而利三焦，大黄除实热而减腹满，故以之为佐也。

【注释】

[1] 舌燥黄：指舌苔黄而干燥。此内结热，以热为主，湿为辅故舌苔黄而燥。

[2] 急趋：趋下作用迅猛。

[3] 小肠丙火：小肠为阳腑，与心同属火，心为丁火，小肠为丙火。

[4] 胜火：制约、克制火热之邪。

[5] 开郁：宣通开达郁闭之气机。

[6] 发陈：为藏久外达之势，就是利用春阳发泄之机，退除冬蓄之故旧。

【语译】阳明温病，不出汗，或只在头部出汗而身上无汗，口渴想要喝水，腹部胀满，舌苔干燥色黄，小便不通畅的，很可能会发生黄疸，用茵陈蒿汤治疗。

本条与上条不同的地方，在于有口渴和腹满的症状，上条口不太渴，腹部不胀满，胃肠热结还不严重，所以不可用攻下法；本条胃肠热结燥实已成，黄疸又不得消退，邪热不得发越，期望从表而解是不可能的，因此采取药力趋于下的方法，使邪从大小便而解。

茵陈蒿汤（方略）

上药加水八杯，先放入茵陈蒿煎成四杯，再加入栀子、生大黄煎成三杯药液。分三次服下，直到小便通畅为止。

方论　本方是药性纯苦而药力直趋于下的方剂。发生黄疸是由于在外的肌表郁闭，腹部胀满是因为在里的胃肠闭阻，内外气机都闭阻不通，病势较急，治疗不能稍有迟缓，所以用纯苦而直趋下焦的药物治疗。发生黄疸的原因是因有热结，泻除热结必须清泄小肠。小肠属于丙火，一定要用苦味的药物才能通其火腑。能战胜火的莫过于水，而茵陈吸收有水的精华之气；宣通郁结莫过于升发，而茵陈升发最快，超过其他草木，主治热结引起的黄疸，因此本方以茵陈为君药。栀子能疏通水源而畅利三焦，大黄祛除实热内结而减轻腹部的胀满，所以用作本方的佐药。

【导读】本条讲述热重湿轻，热结肠腑而发为黄疸的证治。

本条须与上一条相比较理解，虽都有"必发黄"，但病机有所不同，相对于上条"不甚渴，腹不满"，本条"渴欲饮水，腹满，舌燥黄"，分注中指明是"胃家已实而黄不得退"，即是胃热传变至大肠，热结肠腑之证。腹满是热结肠腑，气机阻滞的表现；渴欲饮水，苔黄燥，是热盛津伤的表现；热蒸湿动盛于头面则"头汗出"，热不得越则"身无汗"；土壅木郁则"必发黄"。

本证为热结肠腑，邪无出路，郁而发黄，治疗需攻下腑实，利胆退黄，方选茵陈蒿汤，本方来源于《伤寒论》，方中茵陈蒿清热退黄，疏利肝胆，栀子苦寒清热，大黄苦寒，攻下腑实，三药配伍，通大便，利小便，使邪有出路，黄疸可退。

【原文】第二十九条　阳明温病，无汗，实证未剧[1]，不可下，小便不利者，甘苦合化[2]，冬地三黄汤主之。

大凡小便不通，有责之膀胱不开者，有责之上游[3]结热者，有责之肺气不化[4]者。温热之小便不通，无膀胱不开证，皆上游（指小肠而言）热结，与肺气不化而然也。小肠火腑，故以三黄苦药通之；热结则液干，故以甘寒润之；金受火刑，化气维艰[5]，故倍用麦冬以化之。

冬地三黄汤方（甘苦合化阴气法）

麦冬八钱　黄连一钱　苇根汁半酒杯（冲）　元参四钱　黄柏一钱　银花露半酒杯（冲）　细生地四钱　黄芩一钱　生甘草三钱

水八杯，煮取三杯，分三次服，以小便得利为度。

【注释】

[1] 实证未剧：指阳明腑实证尚未形成。

[2] 甘苦合化：甘能和缓补益滋养，苦能燥湿清热，合而滋润清热。

[3] 上游：泛指上焦。

[4] 肺气不化：肺为水之上源，通调水道，下输膀胱，通利小便。邪气犯肺，或肺气虚损，其通调水道的功能受到影响，而导致小便不利。

[5] 金受火刑，化气维艰：温热病邪，初多

从口鼻而入，鼻气通于肺，肺热之甚，为肺金受火热之邪的煎熬，肺主气之宣降作用受到影响，气化及通调水道的作用难以进行。

【语译】阳明温病，无汗出，里实证候还不显著，不可以用攻下法治疗。小便不利的，用苦甘合化法，以冬地三黄汤治疗。

大凡发生小便不通，有的是因为膀胱气化失司，有的是因为上游小肠邪热结聚不能分清别浊，有的是因为肺气不宣，传输失常。温热病中的小便不通，没有膀胱气化失司的证候，就都是上游小肠

热结和肺气不化所导致。小肠属于火腑，所以用黄连、黄芩、黄柏三味苦寒药通导火腑；热结于内则津液干燥，所以用甘寒养阴药滋润阴液；肺金受火热之邪的熏灼，则气化宣降通调津气的作用严重障碍，因此加倍运用麦冬以补养肺的气阴。

冬地三黄汤方（甘苦合化阴气法）（方略）

上药加水八杯，煮成三杯药液，分三次服下，直到小便通畅为止。

【导读】本条讨论阳明温病热结阴亏而致小便不利的证治。

温病中小便不利，病机可归纳为三种情况：一是膀胱气化失司；二是小肠热结而不能泌别清浊；三是邪热上灼于肺，肺失宣肃，不能化水。湿热病小便不利常见于第一种；温热类疾病小便不利多是第二或第三种。本条属于后者。

膀胱中水液源于肺与小肠，肺通调水道功能正常则能下输膀胱，小肠泌别清浊功能正常则浊水归于膀胱；若热邪侵袭肺或小肠，导致小肠热结或肺气不化则见小便不利。方选冬地三黄汤方。小肠属于火腑，所以用黄连、黄芩、黄柏苦寒通泄火腑；黄芩配麦冬、苇根汁、生地黄清肺而滋上源，小便自利则内热自去。

【原文】第三十条　温病小便不利者，淡渗[1]不可与也，忌五苓、八正辈。

此用淡渗之禁也。热病有余于火，不足于水，惟以滋水泻火为急务，岂可再以淡渗动阳[2]而燥津乎？奈何吴又可于小便条下，特立猪苓汤，乃去仲景原方之阿胶，反加木通、车前，渗而又渗[3]乎？其治小便血分之桃仁汤中，仍用滑石，不识何解！

【注释】

[1] 淡渗：指淡渗利水祛湿的药物。

[2] 动阳：此有两种含义：药物通阳；淡渗伤阴液，而阳气浮动。

[3] 渗而又渗：在淡渗利水之剂中再加用利水渗湿的药物，加重了渗利的作用。

【语译】温病出现小便不利的，淡渗利尿的方药不可使用，忌用五苓散、八正散之类的方剂。

这是使用淡渗药的禁忌。温热病火热有余，阴液不足，只有以滋补阴液、清热泻火的治法为首要任务，怎么可以再用淡渗利尿的药物来耗损阳气、燥伤津液呢？可是吴又可在《温疫论》中的小便条下特别设立猪苓汤，该方是用张仲景《伤寒论》中的猪苓汤去阿胶，反而加上木通、车前等药，岂不是淡渗利尿的作用更强了吗？在治疗小便血分病变的桃仁汤中，他也仍然使用滑石，真不知应如何解释。

【导读】本条论述温热类疾病出现小便不利的治疗禁忌。

吴氏在本条自注提出温病伤阴而小便不利者，为"淡渗之禁也。热病有余于火，不足于水，唯以滋水泻火为急务，岂可再以淡渗动阳而燥津乎？"温热类疾病见小便不利，其病机多是热盛耗伤阴液，与湿热类疾病膀胱气化失司，水液潴留出现小便不利的病机大不相同，须加以区分。本证治疗当养阴清热，以资化源，而五苓散、八正散等淡渗之剂，易耗液伤阴，皆在所禁。

【原文】第三十一条　温病燥热，欲解燥者，先滋其干[1]，不可纯用苦寒也，服之反燥甚。

此用苦寒之禁也。温病有余于火，不用淡渗犹易明，并苦寒亦设禁条，则未易明也。举世皆以苦能降火，寒能泻热，坦然用之而无疑，不知苦先入心，其化以燥，服之不应，愈化愈燥。宋人以目为火户，设立三黄汤[2]，久服竟至于瞎，非化燥之明征乎？吾见温病而恣用[3]苦寒，津液干涸不救者甚多，盖化气[4]比本气[5]更烈。故前条冬地三黄汤，甘寒十之八九，苦寒仅十之一二耳。至茵陈蒿汤之纯苦，止有一用，或者再用，亦无屡用之理。吴又可屡诋用黄连之非，而又恣用大黄，惜乎其未通甘寒一法也。

【注释】

[1] 干：津液不足之干燥。

[2] 宋人以目为火户，设立三黄汤：此指《银海精微》中的三黄汤，其方剂由黄芩、黄连、大黄各一两组成。

[3] 恣用：滥用，妄用。

[4] 化气：这里指滥用药物引起的继发病变。

[5] 本气：这里指由病邪本身所导致的病变。

【语译】温病出现燥热的症状，要想解除这些症状，必须先滋润将要干涸的津液，不可仅仅使用苦寒的药物，如果单纯服用苦寒药，反而会使燥热症状更加严重。

本条讨论的是温病使用苦寒药的禁忌。温病火热有余，不用淡渗药的道理很容易明白，但是把苦寒药也列入禁忌之中，则不易明了其中的道理。一般医生都知道苦能降火，寒能泻热，因而毫无顾虑地使用苦寒药治疗温病而没有疑义。却不知道苦味有先入于心的特点，容易化燥耗损阴液，如果服用后不见效，越用则越容易化燥伤阴。宋代有人提出眼睛为火的门户，并设立三黄汤以治疗眼病，服用日久却导致了眼睛失明，这难道不是苦寒化燥的有力证据吗？我见过许多温病患者因滥用苦寒而引起津液干涸，最终无法救治而死亡，这是由于药物所造成的病变比感受病邪所引起的病变更加严重的缘故。所以上条使用的冬地三黄汤中，甘寒的药物占了十分之八九，苦寒的药物仅有十分之一二，至于茵陈蒿汤也是纯苦的方剂，大多只能用一次，或者用二次，而没有屡次使用的道理。吴又可多次批评用黄连可致化燥伤阴的错误，然而自己又滥用大黄，遗憾的是，他还没有精通甘寒养阴法的运用。

【导读】本条论述温热类疾病的用药禁忌。

温病热盛阴伤者，用苦寒之药，有化燥伤阴之弊，故不可纯用苦寒。但如果在温病过程中，邪热炽盛，化火化燥，苦寒清热并非不可投用，只是在使用苦寒之品时，应注意热盛阴伤的病机特点，配合甘寒生津之品，"甘苦合化"，以取清热养阴之效而无苦寒伤阴之弊。

【原文】第三十二条 阳明温病，下后热退，不可即食，食者必复[1]；周十二时后，缓缓与食，先取清者，勿令饱，饱则必复，复必重也。

此下后暴食之禁也。下后虽然热退，余焰[2]尚存，盖无形质之邪，每借有形质者以为依附，必须坚壁清野，勿令即食。一日后，稍可食清而又清之物[3]，若稍重浊[4]，犹必复也。勿者，禁止之词；必者，断然之词也。

【注释】

[1] 食者必复：因饮食失宜，引起疾病愈后的复发。

[2] 余焰：经过治疗以后，没有完全清除干净的邪气，此处指余热之邪。

[3] 清而又清之物：指清淡容易消化的食物。

[4] 重浊：与上条相反，指肥甘油腻，难以消化的食物。

【语译】 阳明温病，攻下后热势已退，不可立即大量进食，如果大量进食，必然会引起病情复发，称为食复。应在热退二十四小时后再缓缓给予食物，并注意先进清淡易消化的食物，不要让病人吃得过饱，过饱也会导致病情复发。如果发生食复，病情必然要比原来的更为严重。

本条讨论的是温病攻下后禁忌暴食的问题。攻下后热势虽然减退，但余热往往未尽，邪热是一种无形无质的病邪，常常要借助于有形有质的东西作为依附，因此在温病攻下以后，必须采取坚壁清野的方法，不要让病人立即进食。等一天过后，大可稍微吃一些十分清淡而质稀的东西，如果进食的食物质地较厚浊，或吃得太多，就必然会导致病情复发。文中提到"勿"，是禁止的意思；"必"则是相当肯定的意思。

【导读】 本条讲述阳明温病下后瘥后调理的注意事项。

吴氏认为热结肠腑攻下后虽腑实已去，热邪已解，但是不能立刻大量进食，否则会导致病情反复，这种情况称为"食复"。主要是因为下后邪气虽去，但胃气大伤，立刻大量进食会加重脾胃负担。吴氏在分注中说："下后虽然热退，余焰尚存"，可导致死灰复燃，病情反复的情况，而且病情往往较之前更为严重，所以需"周十二时后，缓缓与食，先取清者"，才能防止"食复"的发生。

【原文】第三十三条 阳明温病，下后脉静[1]，身不热[2]，舌上津回[3]，十数日不大便，可与益胃、增液辈，断不可再与承气也。下后舌苔未尽退[4]，口微渴，面微赤，脉微数，身微热，日浅者，亦与增液辈，日深舌微干者，属下焦复脉法也（方见下焦）。勿轻与承气，轻与者肺燥而咳[5]，脾滑而泄[6]，热反不除，渴反甚也，百日死。

此数下亡阴之大戒也。下后不大便

十数日，甚至二十日，乃肠胃津液受伤之故，不可强责其便，但与复阴，自能便也。此条脉静身凉，人犹易解，至脉虽不躁而未静，身虽不壮热而未凉，俗医必谓邪气不尽，必当再下，在又可法中亦必再下[7]。不知大毒治病，十衰其六，但与存阴退热，断不误事（下后邪气复聚，大热大渴，面正赤，脉躁甚，不在此例）。若轻与苦燥，频伤胃阴，肺之母气受伤，阳明化燥，肺无秉气，反为燥逼，焉得不咳。燥咳久者，必身热而渴也。若脾气为快利所伤，必致滑泄，滑泄则阴伤而热渴愈加矣，迁延三月，天道小变之期，其势不能再延，故曰百日死也。

【注释】

[1] 脉静：脉象安静和缓，没有躁急之象，因邪热已经得到清除，没有邪正斗争，故脉象也恢复正常。

[2] 身不热：无发热及面赤、尿黄等热象。

[3] 舌上津回：指舌苔薄白而润，津液开始恢复。

[4] 舌苔未退尽：原来舌苔较厚，逐渐开始变薄，说明邪气开始消退，但余邪尚存。

[5] 肺燥而咳：使用苦燥的药物，损伤津液，而致肺津受损，干咳无痰。

[6] 脾滑而泄：脾气受损而出现的泄泻。

[7] 又可法中亦必再下：指吴又可在《温疫论·因证数攻》中，反复应用下法。

【语译】 阳明温病，攻下后脉象平静，身热已退，干燥的舌面转为滋润有津，但是十多天不解大便，可以用益胃汤、增液汤之类的方剂治疗，千万不可再投用承气汤。攻下后黄燥的舌苔尚未完全消退，有轻微口渴，颜面稍稍发红，脉象微数，身

有低热，如果病情一天比一天减轻的，也可用增液汤治疗；如果病情逐渐加重，并且舌面干燥少津的，属于下焦病证，应当用复脉汤治疗。不可轻率地投用承气汤，假如误用承气汤，会导致患者肺阴干燥而呛咳，脾气大虚而滑泄，身热和口渴反而加重，往往迁延到一百天左右就会死亡。

本条所讨论的是温病多次使用攻下后阴液严重耗竭的治疗禁忌。攻下以后不大便十多天，甚至二十天左右，这是胃肠津液损伤严重的缘故，不可强行通便，只可投用养液复阴的方药，自然能解出大便。本条提到脉象转平静，身热已退的不可再用攻下法，其中的道理人们还是比较容易理解的。但对于攻下后脉象虽然不躁急却未平静，身热虽然不壮盛却仍有低热的情况，一般的医生一定会认为是病邪尚未全部祛除所致，肯定会再次使用攻下法，在吴又可《温疫论》中对此类病证也是再次使用攻下法来治疗的。这是由于不明白使用药性峻猛的药物治病，当病祛除到十分之六时就应当停用的道理。对这类病证的治疗，只能用滋养阴液以退余热的方法，这才比较妥当，也不会导致不良后果（如果攻下以后病邪再度聚集而亢盛，出现大热、口大渴、满面通红、脉象躁急等症状的，不在本条讨论范围）。如果仍然轻率地投用苦味性燥的药物，则会反复地耗伤胃阴，同时导致肺阴耗竭。这是由于根据五行生克关系，阳明中土为太阴肺金之母，如阳明胃阴受损，就不能生养肺金，必然会引起肺阴大伤而发生肺燥证，从而出现呛咳少痰等症状。假若燥咳迁延不愈，还会出现身热、口渴等现象。如果脾气被攻下所伤，必然会引起大便滑泄失禁，滑泄

又加剧了阴液的耗损，使发热、口渴更加严重。迁延三个月左右，就不能再拖延下 去，所以说在一百天左右患者可能死亡。

【导读】本条讲述温病多次使用攻下后阴液严重耗竭的禁忌及证治。

原文说"下后脉静，身不热，舌上津回"，是下后邪热已退的表现；"十数日不大便"是阴伤未复，肠道失于濡养所致，此时不可再次攻下，否则更加损伤阳气，可用增水行舟之法，方选益胃汤、增液汤增液润肠。"下后舌苔未尽退，口微渴，面微赤，脉微数，身微热"是攻下后腑实已去，阴液大伤，阴虚生内热之象，治疗当滋阴清热，可也选用增液汤之类的方剂，若出现"日深，舌微干"，即病情日久，阴液耗伤严重而损伤下焦真阴，则需选用复脉辈的药物滋补阴液，此时亦不能用承气汤攻下，否则会有两种后果：一是伤阴液，苦燥伤肺阴，导致"肺燥而咳"；二是损阳气，损伤脾阳，出现"脾滑而泄"。这两种情况都会进一步耗气伤阴，导致"热反不除，渴反甚"的危重症，最后病情迁延，不治而亡。

本条结合阳明温病特点，指出热结肠腑证使用攻下法的原则及注意事项，即中病即止，还需结合具体情况分析病机，随证加减，灵活运用，可与中焦篇第十七条前后互参。

【原文】第三十四条　阳明温病，渴甚者，雪梨浆沃之。

雪梨浆（方法见前）

【语译】阳明温病，口渴严重的，可用雪梨浆来滋养阴液。

雪梨浆（方剂和用法见前）

【导读】本条讲述阳明温病口渴甚的证治。可参考上焦篇。

【原文】第三十五条　阳明温病，下后微热，舌苔不退者，薄荷末拭之。以新布蘸新汲凉水，再蘸薄荷细末，频擦舌上。

【语译】阳明温病，攻下后轻轻地发热，黄燥舌苔尚未消退的，可用薄荷细末在舌上揩拭。

用清洁的新布蘸刚刚汲取的凉井水，再蘸研细的薄荷细末，反复擦拭舌面。

【导读】本条讲述阳明热结证下后余热未尽的证治。

热结肠腑证攻下后腑实已除，但"下后微热，舌苔不退"，是余热未尽的表现，可用薄荷水擦拭舌苔而清微热，去舌苔，但此种方法仅适用于邪气极轻者，若热邪重还需结合症状辨证论治。

【原文】第三十六条　阳明温病，斑疹、温痘、温疮、温毒、发黄、神昏谵语者，安宫牛黄丸主之。

心居膈上，胃居膈下，虽有膜隔，其浊气太甚，则亦可上干包络，且病自上焦而来，故必以芳香逐秽开窍为要也。

安宫牛黄丸（方见上焦篇）

【语译】阳明温病，无论是斑疹、温痘、温疮、温毒、黄疸，凡是出现神志昏迷和谵语的，都用安宫牛黄丸治疗。

心的位置在横膈的上部，胃位居于横膈之下，中间虽有横膈隔开，但假如胃中秽浊之气太盛，也会向上侵犯心包络，再

加上神昏谵语是病邪在上焦，所以治疗必须以芳香逐秽、清心开窍为原则。

安宫牛黄丸（方剂见上焦篇）

【导读】本条论述阳明温病斑疹、温痘、温疮、温毒、黄疸等病证出现神昏的证治。

阳明温病斑疹、温痘、温疮、温毒、黄疸等证出现神昏谵语，病机均是邪热由阳明气分进一步深入营分，营热而心热，热闭心包所致，虽是不同病证，但神昏的病机相同，治疗均须清心开窍，安宫牛黄丸主之，具体方解可参考上焦篇。此即"异病同治"。

【原文】第三十七条 风温、温热、温疫、温毒、冬温之在中焦，阳明病居多；湿温之在中焦，太阴病居多；暑温则各半也。

此诸温不同之大关键也。温热等皆因于火，以火从火，阳明阳土，以阳从阳，故阳明病居多。湿温则以湿从湿，太阴阴土，以阴从阴，则太阴病居多。暑兼湿热，故各半也。

【语译】风温、温热、温疫、温毒、冬温等疾病的中焦病证，以阳明胃的病变为主；湿温病的中焦病证，则以太阴脾的病变为主；暑温病的中焦病证，多为脾胃

同病。

本条论述了各类温病中焦病证在部位上的主要区别。风温、温热、温疫、温毒、冬温等温热类的温病，其感受的病因都是属于火热性质的外邪，中焦阳明胃为阳土，与温热性质的外邪"同气相求"，外来的温热病邪易犯于胃，因而阳明胃热炽盛偏多。湿温病是湿热类的温病，感受的是湿热病邪，而中焦以太阴脾为阴土，与湿热性质的外邪"同气相求"，因而以脾的病证多见。暑温病为暑兼湿热，既有暑热性质，又有湿热特点，所以脾与胃的病证并重。

【导读】本条比较温热类与湿热类疾病位在中焦的不同。

风温、温热、温疫、温毒、冬温，属于温热类疾病，热邪侵入中焦，病变以阳明胃热表现为主；湿温病的病因为湿热病邪，因湿邪易困脾，热邪易犯胃，故而病变以中焦脾胃为主，因初起热被湿所困，故以湿困脾的表现为主；暑温（暑湿）的病因为暑热（兼湿）病邪，病变以中焦阳明胃热为主，若兼湿邪，则有太阴脾湿的表现。

暑温 伏暑[1]

【题解】暑温是夏暑季节感受暑热病邪，初起以阳明胃热证候为主的急性外感热病。其病在中焦时多为阳明气分热盛证候，或热结肠腑的证候。有时也可出现暑伤津气或津气两脱之证。其病因与临床表现都与暑湿、湿温有明显不同。伏暑是由夏暑季节感受暑热或暑湿病邪郁伏于秋冬季节发病的一种急性热病。由于吴鞠通根据"暑必兼湿""暑兼湿热""长夏受暑，过夏而发，名曰伏暑"的观点，所以他认为暑温和伏暑在性质上均为暑兼湿

热，"按暑温、伏暑，名虽异而病实同"，其发病在夏季者谓之暑温，过夏而发者谓之伏暑。

【注释】

[1] 暑温、伏暑：二者皆为暑兼湿热。前者为感而即发的新感温病，多以气分大热为主；后者感而不发，邪气伏于里，过夏而发的伏气温病，其病发于里。二者虽有区别，但疾病的性质之暑湿是相同的。《上焦篇》第四十二条谓："伏暑、暑温、湿温，证本一源，前后互参，不可偏执。"中焦、下焦则暑温、伏暑不再分列，合一讨论。

【原文】第三十八条 脉洪滑[1]，面赤身热头晕，不恶寒，但恶热[2]，舌上黄滑苔[3]，渴欲凉饮，饮不解渴，得水则呕[4]，按之胸下痛，小便短，大便闭[5]者，阳明暑温[6]，水结在胸[7]也，小陷胸汤加枳实主之。

脉洪面赤，不恶寒，病已不在上焦矣。暑兼湿热，热甚则渴，引水求救。湿郁中焦，水不下行，反来上逆则呕。胃气不降，则大便闭。故以黄连、瓜蒌，清在里之热痰，半夏除水痰而强胃，加枳实者，取其苦辛通降，开幽门而引水下行也。

小陷胸加枳实汤方(苦辛寒法)

黄连二钱　瓜蒌三钱　枳实二钱
半夏五钱

急流水五杯，煮取二杯，分二次服。

【注释】

[1] 脉洪滑：里热已盛，故脉洪；暑必兼湿，湿浊内停，其脉滑。

[2] 但恶热：说明邪已由表入里。

[3] 黄滑苔：黄苔说明气分大热；滑苔说明湿浊内蕴。

[4] 得水则呕：热甚则渴，但湿浊停于中焦，渴而饮后，水不得下行，反上逆而呕出。

[5] 小便短，大便闭：湿阻气化不行，胃之升降失职，故二便不利。

[6] 阳明暑温：是对以上证候的总结和概括，具备面赤、但热不寒、口渴引饮、舌黄、脉洪等里热甚的临床表现；同时又有舌滑、脉滑、呕水等暑病夹湿的证候。

[7] 水结在胸：按之胸下痛，故称"结在胸"。痰浊湿邪为其病因，故曰"水结"。

【语译】 温病出现脉象洪滑，颜面红赤，身发热，头昏晕，不恶寒，只觉得恶热，舌苔色黄而滑润，口渴喜欢喝凉水，但喝下后不能解渴，反而水入立即吐出，按压胸部下方有疼痛的感觉，小便短少，大便秘结。这些症状是阳明暑温的表现，属于水与暑热之邪互结于胸脘的病证，可用小陷胸汤加枳实治疗。

病人出现脉洪、面赤、不恶寒等症状，表明病邪不在上焦，病证属于阳明暑热亢盛。暑邪致病多兼有湿热，暑热炽盛耗伤阴液则口渴，渴而饮水是"引水自救"的征象。湿邪郁阻于中焦，饮入的水不能下行，反而逆而向上，以致发生呕吐。胃肠之气不能通降，就会引起大便闭结不通。所以用黄连、瓜蒌，清化中焦的热邪和痰湿，半夏祛除水痰而降逆和胃，再加入枳实苦辛通降，疏通幽门，以达到引水下行的目的。

小陷胸加枳实汤方（苦辛寒法）（方略）

上药加入江河里流动的水五杯，煮成

二杯药液，分二次服下。

【导读】本条讲述痰热结胸的证治。

痰热结胸可见于暑温，也可以见于其他温病，如风温、春温等。结合条文，痰热结胸的证候表现可总结为：高热，面赤，渴欲凉饮，饮不解渴，得水则呕，按之胸下痛，便秘，溲短，舌苔黄滑，脉洪滑。本证病位在胸脘，形成的原因主要是胸脘部素有痰饮，外感热邪入里后，与痰饮互结，形成了痰热结胸证。高热、面赤、口渴、溲短均是气分热盛津伤的表现；饮不解渴，得水则呕，是因胸脘部有痰饮，津液不能上承则饮不解渴，津不化气，水满则溢，所以得水则呕；痰饮结胸则按之胸下痛；痰饮导致腑气不通则便秘；苔黄脉洪大说明热盛；苔腻脉滑是内有痰饮的标志。

本证治疗当清热化痰散结，吴氏用小陷胸加枳实汤，方中半夏辛苦温，化痰降逆止呕，瓜蒌甘寒，宽胸理气化痰，黄连苦寒清热，枳实苦辛寒，清热降气散结，相较于《伤寒论》原方小陷胸汤化痰散结的力量更强。

【原文】第三十九条 阳明暑温，脉滑数，不食，不饥，不便，浊痰凝聚，心下痞[1]者，半夏泻心汤去人参、干姜、大枣、甘草加枳实、杏仁主之。

不饥不便，而有浊痰，心下痞满，湿热互结而阻中焦气分。故以半夏、枳实开气分之湿结；黄连、黄芩开气分之热结；杏仁开肺与大肠之气痹；暑中热甚，故去干姜；非伤寒误下之虚痞[2]，故去人参、甘草、大枣，且畏其助湿作满也。

半夏泻心汤去干姜甘草加枳实杏仁方（苦辛寒法）

半夏一两 黄连二钱 黄芩三钱 枳实二钱 杏仁三钱

水八杯，煮取三杯，分三次服。虚者复纳人参二钱，大枣三枚。

【注释】

[1] 心下痞：指胃脘部满闷，按之无包块而柔软不痛。

[2] 虚痞：与结胸相对而言。后世指脾胃心

肾虚衰，阴阳气血亏损引起的痞证。

【语译】阳明暑温，出现脉象滑数，不思饮食，无饥饿感，不解大便等症状，是浊痰与湿热相互凝聚所致。胃脘部痞塞胀满的，可用半夏泻心汤去人参干姜大枣甘草加枳实杏仁方治疗。

没有饥饿的感觉，大便秘结不通，是由于浊痰阻滞于胃肠，如果又见胃脘痞塞作胀的，则为湿热相互交结壅阻于中焦气分。所以用半夏、枳实辛开气分的湿邪郁结，用黄连、黄芩疏畅气分的热邪壅滞，用杏仁宣通肺与大肠的气机痹阻。由于暑热仍盛，所以去掉原方中辛燥的干姜；又因本证不是感受寒邪误下后中气受伤所致的虚痞，所以原方中的人参、甘草、大枣均不用，以免这三味药助湿邪而加重痞满。

半夏泻心汤去干姜甘草加枳实杏仁方（苦辛寒法）（方略）

上药加水八杯，煮成三杯药液，分三次服下。中气虚弱的可再加入人参二钱、大枣三枚。

【导读】本条讲述湿热夹痰浊阻滞胃脘的证治。

阳明暑温，多发于夏季，若热盛多雨，天暑下逼，地湿上蒸，则形成暑湿病邪，犯于脾胃，热邪将湿邪炼液为痰，湿热痰浊互结，阻于胃脘，形成本证，结合条文内容，其主要的证候表现可总结为：发热，口干不欲饮，心下痞满，纳呆不饥，时作呕恶，大便不通，舌苔黄腻而滑，脉滑数。

注意本证"不便，心下痞"是因湿热痰浊阻滞气机所致，需要与阳明腑实证的"便秘，腹满"进行鉴别，本证心下痞病位在胃脘部（中焦），按之濡软不痛，大便不下但并不燥结；阳明腑实证腹满在腹部（下焦），且按之痛，腹部有燥屎内结。

治疗须清热燥湿，化痰散结。方选半夏泻心汤加减。半夏泻心汤来源于《伤寒论》，主治寒热错杂心下痞证，是小柴胡汤证误下，损伤中阳，少阳邪热乘虚内陷所致，具有调和肝脾，寒热平调，消痞散结之功。本证并非误下导致的虚痞，故而吴氏去掉方中甘温补益的人参、干姜、大枣、甘草，加枳实辛散开郁，降气散结，杏仁降肺气以通调水道。诸药配伍，共达清热燥湿化痰，行气消痞散结。

【原文】第四十条　阳明暑温，湿气已化[1]，热结[2]独存，口燥咽干，渴欲饮水，面目俱赤，舌燥黄，脉沉实者，小承气汤各等分下之。

暑兼湿热，其有体瘦质燥之人，感受热重湿轻之证，湿先从热化尽，只余热结中焦，具诸下证，方可下之。

小承气汤（方义并见前。此处不必以大黄为君，三物各等分可也）

【注释】

[1] 湿气已化：暑为热邪，必挟湿邪。可能有以下三种原因：一则湿气较少，二则人的体质燥化多火，三则经过化湿治疗，湿气得以化解。

[2] 热结：中焦阳明之热统称为气分大热，但气分大热又分为白虎汤证和承气汤之便燥热结之证两种情况，气分大热之形成胃家实之证则称

之为热结。

【语译】阳明暑温，湿邪已逐渐化燥，只有胃肠道热结尚存，出现口中作燥，咽喉发干，口渴想喝水，颜面目睛红赤，舌苔干燥而色黄，脉沉实等症状，可用小承气汤攻下，但方中三味药的分量应相等。

体质消瘦而阴虚燥热的人，感受暑兼湿热病邪之后，形成热重湿轻的证候，在病变过程中，湿邪多易化火化燥而不复存在，只剩余热结阻于中焦胃肠的症状，具备了诸多适应于攻下的证候，此时才可以使用攻下法。

小承气汤（方剂和组成意义都见前，但此处使用本方不必以大黄为君药，方中三味药的用量相等即可）

【导读】本条讲述暑温（湿）化燥形成热结肠腑证的证治。

阳明暑温，湿邪化燥，症见口燥咽干，口渴，面赤，舌苔干燥而色黄，脉沉实等，这是热结肠腑的表现，可用小承气汤攻下。本证是暑热兼湿的病证发展而来，所以小承气汤用药的剂量与《伤寒论》中有所不同，枳实、厚朴、大黄的用量相等。吴氏还指出阴虚体质之人感受暑兼湿热病邪之后，出现热结肠腑的表现，亦可以此法治之。

【原文】第四十一条　暑温蔓延三焦，舌滑微黄，邪在气分者，三石汤主之；邪气久留，舌绛苔少，热搏血分者，加味清宫汤主之；神识不清，热闭内窍者，先与紫雪丹，再与清宫汤。

蔓延三焦，则邪不在一经一脏矣，故以急清三焦为主。然虽云三焦，以手太阴一经为要领。盖肺主一身之气，气化则暑湿俱化，且肺脏受生于阳明[1]，肺之藏象属金色白，阳明之气运亦属金色白，故肺经之药多兼走阳明，阳明之药多兼走肺也。再肺经通调水道，下达膀胱，肺痹开则膀胱亦开，是虽以肺为要领，而胃与膀胱皆在治中，则三焦俱备矣，是邪在气分而主以三石汤之奥义也。若邪气久羁，必归血络，心主血脉，故以加味清宫汤主之。内窍欲闭，则热邪盛矣，紫雪丹开内窍而清热最速者也。

三石汤方

飞滑石三钱　生石膏五钱　寒水石三钱　杏仁三钱　竹茹（炒）二钱　银花三钱（花露[2]更妙）　金汁[3]一酒杯（冲）　白通草二钱

水五杯，煮成二杯，分二次温服。

方论　此微苦辛寒兼芳香法也。盖肺病治法，微苦则降，过苦反过病所，辛凉所以清热，芳香所以败毒而化浊也。按三石，紫雪丹中之君药，取其得庚金之气，清热退暑利窍，兼走肺胃者也；杏仁、通草为宣气分之用，且通草直达膀胱，杏仁直达大肠；竹茹以竹之脉络，而通人之脉络；金汁、银花，败暑中之热毒。

加味清宫汤方

即于前清宫汤内加知母三钱，银花二钱，竹沥五茶匙冲入。

方论　此苦辛寒法也。清宫汤前已论之矣，加此三味者；知母泻阳明独胜之热，而保肺清金；银花败毒而清络；竹沥除胸中大热，止烦闷消渴，合清宫汤为暑延三焦血分之治也。

【注释】

[1] 肺脏受生于阳明：一则脾气散精，上归于肺，故肺受脾胃运化得水谷精气濡养，二则五行中肺属金，胃属土，土能生金，故曰受生于阳明。

[2] 花露：泛指金银花等花朵上的露水。亦有指将金银花等花朵放在笼中蒸出的蒸馏水。

[3] 金汁：即粪清，又称"金汁露""黄龙汤""还元水"。其制作方法：取健康人粪，入缸封好，埋入土中，一至三年后，形成汁液，色呈金黄色即是。

【语译】暑温病，病邪蔓延到上、中、下三焦，如果见舌苔滑润而色淡黄的，表示病邪在三焦气分，可以用三石汤治疗；如果病邪在三焦存留日久，出现了舌质红绛而少苔的症状，则提示热邪已搏结于血分，可以用加味清宫汤治疗；如果病人神志昏迷，说明邪热内闭心窍，应当先投用紫雪丹，然后再给服清宫汤。

病邪蔓延到上、中、下三焦，说明病变已不局限在一经一脏，所以治疗应当以急清三焦之邪为主。此病证虽说病邪蔓延三焦，实际上仍以手太阴肺的病变为关键。这是因为肺主全身的气机运行，气能行水，气机运行流畅，则暑热与湿邪都易于祛除。而且，根据五行的生克关系，肺金是由阳明胃土所化生，肺按五行属金而主白色，阳明的气运也属于金而主白色。因此，能够治疗肺经疾病的药物，大多可以兼治阳明胃的病变，同时，治疗阳明胃病的药物，也多数能够兼治肺的病变。此外，肺具有疏通调节水液运行，使水湿下输膀胱而排出体外的功能，假如肺气的郁闭得到疏通，则膀胱的功能也可恢复正常，所以本病证虽然以肺为病变关键，实际上在治疗时还要兼顾胃和膀胱，因而说上、中、下三焦都包括在其中，这就是暑温邪在三焦气分用三石汤治疗的道理。如果病邪在三焦久留不去，最终可以深入血分，由于心主血脉，故极易发生痰热内闭心包的病变，所以用加味清宫汤治疗。如果出现心包内窍闭阻的症状，则是热邪亢盛所导致的，紫雪丹不仅能清心开窍，而且退热迅速，治疗本证较为适宜。

三石汤方（方略）

上药加水五杯，煮成二杯药液，分两次乘药液尚温时服下。

方论　本方属于微苦辛寒兼芳香法。

对于肺病的治疗方法，用微苦的药物可以使肺气下降，但药味过苦反而会造成药过病所。辛凉的药物可以清热，芳香的药物可以败毒和化解秽浊湿邪。本方中的滑石、石膏、寒水石这"三石"，是紫雪丹中的君药，使用它们的道理就是因为三石色白属金而入肺，能够清热退暑，通利水道，兼治肺胃的病变；杏仁、通草用以宣畅气机，而且通草可直通膀胱，杏仁直达大肠；竹茹是竹的脉络，能疏通人的脉络；金汁、金银花具有清解暑中热毒的作用。

加味清宫汤方（方略）

方论　本方是苦辛寒法。对于清宫汤的配伍意义，前面已经作了论述，再加入以上三味药物的具体作用是：用知母清泄阳明胃亢盛的邪热，从而达到保护肺阴，清除肺热的目的；用金银花来解毒并清除络中的邪热；以竹沥祛除胸中的大热，并能止烦闷、解口渴。这三味药配合清宫汤可以治疗暑邪蔓延三焦而深入血分的病证。

【导读】本条讨论暑湿弥漫三焦及其变证的证治。

吴氏认为暑湿"蔓延三焦，则邪不在一经一脏矣"，临床见证多样。邪在气分，当清暑利湿，宣通三焦，用三石汤。方中滑石、生石膏、寒水石为紫雪丹中之主药，能清热退暑利窍，兼清肺胃之热。肺主一身之气，肺气得宣，则暑湿之邪可化，病随之愈；如邪气久留而见暑热内迫心营者，可用加味清宫汤清心凉营兼以芳香化浊辟秽；若邪热内陷心包而见神昏者以紫雪丹清心化痰开窍以治其标，清宫汤清心凉营以治其本。

【原文】第四十二条　暑温，伏暑，三焦均受[1]，舌灰白，胸痞闷，潮热[2]呕恶，烦渴自利，汗出溺短者，杏仁滑石汤主之。

舌白胸痞，自利呕恶，湿为之也。潮热烦渴，汗出溺短，热为之也。热处湿中，湿蕴生热，湿热交混，非偏寒偏热[3]可治，故以杏仁、滑石、通草，先宣肺气，由肺而达膀胱以利湿[4]。厚朴苦温而泻湿满，芩、连清里而止湿热之利，郁金芳香走窍而开闭结，橘、半强胃而宣湿化痰以止呕恶。俾三焦混处之邪，各得分解矣。

杏仁滑石汤方（苦辛寒法）

杏仁三钱　滑石三钱　黄芩二钱

橘红一钱五分　黄连一钱　郁金二钱

通草一钱　厚朴二钱　半夏三钱

水八杯，煮取三杯，分三次服。

【注释】

[1] 三焦均受：指邪气散漫，三焦病证均见。

[2] 潮热：指发热如潮汛而有定时。有虚、实之别。实证潮热，热退不清，每至日晡时（下午三至五时左右）热势增高，故又称日晡所发潮热，常兼见大便不通，是阳明里实热证的热型之一。虚证潮热，以阴虚和血虚者为多，常在午后或夜间发热，一般在早晨热能退清，伴见汗出乏力，脉细数等症，可见于久病及多种慢性虚弱疾患。此处指前者。

[3] 偏寒偏热：偏于寒凉的药物，或者偏于温燥的药物。

[4] 由肺而达膀胱以利湿：肺主气，为气机升降之枢，如肺气宣降，则水液通调，膀胱气化，水液得行。湿浊以此可排出体外。

【语译】 暑温和伏暑病，病邪已经侵犯到了上、中、下三焦，出现舌苔灰白，胸脘痞塞胀闷，下午发热显著，恶心呕吐，烦躁口渴，大便溏泄，全身出汗，小便短少等症状，用杏仁滑石汤治疗。

本病证中出现的舌苔白、胸脘痞闷、大便稀薄、恶心呕吐等症状，是由湿邪内阻所致。下午热盛、烦躁口渴、有汗、小便短少等症状，是热邪亢盛造成的。此时热邪交混于湿邪之中，而湿邪蕴结日久又会产生热邪，湿邪与热邪相互交混，不能单纯用偏于寒或偏于热的药物来治疗。所以本方用杏仁、滑石、通草宣畅肺气，肺气宣通，水湿就能下达膀胱而排出体外；厚朴味苦而性温，可以燥湿理气，消除胀满；黄芩、黄连能清降里热，燥湿止泻，尤其适用于湿热引起的腹泻；郁金气味芳香，可以疏通窍道，开散闭结；橘红、半夏能健胃降逆，宣化痰湿，善于治疗恶心呕吐。以上药物配合运用，可使三焦交混的湿热病邪各得分解。

杏仁滑石汤方（苦辛寒法）（方略）

上药加水八杯，煮成三杯药液，分三次服下。

【导读】 本条讲述暑湿弥漫三焦的证治。

本证可见于伏暑、暑温病，暑湿病邪初起侵犯脾胃，热蒸湿动，弥漫三焦。结合条文分析，证候表现可总结为：发热，汗出，心烦，口渴，胸脘痞闷，恶心呕吐，大便溏，小便少，舌苔垢腻，脉濡数。

本证属湿热并重之证，治疗当清热祛湿并重，因湿热弥漫三焦，祛湿当分消走泄，即分注中所说"俾三焦混处之邪，各得分解矣"，方选杏仁滑石汤。方中杏仁降肺气，通调水道；滑石、通草清热利湿，利下窍而通畅三焦；黄芩、黄连清上、中焦之热；半夏、厚朴辛温开郁，苦温降浊；配橘红增强辛开苦降的力量；郁金配杏仁宣畅气机。正如吴氏分注中总结："以杏仁、滑石、通草，先宣肺气，由肺而达膀胱以利湿。厚朴苦温而泻湿满，芩、连清里而止湿热之利，郁金芳香走窍而开闭结，橘、半强胃而宣湿化痰以止呕恶。"此种治法在临床中确为行之有效的方剂，湿热病弥漫三焦均可酌情加减试之。

寒　湿

【题解】 所谓"寒湿"，一指寒与湿相合的病邪，即寒湿病邪，正如吴氏所说："湿与寒水之气相搏也"。二指湿浊内困中焦脾胃，损伤脾阳，或平素脾肾阳虚而又致水湿内停而产生的寒湿病证。寒湿一证，一般不列属温病范畴，但是湿热与寒湿并非一成不变，它们之间可以相互转化，或由于体质因素，或由于治疗不当，致使湿遏不化，热湿就有可能转化为寒湿，故列寒湿一节，以利于临床辨治。另外，吴氏列寒湿是与热湿（湿热）作对照，以资临床相互鉴别。

【原文】第四十三条 　湿之入中焦[1]，有寒湿[2]，有热湿[3]，有自表传来[4]，有水谷内蕴[5]，有内外相合。其中伤也，有伤脾阳，有伤脾阴，有伤胃阳，有伤胃阴，有两伤脾胃，伤脾胃之阳者十常八九，伤脾胃之阴者十居一二。彼此混淆，治不中窾[6]，遗患无穷，临证细推，不可泛论。

此统言中焦湿证之总纲也。寒湿者，湿与寒水之气相搏也，盖湿水同类，其在天之阳时为雨露，阴时为霜雪，在江河为水，在土中为湿，体本一源，易于相合，最损人之阳气。热湿者，在天时长夏之际，盛热蒸动湿气流行也，在人身湿郁，本身阳气久而生热也，兼损人之阴液。自表传来，一由经络而脏腑，一由肺而脾胃。水谷内蕴，肺虚不能化气，脾虚不能散津，或形寒饮冷，或酒客中虚。内外相合，客邪既从表入，而伏邪又从内发也。伤脾阳，在中则不运痞满，传下则洞泄腹痛。伤胃阳，则呕逆不食，膈胀胸痛。两伤脾胃，既有脾证，又有胃证也。其伤脾胃之阴若何？湿久生热，热必伤阴，古称湿火者是也。伤胃阴，则口渴不饮。伤脾阴，则舌先灰滑，后反黄燥，大便坚结。湿为阴邪，其伤人之阳也，得理之正，故多而常见。其伤人之阴也，乃势之变，故罕而少见。治湿者必须审在何经何脏，兼寒兼热，气分血分，而出辛凉、辛温、甘温、苦温、淡渗、苦渗之治，庶所投必效。若脾病治胃，胃病治脾，兼下焦者，单治中焦，或笼统混治，脾胃不分，阴阳寒热不辨，将见肿胀、黄疸、洞泄、衄血、便血，诸证峰起矣。惟在临证者细心推求，下手有准的耳。盖土为杂气，兼证甚多，最难分析，岂可泛论湿气而已哉！

【注释】

[1] 湿之入中焦：指湿邪侵袭人体，最易进入中焦，影响脾胃功能。

[2] 寒湿：寒邪与湿邪相合为病。

[3] 热湿：热邪与湿邪相合为病。

[4] 自表传来：指外感六淫之邪，先伤及体表（上焦），后由表（上焦）传及里（中焦），故中焦之湿邪由表（上焦）传来。

[5] 水谷内蕴：正常水谷，经消化后成为精微而输布营养于全身，只因肺脾气虚，运化功能低下，水谷不行而蕴藏聚积，化为湿浊之邪气，更加影响原本功能低下的脾胃，湿浊内生。

[6] 中窾（kuǎn 款）：指中靶心，达到目

的。窍：空，空隙。

【语译】湿邪侵犯中焦，有的表现为寒湿，有的表现为热湿。中焦的湿邪，有的是由肌表传入，有的是因脾胃不能运化水谷而内生，还有的是内湿和外湿相互结合而致病。湿邪对中焦的损伤有以下几种情况：有的主要损伤脾阳，有的主要损伤脾阴，有的主要损伤胃阳，有的主要损伤胃阴，有的可使脾胃同时损伤。一般说来损伤脾胃阳气的多占十分之八九，损伤脾胃阴液的常为十分之一二。如果对以上所说的不同之处彼此混淆，治疗就不可能切中病情的要害，甚至造成无穷的后患。临床遇到这类病证，一定要仔细推敲、分析，绝不可笼统、泛泛地判断病情。

本条是概括论述湿邪在中焦所致各种病证的总纲。所谓寒湿，是指湿邪与寒气相结合。寒的五行属性为水，湿与水的性质相类似，一般在天气暖和时可表现为雨露，在气候寒冷时可表现为霜雪，在江河之中为水的形式，在泥土之中又以湿的形式出现。因此，水和湿的实体是同一个来源，二者很容易结合，最能损伤人体的阳气。所谓热湿，是指在夏末秋初这段时间里，气候炎热，湿气较重，热邪与湿气易于结合，如果人体之中湿气久郁，则会影响体内的阳气生发，日久必然化热，也能形成湿热之邪。湿热病邪不仅能损伤人体的阳气，还会消耗机体的阴液。湿邪从肌表侵入中焦，一方面可由经络传入脏腑，另一方面也可由肺传入脾胃。水谷之气的输布，必须依靠肺的转输，脾的运化布散，如果肺虚不能转输水谷之气，脾虚不能运化布散津液，或者感受寒邪，饮服冷水，或者嗜酒的人因饮酒过多损伤了脾胃之气，

都可以使水湿内生。内湿与外湿相互结合而致病，是说外在湿邪从表侵入，在内的湿邪又从中焦为患。湿邪损伤了脾的阳气，在中焦可导致气机运行障碍出现脘腹痞闷胀满，影响到肠，可引起腹泻不止以及腹痛；湿邪损伤了胃的阳气，可出现呕吐，不思进食，胃脘作胀，胸部疼痛。湿邪同时损伤脾与胃，既可见脾病的表现，又可见胃病的证候。湿邪又是怎样耗伤脾和胃的阴液呢？湿邪久蕴可以化热，邪热必然会耗竭机体的阴液，这就是古人所说的湿火。热邪损伤胃阴，可表现为口渴而无饥饿感；损伤脾阴，可见舌苔由原先的色灰滑润转变为黄而干燥，大便坚硬难解。湿的性质属于阴，又称阴邪，主要损伤人体的阳气，这个道理很容易明白，临床上也较为常见。湿邪损伤人体的阴液，是病情的一种特殊变化，所以较为少见。治疗湿邪所引起的病证，必须仔细审察病邪在哪一经哪一脏，是否兼有寒邪或热邪，以及病位是在气分还是血分？从而制定出辛凉、辛温、甘温、苦温、淡渗、苦渗等治疗方法，只有这样才能取得较好疗效。如果属于脾的病变而治胃，属于胃的病变而去治脾，或者兼有下焦病变的却仅仅治疗中焦，或者对三焦病证不加区别地笼统治疗，不认真区分脾病和胃病的不同，不仔细辨别病证的寒热属性，就必然会导致肿胀、黄疸、滑泄不止、衄血、便血等许多变证的产生。只有医生在诊察疾病时细心推求，正确辨证，才能做到立法处方准确无误。脾胃属土，而土为万物所归，兼夹的病邪及引起的病证很多，因而比较难以分析判断，怎么可以笼统地只知道湿气就行了呢？

【导读】 本条阐述寒湿及湿热病邪侵入中焦的病机特点。

湿邪侵入中焦，有寒湿，有热湿。寒湿是湿邪与寒邪相合而成，二者均为阴邪，侵入中焦多以足太阴脾见证，症见脘痞、便溏等；热湿是湿邪与热邪相合而成，为阴阳相合的病邪，困阻中焦多涉及足太阴脾与足阳明胃，症见脘痞、呕恶、便溏等。

寒湿、湿热之邪可由外感受，也可因脾胃内伤，内外相合而发病。吴鞠通所说"内不能运水谷之湿，外复感时令之湿"。总之，内外合邪，是引起本病的发生的重要条件。

需要注意的是，无论是寒湿病邪，还是湿热病邪，其累及部位与体质有密切关系。薛生白云"中气实则病在阳明，中气虚则病在太阴"，即指素体中阳偏旺者，邪入中焦易从热化而病变偏于阳明胃，表现为热重湿轻；素体中阳较弱者，邪入中焦易从湿化而病变偏于太阴脾，表现为湿重热轻。若中阳之盛衰无明显偏颇，则大多为湿热并重之证。

【原文】第四十四条 足太阴寒湿[1]，痞结胸满[2]，不饥不食，半苓汤主之。

此书以温病名，并列寒湿者，以湿温紧与寒湿相对，言寒湿而湿温更易明析。

痞结胸满，仲景列于太阴篇中，乃湿郁脾阳[3]，足太阴之气不为鼓动运行。脏病而累及腑，痞结于中，故亦不能食也。故以半夏、茯苓培阳土以吸阴土之湿，厚朴苦温以泻湿满，黄连苦以渗湿，重用通草以利水道，使邪有出路也。

半苓汤方(此苦辛淡渗法也)

半夏五钱 茯苓块五钱 川连一钱 厚朴三钱 通草八钱（煎汤煮前药）

水十二杯，煮通草成八杯，再入余药煮成三杯，分三次服。

【注释】

[1] 足太阴寒湿：脾与胃，太阴与阳明，同居中焦，互为表里。阳明为阳，太阴为阴，寒湿犯中焦，统称为足太阴寒湿。

[2] 痞结胸满：痞为胀满无形，多指脘腹部位；或指虚而不通不畅。结为聚结，为实而不通不畅。胸满为胸部满闷痞塞。总以气机不畅，乃

湿浊黏腻滞塞所致。

[3] 湿郁脾阳：湿浊为阴邪，最能伤人阳气，湿属土，脾也属土，同气相求，故黏腻滞塞脾阳，使之运化功能降低。

【语译】 足太阴脾被寒湿所侵犯，出现胸脘痞满，无饥饿感，不思进食等症状，用半苓汤治疗。

本书以《温病条辨》作为名称，将寒湿病证列入其中，是因为温病中的湿温病与寒湿相对应，通过讨论寒湿，对湿温病就更容易明白。

胸脘痞塞胀满，张仲景在《伤寒论》中将其列入太阴病篇，是由于湿邪郁遏脾阳，则足太阴脾的气机不能鼓动运行。脾脏的病变影响到胃腑，导致胃的气机郁滞不通，因而不能进食。所以方中用半夏、茯苓健胃气以燥脾湿；厚朴性味苦温，用来祛湿除满；黄连味苦可以燥湿，并重用通草畅利水道，从而使湿邪有外出之路。

半苓汤方（苦辛淡渗法）（方略）

用水十二杯，先煎煮通草成八杯，再加入其他的药物煎煮成三杯药液，分三次服下。

【导读】本条论述寒湿痞满的证治。

寒湿犯于足太阴脾经，因性质属阴，易伤脾阳，脾阳不运，湿邪留着，反困于脾，脾不升清而胃不降浊，升降失常所以胸脘痞满；湿邪困脾，健运失常，则不饥不食。吴氏说明列举寒湿类疾病是为了更好解读湿热类疾病的病理特点，可通过病因、病机、证候表现及治疗的比较，理解二者的区别。治法宜辛开苦降，利湿除满，方选半苓汤。

【原文】第四十五条　足太阴寒湿，腹胀，小便不利，大便溏而不爽，若欲滞下[1]者，四苓加厚朴秦皮汤主之，五苓散亦主之。

《经》[2]谓太阴所至，发为䐜胀[3]，又谓厥阴气至为䐜胀，盖木克土也。太阴之气不运，以致膀胱之气不化，故小便不利。四苓辛淡渗湿，使膀胱开而出邪，以厚朴泻胀[4]，以秦皮洗肝[5]也。其或肝气不热，则不用秦皮，仍用五苓中之桂枝以和肝，通利三焦而行太阳之阳气，故五苓散亦主之。

四苓加厚朴秦皮汤方（苦温淡法）

苍术三钱　厚朴三钱　茯苓块五钱猪苓四钱　秦皮二钱　泽泻四钱

水八杯，煮成八分三杯，分三次服。

五苓散（甘温淡法）

猪苓一两　赤术一两　茯苓一两泽泻一两六钱　桂枝五钱

共为细末，百沸汤[6]和服三钱，日三服。

【注释】

[1] 滞下：痢疾的古称。以腹痛，里急后重，便利脓血为主要表现，即现称的"痢疾"。

[2]《经》：指《内经》。

[3] 䐜（chēn 抻）胀：此处指腹部胀满。

[4] 厚朴泻胀：厚朴行气，以除满胀。

[5] 秦皮洗肝：秦皮苦涩寒，入大肠、肝、胆，具有清热燥湿、止咳、祛痰、凉肝明目的作用。洗肝即指清肝明目而言。

[6] 百沸汤：指沸腾多时的开水。

【语译】寒湿侵犯足太阴脾，出现腹部胀满，小便不通畅，大便稀溏而泄下时不爽利，如同痢疾那样有里急后重的感觉等症状，用四苓加厚朴秦皮汤治疗，也可用五苓散治疗。

《内经》说：足太阴脾的病变，会引起腹部胀满。还说：足厥阴的病变也可以导致腹部胀满，这是肝木能克脾土的缘故。太阴脾的气机不通畅，可以造成膀胱气化不利，所以见到小便不通畅。四苓散味辛淡，具有渗湿的作用，能使膀胱排泄出体内的湿邪，并配合厚朴以消除胀满，秦皮以清肝泄热。如果肝热不甚，可不用秦皮，仍然用五苓散中的桂枝来平和肝气，通利三焦水道而祛邪外出，促进足太阳经阳气运行，所以说五苓散也可以治疗本证。

四苓加厚朴秦皮汤方（苦温淡法）（方略）

上药加水八杯，煮成三杯药液，分三次服下。

五苓散（甘温淡法）（方略）

上药共同研为细末，用滚开的水调和，每次服三钱，一天服三次。

【导读】本条阐述寒湿困脾出现便溏及滞下的证治。

寒湿侵袭足太阴脾经，脾湿不运则见腹胀；湿邪停滞，膀胱气化失司则小便不利；脾湿下注大肠则便溏，脾湿而兼夹肝热，因肝木能克脾土，故溏而不爽；若见里急后重的表现，则形成痢疾（滞下）；若滞下当健脾利湿凉肝，方选四苓加厚朴秦皮汤方；若单纯泄泻，须健脾利湿止泻，方选五苓散。此法即"利小便而实大便"。

痢疾古时称滞下，也称肠澼，有寒热虚实之分，一般以湿热痢多见，但寒湿痢也不在少数。条文里"滞下"是寒湿痢，其证候表现具体可见：下利黏滞，夹有白脓，白多赤少，里急后重，喜暖畏寒，口淡不渴，下腹隐痛，四肢不温，头身困重，舌淡、苔白腻，脉濡缓。治疗选四苓加厚朴秦皮汤，不换金正气散加减亦可。

泄泻也有寒热虚实的不同，条文前半部分中说的是寒湿泄泻，治疗用五苓散"利小便而实大便"。陈修园《医学实在易》云："泄泻病因湿胜来，胃苓旧法出新裁"，即可选胃苓汤健脾和中，利水化湿，渗湿止泻，可做参考。

【原文】第四十六条 足太阴寒湿，四肢乍冷[1]，自利，目黄[2]，舌白滑[3]，甚则灰，神倦不语[4]，邪阻脾窍[5]，舌蹇语重[6]，四苓加木瓜草果厚朴汤主之。

脾主四肢，脾阳郁故四肢乍冷。湿渍脾而脾气下溜，故自利。目白睛属肺，足太阴寒则手太阴不能独治，两太阴同气也，且脾主地气，肺主天气，地气上蒸，天气不化，故目睛黄也。白滑与灰，寒湿苔也。湿困中焦，则中气虚寒，中气虚寒，则阳光不治。主正阳者心也，心藏神，故神昏。心主言，心阳虚故不语。脾窍在舌，湿邪阻窍，则舌蹇而语声迟重。湿以下行为顺，故以四苓散驱湿下行，加木瓜以平木，治其所不胜[7]也。厚朴以温中行滞，草果温太阴独胜之寒，芳香而达窍，补火以生土，驱浊以生清也。

四苓加木瓜厚朴草果汤方（苦热兼酸淡法）

生於白术三钱 猪苓一钱五分 泽泻一钱五分 赤苓块五钱 木瓜一钱 厚朴一钱 草果八分 半夏三钱

水八杯，煮取八分三杯，分三次服，阳素虚者，加附子二钱。

【注释】

[1] 四肢乍冷：四肢作冷。

[2] 目黄：下文作者自注"目睛黄也"，指黄疸发黄，即目之白睛黄染。

[3] 舌白滑：此指舌苔而言，寒湿盛，故舌苔白而滑。

[4] 神倦不语：下文自注"神昏"，乃湿浊太盛，心阳受到蒙蔽，故精神倦怠，不欲多言，甚则蒙蔽心窍而神昏。

[5] 脾窍：下文自注"在舌"。脾窍为口，心窍为舌。但足太阴脾经连舌本，散舌下，以及上文之"知五谷"乃舌之功能，故脾与舌有联系。

[6] 舌蹇语重：舌头不灵活，声音重浊。

[7] 所不胜：按照五行生克顺序，克己一方为己所不胜。

【语译】 寒湿侵犯足太阴脾，四肢有时发冷，大便稀薄而次数增多，眼白发黄，舌苔色白而滑润，甚至为灰色，精神倦怠，不想说话，病邪阻碍于脾所开窍的口，语言謇涩而重浊，用四苓加木瓜草果厚朴汤治疗。

脾主四肢，脾阳被寒湿困遏不能温煦四肢，所以四肢有时发冷。湿邪侵犯于脾，导致脾的运化失常，水湿下趋而引起大便稀薄泄泻。眼白在眼部五轮中属肺金，足太阴脾有寒湿必然影响到手太阴肺，这是因为手足太阴有着十分密切的关系。而且脾土主地之气，肺金主天之气，地气向上蒸腾而天气不化，脾土之色现于肺金处，所以眼白可见发黄。舌苔色白滑润或呈灰色，是寒湿侵袭人体的表现。湿邪困阻中焦，会造成脾胃虚寒，使阳气受到严重损伤。而人身的正阳由心所主管，心具有藏

神的重要功能，所以可出现神志昏糊的症状。心还具有主语言的功能，心阳虚弱则不想说话。脾的外窍是舌，如果湿邪阻滞于脾窍，则可见舌转动不灵而说话声音重浊。湿邪以下行为顺，因此，用四苓散驱除湿邪从小便而出，再加木瓜以平泻肝木，防止肝木克犯脾土；用厚朴温运脾胃，行气导滞；草果温脾阳而散寒，其芳香之气又可直达脾窍，温补脾阳以健脾助运，祛除湿浊以利清气升发。

四苓加木瓜厚朴草果汤方（苦热兼酸淡法）（方略）

上药加水八杯，煮成三杯药液，分三次服下。平素阳气虚弱的，加入附子二钱。

【导读】本条讲述寒湿病出现黄疸的证治。

黄疸病以身黄、目黄、小便黄为主症。在分类上，湿热之邪发为阳黄，寒湿之邪发为阴黄。程钟龄《医学心悟》中说："湿热之黄，黄如橘子、柏皮，因火气而光彩，此名阳黄。又有寒湿之黄，黄如熏黄色，暗而不明，或手脚厥冷，脉沉细，此名阴黄。阳黄者，栀子柏皮汤，若便闭不通，宜用茵陈大黄汤。阴黄者，茵陈五苓散，如不应，用茵陈姜附汤，可做参考。

本证属阴黄。寒湿之邪侵袭足太阴脾经，脾阳损伤，因脾主四肢，故见四肢发冷；自利是湿邪困脾，脾湿下注大肠所致；寒湿困脾，土壅木郁，肝胆失于疏泄，则发为黄疸；语声重浊是因湿阻脾窍所致；舌苔白滑，甚则灰，是寒湿内蕴之象。吴氏提出治法宜健脾利湿，行滞开窍，方选四苓加木瓜厚朴草果汤。本证进一步发展，虚实夹杂，可选上述提到的茵陈姜附汤，其温补脾阳效力更强，也可与下一条前后互参。

【原文】第四十七条 足太阴寒湿，舌灰滑[1]，中焦滞痞[2]，草果茵陈汤主之；面目俱黄，四肢常厥[3]者，茵陈四逆汤主之。

湿滞痞结，非温通而兼开窍不可，故以草果为君。茵陈因陈生新，生发阳气之机最速，故以之为佐。广皮、大腹、厚朴，共成泻痞之功。猪苓、泽泻，以导湿外出也。若再加面黄肢逆，

则非前汤所能济，故以四逆回厥，茵陈宣湿退黄也。

草果茵陈汤方（苦辛温法）

草果一钱　茵陈三钱　茯苓皮三钱
厚朴二钱　广皮一钱五分　猪苓二钱
大腹皮二钱　泽泻一钱五分

水五杯，煮取二杯，分二次服。

茵陈四逆汤方（苦辛甘热复微寒法）

附子三钱（炮）　干姜五钱　炙甘

草二钱　茵陈六钱

水五杯，煮取二杯。温服一杯，厥回止后服；仍厥，再服；尽剂，厥不回，再作服。

【注释】

[1] 舌灰滑：指舌苔灰色，为白苔色暗者，并兼滑腻之象。

[2] 滞痞：滞为停滞不行，即湿浊腻滞，脾气不运，包括纳呆食不下之意；痞为塞痞胀满。

[3] 四肢常厥：脾主四肢，脾阳不振，四肢厥冷，脉不出。

【语译】寒湿侵犯足太阴脾，出现舌苔色灰而滑润，脘腹痞胀不舒，用草果茵陈汤治疗，如果面部皮肤和眼白发黄，四肢时常发冷的，用茵陈四逆汤治疗。

湿邪阻滞中焦而导致的痞胀不舒，一定要采用温通阳气、兼开脾窍的方法进行治疗，所以方中用草果为君药。茵陈有由陈而生新的作用，最能生发阳气，故用此药为佐。广陈皮、大腹皮、厚朴诸药协同，有消除脘腹部痞塞胀满的功效。用猪苓、茯苓使湿邪能从小便排出。如果伴有面部发黄和四肢发冷，则不是用上方所能治疗的，必须投用四逆汤温阳以治肢冷，再配用茵陈宣化湿邪以消退黄疸。

草果茵陈汤方（苦辛温法）（方略）

上药加水五杯，煮成二杯药液，分两次服下。

茵陈四逆汤方（苦辛甘热复微寒法）（方略）

上药加水五杯，煮取二杯药液。乘温先服一杯，如果四肢转温则不必再服；假若四肢仍然发冷，就再服另一杯；如服完一剂后四肢仍不转温，可以再煎一剂服下。

【导读】本条阐述寒湿黄疸重证的证治。

本证是上一条证候的进一步发展，可与之前后互参。寒湿侵入足太阴脾经，寒湿内盛，则舌苔灰滑；湿困脾阳，升降失常，则脘腹胀满痞闷；结合上一条内容，当有黄疸。治疗须散寒利湿，除满退黄，方选草果茵陈汤方；若黄疸较重，面目俱黄，寒湿较重，脾肾阳虚，出现四肢厥逆的表现，治疗当温阳散寒退黄，方选茵陈四逆汤。

【原文】第四十八条　足太阴寒湿，舌白滑，甚则灰，脉迟，不食，不寐，大便窒塞[1]，浊阴凝聚，阳伤腹痛[2]，痛甚则肢逆[3]，椒附白通汤主之。

此足太阴寒湿，兼足少阴、厥阴证也。白滑灰滑，皆寒湿苔也。脉迟者，阳为寒湿所困，来去俱迟也。不食，胃阳痹[4]也。不寐，中焦湿聚，阻遏阳气不得下交于阴也。大便窒塞，脾与大肠之阳不能下达也。阳为湿困，返逊位于浊阴，故浊阴得以蟠踞[5]中焦而为痛也；凡痛皆邪正相争之象，虽曰阳困，究竟阳未绝灭，两不相下，故相争而痛也（后凡言痛者仿此）。椒附白通汤，齐通三焦之阳，而急驱浊阴也。

椒附白通汤方

生附子（炒黑）三钱　川椒（炒黑）二钱　淡干姜二钱　葱白三茎　猪胆汁半烧酒杯（去渣后调入）

水五杯，煮成二杯，分二次凉服。

方论　此苦辛热法复方也。苦与辛

合，能降能通，非热不足以胜重寒而回阳。附子益太阳之标阳，补命门之真火，助少阳之火热。盖人之命火与太阳之阳、少阳之阳旺，行水自速。三焦通利，湿不得停，焉能聚而为痛。故用附子以为君，火旺则土强。干姜温中逐湿痹，太阴经之本药，川椒燥湿除胀消食，治心腹冷痛，故以二物为臣。葱白由内而达外，中空通阳最速，亦主腹痛，故以为之使。浊阴凝聚不散，有格阳[6]之势，故反佐以猪胆汁。猪水畜，属肾，以阴求阴也。胆乃甲木，从少阳，少阳主开泄，生发之机最速。此用仲景白通汤，与许学士[7]椒附汤，合而裁制者也。

【注释】

[1] 大便窒塞：大便不通。

[2] 阳伤腹痛：阴湿秽浊凝聚中焦，阳气损伤，阳气为阴邪所困，不通则痛。

[3] 肢逆：四肢逆冷。

[4] 胃阳痹：胃之阳气被困阻。痹，闭阻不通之意。

[5] 蟠踞：曲折环绕而踞，难以解除。

[6] 格阳：指体内阴寒过盛，阳气被阻格于外，出现内真寒而外假热的证候。

[7] 许学士：即许叔微，著有《伤寒发微论》《伤寒九十论》等。

【语译】 寒湿侵犯足太阴脾，舌苔色白而滑润，甚至呈灰色，脉象迟缓，不思进食，夜难入睡，大便闭结不通，这是因为寒湿浊阴凝聚于中焦，阳气受损则腹痛，如果疼痛剧烈会出现四肢冰冷，用椒附白通汤治疗。

本病证是寒湿侵犯足太阴脾，兼犯足少阴肾和足厥阴肝。白滑苔和灰滑苔，都

是寒湿的表现。脉象迟缓，是阳气被寒湿困遏的缘故，其特点是脉的来去都较缓慢。不思进食，是因为寒湿困阻了胃阳。夜不安眠，是由于中焦寒湿凝聚，使阳气被阻遏而不能下交于阴。大便闭塞不通，是脾与大肠的阳气不能通达所造成的。阳气被湿邪困阻，则浊阴之邪必然更盛，因浊阴阻于中焦而引起腹痛。凡疼痛都是邪正相争的反映，此时虽然寒湿困遏了阳气，但毕竟阳气还没有衰亡，以致阳气与寒湿相互抗争而发生疼痛（本书以后谈到痛证，其原因大多与此相类似）。椒附白通汤，可以同时温通三焦的阳气，而迅速祛除湿浊之邪。

椒附白通汤方（方略）

上药加水五杯，煮成二杯药液，放凉后分两次服下。

方论 本方为苦辛热法的复方。苦味药与辛味药配合，既能降又能通，况且不用热药不足以祛除严重的阴寒之气使阳气恢复。附子不仅能补益太阳经的阳气，还能补益命门的真火，助长少阳的火热。如果人体的命门之火和太阳的阳气、少阳的阳气都很旺盛，运行水湿自然快速。三焦通畅无阻，湿邪难以在体内停留，怎么可能聚集而引起疼痛呢？所以用附子为君药，使阳气旺盛则脾土强壮。干姜能温通中焦之阳以驱除湿邪的郁结，是治疗太阴脾病的主要药物；川椒能燥湿，解除胀满，消化食积，可以治疗心腹部发冷而疼痛的证候，所以用这二味药作为臣药。葱白具有从内而达外的作用，其形状中空，温通阳气的功效最快，也能治疗腹痛，因而以此作为使药。寒湿为浊阴之邪，凝聚郁结于体内，会造成阳气被格拒于外的严重状况，

所以本方用猪胆汁是一种反佐之法。猪在五行中为水畜，属肾，用猪胆汁来治疗寒湿困阻阳气的病证是"以阴求阴"的方法。胆属于甲木，与少阳有关，少阳主持开泄，因此用胆汁能够迅速升发。本方是用张仲景的白通汤和许叔微的椒附汤组合加减而成的。

【导读】本条讲述足太阴寒湿，进一步出现阳伤腹痛的证治。

寒湿侵入足太阴脾经，寒湿内盛则舌苔白滑，甚则灰色；阳气不振则脉象迟缓；寒湿困阻中焦，脾胃阳气不运，故不食；阳气被阻遏而不能下交于阴，故不寐；寒湿困阻中焦，大肠气机不通，传导失司则大便不行；寒湿内盛，浊阴凝聚，气机不通，故腹部冷痛；腹痛剧烈，阳郁于内，不能外达四末，故肢厥。本证治疗需温经通阳，祛寒止痛，方选椒附白通汤。方解可参考上述方论的内容。

【原文】第四十九条　阳明寒湿[1]，舌白腐[2]，肛坠痛，便不爽，不喜食，附子理中汤去甘草加广皮厚朴汤主之。

九窍不和，皆属胃病，胃受寒湿所伤，故肛门坠痛而便不爽；阳明失阖[3]，故不喜食。理中之人参补阳明之正，苍术补太阴而渗湿，姜、附运坤阳[4]以劫寒，盖脾阳转而后湿行，湿行而后胃阳复。去甘草，畏其满中也。加厚朴、广皮，取其行气。合而言之，辛甘为阳，辛苦能通之义也。

附子理中汤去甘草加厚朴广皮汤方（辛甘兼苦法）

生茅术三钱　人参一钱五分　炮干姜一钱五分　厚朴二钱　广皮一钱五分　生附子一钱五分（炮黑）

水五杯，煮取八分二杯，分二次服。

【注释】

[1] 阳明寒湿：寒湿伤及脾阳为太阴寒湿，而伤及胃阳者称之为阳明寒湿。

[2] 舌白腐：指舌苔白，如豆腐渣堆在舌面，颗粒大，松而厚，容易刮脱，表示内聚浊邪，由于胃中浊腐之气上升而成。

[3] 阖：泛指开合。

[4] 坤阳：坤，八卦之一，代表地。脾为中土，故坤阳即脾阳。

【语译】寒湿伤于足阳明胃，出现舌苔白腐，肛门有下坠疼痛的感觉，大便解时不爽快，不想进食，可用附子理中汤去甘草加广皮厚朴汤治疗。

人体九窍不正常，都与胃的病证有关。胃的阳气被寒湿所困阻，因而出现肛门下坠疼痛，大便不爽快；胃气损伤，受纳功能障碍，所以不想进食。《伤寒论》理中汤方中的人参能补阳明胃的正气，苍术可以补益太阴脾，并能渗湿下行，干姜、附子温运脾阳，驱除寒邪，脾阳运转则水湿通行畅利，水湿得行胃阳就可以振复。用附子理中汤去甘草，是怕甘草会加重脘腹部的胀满，加入厚朴、广皮以疏畅气机。总而言之，本方体现了辛甘为阳，辛苦能通的方义。

附子理中汤去甘草加厚朴广皮汤方（辛甘兼苦法）（方略）

上药加水五杯，煮成二杯药液，分两次服下。

【导读】 本条阐述寒湿痢疾的证治。

寒湿之邪伤于阳明，损伤胃气，故舌质淡，苔白腐如积粉；寒湿困阻中焦，胃气不降，腑气不通，气滞不行，故大便不爽而肛门下坠疼痛，此即分注中所言"九窍不和，皆属胃病"；寒湿阻胃，和降失常，故不喜食。本证治法当温脾散寒，行滞除湿，吴氏方选附子理中汤去甘草加厚朴广皮汤方。方中人参健脾益气扶正，苍术燥湿和胃，炮干姜温中散寒逐湿，厚皮、陈皮理气化湿除满，诸药配伍，共达健脾和胃，散寒除湿，理气行滞之功。

【原文】 第五十条　寒湿伤脾胃两阳，寒热[1]，不饥，吞酸[2]，形寒[3]，或脘中痞闷，或酒客湿聚，苓姜术桂汤主之。

此兼运脾胃，宣通阳气之轻剂也。

苓姜术桂汤方（苦辛温法）

茯苓块五钱　生姜三钱　炒白术三钱　桂枝三钱

水五杯，煮取八分二杯，分温再服。

【注释】

[1] 寒热：外感时令之寒湿，自表传里，在胃则热，在脾则寒，表里同病，故时寒时热。

[2] 吞酸：胃酸自胃中上涌至咽喉，咽喉受酸味刺激后，随即吞咽而下，称之为吞酸。

[3] 形寒：形为形体。形寒即形体表现出阴寒状态，如四末及躯体冰冷，自身恶寒，面色㿠白，身倦体怠等。

【语译】 寒湿损伤了脾和胃的阳气，恶寒发热，无饥饿感，胃中有酸水上泛，身体时常发冷，或者出现脘腹部痞塞满闷不舒，或者平素嗜好饮酒而导致湿邪内聚，用苓姜术桂汤治疗。

本方是既温运脾胃，又宣通阳气的轻剂。

苓姜术桂汤方（苦辛温法）（方略）

上药加水五杯，煮成二杯药液，分两次乘温服。

【导读】 本条讲述寒湿损伤脾胃阳气的证治。

寒湿之邪，损伤脾胃阳气，脾胃为后天之本，中阳虚则表阳亦不固，故恶寒，注意此种恶寒是阳气不足导致，与阳气郁闭的表证恶寒不同，临床须加以区分；脾胃阳虚湿盛，健运无力，故不饥；脾胃虚寒，运化失常，则积滞不行而嗳腐吞酸；寒湿困阻脾胃，升降失司，故或胃脘痞闷。若素嗜饮酒，脾胃损伤日久，不能正常运化水湿，则内湿更盛。治疗当温运脾胃，宣通阳气，方选苓姜术桂汤方。本方以苓桂术甘汤加减而成，去甘草之壅滞，加生姜宣胃除湿，茯苓、白术补脾渗湿，桂枝通阳化气，全方取苦辛温为法。

苓姜术桂汤首见于叶天士《临证指南医案》，文中曰："王三五，脉迟缓，饮酒便溏，遗精数年不已，近日腰髀足膝坠痛麻木。此湿凝伤其脾肾之阳，滋填固涩，绝不应病。先议用苓姜术桂汤，驱湿暖土，再商后法。"可供参考。

【原文】 第五十一条　湿伤脾胃两阳，既吐且利，寒热身痛，或不寒热，但腹中痛，名曰霍乱[1]。寒多[2]，不欲饮水者，理中汤主之。热多[3]，欲饮水者，五苓散主之。吐利汗出，发热恶寒，四肢拘急，手足厥逆，四逆汤主之。吐利止而身痛不休者，宜桂枝汤小和之。

按 霍乱一证，长夏最多，本于阳虚寒湿凝聚，关系非轻，伤人于顷刻之间。奈时医不读《金匮》，不识病源，不问轻重，一概主以藿香正气散，轻者原有可愈之理，重者死不旋踵[4]。更可笑者，正气散中加黄连、麦冬，大用西瓜治渴欲饮水之霍乱，病者岂堪命乎！瑭见之屡矣，故将采《金匮》原文，备录于此。胃阳不伤不吐，脾阳不伤不泻，邪正不争不痛，营卫不乖不寒热。以不饮水之故，知其为寒多，主以理中汤（原文系理中丸，方后自注云：然丸不及汤，盖丸缓而汤速也；且恐丸药不精，故直改从汤）温中散寒。人参、甘草，胃之守药；白术、甘草，脾之守药；干姜能通能守，上下两泄者，故脾胃两守之；且守中有通，通中有守，以守药作通用，以通药作守用。若热欲饮水之证，饮不解渴，而吐泄不止，则主以五苓。邪热须从小便去，膀胱为小肠之下游，小肠，火腑也，五苓通前阴，所以守后阴[5]也。太阳不开，则阳明不阖，开太阳正所以守阳明也。此二汤皆有一举两得之妙。吐利则脾胃之阳虚，汗出则太阳之阳亦虚；发热者，浮阳在外也；恶寒者，实寒在中也；四肢拘急，脾阳不荣四末；手足厥冷，中土湿而厥阴肝木来乘病者。四逆汤善救逆，故名四逆汤。人参、甘草守中阳，干姜、附子通中阳，人参、附子护外阳，干姜、甘草护中阳，中外之阳复回，则群阴退避，而厥回矣。吐利止而身痛不休者，中阳复而表阳不和也，故以桂枝汤温经络而微和之。

理中汤方（甘热微苦法，此方分量以及后加减法，悉照《金匮》原文，用者临时斟酌）

人参 甘草 白术 干姜各三两

水八杯，煮取三杯，温服一杯，日三服。

加减法 若脐上筑[6]者，肾气动也，去术，加桂四两。吐多者，去术，加生姜三两。下多者还用术。悸者加茯苓二两。渴欲饮水者，加术足前成四两半。腹中痛者，加人参足前成四两半。寒者，加干姜足前成四两半。腹满者，去术，加附子一枚。服汤后，如食顷，饮热粥一升许，微自汗，勿发揭衣服。

五苓散方（见前）

加减法 腹满者，加厚朴、广皮各一两。渴甚面赤，脉大紧而急，搧扇不知凉，饮冰不知冷，腹痛甚，时时躁烦者，格阳也，加干姜一两五钱（此条非仲景原文，余治验也）。

百沸汤和，每服五钱，日三服。

四逆汤方（辛甘热法，分量临时斟酌）

炙甘草二两 干姜一两半 生附子一枚（去皮） 加人参一两

水五茶碗，煮取二碗，分二次服。

按 原方无人参，此独加人参者，前条寒多不饮水，较厥逆尚轻，仲景已用人参；此条诸阳欲脱，中虚更急，不用人参何以固内？柯韵伯《伤寒注》

云：仲景凡治虚证，以里为重，协热下利，脉微弱者，便用人参；汗后身痛，脉沉迟者，便加人参。此脉迟而利清谷[7]，且不烦不咳，中气大虚，元气已脱，但温不补，何以救逆乎！观茯苓四逆之烦躁，且以人参，况通脉四逆岂得无参，是必有脱落耳，备录于此存参。

【注释】

[1] 霍乱：病名出自《灵枢》，以起病突然，大吐大泄，烦闷不舒为特征，以其"挥霍之间，便致缭乱"故名。因饮食生冷不洁，或感受寒邪、暑湿、疫疠之气所致，有寒热之分、干湿之别及转筋之变。

[2] 寒多：霍乱有寒热之辨。寒霍乱又称寒气霍乱，多因阳气素虚，内伤生冷，外感寒湿所致。症见上吐下泻，吐利清水，或如米泔水，不甚秽臭，腹痛轻微，恶寒，四肢清冷，口唇及指甲青紫，脉沉紧或沉伏。

[3] 热多：热霍乱又称热气霍乱，多因饮食厚味所伤，或外感暑热，湿热、秽臭郁遏中焦所致。症见腹中绞痛，呕吐泄泻，泻下热臭、胸闷、心烦、发热、口渴、小便黄赤，舌苔黄腻，脉洪数或沉数。本条原文以欲饮水否来辨寒热，即由口渴否而别，为概括语。以上所列证候可做临床参考。

[4] 旋踵：转身的一霎，形容时间很短。

[5] 通前阴，所以守后阴：指利小便而实大便的治法，特别对某些虚性泄泻，临床疗效显著。

[6] 脐上筑者：脐上筑筑然跳动。

[7] 利清谷：指下利，便质清稀，夹杂有未消化的食物。

【语译】 湿邪损伤了脾胃的阳气，既呕吐又腹泻，恶寒发热，身体疼痛，或者没有恶寒发热，仅见有腹中疼痛，这种病证称为霍乱。寒象比较明显，不想喝水的，用理中汤治疗；发热比较明显，口渴想喝水的，用五苓散治疗。症见呕吐、腹泻交作，身有汗出，发热恶寒，四肢拘挛不能伸展，手足发冷的，用四逆汤治疗。如果呕吐、腹泻已停止，但身体疼痛未好转的。宜用桂枝汤调和营卫。

按 霍乱这种病证，以夏末秋初最为多见，发生的原因是机体阳气虚弱而寒湿凝集，往往病情较重，在短时间内就会危及人们的生命。无奈现在的许多医生不学习《金匮》，不知道本病的病源，也不问病情轻重，全部用藿香正气散来治疗，如果是较轻的病证，基本上还能够治愈，如果属于重证，该方则无济于事，病人会很快死亡。更为可笑的是，有人在藿香正气散中加黄连、麦冬，并大用西瓜来治疗口渴想要饮水的霍乱病人，病人还有不死亡的吗？我对这些情况见得多了，所以把《金匮》中的有关原文摘录下来，以供大家参考。胃的阳气不受伤就不会呕吐，脾的阳气不受伤就不会腹泻，邪气和正气不抗争就不会引起疼痛，营卫之气不失于调和就不会恶寒发热。从患者不想喝水的表现，可以了解病证偏于寒性，须用理中汤（原文是理中丸，该方后的自注说：丸不如汤，由于丸剂作用较缓而汤剂作用较快，而且恐怕丸药的制作不精专，所以直接改为汤剂）以温补中阳，驱散寒邪。人参和甘草，能守胃；白术和甘草，能守脾；干姜既能通又能守。本病有上下两泄的特点，表现为呕吐、腹泻并作，所以既要守脾又要守胃，而且要守中有通，通中有守，以守药作为通药用，以通药作为守药用。如果患者口渴想要喝水，但喝了不少水后仍不解渴，并且呕吐和腹泻不止的，其病证偏于热性，当用五苓散治疗。体内的邪热应从小便中排出，膀胱属于小肠的下游，而小肠为火腑，又可移热于膀胱，因而通利膀胱可达到泄小肠之火的目的。所以用五苓散通前阴利小便，小便得通则可以守后阴而实大便。太阳为开，阳明为合，太阳不开则阳明不能合，开太阳则可使阳明合而得守，理中汤、五苓散二方都有一举两得之妙用。呕吐、腹泻会造成脾胃阳气虚弱；汗出会导致足太阳经的阳气不足；发热，是阳气浮现于外的表现；恶寒，是由于实寒阻滞于中焦；四肢拘挛伸展不利，是因为脾阳虚弱不能荣养四肢；手足发冷，是脾胃阳虚，肝木乘虚侵犯所引起的。四逆汤最善于治疗四肢逆冷的病证，所以称为四逆。人参、甘草可以守补中焦的阳气，干姜、附子能够温通中焦的阳气，假如人身体表的阳气和内脏的阳气都得以恢复，阴寒之邪自然难以停留，四肢就会随之转温。如果呕吐、腹泻停止，身体仍然疼痛的，是中焦阳气已恢复正常，而体表阳气尚未调和所致，因此可用桂枝汤温通经络，轻微调和营卫。

理中汤方（甘热微苦法。本方药物用量以及后面的加减法，全部按照《金匮》的原文，使用时可根据病情灵活掌握）（方略）

上药加水八杯，煮成三杯药液，乘药温时服下一杯，每天服三次。

加减法　如果脐上部筑筑而动的，是肾气上攻所致，上方去白术，加桂枝四两；呕吐较严重的，上方去白术，加生姜三两；腹泻较严重的，还应使用白术；有心悸的，加入茯苓二两；口渴想饮水的，将白术的用量加至四两半；腹中疼痛的，增加人参

的用量至四两半；寒象较严重的，将干姜的用量加至四两半；腹部胀满的，上方去白术，加附子1枚。服下汤药后，大约经过吃一顿饭的时间，可喝热粥1升左右，使患者微微有些出汗，此时不要揭开衣被。

五苓散方（方剂见前）

加减法　有腹部胀满的，加厚朴、广皮各一两；如口渴严重而颜面红赤，脉象大紧而急，身热用扇子扇也不觉得凉快，饮冰水亦不觉得冷，腹痛较严重，不时出现烦躁症状的，属于阳气被格拒于外的病证，可加入干姜一两五钱（本条不是张仲景的原文，是我的临床治疗经验）。

用滚开的水调和，每次服15克，一日三次。

四逆汤方（辛甘热法，药物用量可在用时根据情况灵活掌握）（方略）

上药加水五茶碗，煮成二碗药液，分二次服下。

按　原方中没有人参，此处唯独加用了人参，这是因为上条讨论的是寒象较重而不想喝水的病证，比四肢逆冷为轻，张仲景已经使用了人参；本条病证为内外阳气都即将外脱，中焦的虚弱更加危急，如果不用人参，怎么能固护在内的阳气呢？柯韵伯在《伤寒注》中说：张仲景凡是治疗虚证，都以里证为主，只要有发热而下利，脉微弱的，便加入人参；如出汗后身体疼痛，脉沉迟的，也要加人参。本病证脉象迟而下利完谷不化，并且没有烦躁、咳嗽，说明中气严重损伤，元气已经外脱，假如仅用温药而不用补药，怎么能够救此逆证呢？《伤寒论》茯苓四逆汤的烦躁之症，都能用人参，何况通脉四逆汤，难道反而不用人参吗？所以《伤寒论》的原文

中一定有条文字句的脱落，特地记录在这　里以备参考。

【导读】本条讲述寒霍乱的证治。

霍乱以发病急骤，吐泻交作为临床特点的急性肠道传染病。因既吐且利，发病急骤，反复不宁，挥霍缭乱，故名霍乱。病因为湿热病邪或寒湿病邪侵入人体所致，证型有寒热之分，临床也有真霍乱和假霍乱之别。真霍乱性质多属寒，即现在所说的霍乱弧菌所致，病情重，预后差；假霍乱性质多属热，即现在说的食物中毒导致的急性胃肠炎。本条文中讲述了寒霍乱的证治。

分析病机，寒湿之邪损伤脾胃阳气，脾属湿土，以升为健；胃属燥土，以降为和，今胃阳损伤，胃失和降则气逆呕吐；脾阳伤失于健运，不能运化水湿故下利如米泔水；中阳不足则表阳不固，故寒热身痛；若脾阳受伤，寒湿内盛，寒性收引则腹中痛；如脾胃阳虚，寒湿内停，寒多而不欲饮水，属寒霍乱，治疗宜温脾化湿，方选理中汤。若伤及膀胱，气化不利，热多微发热，渴欲饮水，小便不利，治疗须温阳化气，淡渗利湿，方选五苓散。如吐利较剧烈，是脾肾阳虚，寒湿不化所致；卫气源于下焦，滋生于中焦，肾阳虚，卫阳亦必不固，故汗出，发热恶寒；肾阳不足，寒湿内盛，阳气不能温煦四肢，故四肢拘急，手足厥逆冰冷。治疗当温肾助阳，方选四逆汤。若脾肾阳气来复，则吐利停止，诸证缓解。若阳气刚复，营卫尚有不和，故身痛不休，治疗宜调和营卫，方选桂枝汤。

【原文】第五十二条　霍乱兼转筋[1]者，五苓散加防己桂枝薏仁主之；寒甚脉紧者，再加附子。

肝藏血，主筋，筋为寒湿搏急而转，故于五苓和霍乱之中，加桂枝温筋，防己急驱下焦血分之寒湿，薏仁主湿痹脚气，扶土抑木，治筋急拘挛。寒甚脉紧，则非纯阳之附子不可。

五苓散加防己桂枝薏仁方

即于前五苓散内，加防己一两，桂枝一两半，足前成二两[2]，薏仁二两。寒甚者，加附子大者一枚。杵为细末，每服五钱，百沸汤和，日三，剧者日三夜一，得卧则勿令服[3]。

【注释】

[1] 转筋：俗名"抽筋"。常见于小腿腓肠肌，甚则牵连腹部，发生抽搐拘急。多由血虚或津液暴脱而成，也有寒湿搏击而发生。

[2] 足前成二两：指加桂枝一两半之后，与五苓散原方中的桂枝一起共成二两。

[3] 得卧则勿令服：指病人若能安睡，就不要打扰，不再令其服药了。

【语译】霍乱病兼有四肢筋肉拘急挛缩的，用五苓散加防己桂枝薏仁方治疗。寒象较重而脉紧的，再加入附子。

肝藏血，主筋脉，寒湿之邪搏击于筋脉，就会出现四肢筋肉拘急挛缩的现象，所以在用五苓散治疗霍乱时加重桂枝温通筋脉，并用防己迅速驱除下焦血分的寒湿，再加入擅长治疗湿痹和脚气的薏苡仁，以健运脾胃，平抑肝木，从而达到治疗筋脉拘急挛缩的目的。如果寒象较为严重而脉紧的，则非用辛热温阳的附子不可。

五苓散加防己桂枝薏仁方

本方即在前述五苓散中加入防己一两，桂枝一两半，与原方中用量合并共二两，再加薏苡仁二两。寒象严重的，可加较大的附子1枚。

上药捣为细末。每次服五钱，用滚开的水调和后服下，一日三次。病情严重的可白天服三次，夜里服一次，如果已能安卧则不必再服。

【导读】 本条讲述霍乱转筋的治法。

转筋俗称"抽筋"，即腓肠肌痉挛，发于小腿肚，甚则可牵连致腹部拘急，是津液脱失的一种症状，因肢体筋脉牵掣拘挛，痛如扭转，故称"转筋"。转筋是以吐泻为主症的各种疾病最常见的并发症，病因有寒湿和湿热之分，本证是寒湿病邪侵袭所致。

寒湿病邪侵袭胃肠，导致吐利交作而成霍乱，阳虚而寒湿内盛，湿为阴邪，最易下行，筋脉失于阳气温煦，且为寒湿之邪所累，则拘急痉挛，发为转筋。治疗宜温阳散寒，利脉舒筋，方选五苓散加防己桂枝薏仁方。方中五苓散温阳化气利湿，桂枝温阳散寒通络，防己利水渗湿通络，薏苡仁健脾利湿，扶土抑木而止痉，若寒甚加附子温经扶阳散寒。

【原文】第五十三条 卒中寒湿，内夹秽浊，眩冒欲绝[1]，腹中绞痛，脉沉紧而迟，甚则伏，欲吐不得吐，欲利不得利，甚则转筋，四肢欲厥，俗名发痧，又名干霍乱[2]。转筋者，俗名转筋火，古方书不载（不载者，不载上三条之俗名耳；若是证，当于《金匮》腹满、腹痛、心痛、寒疝诸条参看自得），蜀椒救中汤主之，九痛丸亦可服；语乱者，先服至宝丹，再与汤药。

按 此证夏日湿蒸之时最多，故因霍乱而类记于此。中阳本虚，内停寒湿，又为蒸腾秽浊之气所干，由口鼻而直行中道，以致腹中阳气受逼，所以相争而为绞痛；胃阳不转，虽欲吐而不得；脾阳困闭，虽欲利而不能；其或经络亦受寒湿，则筋如转索，而后者向前矣；中阳虚而肝木来乘则厥。俗名发痧者何？盖以此证病来迅速，或不及延医，或医亦不识，相传以钱或用磁碗口，蘸姜汤或麻油，刮其关节，刮则其血皆分，住则复合，数数分合，动则生阳，关节通而气得转，往往有随手而愈者，刮处必现血点，红紫如沙，故名痧也。但刮后须十二时不饮水，方不再发。不然则留邪在络，稍受寒发怒，则举发矣。以其欲吐不吐，欲利不利而腹痛，故又名干霍乱。其转筋名转筋火者，以常发于夏月，夏月火令，又病迅速如火也，其实乃伏阴与湿相搏之故。以大建中之蜀椒，急驱阴浊下行，干姜温中，去人参、胶饴者，畏其满而守也，加厚朴以泻湿中浊气，槟榔以散结气，直达下焦，广皮通行十二经之气，改名救中汤，急驱浊阴，所以救中焦之真阳也。九痛丸一面扶正，一面驱邪，其驱邪之功最迅，故亦可服。再按前吐泻之霍乱，有阴阳二证，干霍乱则纯有阴而无阳，所谓天地不通，闭塞而成冬，有若否卦之义。若语言乱者，邪干心包，故先以至宝丹，驱包络之邪也。

救中汤方（苦辛通法）

蜀椒（炒出汗）三钱　淡干姜四钱　厚朴三钱　槟榔二钱　广皮二钱

水五杯，煮取二杯，分二次服。兼转筋者，加桂枝三钱，防己五钱，薏仁三钱。厥者加附子二钱。

九痛丸方（治九种心痛，苦辛甘热法）

附子三两　生狼牙[3]一两　人参一两　干姜一两　吴茱萸一两　巴豆（去皮心熬碾如膏）一两

蜜丸梧子大，酒下，强人[4]初服三丸，日三服，弱者二丸。

兼治卒中恶，腹胀痛，口不能言。又治连年积冷，流注心胸痛，并冷冲上气、落马、坠车、血病等证皆主之。忌口如常法。

方论　《内经》有五脏胃腑心痛，并痰虫食积，即为九痛也。心痛之因，非风即寒，故以干姜、附子驱寒壮阳，吴茱萸能降肝脏浊阴下行，生狼牙善驱浮风，以巴豆驱逐痰虫陈滞之积，人参养正驱邪。因其药品气血皆入，补泻攻伐皆备，故治中恶腹胀痛等证。

附录《外台》走马汤：治中恶、心痛、腹胀、大便不通，苦辛热法。沈目南注云：中恶之证，俗谓绞肠乌痧，即秽臭恶毒之气，直从口鼻，入于心胸肠胃脏腑，壅塞正气不行，故心痛腹胀，大便不通，是为实证。非似六淫侵入而有表里清浊之分。故用巴豆极热大毒峻猛之剂，急攻其邪，佐杏仁以利肺与大肠之气，使邪从后阴，一扫尽除，则病得愈。若缓须臾，正气不通，营卫阴阳机息则死，是取通则不痛之义也。

巴豆（去心皮熬）二枚　杏仁二枚

上二味，以绵缠槌令碎，热汤二合，捻取白汁饮之，当下。老小强弱量之。通治飞尸鬼击病。

按　《医方集解》中，治霍乱用阴阳水一法，有协和阴阳，使不相争之义。又治干霍乱用盐汤探吐一法，盖闭塞至极之证，除针灸之外，莫如吐法通阳最速。夫呕，厥阴气也，寒痛，太阳寒水气也。否，冬象也，冬令太阳寒水，得厥阴气至，风能上升，则一阳开泄，万象皆有生机矣。至针法，治病最速，取祸亦不缓，当于《甲乙经》中求之，非善针者，不可令针也。

【注释】

[1] 眩冒欲绝：眩晕或忽然眼前昏暗，甚或达到昏昧不清的程度。

[2] 干霍乱：又名"搅肠痧"。其病证严重，头晕，神昏，欲吐泻而反不能，腹中绞痛明显。

[3] 生狼牙：狼牙又称牙子。主治邪气热气，疥瘙恶疡疮痔，去白虫；治浮风瘙痒，煎汁洗恶疮；杀腹脏一切虫，止赤白痢。

[4] 强人：身体强壮之人，说明正气充足。

【语译】 寒湿之邪突然侵袭中焦，并夹杂有秽，浊之气，出现严重的头晕目眩，腹中疼痛如绞，脉象沉紧而迟，甚至脉伏，想吐但吐不出来，想泻也泻不出来，病情严重的还可见到筋肉拘急抽搐，四肢发冷等症状，这种病证俗称为"发痧"，又叫作"干霍乱"。此时所发生的筋肉拘急抽搐，俗称为"转筋火"，在古代的医书中没有记载（这里所说的没有记载，是指以上三个俗名在古医书中没有记载，而对这种病证的诊治，应当参照《金匮》腹满、腹痛、心痛、寒疝各条，自然就会明白），可用蜀椒救中汤治疗，九痛丸也可以服用。如果见有语言错乱的，可先服至宝丹，再给服前面所说的汤药。

按　本病证在夏季湿气上蒸的时候最为多见，由于前面讨论的霍乱与此病证相类似，所以附记于这里。本病证的发生，原因是中焦阳气虚弱，内有寒湿停滞，又被夏季蒸腾的秽浊之气所侵犯。病邪从口鼻而入直接犯于脾胃，以致腹中的阳气被病邪所遏阻，邪正相互抗争而发生腹痛如绞；寒湿困遏胃阳和脾阳，导致脾胃的升降功能失常，从而出现想吐又吐不出来，要泻也泻不出来的症状，如果经络也受到了寒湿的侵犯，则可见筋肉拘急抽搐；中阳虚衰则肝木乘机克伐中土，因而引起四肢发冷。为什么俗名称为"发痧"呢？是因为本病证来势急骤，有的来不及请医生诊治，有的连医生也不知道是什么病，只能按长期相传的方法，用铜钱或者瓷碗的碗口，蘸姜汤或麻油，刮患者关节部位的皮肤，刮时血液分散，不刮时则血液又汇合，经过几次这样的刮动，可以起到疏通气血的作用，关节得以疏通而气机能够运转，往往有人在刮完后很快就能痊愈。由于刮过的皮肤处会出现细小的出血点，色红紫，形状如沙，所以将此病证称为"发痧"。但应注意，刮后二十四小时以内不能喝水，只有这样病情才不会复发。否则，病邪会留滞于经络，稍微不慎感受寒邪，或情志恼怒，就会导致病情复发。因为本病证的特点是想吐而吐不出来，想泻也泻不出来，并有剧烈腹痛，所以又称为"干霍乱"。此外，将所发生的"转筋"称为"转筋火"，是由于本病证多发生在夏季，夏季属于火热当令之时，加上病情发展如同火势迅速的缘故，实际上，本病证不是

火热所致，而是由内伏的阴寒之气与湿邪相互搏结引起的。治疗常选用大建中汤加减，方中用蜀椒快速驱除阴浊之邪，以干姜温中散寒，将原方中的人参、胶饴去掉不用，是恐怕这二味药壅滞内守，不利于寒湿的祛除，再加上厚朴燥湿化浊，槟榔驱散郁结之气，并能直接通达下焦，还用广皮疏通十二经的气机。把该方改名为救中汤，是由于本方具有迅速祛除寒湿浊阴之邪，救助中焦真阳之气的作用。九痛丸一面扶正，一面祛邪，而且驱除阴浊病邪的作用非常快捷，所以也可治疗本病。前面所谈到的上吐下泻的霍乱病，有阴阳两种类型，干霍乱则只有属阴寒性质的，一般无阳证，这就是所谓天地之气不通，闭塞而成为寒冬，如同八卦中否卦的含义。假如又出现语言错乱，是病邪犯于心包的缘故，因此，应当先投用至宝丹，以驱除心包络的病邪。

救中汤方（苦辛通法）（方略）

上药加水五杯，煮成二杯药液，分两次服。如兼有"转筋"的，加桂枝三钱，防己五钱，薏苡仁三钱。如有四肢发冷的，加附子二钱。

九痛丸方（治疗九种心痛，苦辛甘热法）（方略）

上药用蜜调和制成药丸，如梧桐子大，以酒送服。身体强健的人，开始用三丸，每日服三次；身体较弱的人，开始服二丸。

本方还可以治疗突然中恶，腹部胀满疼痛，口不能说话的病证。也能治因多年寒冷内积流注心胸而引起的胸痛，以及冷气向上冲击，从马上坠落，由车上跌下，血病等病证。饮食禁忌和通常相同。

方论　《内经》记载五脏和胃腑都可

引心痛，再加上痰、虫、食积所致的心痛，就成为九种心痛。心痛发生的原因，不是风，就是寒，因此方中用干姜、附子驱除寒邪，温壮阳气，吴茱萸能使肝脏的阴寒浊气下行，生狼牙擅长驱除浮风，再用巴豆来攻逐痰、虫、肠道久留的积滞等病邪，用人参补养正气以增强机体的驱邪能力。由于方中所用的药物既能入气又能入血，而且补益正气和攻逐病邪的作用同时兼备，所以本方能够治疗中恶、腹胀疼痛等病证。

此处附录《外台》中的走马汤，用来治中恶、心痛、腹胀、大便不通等病证，此系苦辛热治法。沈目南注：中恶这种病证，俗名叫作"绞肠乌痧"，是因为秽臭恶毒之气从口鼻侵入人体，直接犯于心胸肠胃各脏腑，导致正气壅阻滞塞不能通行，所以出现心痛、腹部胀满、大便不通等症状，属于实证。本病证不像六淫之邪侵犯人体那样，有表里和清浊的区别，因此使用巴豆这味性质极热，有较强毒性，作用峻猛的药物，来迅速攻逐病邪，并佐以杏仁通利肺与大肠的气机，使病邪从大便一扫而尽，疾病就可以获得痊愈。如果治疗稍微迟缓片刻，就会造成正气不通，人体营卫和阴阳之气停息不行而死亡。所以，本方主要体现了"通则不痛"的治疗思想。

（方略）

上二味药，用棉布缠好以后，用槌子捣碎，放进二合热开水中，捻揉使药汁渗入水中，然后将药水服下，服后一定会引起腹泻。药物的剂量应根据病人年龄的大小和体质的强弱灵活掌握。本方还可治疗飞尸、鬼击等病。

按　在《医方集解》中，治疗霍乱有一种阴阳水的方法，是取其调和阴阳，使邪正不相争的意思。另外，还有用盐汤探吐来治疗干霍乱的方法，这是因为干霍乱是一种上下闭塞非常严重的病证，除了针灸以外，别的方法都不如吐法通行阳气的作用迅速。呕吐是由于厥阴之气犯胃。寒痛是因为太阳寒水之气闭塞。否在八卦当中代表了冬季，冬季是太阳寒水主令，如果能使厥阴之气发挥作用，风木主上升宣发，可促使呕吐的发生，吐后升发之气宣畅，则万象都有生机。至于用针法，虽然治疗疾病收效很快，但如果使用不当，也会迅速引起不良后果，所以应当认真研读《甲乙经》，不善于针法的人，不能随便下针。

【导读】本条阐述干霍乱的证治。

干霍乱的病名首见于巢元方《诸病源候论》，原文说："干霍乱者，是冷气搏于肠胃，致饮食不消，但腹满烦乱、绞痛、短气，其肠胃先挟实，故不吐利"。《杂病源流犀烛·霍乱源流》提到："干霍乱，即俗云搅肠痧，亦由胃气虚，猝中天地邪恶污秽之气，郁于胸腹间，上不得吐，下不得泻，以致肠胃绞痛异常，胸腹骤胀，遍体紫黑"。可做参考。

分析本条病机，突然感受寒湿邪毒，并兼秽浊之气，以致湿浊邪气阻塞中焦，清阳不升，故昏冒目眩；寒湿中阻，阳气不伸，故腹中绞痛；由于寒湿内盛，阳气闭塞，脉象沉紧而迟慢，甚至按之至骨才摸到脉搏；秽湿阻塞中焦，脾胃升降失常，故欲吐不能吐，欲泻不能泻，甚则寒湿搏激筋脉，故转筋；寒湿内盛，阳气不伸，故四肢欲厥；此为"发痧"，亦称"干霍乱"。治疗当温阳祛寒，理气逐秽，方选蜀椒救中汤方，九痛丸也可。蜀椒救中汤以蜀椒散寒逐湿，善治心腹冷痛；干姜温脾散寒祛湿；厚朴、槟榔、陈皮理气除满逐秽。诸药配伍，共达散寒逐湿，理气除秽之功。"九痛"，指心痛分九种，但其病因不外积聚、痰饮、结血、虫注、寒饮所致，九痛丸方中附子、巴豆、吴茱萸散寒而破积滞；狼毒破积聚饮食，寒热水气，杀虫等；人参、干姜理中气而温胃散寒。若言语混乱，是邪入心包的表现，先芳香开窍，用至宝丹，然后用上述方药。

湿　温

（附：疟、痢、疸、痹）

【题解】湿温是由湿热病邪引起的，以脾胃为病变中心的外感热病。其初起以恶寒少汗，身热不扬，身重肢倦，胸闷脘痞，苔腻脉缓为主要证候表现。发病缓慢，病势缠绵，病程较长，稽留气分，好发于夏末秋初雨湿较盛、气候炎热的季节。

"疟"，指疟疾。"痢"，指痢疾。"疸"指黄疸。"痹"指痹证。从《内经》开始，这些病就已作为独立疾病而专篇论述。吴氏在《温病条辨》也将其列于九种温病之外，但是，由于其与湿温从发病季节、病因及病变性质、证候类型等有许多相同之处，因此，吴氏在论述湿温时兼论了疟、痢、疸、痹的辨治，提出了不少新的见解，为这些病的诊治积累了许多宝贵的治疗经验。上述四种疾病现今放在中医内科中论述，此处不赘述。

【原文】第五十四条　湿热上焦未清，里虚内陷[1]，神识如蒙，舌滑脉缓[2]，人参泻心汤加白芍主之。

湿在上焦，若中阳不虚者，必始终在上焦，断不内陷；或因中阳本虚，或因误伤于药，其势必致内陷。湿之中人也，首如裹，目如蒙，热能令人昏，故神识如蒙，此与热邪直入包络谵语神昏有间[3]，里虚故用人参以护里阳，白芍以护真阴；湿陷于里，故用干姜、枳实之辛通；湿中兼热，故用黄芩、黄连之苦降。此邪已内陷，其势不能还表，法用通降[4]，从里治也。

人参泻心汤方（苦辛寒兼甘法）

人参二钱　干姜二钱　黄连一钱五分　黄芩一钱五分　枳实一钱　生白芍二钱

水五杯，煮取二杯，分二次服，渣再煮一杯服。

【注释】

[1] 内陷：指湿温之邪入里。

[2] 舌滑脉缓：指舌苔滑腻，脉象缓慢，皆为湿停于里之证。

[3] 有间：有区别。

[4] 通降：主要释本方为畅调气机而设。人参、干姜、枳实，升提走窜，黄连、黄芩、白芍苦降收敛。上通下降，气机得畅，湿温得除。

【语译】湿热病邪在上焦未能清化，若病人正气亏虚，湿热就会内陷，出现神志昏蒙、舌滑、脉缓等表现，用人参泻心汤加白芍治疗。

湿热之邪在上焦时，若中焦阳气不虚，则病邪始终在上焦，不会内陷生变。但如果中阳亏虚或用药有误，损伤了中焦阳气，必然会导致病邪内传。湿邪伤人的症状为头重如裹、视物如蒙，热邪则能使人神昏，因此湿热之邪内陷会导致神志昏蒙不清，这种神志异常与热邪侵犯心包而产生的神昏、谵语有所不同。由于有正气亏虚，所以用人参护养中阳，白芍护养真阴。又因湿邪内陷，故用干姜、枳实辛散温通化湿；由于湿邪兼加热邪，故用黄芩、黄连苦寒清热。本病证属湿热内陷，不能从表而解，必须采用辛苦通降法，祛除在里的湿热。

人参泻心汤方（苦辛寒兼甘法）（方略）

上药用水五杯，煎煮成二杯，分两次服。药渣可加水再煎煮一杯服下。

【导读】本条阐述中阳素虚，湿热之邪由上焦传入中焦的证治。

湿热之邪，在上焦未能宣化，因素体中阳素虚，或失治误治（如用大量寒凉攻下药物）导致中阳亏虚，湿热之邪则乘虚而入，内陷中焦。神识如蒙，指患者有神志异常的表现，但此种表现与上焦篇中的热入心包证截然不同，临床可根据舌脉进一步区分。本证神昏是湿热交蒸，热蒸湿动，向上弥漫心包所致使，病邪主要在中焦，涉及上焦，但在心包外，属于气分证；热闭心包是"温邪上受，首先犯肺，逆传心包"所致，病邪在上焦，在心包内，属于营分证。从舌脉上分析，本证舌滑，脉缓，是湿热病邪侵袭人体的特征性症状；热闭心包的舌脉应是舌红绛、少苔，脉细数，二者大异也，须严格区分，以免失治误治。

本证属中阳素虚，湿热困阻中焦之证，治疗当扶正益气，燥湿泄热，方选人参泻心汤。里虚，故用人参护里阳，白芍护真阴；湿陷于里，故用干姜、枳实之辛通；湿中兼热，故用黄芩、黄连之苦降。此邪已内陷，其势不能还表，法用通降，从里治之。

【原文】第五十五条　湿热受自口鼻，由募原[1]直走中道，不饥不食，机窍[2]不灵，三香汤主之。

此邪从上焦来，还使上焦去法也。

三香汤方（微苦微辛微寒兼芳香法）

瓜蒌皮三钱　桔梗三钱　黑山栀二钱　枳壳二钱　郁金二钱　香豉二钱　降香末三钱

水五杯，煮取二杯，分二次温服。

方论　按此证由上焦而来，其机尚浅，故用蒌皮、桔梗、枳壳微苦微辛开上，山栀轻浮微苦清热，香豉、郁金、降香化中上之秽浊而开郁。上条以下焦为邪之出路，故用重[3]；此条以上焦为邪之出路，故用轻[4]，以下三焦均受者，则用分消。彼此互参，可以知叶氏之因证制方，心灵手巧处矣！惜散见于案中而人多不察，兹特为拈出，以概其余。

【注释】

[1] 募原：又称"膜原"，胸膜与膈肌部位，或温热病辨证指半表半里的位置；也有释为肠之脂膜者。

[2] 机窍：生命的关键部位和孔窍。机：机关；窍：孔窍。

[3] 重：指药物味厚质重，其性沉降，因上条病证已不在上焦，而是内陷于里，故用药应沉降下行，才能直达病所，正如吴鞠通曰："治下焦如权，非重不沉"。

[4] 轻：指药物轻清上扬，因本条病证在上焦，故选药应质地轻扬上行，即吴鞠通："治上焦如羽，非轻不举"。

【语译】湿热之邪从口鼻侵入，由募

原直接传到中焦脾胃，出现不知饥饿，不思饮食，神机失灵等症状，用三香汤治疗。

本条是讨论病邪从上焦传来，再使其从上焦而祛除的治法。

三香汤方（微苦微辛微寒兼芳香法）（方略）

上药用水五杯，煎煮成二杯，分两次温服。

方论　本病证由上焦传变而来，其病机尚属轻浅，所以用瓜蒌皮、桔梗、枳壳微苦微辛的药物开泄上焦，用质轻浮味微苦的山栀清热，以香豉、郁金、降香芳香宣化上、中焦秽浊之邪而开通郁闭。上条的治疗是使邪从下焦而出，故用药侧重于沉降；本条的治疗是使邪从上焦宣透，所以用药侧重于轻清；下条病证是三焦均受病邪，故治疗用分消的方法。以上三条的内容均录自叶天士《临证指南医案》，相互参照，可以看出叶氏根据病证变化，制方用药的巧妙之处。但可惜的是，这些内容散见于叶氏的医案中，人们大多未予注意，所以特别选出予以论述，这样对其他相关内容大致也可触类旁通了。

【导读】本证讲述湿热病邪由口鼻而入传至中焦，困阻脾胃的证治。

吴氏在分注中说"此证由上焦而来，其机尚浅"，说明本条阐述的是上焦病邪不解传至中焦的病证，因湿热难以速去，多为上、中焦同病，所以条文中提到既有上焦湿蒙心包的"机窍不灵"的表现，也有湿热阻滞中焦"不饥不食"见症；浊邪害清，机窍不灵则出现头目昏闷、耳鸣、鼻塞等，本证还可见发热，头重如裹，胸闷脘痞，舌黄腻，脉濡等证候表现。

治疗当燥湿泄热，因病在上、中焦，可分消走泄以祛邪，方选三香汤。"三香"即郁金、香豆豉、降香。方中瓜蒌皮、桔梗、枳壳上行，宽胸理气，宣畅上焦气机；配香豆豉辛温宣透，使邪有出路；郁金、黑山栀、降香入中焦而辛开苦降，辛温开郁，苦温降浊。诸药配伍，使湿邪分道而走，湿气化则热自清。

【原文】第五十六条　吸受[1]秽湿，三焦分布[2]，热蒸头胀，身痛呕逆，小便不通，神识昏迷，舌白，渴不多饮，先宜芳香通神利窍，安宫牛黄丸；继用淡渗分消浊湿，茯苓皮汤。

按　此证表里经络脏腑三焦，俱为湿热所困，最畏内闭外脱。故急以牛黄丸宣窍清热而护神明；但牛黄丸不能利湿分消，故继以茯苓皮汤。

安宫牛黄丸（方法见前）

茯苓皮汤（淡渗兼微辛微凉法）

茯苓皮五钱　生薏仁五钱　猪苓三钱　大腹皮三钱　白通草三钱　淡竹叶二钱

水八杯，煮取三杯，分三次服。

【注释】

[1] 吸受：湿温之邪从口鼻而入，故称之吸受。

[2] 三焦分布：一般湿温之邪从口鼻而入，经膜原至中焦胃；也有由表及里，遍及经络脏腑者，再加之湿邪的特点是重浊趋下，故其侵犯人体，最易导致上、中、下三焦皆被湿浊弥漫。

【语译】秽湿之邪从口鼻而入，遍布于三焦，热势蒸腾，头胀，身体疼痛，呕吐，小便不通，神识昏迷，舌苔白，口渴而不想多喝水。治疗应先用芳香开窍醒神法，用安宫牛黄丸；神志清醒后，再用淡渗利湿，分消浊邪，可用茯苓皮汤。

按 上述病证是表里、经络、脏腑、三焦都被湿热之邪困阻。这时最怕出现内闭外脱之证，所以急忙给予安宫牛黄丸开窍清热以保护神明，但安宫牛黄丸没有利湿作用，再给予茯苓皮汤淡渗利湿。

安宫牛黄丸（处方和治法见前文）

茯苓皮汤（淡渗兼微辛微凉法）（方略）

以上药物用水八杯，煎煮成三杯，分三次服。

【导读】 本条阐述湿阻气机，小便不通的证治。

关于本证的成因，吴氏明确指出"吸受秽湿，三焦分布"，即口鼻而入，病位涉及三焦，体现湿邪致病"蒙上流下"的特点。分析病机，热被湿遏，湿热上蒸，则见热蒸头胀；湿浊犯胃，胃失和降，则见恶心呕逆；湿浊上蒙清窍，则见神志昏蒙；湿浊流注下焦，泌别清浊失职，浊邪不得下泄，而致小便不通；渴不多饮，舌苔白腻为湿浊内阻，湿重于热之象。本证虽被列入中焦篇，但是结合临床表现与病机分析，热蒸头胀，身痛呕逆，神识昏迷均是湿阻膀胱，小便不通，邪无出路，向中、上焦弥漫所致，湿邪所在的主要部位应在下焦膀胱。

关于本证的治疗，吴氏指出："先宜芳香通神利窍，安宫牛黄丸；继用淡渗分消浊湿，茯苓皮汤"，有两个问题需要纠正：一是芳香通神利窍，应选苏合香丸，而非安宫牛黄丸，安宫牛黄丸是"凉开"的代表方剂，本证神昏是湿蒙心包导致，需要化浊开窍；二是芳香通神利窍应与淡渗分消浊湿同时进行，从病机考虑，神昏的原因是湿浊上蒙，但湿邪的来源还是在下焦，单纯芳香开窍未必能起到良好的效果，淡渗利湿，祛除湿邪才是关键。苏合香丸开上窍以醒神，茯苓皮汤利下窍以泄浊，二者合用，才能效如桴鼓。

【原文】 第五十七条 阳明湿温，气壅[1]为哕[2]者，新制橘皮竹茹汤主之。

按 《金匮》橘皮竹茹汤乃胃虚受邪之治，今治湿热壅遏胃气致哕，不宜用参甘峻补，故改用柿蒂。按柿成于秋，得阳明燥金之主气，且其形多方，他果未之有也，故治肺胃之病有独胜（肺之藏象属金，胃之气运属金）。柿蒂乃柿之归束处，凡花皆散，凡子皆降，凡降先收，从生而散而收而降，皆一蒂为之也，治逆呃之能事毕矣（再按：草木一身，芦与蒂为升降之门户，载生气上升者芦也，受阴精归藏者蒂也，格物者不可不于此会心焉）。

新制橘皮竹茹汤（苦辛通降法）

橘皮三钱　竹茹三钱　柿蒂七枚　姜汁三茶匙（冲）

水五杯，煮取二杯，分二次温服；不知，再作服。有痰火者，加竹沥、瓜蒌霜。有瘀血者，加桃仁。

【注释】

[1] 气壅：正常气之升降出入为气化，脾胃为气机升降之枢纽，今为湿热邪气所壅遏，当升不升，当降不降，称之为气壅。

[2] 哕：两种含义：一为呃逆，如上焦篇中的宣痹汤；二为干呕。本条也指呃逆而言。

【语译】 湿温病如病邪影响到阳明胃时，可以引起胃气壅滞，气机上逆而出现呃逆，用新制橘皮竹茹汤治疗。

按 《金匮》中的橘皮竹茹汤，是用来治疗胃气虚损又感受病邪导致呃逆的方剂，现在用来治疗因湿热壅遏胃气所致的呃逆，不宜用人参、甘草等壅补的药物，所以将上述药物改为柿蒂。柿子成熟于秋季，禀受了阳明燥金的主气，且其形状为方形，这是其他果物所没有的，因而治疗肺胃疾病具有独特的作用（肺脏的五行属性为金，胃的气运也属金）。柿蒂为柿的归束之处，从开花至结果都源于此处。凡是花其性能都升散，凡是子其性能皆沉降，而沉降之前必然先收聚，所以柿蒂与收散和沉降均有关系，因而擅长治疗呃逆（从草木的整体性质分析，芦和蒂为升降的门户，载生发之气上升的是芦，接受阴精之气归藏的是蒂，研究事物作用的人，不可不在这些方面钻研）。

新制橘皮竹茹汤（苦辛通降法）（方略）

橘皮9克 竹茹9克 柿蒂7枚 姜汁3茶匙（冲）

上药用水五杯，煎煮成二杯，分两次趁热服下。若效果不明显，可再次服用。痰热较甚者，加竹沥、瓜蒌霜。兼有瘀血者，加桃仁。

【导读】本条讲述湿热困阻中焦以哕为主症的证治。

本证是湿热阻滞中焦，湿重于热，壅滞气机，导致胃气不降，气逆动膈而致呃逆发作。其证候表现还可见：胸脘痞闷，呃逆频作，纳呆食少，舌苔白腻，脉弦。治疗当行气化湿，降逆止呃，方选新制橘皮竹茹汤。本方根据《金匮要略方论》中橘皮竹茹汤加减而成。原方由橘皮、竹茹、人参、大枣、生姜、甘草组成，主治胃中虚热，气逆上冲而致的呃逆；本证是湿热困阻中焦导致的呃逆，故去掉甘温缓中的大枣、人参、甘草，加入柿蒂组成新制橘皮竹茹汤。方中橘皮、姜汁辛温开郁，行气化湿，和胃降逆；柿蒂降逆止呃；竹茹清热止呕，亦能降呃逆，诸药配伍，彰显疗效。

【原文】第五十八条 三焦湿郁，升降失司[1]，脘连腹胀，大便不爽，一加减正气散主之。

再按 此条与上第五十六条同为三焦受邪，彼以分消开窍为急务，此以升降中焦为定法，各因见证之不同也。

一加减正气散方

藿香梗二钱 厚朴二钱 杏仁二钱 茯苓皮二钱 广皮一钱 神曲一钱五分 麦芽一钱五分 绵茵陈二钱 大腹皮一钱

水五杯，煮二杯，再服。

方论 正气散本苦辛温兼甘法，今加减之，乃苦辛微寒法也。去原方之紫苏、白芷，无须发表也。去甘、桔，此证以中焦为扼要，不必提上焦也。只以藿香化浊，厚朴、广皮、茯苓、大腹泻湿满，加杏仁利肺与大肠之气，神曲、麦芽升降脾胃之气，茵陈宣湿郁而动生发之气，藿香但用梗，取其走中不走外也。茯苓但用皮，以诸皮皆凉[2]，泻湿热独胜也。

【注释】

[1] 升降失司：湿邪郁阻、气之升降失调，

这里是指脾胃的功能失调，即脾之不运不升，胃之不行不降。临床表现为脾胃证候，如脘连腹胀、呕恶、呃逆、呕吐、大便不爽等。

[2] 诸皮皆凉：以药物的皮与其内质相比较而言，性质有偏凉的这一情况。

【语译】湿邪郁阻三焦，气机升降失常，出现脘腹胀满、大便不爽利等症状，用一加减正气散治疗。

再按　本条与以上第五十六条所论述的病证，均为病邪侵犯三焦，但五十六条病证的治疗以开窍醒神、分利湿邪为首要方法，而本条病证的治疗则以升降中焦气机为基本大法，这是由于二者临床表现不相同的缘故。

一加减正气散方（方略）
上药用水五杯，煎煮成二杯，分作二次服。

方论　藿香正气散原本是苦辛温兼甘法，现经过加减而成为苦辛微寒法。去原方中的紫苏、白芷，是因为没有表证而不须解表，去甘草、桔梗，是因为本证病位在中焦而不必升提上焦。方中以藿香芳香化湿，厚朴、广皮、茯苓、大腹皮理气化湿，消除胀满，再加杏仁宣利肺和大肠之气，神曲、麦芽升降中焦脾胃的气机，茵陈宣透湿邪之郁滞而鼓舞生发之气。藿香只用其梗，是利用其只作用于中焦而不作用于体表的功效。茯苓只用皮，是因为各种皮的性能大多属于寒凉，对于清化湿热有独特的功效。

【导读】本条论述湿热困阻三焦，偏于中焦的证治。

"升降失司"指湿邪中阻影响了脾胃的升降功能。所谓"三焦湿郁"，字面之意似指上、中、下三焦皆被湿郁，但从主症"脘连腹胀、大便不爽"来看，病变中心实偏中焦，乃湿热中阻所致。治以分消中焦湿热，升脾降胃，化浊理气，方选一加减正气散，本方来源于《太平惠民和剂局方》藿香正气散，原本是解表化湿，理气和中的方剂，吴氏根据本证湿热困阻中焦的病机特点，去掉紫苏、白芷（因邪不在表），白术（脾气不虚，只是被湿所困），桔梗（邪在中焦，不用升提上焦），炙甘草、生姜、大枣（甘温壅滞），保留藿香、厚朴、陈皮、茯苓四味药，根据不同的病情酌情加减，正如吴氏在自注方论中指出"正气散本苦辛温兼甘法，今加减之，乃苦辛微寒法也"。

方中藿香用梗不用叶，因本证湿邪不在表而在中焦，吴氏说"取其走中不走外也"；茯苓用皮，是取其利湿泄热之功，即吴氏说"以诸皮皆凉，泻湿热独胜也"；藿香梗与厚朴、大腹皮、陈皮配伍，辛开苦降，行气开郁，燥湿泄浊；茵陈芳香化浊；杏仁降肺气而通调水道，有利于湿邪的化去；神曲、麦芽醒胃消食化滞；诸药配伍，共达燥湿行气，消食导滞，宣畅气机之效。

【原文】第五十九条　湿郁三焦，脘闷，便溏，身痛，舌白，脉象模糊[1]，二加减正气散主之。

上条中焦病重，故以升降中焦为要。此条脘闷便溏，中焦证也，身痛舌白，脉象模糊，则经络证矣，故加防己急走经络中湿郁；以便溏不比大便不爽，故加通草、薏仁，利小便所以实大便也；大豆黄卷从湿热蒸变而成，能化蕴酿之湿热，而蒸变脾胃之气也。

二加减正气散（苦辛淡法）

藿香梗三钱　广皮二钱　厚朴二钱　茯苓皮三钱　木防己三钱　大豆黄卷二钱　川通草一钱五分　薏苡仁三钱

水八杯，煮三杯，三次服。

【注释】

[1] 脉象模糊：其意一为模糊难以辨别，二为脉弱得触摸不到。

【语译】湿邪郁阻三焦，脘腹痞闷，大便稀溏，身体疼痛，舌苔白，脉象模糊不清，用二加减正气散治疗。

上条所论述的病变重点在中焦，所以治疗以升降中焦脾胃气机为大法。本条所讨论的病证既有脘闷、便溏等湿邪困阻中焦脾胃的症状，又有身体疼痛、舌苔白、脉象模糊等湿邪阻滞经络的表现，所以用防己迅速祛除经络中的湿邪。由于本证出现大便稀溏而不是大便不爽，所以加用通草、薏苡仁，通过利小便而达到使大便正常的目的。大豆黄卷是经过湿热蒸变后形成的，故能清化体内蕴阻之湿热，健运脾胃之功能。

二加减正气散（苦辛淡法）（方略）

上药以水八杯，煎煮成三杯，分三次服。

【导读】本条论述湿热困阻中焦，外郁肌肤经络的证治。

本条虽言"湿郁三焦"，但从文中"脘闷、便溏"可知病变仍以中焦为主，又见"身痛"，湿邪弥漫于表，郁于肌肤经络，不通则痛；"脉象模糊"即脉濡缓而无力之象，结合"舌白"，说明本证属于湿重于热。

治疗当芳香化湿，燥湿泄热，方选二加减正气散。方中藿香梗辛宣芳化，与厚朴、陈皮配伍，辛开苦降，行气开郁，燥湿泄浊；茯苓皮、通草、薏苡仁淡渗利湿；木防己辛苦寒，祛湿通络止痛；大豆黄卷分利湿邪，清化湿热，诸药配伍，燥湿泄热，表里同治。

【原文】第六十条　秽湿着里[1]，舌黄脘闷，气机不宣[2]，久则酿热，三加减正气散主之。

前两法，一以升降为主，一以急宣经隧为主。此则以舌黄之故，预知其内已伏热。久必化热，而身亦热矣，故加杏仁利肺气，气化则湿热俱化，滑石辛淡而凉，清湿中之热，合藿香所以宣气机之不宣也。

三加减正气散方（苦辛寒法）

藿香（连梗叶）三钱　茯苓皮三钱　厚朴二钱　广皮一钱五分　杏仁三钱

滑石五钱

水五杯，煮二杯，再服。

【注释】

[1] 秽湿着里：湿浊之邪不在表，而是留着于里，久郁必然有化热之趋向。

[2] 气机不宣：气机被湿热闭阻而不能畅行。宣为宣畅，升降宣发之性。

【语译】秽湿之邪留于体内，出现舌苔发黄，脘部作闷等症状，这是由于秽湿久留，郁而化热，气机失于宣畅所致，用三加减正气散治疗。

前述的两种治法，一是以升降脾胃的气机为主，一是以宣通经络的湿邪为主。

本条病证由于出现了舌黄，故可以判断体内有热邪内伏。湿邪久郁而化热，身体必然发热，所以治疗时加杏仁宣利肺气，肺气宣畅则湿热之邪易于清化；方中滑石辛淡而凉，可清利湿热，配合藿香既可化湿又可宣通气机。

三加减正气散方（苦辛寒法）（方略）

上药以水五杯，煎煮成二杯，分两次服。

【导读】本条论述湿热困阻中焦，湿渐化热的证治。

本证为湿热之邪困阻中焦日久，湿邪化热之证，结合吴氏分注中说"预知其内已伏热，久必化热"，说明目前仍以湿邪为主。结合条文分析，本证的表现可归纳为：身热，脘腹胀满，大便溏，小便黄，舌苔黄腻，脉濡。脘腹胀满，是湿邪困阻中焦，气机阻滞之象；湿困于脾，脾湿健运，下注大肠则大便溏；小便黄，舌苔黄腻是"气机不宣，久必酿热"的结果。

本证治疗以祛湿为主，兼以清热，方选三加减正气散方。方中藿香芳香化湿，其叶善于辛宣芳化，梗有行气化湿之功，与厚朴、陈皮配伍，辛开苦降，燥湿行气；茯苓皮配滑石淡渗利湿，又能从湿中泄热；杏仁降肺气以通调水道，与茯苓皮、滑石配伍，导湿热从小便而去。此外，结合方药分析，可知本证虽有热象，但整体还是以湿邪困阻中焦为主，进一步可发展为湿热并重或热重于湿的病证。

【原文】第六十一条 秽湿着里，邪阻气分[1]，舌白滑，脉右缓[2]，四加减正气散主之。

以右脉见缓之故，知气分之湿阻，故加草果、楂肉、神曲，急运坤阳，使足太阴之地气不上蒸手太阴之天气也。

四加减正气散方（苦辛温法）

藿香梗三钱 厚朴二钱 茯苓三钱 广皮一钱五分 草果一钱 楂肉（炒）五钱 神曲二钱

水五杯，煮二杯，渣再煮一杯，三次服。

【注释】

[1] 气分：一般指阳明气分，多影响脾胃之运化水谷的作用。脾与胃相表里，以膜相连，为胃行其津液，故又言之为脾阳。

[2] 脉右缓：右寸脉为肺，关为脾，尺为命门。其脉缓乃命门火衰，脾虚不运，肺虚不宣是也。

【语译】秽湿之邪留于体内，阻滞中焦气分，舌苔白滑，脉右手较缓，用四加减正气散治疗。

本病证因有右手脉缓等症状，故可判断其病机为湿邪阻于气分，所以在方中加入草果、楂肉、神曲祛除中焦湿邪，运化脾胃气机，使足太阴脾的湿邪不至于向上影响手太阴肺宣降功能。

四加减正气散方（苦辛温法）（方略）

上药用水五杯，煎煮成二杯，药渣加水再煮一杯药液，分三次服。

【导读】本条讲述寒湿困阻中焦，以胃气功能失常为主的证治。

"秽湿着里，邪阻气分"指湿浊内蕴，阻滞气机，秽湿的形成，是外感寒湿病邪或湿热病邪从阴化寒所致。以方测证，是以胃气功能失常为主的病证，具体的证候表现除了条文中提到的舌白滑，脉右缓，还可见：胸脘痞闷，纳呆少食，食滞不化，大便溏且夹有不消化食物。

本证湿邪困阻中焦，治疗当辛开苦降，温胃消食，方选四加减正气散。方中藿香梗配厚朴、陈皮、草果，辛开苦降，燥湿泄浊；草果芳香醒胃；茯苓块健脾利湿；炒山楂、神曲醒胃消食导滞，诸药配伍，辛温开郁，苦温降浊，芳香醒胃，消食导滞，使寒湿化，积滞消而胃纳复。

【原文】第六十二条 秽湿着里，脘闷便泄[1]，五加减正气散主之。

秽湿而致脘闷，故用正气散之香开[2]；便泄而知脾胃俱伤，故加大腹运脾气、谷芽升胃气也。以上二条，应入前寒湿类中，以同为加减正气散法，欲观者知化裁古方之妙，故列于此。

五加减正气散（苦辛温法）

藿香梗二钱　广皮一钱五分　茯苓块三钱　厚朴二钱　大腹皮一钱五分　谷芽一钱　苍术二钱

水五杯，煮二杯，日再服。

按 今人以藿香正气散统治四时感冒，试问四时止一气行令乎？抑各司一气，且有兼气乎？况受病之身躯脏腑，又各有不等乎？历观前五法，均用正气散，而加法各有不同，亦可知用药非丝丝入扣，不能中病。彼泛论四时不正之气，与统治一切诸病之方，皆未望见轩岐之堂室者也，乌可云医乎？

【注释】

[1] 便泄：大便泄泻。其脾阳虚者可以出现此证；湿盛则濡泄，也可以出现此证。其实阳虚和湿盛是一个问题的两个方面，即阳虚则湿停，湿甚则伤阳。

[2] 香开：芳香醒脾，从而开动脾气的升降之机。

【语译】 秽湿之邪留于体内，出现脘部发闷，大便泄泻等症状，用五加减正气散治疗。

由于秽湿之邪阻于中焦而导致脘部发闷，所以用藿香正气散芳香宣通气机。从大便泄泻可知脾胃受损，所以用大腹皮健运脾气，谷芽升发胃气。上述两条病证均属寒湿性质，应列入寒湿类中，但因同为正气散的加减应用，为使读者理解对于古代方剂灵活加减的妙处，所以并列于此。

五加减正气散（苦辛温法）（方略）

上述药物用水五杯，煎煮成二杯，一日服二次。

按 现在的医生都用藿香正气散治疗一年四季所有的感冒，请问，四季只有一气行令吗？况且病人的体质，脏腑的机能状况又各不相同，怎么能用藿香正气散治疗一切感冒呢？纵观上述五种治法，虽均用正气散，但药物加减各有不同，由此可知，治疗用药若不能做到丝丝入扣，就不能切中病机，获得疗效。那些只是泛泛谈论四时不正之气，仅仅用几张方剂治疗所有病证的人，都没有掌握高深的医学理论，怎能称为医生呢？

【导读】 本条讲述寒湿困阻中焦，以脾主运化功能失常为主的证治。

病因仍是寒湿病邪或湿热病邪从阴化寒，主症"脘闷、便泄"，说明是以脾不健运为主要病理特点的病证，临床中还可见：胸脘痞闷，纳呆食少，大便溏泄，舌苔白腻，脉濡等。病机可与前几条前后互参。

治法当辛开苦降，燥湿醒脾，方选五加减正气散。方中藿香梗、陈皮、厚朴、大腹皮苍术辛开苦降，燥湿散寒；茯苓块健脾利湿；谷芽醒脾胃而生发胃气。

【原文】第六十三条　脉缓身痛，舌淡黄而滑，渴不多饮，或竟不渴，汗出热解，继而复热。内不能运水谷之湿，外复感时令之湿，发表攻里，两不可施，误认伤寒，必转坏证。徒清热则湿不退，徒祛湿则热愈炽，黄芩滑石汤主之。

脉缓身痛，有似中风[1]，但不浮，舌滑不渴饮，则非中风矣。若系中风，汗出则身痛解而热不作矣；今继而复热者，乃湿热相蒸之汗，湿属阴邪，其气留连，不能因汗而退，故继而复热。内不能运水谷之湿，脾胃困于湿也；外复受时令之湿，经络亦困于湿矣。倘以伤寒发表攻里之法施之，发表则诛伐[2]无过之表，阳伤而成痉[3]，攻里则脾胃之阳伤，而成洞泄[4]寒中[5]，故必转坏证也。湿热两伤，不可偏治，故以黄芩、滑石、茯苓皮清湿中之热，蔻仁、猪苓宣湿邪之正，再加腹皮、通草，共成宣气利小便之功，气化则湿化，小便利则火腑[6]通而热自清矣。

黄芩滑石汤方（苦辛寒法）

黄芩三钱　滑石三钱　茯苓皮三钱　大腹皮二钱　白蔻仁一钱　通草一钱　猪苓三钱

水六杯，煮取二杯，渣再煮一杯，分温三服。

【注释】

[1] 中风：《伤寒论》中的太阳病中风。

[2] 诛伐：责罚、伤害之意。

[3] 痉：又称动风，以项背强急、口噤、四肢抽搐、角弓反张等为表现的证候。有虚、实之分。

[4] 洞泄：病名。临床上两种情况均可出现：一是寒泄，表现为食已即泄，完谷不化。二是濡泄。

[5] 寒中：中阳受伤而形成的虚寒证。

[6] 火腑：指小肠。

【语译】湿温病出现缓脉，身体疼痛，舌苔淡黄而滑，口渴而饮水不多，或竟然不觉口渴，发热，出汗后热势下降，但不久再度发热。这是由于脾胃不能运化水谷产生内湿，同时又感受了时令的外湿，内外湿邪相合致病。两者都不能用解表攻下之法，若误按伤寒治疗，必然转成坏证。单纯用清热法治疗，则湿邪不能祛除，只用祛湿法治疗，则热势必然更加炽烈，宜用黄芩滑石汤治疗。

湿温病初期，出现脉缓，身体疼痛等症状，与伤寒的中风证有相似之处，但是其脉不浮，舌苔滑腻，不多饮水，可知其并非中风证。如果是中风证，在汗出之后邪随汗解，则身痛消除，发热减退而不会再起。现在所见的病证在汗出后热势虽减，但不久又作，这是由于此为湿热相争而致的出汗，湿为阴邪，留连难去，不能通过出汗而完全解除，因而热退不久又复发热。

在内，机体不能正常地运化水谷之湿，脾胃被湿邪困阻；在外，又感受了时令之湿邪，困阻经络。如果用治伤寒的解表攻下等法治疗，必然转成坏证；如果解表就会攻伐无邪的肌表，损伤阳气，甚至导致发痉；通里攻下则会更加损伤脾胃的阳气，形成虚寒内盛，泄泻不止的病证。由于本病证既有湿邪又有热邪，所以不能只治湿或只治热，必须湿热同治，本方以黄芩、

滑石、茯苓皮清湿中之热，以蔻仁、猪苓宣化渗利湿邪，再加上大腹皮、通草，使全方具有宣气化湿通利小便的作用。通过宣展气机则湿邪得化，又通过利小便而清泄小肠火腑之热，这样湿热之邪自然得以清化。

黄芩滑石汤方（苦辛寒法）（方略）

上药用水六杯，煎煮成二杯，药渣加水再煎煮一杯，分三次趁热服下。

【导读】本条讨论湿热蕴阻中焦，湿热并重的证治及治禁。

本条是"内不能运水谷之湿，外复感时令之湿"所致，结合条文分析，其证候表现包括：发热，身痛，汗出热减，继而复热，渴不多饮，或竟不渴，胸闷脘痞腹胀，小便不利，大便溏滞不爽，舌苔黄腻，脉濡缓。

治疗当祛湿清热并用，须"湿热两伤，不可偏治"，不可用发表、攻里之法，也不可徒清热或徒祛湿。吴氏选用黄芩滑石汤。关于功效，分注中指出"共成宣气利小便之功，气化则湿化，小便利则火腑通而热自清矣"。"宣气利小便"指通过药物使宣通气机，气行则湿自能去，而达到通利三焦的作用。本方以黄芩、滑石为君药，茯苓皮、大腹皮、白蔻仁为臣，通草、猪苓为佐使药；清热与祛湿并用，并从湿中泄热，导湿热从小便而去。

【原文】第六十四条　阳明湿温，呕[1]而不渴者，小半夏加茯苓汤主之；呕甚而痞[2]者，半夏泻心汤去人参、干姜、大枣、甘草加枳实、生姜主之。

呕而不渴者，饮多热少，故主以小半夏加茯苓逐其饮而呕自止。呕而兼痞，热邪内陷[3]，与饮相搏，有固结不通之患，故以半夏泻心，去参、姜、甘、枣之补中，加枳实、生姜之宣胃也。

小半夏加茯苓汤

半夏六钱　茯苓六钱　生姜四钱

水五杯，煮取二杯，分二次服。

半夏泻心汤去人参干姜甘草大枣加枳实生姜方

半夏六钱　黄连二钱　黄芩三钱

枳实三钱　生姜三钱

水八杯，煮取三杯，分三次服。虚者复纳人参、大枣。

【注释】

[1] 呕：证名。指饮食、痰涎从胃中上涌，自口而出。有声无物为呕，有物无声为吐，有物有声为呕吐。现在一般统称为呕吐，而将有声无物，称为干呕。

[2] 痞：本处指胸腹痞满不舒。

[3] 热邪内陷：热邪指湿热之邪，内陷指陷入脾胃中焦，影响脾胃之功能。

【语译】湿温病，病在阳明胃，出现呕吐而口不渴等症状，用小半夏加茯苓汤治疗；呕吐严重而脘腹痞胀的，用半夏泻心汤去人参、干姜、大枣、甘草加枳实、生姜治疗。

呕吐而口不渴，说明饮邪在胃，热邪

不甚，用小半夏加茯苓汤为主，祛除饮邪则呕吐自然停止。呕吐严重又兼有胃脘痞胀的，说明热邪内陷与饮邪相搏，痼结于中焦形成上下不通的病势，所以用半夏泻心汤去人参、干姜、甘草、大枣等温补中阳的药物，加枳实、生姜宣通胃气。

小半夏加茯苓汤（方略）

【导读】本条阐述湿热困阻中焦出现呕吐的证治。

本证是湿热病邪困阻中焦，湿重于热，热蕴湿中的病证，结合条文，以方测证，本证的证候表现可归纳为：身热不扬，纳呆食少，恶心呕吐，口不渴，甚则胃脘痞满，舌苔白腻，或淡黄腻，脉濡。

治疗要根据湿热的轻重组方用药，"呕而不渴"，说明湿重于热，治法当祛湿为主，方选小半夏加茯苓汤。方中半夏配生姜，辛温开郁，降逆止呕；茯苓健脾祛湿。"呕甚而痞者"，说明湿热并重，此时舌苔可微黄腻，治疗需清热祛湿并用，方选半夏泻心汤去人参干姜甘草大枣加枳实生姜方，方中半夏配生姜，燥湿和胃，降逆止呕；黄连配黄芩，清热燥湿；枳实辛苦微寒，下气除满。

注意，湿热病辨证要点以辨湿热的轻重为要，还需结合脉证仔细分析，谨慎用药，以防失治误治，形成变证。

上药用水五杯，煎煮成二杯，分两次服。

半夏泻心汤去人参干姜甘草大枣加枳实生姜方（方略）

上药用水八杯，煎煮成三杯，分三次服。若体质虚弱者可以再加入人参、大枣。

【原文】第六十五条　湿聚热蒸，蕴[1]于经络，寒战热炽，骨骱[2]烦疼，舌色灰滞，面目萎黄，病名湿痹，宣痹汤主之。

《经》谓：风寒湿三者合而为痹，《金匮》谓：经热则痹。盖《金匮》诚补《内经》之不足。痹之因于寒者固多，痹之兼乎热者，亦复不少，合参二经原文，细验于临证之时，自有权衡。本论因载湿温而类及热痹，见湿温门中，原有痹证，不及备载痹证之全，学者欲求全豹，当于《内经》《金匮》、喻氏、叶氏以及宋元诸名家，合而参之自得。大抵不越寒热两条，虚实异治。寒痹势重而治反易，热痹势缓而治反难，实者单病躯壳易治，虚者兼病脏腑

夹痰饮腹满等症，则难治矣，犹之伤寒两感也。此条以舌灰目黄，知其为湿中生热；寒战热炽，知其在经络，骨骱疼痛，知其为痹证。若泛用治湿之药，而不知循经入络，则罔效矣。故以防己急走经络之湿，杏仁开肺气之先，连翘清气分之湿热，赤豆清血分之湿热，滑石利窍而清热中之湿，山栀肃肺而泻湿中之热，薏苡淡渗而主挛痹[3]，半夏辛平而主寒热，蚕沙化浊道中清气。痛甚加片子姜黄、海桐皮者，所以宣络而止痛也。

宣痹汤方（苦辛通法）

防己五钱　杏仁五钱　滑石五钱　连翘三钱　山栀三钱　薏苡五钱　半夏（醋炒）三钱　晚蚕沙三钱　赤小豆皮

三钱（赤小豆乃五谷中之赤小豆，味酸肉赤，凉水浸取皮用。非药肆中之赤小豆，药肆中之赤豆乃广中野豆，赤皮蒂黑内黄，不入药者也）

水八杯，煮取三杯，分温三服。痛甚加片子姜黄二钱，海桐皮三钱。

【注释】

[1] 蕴：包含着，藏着的意思。

[2] 骨骱（jiè 介）：骨骼关节。骨指骨骼，骱为骨关节。

[3] 挛痹：筋脉拘急为"挛"，肌肤疼痛麻木为"痹"。泛指痹证的筋脉拘急，肌肤麻木，疼痛和关节活动不灵的一类症状。

【语译】湿热之邪蕴阻熏灼于经络，出现身热炽甚而寒战，骨节剧烈疼痛，心中烦躁，舌苔灰滞，面目萎黄，这种病证名为湿痹，用宣痹汤治疗。

《内经》说：风寒湿三种病邪相合侵犯人体就会形成痹证，而《金匮》又补充了《内经》的不足，指出痹证的形成虽然由于寒邪引起的比较多，但兼有热邪的亦不少，结合二者的原文，再仔细于临床中体验，自然就可掌握了。本书中因论述湿温病而涉及热痹，在湿温门中原来就包括了痹证，但不能全面地详细论述痹证的证治，如果学习者要全面了解痹证的辨证论治，当认

真研究《内经》《金匮》、喻嘉言、叶天士和宋元时期各名家的论述，综合参照自有收获。大凡痹证的辨证不外寒热二条，治疗不离虚实两端。寒痹病势重但治疗反而容易，热痹病势较缓但治疗反而困难。实证者仅仅病在肢体经络故容易治疗，虚证者则有脏腑病变并兼有痰饮腹满等症，所以治疗困难，就如同伤寒中的两感证一样，病变较重而治疗困难。本病证舌苔灰滞，眼睛发黄，可知湿中已生热。寒战而热势炽烈，可知病变在经络，周身骨节疼痛是痹证的特点。如果只是泛泛地用治湿邪的药物，而不知道用疏通经络的药物，则不可能取得效果。所以以防己祛除经络的湿邪，杏仁开宣肺气，连翘清气分中的湿热，赤小豆清血分中的湿热，滑石通利小便以清热中之湿，山栀清肃肺气以泻湿中之热，薏苡仁淡渗而主治筋脉挛急疼痛，半夏性味辛平主治寒热，蚕沙能化生浊道中的清气。若疼痛较甚可加片姜黄、海桐皮，以宣通经络而止痛。

宣痹汤方（苦辛通法）（方略）

上药用水八杯，煎煮成三杯，分三次趁热服下。若骨节疼痛严重，可加片姜黄二钱，海桐皮三钱。

【导读】本条讲述湿热邪气郁阻关节导致湿热痹的证治。

本条所讲的湿痹，实际上是湿热痹，属于热痹，临床以局部红肿热痛为特点。具体可根据病机分析辨治。

湿热痹的成因是"湿聚热蒸，蕴于经络"，湿热阻滞经络，阻滞气机，气血不通而发为痹证。"寒战热炽"，并不是表证引起的恶寒发热，而是湿热内盛，阻滞气机，阳气被郁所致，发热是正邪相争反映；"骨骱烦疼"，是湿热郁阻经络，气血壅滞而见关节红肿热痛；"面目萎黄"，是湿热阻滞，气血不能上荣到头面，出现面部黄而无光泽；"舌色灰滞"，指舌苔灰腻，湿热熏蒸所致；脉应为濡数。

治法当祛湿清热，通络宣痹，方选宣痹汤主之，方中防己祛除经络的湿邪，杏仁开宣

肺气，连翘清气分中的湿热，赤小豆清血分中的湿热，滑石通利小便以清热中之湿，山栀清肃肺气以泻湿中之热，薏苡仁淡渗而主治筋脉挛急疼痛，半夏性味辛平主治寒热，蚕沙能化生浊道中的清气。若疼痛较甚可加片姜黄、海桐皮，以宣通经络而止痛。

【原文】第六十六条 湿郁经脉，身热身痛，汗多自利[1]，胸腹白疹[2]，内外合邪，纯辛走表[3]，纯苦清热，皆在所忌，辛凉淡法，薏苡竹叶散主之。

上条但痹在经脉，此则脏腑亦有邪矣，故又立一法。汗多则表阳开，身痛则表邪郁，表阳开而不解表邪，其为风湿无疑。盖汗之解者寒邪也，风为阳邪，尚不能以汗解，况湿为重浊之阴邪，故虽有汗不解也。学者于有汗不解之证，当识其非风则湿，或为风湿相搏也。自利者小便必短，白疹者，风湿郁于孙络毛窍[4]。此湿停热郁之证，故主以辛凉解肌表之热，辛淡渗在里之湿，俾表邪从气化而散，里邪从小便而驱，双解表里之妙法也，与下条互斟自明。

薏苡竹叶散方（辛凉淡法，亦轻以去实法）

薏苡五钱 竹叶三钱 飞滑石五钱 白蔻仁一钱五分 连翘三钱 茯苓块五钱 白通草一钱五分 共为细末，每服五钱，日三服。

【注释】

[1] 自利：指大便自利，有轻度泄泻之意。

[2] 白疹：即"白㾦"。由于湿热之邪郁于肌表，不能透泄而发。颈项初生，渐至胸腹，亦可见于四肢，先少后多，状如水晶，饱满透彻为良；水泡呈枯白色者，称之为枯㾦，是气阴枯竭之候，预后不良。

[3] 纯辛走表：指辛温发汗。

[4] 孙络毛窍：指极细之络脉和玄府而言。也可以理解为肌腠皮毛之间处。

【语译】 湿邪阻滞经脉，出现发热，身体疼痛，出汗多，大便泄泻，胸腹部有白㾦等症状，此为体内的湿邪与外感的湿邪相互结合致病。治疗时单纯辛散发表或单纯苦寒清泄里热，都是要禁忌的。用辛凉甘淡的薏苡竹叶散治疗。

上条论述的病证是湿热仅仅阻滞经脉的湿痹，本条论述脏腑有湿热之邪留滞，所以治疗须另外立法。汗出较多说明体表阳气疏通，身体疼痛为邪郁肌表，体表阳气疏通而表邪不能得解，这肯定是风湿为患。寒邪得汗可以外解，而风属阳邪，尚且不能随汗而解，何况湿邪为性质重浊的阴邪，虽然出汗较多但病邪不解。学习医学的人对于有汗而病不解的病证，应当知道其性质不是属风就是属湿，或者是风湿相合致病。大便泄泻，水湿从肠道下泄，小便必然会短少。胸腹部出现白㾦，是风湿之邪郁阻于体表的孙络、毛窍所致。总之，本证是湿邪内停，热邪郁遏的证候，所以治疗以辛凉透解肌表邪热，辛淡渗利在里湿邪为主，使在表的病邪通过气化而从表透散，在里的湿邪从小便而去，这是一种表里双解的巧妙治法，如与下条的病证相互参照，则更加明确。

薏苡竹叶散方（辛凉淡法，也是轻以去实法）（方略）

上药共研为细末，每次服五钱，每日三次。

【导读】本条讲述湿热郁蒸外发白㾦的证治。

白㾦也称白疹，一般发生在湿热病湿热并重的情况下，证候表现有：发热，身痛，汗出不解，胸脘痞闷，呕恶，便溏，胸腹部发出白㾦，舌苔白腻或黄腻，脉濡。白㾦多发生在湿热病发病一周左右，形如粟米，高出皮肤，内有淡黄色浆液，多发于胸腹部，四肢少见，可自行消退，退后不留瘢痕。

关于白㾦的治疗，吴氏说"纯辛走表，纯苦清热，皆在所忌，"本证是湿热蕴蒸导致，单纯辛散发表或苦寒清泄里热均不对症，须"辛凉淡法"，即透表与清利并用，方选薏苡竹叶散。方中薏苡仁、茯苓、滑石、通草淡渗利湿；竹叶、连翘轻清宣透；白蔻仁辛温芳香，燥湿醒胃，宣畅气机。诸药合用，宣透与清利并用，分消湿热，白㾦自能透解。

【原文】第六十七条　风暑寒湿，杂感混淆，气不主宣[1]，咳嗽头胀，不饥舌白，肢体若废[2]，杏仁薏苡汤主之。

杂感混淆，病非一端，乃以气不主宣四字为扼要，故以宣气之药为君。既兼雨湿中寒邪，自当变辛凉为辛温。此条应入寒湿类中，列于此者，以其为上条之对待也。

杏仁薏苡汤（苦辛温法）

杏仁三钱　薏苡三钱　桂枝五分
生姜七分　厚朴一钱　半夏一钱五分
防己一钱五分　白蒺藜二钱

水五杯，煮三杯，渣再煮一杯，分温三服。

【注释】

[1]气不主宣：气不主宣是指气机在升发宣散方面的作用失调。引申为升降出入的整个气化受到影响。邪气不同，对人体影响也不同，但影响人体气机升降是一致的。

[2]肢体若废：肢体活动不灵活的表现。废：废除，消失。

【语译】风暑寒湿四种病邪混杂侵犯人体，肺气不能宣化，出现咳嗽，头胀，不知饥饿，舌苔白，肢体活动不利等症状，用杏仁薏苡汤治疗。

多种病邪混杂致病，病情必然复杂。然而以肺气不宣为病机关键，因而治疗用宣化气机的药物为主药。由于本病证中兼夹有雨湿寒邪，所以治疗当把辛凉改为辛温之法。本条的内容应列入寒湿病证之中，之所以放在湿温中讨论，是为了与上条的内容相互参照。

杏仁薏苡汤（苦辛温法）（方略）

上药用水五杯，煎煮成三杯，药渣再加水煎煮成一杯，分三次趁热服下。

【导读】吴氏在本条中提到的"风暑寒湿，杂感混淆"来源于《素问·痹论篇》中"风寒湿三气杂至，合而为痹也"，提出本证是风暑寒湿邪气夹杂所致；"气不主宣"，指气机不宣，闭阻上焦，肺气不宣而"咳嗽"；清窍不利则"头胀"；闭阻中焦则纳呆"不饥"；邪气闭阻，气血不通，则"肢体若废"。这里需注意吴氏所说的"肢体若废"，是痹症而不是痿证，与中焦篇第六十五条关节疼痛的表现类似；舌白，即舌苔白腻，说明本证是以湿邪为主。

本证的病机主要是"气不主宣"，治疗"当以宣气之药为君"，方选杏仁薏苡汤，方中杏仁宣肺降气化湿；桂枝配生姜辛温散寒，化气行湿；半夏配厚朴辛开苦降，燥湿和胃；薏苡仁、防己利湿通络；白蒺藜祛风宣痹止痛。诸药合用，共达宣肺和胃，散寒利湿通络之功。

【原文】第六十八条 暑湿痹者，加减木防己汤主之。

此治痹之祖方也。风胜则引，引者（吊痛掣痛之类，或上或下，四肢游走作痛，经谓行痹是也）加桂枝、桑叶。湿胜则肿，肿者（土曰敦阜）加滑石、萆薢、苍术。寒胜则痛，痛者加防己、桂枝、姜黄、海桐皮。面赤口涎自出者（《灵枢》谓：胃热则廉泉开），重加石膏、知母。绝无汗者，加羌活、苍术。汗多者加黄芪、炙甘草。兼痰饮者，加半夏、厚朴、广皮。因不能备载全文，故以祖方加减如此，聊示门径而已。

加减木防己汤（辛温辛凉复法）

防己六钱　桂枝三钱　石膏六钱　杏仁四钱　滑石四钱　白通草二钱　薏仁三钱

水八杯，煮取三杯，分温三服。见小效不即退者，加重服，日三夜一。

【语译】 因感受暑湿之邪形成的痹证，用加减木防己汤治疗。

这是治疗痹证的基础方。风气较甚可致四肢拘挛，即所谓"风胜则引"（引是指肢体吊痛、掣痛之类的症状，或在上部，或在下部，四肢游走作痛，即《内经》所说的行痹），可加重桂枝的用量，并加入桑叶。湿气较甚可见病处肿胀，即"湿胜则肿"（湿邪属土，湿胜称为敦阜），可加重滑石用量，并加入萆薢、苍术。寒气较甚可致疼痛，即所谓"寒胜则痛"，应加重防己、桂枝的用量，并加入姜黄、海桐皮。面红、流涎说明胃热较甚（《灵枢》中说：胃有热则廉泉开而涎出），可重用石膏，并加入知母。全身一点汗也没有的，可加入羌活、苍术。汗出较多可加入黄芪、炙甘草。兼有痰饮可加入半夏、厚朴、广皮。因为不能把治疗痹证的全部内容记载于此，所以用基本方进行加减以反映治疗痹证的基本大法。

加减木防己汤（辛温辛凉复法）（方略）

上药用水八杯，煎煮成三杯，分三次趁热服。若药后有一些效果，但疼痛尚未全止者，可以加重用量再服，日间服三次，夜间服一次。

【导读】 本条指出暑湿痹的证治。

暑湿痹是感受暑湿之邪，流注关节，而致关节红肿热痛的病证，治疗宜清热利湿通络，用加减木防己汤。本方由《金匮要略方论·痰饮咳嗽病脉证病治》中木防己汤加减而来，主治膈间支饮，喘满，心下痞坚，面色黧黑，脉沉紧，得之数十日，医吐下之不愈者。方中木防己、桂枝配伍石膏，是辛温与辛寒相配伍，即吴氏所言"辛温辛凉复法"，行水散结兼能补虚。吴氏在此基础上去人参，加杏仁、滑石、通草、薏苡仁，形成了加减木防己汤。方中保留了木防己、桂枝、石膏，取"辛温辛凉复法"之意；加入滑石、杏仁、通草，通利三焦水道，增强了祛湿的作用；薏苡仁健脾利湿。本方清热与祛湿并用，辛温配辛凉以宣散清热，通利三焦水道以祛湿，是治疗痹证的基础方，故吴氏称之"此治痹之祖方也"。分注中提到了以此为基础的各种加减方，临床中均可灵活应用。

【原文】第六十九条 湿热不解，久酿成疸[1]，古有成法，不及备载，聊列数则，以备规矩（下疟、痢等证仿此）。

本论之作，原补前人之未备，已有成法可循者，安能尽录。因横列四时杂感，不能不列湿温，连类而及，又不能不列黄疸、疟、痢，不过略标法则而已。按湿温门中，其证最多，其方最伙。盖土居中位，秽浊所归，四方皆至，悉可兼证，故错综参伍，无穷极也。即以黄疸一证而言，《金匮》有辨证三十五条，出治一十二方，先审黄之必发不发，在于小便之利与不利；疸之易治难治，在于口之渴与不渴；再察瘀热入胃之因，或因外并，或因内发，或因食谷，或因醋酒，或因劳色，有随经蓄血，入水黄汗，上盛者一身尽热，下郁者小便为难；又有表虚里虚，热除作哕，火劫致黄。知病有不一之因，故治有不紊之法；于是脉弦胁痛，少阳未罢，仍主以和；渴饮水浆，阳明化燥，急当泻热；湿在上，以辛散，以风胜；湿在下，以苦泄，以淡渗；如狂蓄血，势所必攻；汗后溺白，自宜投补；酒客多蕴热，先用清中，加之分利，后必顾其脾阳；女劳[2]有秽浊，始以解毒，继以滑窍[3]，终当峻补真阴；表虚者实卫，里虚者建中；入水火劫，以及治逆变证，各立方论，以为后学津梁。至寒湿在里之治，阳明篇中，唯见一则，不

出方论，指人以寒湿中求之。盖脾本畏木而喜风燥，制水而恶寒湿。今阴黄一证，寒湿相搏，譬如卑监之土[4]，须暴风日之阳，纯阴之病，疗以辛热无疑，方虽不出，法已显然。奈丹溪云：不必分五疸，总是如盦酱[5]相似。以为得治黄之扼要，殊不知以之治阳黄，犹嫌其混，以之治阴黄，恶乎可哉！喻嘉言于阴黄一证，竟谓仲景方论亡失，恍若无所循从。唯罗谦甫[6]具有卓识，力辨阴阳，遵仲景寒湿之旨，出茵陈四逆汤之治。瑭于阴黄一证，究心有年，悉用罗氏法而化裁之，无不应手取效。间有始即寒湿，从太阳寒水之化，继因其人阳气尚未十分衰败，得燥热药数帖，阳明转燥金之化而为阳证者，即从阳黄例治之。

【注释】

[1] 疸：即黄疸，多由湿浊壅滞而成，症见身黄、目黄、小便黄。

[2] 女劳：女劳疸是黄疸的一种，临床以身黄、额上黑，微汗出，手足心热，薄暮即发，膀胱急，小便自利为特征，因系房事伤肾，肾精亏损所致。

[3] 滑窍：清利下焦的治法。

[4] 卑监之土：土运不及曰卑监。此处指脾胃中湿邪较甚，运化功能失于正常。

[5] 盦（ān 安）酱：比喻酱的产生过程是湿热蕴积而成。盦：古代一种盛食物的器皿。

[6] 罗谦甫：即罗天益，字谦甫，从师于李东垣，著《卫生宝鉴》一书。

【语译】 湿热久留不能外解，蕴结日

久可以形成黄疸。古书中已有现成的治法，在此不能全面论述，只稍列几条，作为参考（以下所论述的疟、痢等病证都可参考此例）。

撰写本书的目的就是为了补充前人认识的不足，对于前人已有现成治法可供参考的，未能全部记载。因本书讨论的是四时所感受的各种病邪导致病证的证治，所以必须列入湿温病，而对于性质相类似的黄疸、疟疾、痢疾等病证只是连带地讨论，简略说明其治疗法则而已。在湿温中病证种类最多，用的方剂也最多。这是因为脾胃属土，位居中焦，各种秽浊之邪都可侵犯脾胃，而且许多病证在其发展过程中也会传至脾胃，从而出现多种兼证，所以湿温病证候错综复杂，难以详尽论述。就以黄疸这一病证来说，《金匮》中有辨治黄疸的条文三十五条，方剂十二首。对于黄疸的辨证，提出了黄疸是否发生，取决于小便是否通利；黄疸易治或难治，可观察口渴与不渴；再审瘀热入胃的原因，有的是外感，有的是内伤，有的是饮食宿滞，有的是嗜酒，有的是性生活过度，有的是由于病邪随经络运行停滞下焦而成蓄血，有的因为出汗后入水沐浴而致汗液发黄，有的由于火热亢盛于上而致全身发热，有的由于病邪郁阻于下而致小便困难，还有的表现为表虚、里虚、热退后呃逆不止，误用艾灸、温针等火热发汗的方法而形成黄疸。明确了黄疸发生的不同原因，治疗时就可以采用相应治法。脉象弦、胁部疼痛的，属少阳病证还未解除，仍然以和解为主要治法；口渴而饮水较多的，说明阳明燥热较甚，应当迅速清泻邪热。湿邪偏于上的，治疗以辛散为主，多用祛风药。湿邪偏于下的，治疗以苦泄为主，多用淡渗药。蓄血证而神志如狂的，必须攻逐瘀热。出汗以后小便由黄色转为清白的，当运用补法。嗜酒的人大多内有蕴热，治疗应当清中焦邪热，配合分利湿邪，然后顾护脾胃。房劳过度的多有秽浊之邪，开始治疗时应注意解毒，接着用通利下窍的方法，最后则大补真阴。表虚的治疗以固表充实卫气为主。里虚的治疗以扶助中气为主。汗出入水或误用火劫以及治疗不当而变生各种逆证发黄的，均各有论述和处方，作为学医者的准绳。对于寒湿入里的治法，仅在阳明篇中记有一例，但没有方剂，这是提示人们应当在寒湿类病证中寻求其治法。脾土的性质是畏肝木克伐，喜风性干燥，能运化水湿但厌恶寒湿困阻。现在所说的阴黄病证，是由于寒湿相互搏结，就像土中湿气过盛，必须风吹日晒才能干燥一样，对于脾土被寒湿困阻的纯阴之证，必须用辛热的药物治疗，虽然没有具体的处方，但治疗大法是显而易见的。可是朱丹溪认为治疗时不必区分五种黄疸，因为其形成与酝酿制酱的道理相似，这似乎是治疗黄疸的概要之论，却不知道如果按这种认识去治疗阳黄，尚且嫌过于笼统含糊，如果再以此去治疗阴黄，那是万万不可的。对于阴黄病证的治疗，喻嘉言竟然以为张仲景的论述和处方均已失传，似乎也无所遵循了。只有罗谦甫独具高明的认识，强调要明辨阴黄、阳黄，根据张仲景认为阴黄属寒湿的宗旨，提出用茵陈四逆汤治疗。我对于阴黄病证研究多年，治疗全都用罗氏的方法加减运用，没有不立刻取得效果的。偶尔有开始得病时就属寒湿性质，为太阳经寒水属性而致病的，但因患者阳气尚未衰败，加上投用几帖温燥方药后，寒湿便从阳明燥金而发生转化成为阳证，就可按阳黄的治法来处理。

【导读】本条简述黄疸的概要。

湿热之邪蕴蒸，发为黄疸，多属阳黄，《金匮要略方论》中有专篇论述，可参考之，仅择其要者列出几条，加以补充，作为参考。

【原文】第七十条　夏秋疸病，湿热气蒸，外干时令[1]，内蕴水谷[2]，必以宣通气分[3]为要，失治则为肿胀。由黄疸而肿胀者，苦辛淡法，二金汤主之。

此揭疸病之由，与治疸之法，失治之变，又因变制方之法也。

二金汤方（苦辛淡法）

鸡内金五钱　海金沙五钱　厚朴三钱　大腹皮三钱　猪苓三钱　白通草二钱

水八杯，煮取三杯，分三次温服。

【注释】

[1] 外干时令：指夏秋之时，在湿热为盛的气候条件下，湿热之邪侵袭人体。

[2] 内蕴水谷：内因脾胃失调，不能正常运化水谷，而生水湿痰饮。

[3] 宣通气分：宣通气机，使人体气化升降归于正常，清得升，浊得降，湿浊得化。

【语译】夏秋季节发生的黄疸病，多为湿热之邪蕴蒸所引起的，一方面是感受了时令的湿热，另一方面是体内的水谷不能运化而酿生湿热。故治疗必须以宣通气分为重点，若治疗不当就可能变成肿胀病证。由黄疸而转变成的肿胀病证，应治以苦辛淡法，用二金汤。

本条揭示了黄疸的病因，治疗大法，治疗不当的变证，并根据这种变化而制定治法处方。

二金汤方（苦辛淡法）（方略）

上药用水八杯，煎煮成三杯，分三次趁热服。

【导读】本条讲述黄疸湿重于热的证治及失治后出现肿胀的证治。

黄疸多发生在夏秋季，外感湿热病邪，内蕴水谷之湿，内外相合，困阻脾胃，土壅木郁，肝胆失于疏泄而发。关于治疗，吴氏提出"必以宣通气分为要"，即清热祛湿，宣通气机为要，这里没有提出方剂，可选择下一条中茵陈五苓散治疗。若未及时治疗，热蒸湿动，弥漫周身，浸淫皮肤，则发为肿胀，治疗当"苦辛淡法"，方选二金汤方。方中鸡内金消食化积，醒胃运脾；海金沙利水通淋而消肿；厚朴、大腹皮燥湿行气，利水消肿；猪苓、通草淡渗利湿，通利三焦水道，诸药配伍，共达清热利湿，消积除满，利水消肿之功。

【原文】第七十一条　诸黄疸小便短者，茵陈五苓散主之。

沈氏目南云：此黄疸气分实证通治之方也。胃为水谷之海，营卫之源，风入胃家气分，风湿相蒸，是为阳黄[1]；湿热流于膀胱，气郁不化，则小便不利，当用五苓散宣通表里之邪，茵陈开郁而清湿热。

茵陈五苓散（五苓散方见前。五苓散系苦辛温法，今茵陈倍五苓，乃苦辛

微寒法)

茵陈末十分　五苓散五分

共为细末，和匀，每服三钱，日三服。

《金匮》方不及备载，当于本书研究，独采此方者，以其为实证通治之方，备外风内湿[2]一则也。

【注释】

[1] 阳黄：由湿热熏蒸而成，湿热并重或者热重于湿，黄色鲜明。要注意茵陈五苓散治黄疸偏于湿盛者。

[2] 外风内湿：外邪入里化热与内湿相交蒸形成的黄疸。

【语译】各种黄疸出现小便短少症状的，可用茵陈五苓散治疗。

沈目南说：这是黄疸气分病变的实证

【导读】本条讲述黄疸小便不利的证治。

吴氏认为各型黄疸出现小便不利的表现均可用茵陈五苓散治疗。小便不利的病机，是湿热流注膀胱，气化不利所致，治疗选茵陈五苓散。五苓散来源于《伤寒论》，由猪苓、茯苓、白术、泽泻、桂枝组成，功效为温阳化气，淡渗利湿，主治膀胱气化不利的蓄水证。方中猪苓、茯苓、泽泻淡渗利湿，使湿邪从小便而去；桂枝辛温通阳，可使湿邪从表而解，所以吴氏说"五苓散宣通表里之邪"，分注中说五苓散是苦辛温法，是因方中桂枝性辛温之故；分注又云"今茵陈倍五苓，乃苦辛微寒法"，是因茵陈味苦性微寒，若茵陈用量大于五苓散，整个方剂性偏凉，就是苦辛微寒法。此种用法在临床中可灵活使用，若湿重者，五苓散剂量大于茵陈；若湿热并重，茵陈剂量大于五苓散。

需要注意的是，若热重于湿者，津液损伤较重，不可用五苓散，以免津伤更甚，可酌情加入生津的药物，滋阴利尿，可参考中焦篇第十七条导赤承气汤的寓意。

都可运用的治疗方法。胃为水谷之海，是营气、卫气的源泉，如风邪进入胃的气分，风邪与湿邪相互蕴蒸，则形成阳黄。如湿热之邪下流膀胱，造成气机郁滞而气化失常，则小便不利。治疗当以五苓散宣通表里的病邪，茵陈升发郁滞而清化湿热。

茵陈五苓散（五苓散处方见前，五苓散是苦辛温法，现茵陈的用量为五苓散的一倍，所以是苦辛微寒法）（方略）

上药一起研成细末，拌和均匀，每次服9克，每日三次。

《金匮》中治疗黄疸的方剂不一一列举，应当对本书进行研究，这里唯独摘录茵陈五苓散，因为该方是治疗实证黄疸的通用方，既可治外风，又可祛内湿。

【原文】第七十二条　黄疸脉沉，中痞[1]恶心，便结溺赤，病属三焦里证，杏仁石膏汤主之。

前条两解表里，此条统治三焦，有一纵一横之义，杏仁、石膏开上焦，姜、半开中焦，枳实则由中驱下矣，山栀通行三焦，黄柏直清下焦。凡通宣三焦之方，皆扼重[2]上焦，以上焦为病之始入，且为气化之先，虽统宣三焦之方，而汤则名杏仁石膏也。

杏仁石膏汤方（苦辛寒法）

杏仁五钱　石膏八钱　半夏五钱山栀三钱　黄柏三钱　枳实汁每次三茶匙（冲）　姜汁每次三茶匙（冲）

水八杯，煮取三杯，分三次服。

【注释】

[1] 中痞：由中焦脾胃运化失职，形成的脘腹痞塞胀满之证。

[2] 扼重：把握住重点的意思。

【语译】 黄疸病证脉象沉，脘腹痞满，恶心，大便秘结，小便黄赤，这是湿热充斥三焦的里证，用杏仁石膏汤治疗。

前条是采用两解表里的治法，这一条则是三焦一起治疗，二者一是从纵的角度，一是从横的角度加以论述。方中的杏仁、石膏可以宣散上焦的病邪，姜汁、半夏宣通中焦，枳实可把中焦的病邪驱向下焦，山栀通行三焦，黄柏清泻下焦。大凡宣通三焦的方剂，其治疗重点都在上焦，这是因为上焦为病邪开始侵犯之处，而且为气化的关键，所以本方虽然能宣通上、中、下三焦的病邪，但方名还是以杏仁石膏命名。

杏仁石膏汤方（苦辛寒法）（方略）

上药用水八杯，煎煮成三杯，分三次服。

【导读】 本条讲述黄疸湿热充斥三焦，热重湿轻的证治。

分析病机，湿热阻滞中焦，气机壅滞则"中痞"；气机升降失调，胃气上逆则"恶心"；"便结、溺赤"是热盛津伤的表现；"脉沉"是三焦气滞，气血闭阻，血脉不通的表现。吴氏认为此为"三焦里证"，治疗当选杏仁石膏汤方，并称之为"苦辛寒法"。本证邪在三焦，但热重湿轻，当以清热为主。方中杏仁宣降肺气以通调水道，石膏辛寒清气，二者配伍，共同宣开上焦之气；姜汁、半夏辛温开郁，宣通中焦气机；黄柏、山栀燥湿清热，引热下行，配枳实宣畅中下焦气机。诸药配伍，宣通三焦气机，清泄三焦湿热。

【原文】第七十三条 素积劳倦，再感湿温，误用发表[1]，身面俱黄，不饥溺赤，连翘赤豆饮煎送保和丸。

前第七十条，由黄而变他病，此则由他病而变黄，亦遥相对待。证系两感[2]，故方用连翘赤豆饮以解其外，保和丸以和其中，俾湿温、劳倦、治逆，一齐解散矣。保和丸苦温而运脾阳，行在里之湿；陈皮、连翘由中达外，其行湿固然矣。兼治劳倦者何？《经》云：劳者温之。盖人身之动作云为，皆赖阳气为之主张，积劳伤阳。劳倦者，因劳而倦也，倦者，四肢倦怠也，脾主四肢，脾阳伤，则四肢倦而无力也。再肺属金而主气，气者阳也；脾属土而生金，阳气虽分内外，其实特一气之转输耳。劳虽自外而来，外阳既伤，则中阳不能独运，中阳不运，是人之赖食湿以生者，反为食湿所困，脾既困于食湿，安能不失牝马之贞，而上承乾健乎[3]？古人善治劳者，前则有仲景，后则有东垣，皆从此处得手。奈之何后世医者，但云劳病，辄用补阴，非惑于丹溪一家之说哉！本论原为外感而设，并不及内伤，兹特因两感而略言之。

连翘赤豆饮方（苦辛微寒法）

连翘二钱　山栀一钱　通草一钱
赤豆二钱　花粉一钱　香豆豉一钱
煎送保和丸三钱。

保和丸方（苦辛温平法）

山楂　神曲　茯苓　陈皮　卜子
连翘　半夏

【注释】

[1] 误用发表：误认为风寒外感而用辛温发表药治疗。

[2] 两感：这里指的是表里同病者，谓之两感。

[3] 安能不失牝马之贞，而上承乾健乎：比喻因阴气太盛（食湿困阻），不能与相对之阳相和合。牝：雌性。乾：八卦之一，象征阳性或刚健。

【语译】 长期过度劳倦，又感受湿热之邪，再误用发表药，导致身体面部都发黄，不知饥饿，小便短赤。用连翘赤豆饮煎汤送服保和丸。

前面第七十条讨论由黄疸而转变为其他病证的证治，本条则是论述由其他病证转变为黄疸的证治，二者相互对应可作比较。本条病证有脾胃内伤和外感湿热两个方面，故治疗以连翘赤豆饮解外感之湿热，保和丸调和脾胃，化在里之湿，使湿热之邪、劳倦内伤、误治变逆等均能得到解除。保和丸性味苦温能温运脾阳，祛除里湿，陈皮、连翘可使病邪由中达外，祛除湿邪是显而易见的，但为什么能治疗劳倦伤脾呢？《内经》指出：劳者温之，这是因为人体的一切行为活动都必须依赖阳气的推动，长期过度劳累必然损伤阳气。所谓劳倦是指因劳累而倦，倦是指四肢倦怠无力，脾主四肢，脾阳受伤则四肢必然倦怠无力。此外，肺属金而主人身之气，气属于阳，脾属土，土可生金，阳气虽然有主内和主外的不同，但实际上都是依靠气来传输、转运的。劳累虽然主要损伤外表的阳气，但外阳一伤，在内的阳气也就不能单独温运，中阳不能温运，使原本依靠食物和水为生的人，反而被食物和水湿所困，脾被食物和水湿困阻后，怎能不失去其原有的功能呢？善于治疗劳倦致病的古代医家，前有张仲景，后有李东垣，都是从调理脾胃着手的。无奈后世的医生，一提到劳倦致病马上就用补阴的方法，这不是被朱丹溪的一家之说所迷惑而造成的吗？本书原本是论述外感病的，并不涉及内伤，现因本病证是由内伤兼外感所致，故稍加讨论。

连翘赤豆饮方（苦辛微寒法）（方略）

上方煎成汤药送服保和丸三钱。

保和丸（苦辛温平法）（方略）

【导读】 本条讲述劳倦内伤，又外感湿热病邪，误用辛温解表法而形成黄疸的证治。

因脾主四肢，胃主肌肉，平素劳倦则伤脾胃，脾胃功能失调，又外感湿热病邪，内外相合，故病湿热，治疗当祛湿清热，健脾醒胃，若误用辛温发汗的药物，损伤阳气津液，则湿热进一步入里，壅滞气机，土壅木郁，肝胆失于疏泄，发为黄疸。

本证的病机既有素体脾胃内伤，又有湿热困阻中焦，属于虚实夹杂的证候，治疗当清热祛湿，健脾醒胃和中，方选连翘赤豆饮煎送保和丸。连翘赤豆饮方属于苦辛微寒法，方中连翘、豆豉宣透气机，使湿热从表而解；山栀、通草、赤小豆通利三焦，导湿热从小便而去；若热盛津伤，加天花粉甘寒生津；保和丸消食和胃，醒胃和中，疏通气机而恢复肝胆疏泄功能则黄疸自能消去。两方合用，既透泄湿热，又醒胃和中。

【原文】第七十四条 湿甚为热，疟[1]邪痞结[2]心下，舌白口渴，烦躁自利，初身痛，继则心下亦痛，泻心汤主之。

此疟邪结心下气分之方也。

泻心汤（方法见前）

【注释】

[1] 疟：病名。是指间歇性寒战、高热、出汗（往来寒热，发作有时）为特征的一种疾病。

【导读】本条讲述疟邪痞结心下的证治。

"疟邪"就是湿热病邪，"心下"的概念来源于《伤寒论》，指胃脘部。湿邪上蒸则舌苔白腻，热盛津伤则口渴，热扰心神则烦躁，湿邪困脾，脾不升清，津液下注大肠则下利，热蒸湿动，弥漫周身，气机阻滞则身痛，湿热结于胃脘，气机郁滞则胃脘痞满疼痛。

本证治疗当燥湿泄热，开痞散结，方选泻心汤方，注意这里的泻心汤不是半夏泻心汤，而是中焦篇六十四条的半夏泻心汤去人参干姜甘草大枣加枳实生姜方，具体方解可与本条互参。

【原文】第七十五条 疮家[1]湿疟[2]，忌用发散，苍术白虎汤加草果主之。

《金匮》谓疮家忌汗，发汗则病痉。盖以疮者血脉间病，心主血脉，血脉必虚而热，然后成疮；既成疮以后，疮脓又系血液所化，汗为心液，由血脉而达毛窍，再发汗以伤其心液，不痉何待！故以白虎辛凉重剂，清阳明之热湿，由肺卫而出；加苍术、草果，温散脾中重滞之寒湿，亦由肺卫而出。阳明阳土，清以石膏、知母之辛凉；太阴阴土，温以苍术、草果之苦温；适合其脏腑之宜，矫其一偏之性而已。

苍术白虎汤加草果方（辛凉复苦温法）

即前白虎汤内加苍术、草果。

[2] 痞结：揭示此结有心下痞满之证；或者指郁闭而结之意。

【语译】湿邪郁久化热，发为疟疾，病邪结于心下而致痞满，舌苔白，口渴，烦躁，大便泄泻等。初起身体疼痛，接着心下也疼痛。用泻心汤治疗。

这是治疗疟邪结于心下的方法。

泻心汤方（处方和用法见前）

【注释】

[1] 疮家：身体患有痈、疽、疔疮、疖肿、流注、流痰、瘰疬等病的患者。

[2] 湿疟：指外受雨露，内停水湿引起疟疾。然《症因脉治》谓："湿疟即暑疟。"症见见身体重痛，肢节烦疼，呕逆胀满，胸脯不舒，脉浮紧、浮缓或弦洪数等，治宜燥湿散邪为主。根据吴氏用苍术白虎汤加草果方，可能指的是后者。

【语译】素有疮疡的病人，再患湿邪偏盛的疟疾，不可用发散的方法治疗，用苍术白虎汤加草果治疗。

《金匮》中提出患疮疡的病人不能用发汗的方法治疗，误用发汗可导致痉病。这是因为疮疡是血脉间的病变，而心主血脉，如果血脉虚而邪热甚则必然会形成疮疡。疮疡形成后，其脓液又为血液所化生。汗为心液，由血脉外达毛窍，如果再用发汗的方法治疗，必然更伤心液，心液损伤严重怎能不发生痉病呢？所以当用白虎汤辛凉重剂清泻阳明邪热，使湿邪由肺卫透达于外。再加上苍术、草果温散凝滞于脾的寒湿，使其也从肺卫而出。阳明胃属阳土，故用石膏、知母等辛凉药物以清泄，太阴脾属阴土，所以用苍术、草果等苦温药物来温燥。上述治法适合脏腑的特点，并能矫正病邪的偏胜之性。

苍术白虎汤加草果方（辛凉复苦温法）（方略）

【导读】 本条讲述疮家湿热疟的证治。

疮家，指平素易发疮疡之人。《素问·至真要大论篇》说："诸痛痒疮，皆属于心"，说明疮疡的病机与心有关，吴氏在本条分注中也提到疮疡是血脉间的病变，心主血脉，如果血脉虚而邪热甚则必然会形成疮疡。关于治疗，《伤寒论》说："疮家，虽身疼痛，不可发汗，汗出则痉"，这是因为疮疡形成脓液，已经消耗血液，汗为心液，如果再发汗，必然更伤心液，心液损伤严重，筋脉失于濡养则发为痉证。因此，本证的治疗须清热燥湿，方选苍术白虎汤加草果，方中以石膏、知母清胃热，苍术、草果燥脾湿，清热祛湿并用，苍术辛温走表散湿，石膏达热出表，所以吴氏在分注中说"由肺卫而出"。

【原文】第七十六条 背寒，胸中痞结，疟来日晏[1]，邪渐入阴[2]，草果知母汤主之。

此素积烦劳，未病先虚，故伏邪不肯解散，正阳馁弱[3]，邪热固结。是以草果温太阴独胜之寒，知母泻阳明独胜之热，厚朴佐草果泻中焦之湿蕴，合姜、半而开痞结，花粉佐知母而生津退热；脾胃兼病，最畏木克，乌梅、黄芩清热而和肝，疟来日晏，邪欲入阴，其所以升之使出者，全赖草果（俗以乌梅、五味等酸敛，是知其一，莫知其他也。酸味秉厥阴之气，居五味之首，与辛味合用，开发阳气最速，观小青龙汤自知）。

草果知母汤方（苦辛寒兼酸法）

草果一钱五分　知母二钱　半夏三钱　厚朴二钱　黄芩一钱五分　乌梅一钱五分　花粉一钱五分　姜汁五匙（冲）

水五杯，煮取二杯，分二次温服。

按 此方即吴又可之达原饮去槟榔，加半夏、乌梅、姜汁。治中焦热结阳陷之证，最为合拍；吴氏乃以治不兼湿邪之温疫初起，其谬甚矣。

再按 前贤制方，与集书者选方，不过示学者知法度，为学者立模范而已，未能预测后来之病证，其变幻若何？其兼证若何？其年岁又若何？所谓大匠诲人，能与人规矩，不能使人巧；至于奇巧绝伦之处，不能传，亦不可传，可遇而不可求，可暂而不可常者也。学者当心领神会，先务识其所以然之故，而后增减古方之药品分量，宜重宜轻，宜多宜寡，自有准的，所谓神而明之，存乎其人！

【注释】

[1] 日晏：发作的时间越来越晚，即两次发作间隔时间延长。晏：晚、迟。

[2] 入阴：应做"入里"理解，即"中焦热结阳陷"是也。

[3] 正阳馁弱：正气虚弱，不能抗邪。

【语译】疟疾病人出现背部寒冷，胸中痞满胀闷，寒热发作逐渐推迟，这是疟邪逐步深入阴分所致，用草果知母汤治疗。

长期劳累，未患疟疾前正气已虚，所以得病后病邪深伏而不易祛除。人体的阳气虚弱，邪热固结难解，故以草果温化困阻于太阴脾的寒湿，知母清泻阳明亢盛的邪热，厚朴佐草果苦燥蕴结于中焦的寒湿，配合姜汁、半夏开通痞结，天花粉佐知母生津养液以退热。脾胃同病时，最怕肝木来克伐，所以用乌梅和黄芩清热而和肝。寒热发作时间逐渐推迟，说明病邪将要进入阴分，要使病邪能够升提而出，全靠草果的作用（一般认为乌梅、五味子等是酸敛的药物，这是只知其一，不知其他。酸味禀受了厥阴之气，为五味之首，若能与辛味配合，最能开发阳气，看一下小青龙汤中五味子的作用就能明白）。

草果知母汤方（苦辛寒兼酸法）（方略）

上药用水五杯，煎煮成二杯，分两次趁热服。

【导读】本条讲述疟邪渐入阴分的证治。

疟疾的发作，背部寒冷，胸中痞结，且发作的时间一次比一次推迟，这是素体劳倦，脾气内伤，疟邪逐渐入阴的征象。背部恶寒，并不是表证恶寒，是阳气不足不能温煦的结果；胸中痞结是疟邪内伏，阻滞气机所致；因疟邪固结，久则耗气伤津，正气损伤则邪渐入阴。

疟邪性质为湿热病邪，所以治疗仍以祛湿清热为主，正气津液已伤，则需补气养阴。吴氏选取草果知母汤治疗。本方是吴又可《温疫论》中达原饮加减而来，去掉原方中槟榔、芍药、甘草，加半夏、乌梅、天花粉、姜汁而成，方中以草果温太阴独盛之寒，以升提疟邪而止疟；知母清阳明独盛之热；半夏配姜汁辛温开郁，以治胸满；半夏配厚朴，辛开苦降，以治脘腹胀满；配黄芩辛开苦降，清热燥湿；天花粉清热生津；关于乌梅的功效，吴氏在分注中说："酸味秉厥阴之气，居五味之首，与辛味合用，开发阳气最速，观小青龙汤自知"，此种辛味配酸味药物激发阳气的观点是对小青龙汤中干姜、五味子、细

按　本方是吴又可的达原饮去槟榔，加半夏、乌梅、姜汁而成。治疗中焦热邪郁结，湿邪困阻而阳气大伤的病证最为合适。吴又可用此方治疗不兼湿邪的温疫病初起证候，是非常不妥的。

再按　前代著名医家创制方剂，还是有人将方剂编辑选录，不过都是为学医的人揭示治疗用药的原则，建立规范而已，不可能预先知道病证的各种变化，如证情如何演变？出现哪些兼症？病人的年龄大小？等等。高明的人传授自己的知识，只能教给人大体的规矩，不可能使人掌握全部技巧。对于非常精细巧妙之处，是不能传授也不可传授的，这些精巧之处，在实际运用中是可以遇到的，但若有意去寻找却不一定能找到，它们的出现是暂时的而不是经常的。所以学医者必须首先理解其道理，做到心领神会，而后在临证时才能灵活加减方中的药物和分量，或重用或轻投，或多用或少投，自然会达到准确的程度。这就是通常所说的医生治病要"神而明之"，这主要依靠医生本人丰富的经验和高超的技术。

辛配伍使用的深入理解，辛味得酸味之敛，则开发而不耗散，酸味得辛味之散，则生津而不留滞，对临床用药思路有一定启示。

【原文】第七十七条 疟伤胃阳，气逆不降，热劫胃液，不饥，不饱，不食，不便，渴不欲饮，味变酸浊[1]，加减人参泻心汤主之。

此虽阳气受伤，阴汁被劫[2]，恰偏于阳伤为多。故救阳立胃基之药四，存阴泻邪热之药二，喻氏所谓变胃而不受胃变[3]之法也。

加减人参泻心汤（苦辛温复咸寒法）

人参二钱 黄连一钱五分 枳实一钱 干姜一钱 生姜二钱 牡蛎二钱

水五杯，煮取二杯，分二次温服。

按 大辛大温，与大苦大寒合方，乃厥阴经之定例。盖别脏之与腑，皆分而为二，或上下，或左右，不过经络贯通，臆膜相连耳；惟肝之与胆，合而为一，胆即居于肝之内，肝动则胆亦动，胆动而肝即随。肝宜温，胆宜凉，仲景乌梅圆、泻心汤，立万世法程[4]矣；于小柴胡，先露其端。此证疟邪扰胃，致令胃气上逆，而亦用此辛温寒苦合法者何？盖胃之为脏，体阳而用阴，本系下降，无上升之理，其呕吐哕痞，有时上逆，升者胃气，所以使胃气上升者，非胃气也，肝与胆也。故古人以呕为肝病，今人则以为胃病已耳。

【注释】

[1] 味变酸浊：指口中发酸，且不清爽；或释为吞酸，乃胃气上逆而形成的。

[2] 阴汁被劫：阴液受损。

[3] 变胃而不受胃变：脾土弱而肝木乘之。

出现了脾胃病证。实土以制木，即加强了脾胃的功能，木乘土被抑制。

[4] 法程：法规，规则。

【语译】疟邪损伤胃阳，气机上逆而不得通降，邪热劫伤胃液，出现不知饥饱，不想进食，不欲大便，口渴而不想饮水，口中有酸腐浊腻的感觉，用加减人参泻心汤治疗。

本条讨论的病证是既有阳气损伤，又有阴液耗损，但偏重于阳气受损。所以用四味药救胃阳以固胃的根基，用二味药保存胃阴清泻邪热。这就是喻嘉言所说的通过实脾土加强脾胃的功能，肝木也就不能横逆乘土了。

加减人参泻心汤（苦辛温复咸寒法）（方略）

上药用水五杯，煎煮成二杯，分两次趁热服。

按 用大辛大热与大苦大寒的药物配合组方，这是治疗厥阴病的规律。因为其他的脏和与之相合的腑都分为二处，有的一上一下，有的一左一右，只有通过经络相互贯通或筋膜相互联系，只有肝与胆是合在一起的，胆寄居在肝之下，所以肝胆的病变更易相互影响。肝适宜温而胆适宜凉，所以张仲景创制的乌梅丸、泻心汤都是寒热药并用，成为万世不变的规则，这从小柴胡汤的组成就能看出这一情况。本病证是疟邪干扰于胃，导致胃气上逆，为什么也用辛温与苦寒相合的治法呢？这是因为胃作为六腑之一，实质属阳而功用属阴，应该以下降为顺，没有上升的道理。如果胃气上逆就会出现呕吐、呃逆、胃脘痞塞等症状。然而，虽然上升的是胃气，但引起胃气上升的却是肝胆。所以古代医家把呕吐作为肝病，而现在的医生都认为是胃病。

【导读】本条讲述疟邪损伤胃阳为主，兼以耗伤胃阴的证治。

胃以降为和，疟邪损伤胃阳则"气逆不降"，临床表现见呕、吐、哕、痞及味变酸浊等。

吴氏认为"胃之为脏，体阳而用阴，本系下降，无上升之理……所以使胃气上升者，非胃气也，肝与胆也。故古人以呕为肝病，今人则以为胃病已耳"。胃气上逆的根本原因不在胃而在肝胆，因肝胆属木而主升，邪气犯胃，损伤胃阳，土虚木乘，气逆不降则发病，酸属肝之味，味变酸浊是肝气犯胃，肝胃不和所致，故治酸必治肝。"不饥，不饱，不食，不便，渴不欲饮"是胃阳与胃阴损伤的共同表现。胃阴不足则失于濡润，胃阳不足则受纳、腐熟、降浊功能失常，出现上述症状。

本证病机以胃阳损伤为主，兼以耗伤胃阴，治疗当补气温阳，清养胃阴，方选加减人参泻心汤。方中人参补气，干姜温中助阳，生姜温中止呕，三药合用以"救阳"；枳实虽不能温阳，但能降气消痞，恢复胃主降浊的功能，同时能令补气而不滞气；黄连苦寒清热，泄热存阴，牡蛎咸寒，能清泄肝胃之热，二者用量较轻，亦说明此证是以胃阳损伤为主，若阴伤重则可酌情加入天花粉、芦根等清热生津。

【原文】第七十八条　疟伤胃阴[1]，不饥，不饱，不便，潮热，得食则烦热愈加，津液不复者，麦冬麻仁汤主之。

暑湿伤气，疟邪伤阴，故见证如是。此条与上条不饥、不饱、不便相同。上条以气逆味酸不食辨阳伤，此条以潮热得食则烦热愈加定阴伤也。阴伤既定，复胃阴者莫若甘寒，复酸味者，酸甘化阴也。两条胃病，皆有不便者何？九窍不和，皆属胃病[2]也。

麦冬麻仁汤方（酸甘化阴法）

麦冬（连心）五钱　火麻仁四钱
生白芍四钱　何首乌三钱　乌梅肉二钱
知母二钱

水八杯，煮取三杯，分三次温服。

【注释】

[1] 疟伤胃阴：疟属于湿热性质，偏于湿盛则如上条伤胃阳；偏于热盛则伤胃阴。

[2] 九窍不和，皆属胃病：脾胃为后天之本，有胃气则生，无胃气则死，故胃为五脏六腑生化之源，五脏开窍于九窍，胃虚胃实，则生化失职，五脏失养则九窍不和。故九窍不和，皆属胃病。

【语译】疟邪损伤胃阴，出现不知饥饱，不解大便，潮热，进食后心烦发热更加显著，这是津液未能恢复，用麦冬麻仁汤治疗。暑湿损伤胃气，疟邪损伤胃阴，故出现上述表现。本条所出现的不饥不饱，不解大便等症状和上一条相同，但上条从口中酸腐感和不思饮食辨为胃阳受伤，本条从潮热，进食则烦热加重辨为胃阴损伤。既然是阴伤，那么补胃阴的最好方法莫过于甘寒养阴，之所以加上酸味药，是因为酸味药配合甘味药更能加强养阴的作用，即所谓"酸甘化阴"的治法。以上二条均是论述疟邪伤胃的病证，都有大便不通的表现，这是为什么呢？这是因为九窍不和都与胃的病变有关的缘故。

麦冬麻仁汤方（酸甘化阴法）（方略）

【导读】本条讲述疟邪损伤胃阴的证治。

上一条讨论了胃阳损伤的证治，本条则以胃阴耗伤为主，吴氏在本条分注说二者共同表现有"不饥，不饱，不便"，区别在于"上条以气逆，味酸，不食辨阳伤，此条以潮热，得食则烦热愈加定阴伤也"。本证的形成多是感受疟邪，疟邪性质属湿热，湿热化燥，损伤胃阴，则见纳食呆钝，若勉强进食，食滞胃脘，化热则烦热加重；胃热引起肠燥，失于濡润则大便不通；阴虚内热，午后热势加重，则见午后潮热。

治疗当以滋养胃阴为主，方选麦冬麻仁汤，方中麦冬养阴清热，清心除烦，配白芍、乌梅酸甘化阴，益胃生津，配知母清胃热，益胃阴；火麻仁润肠通便；何首乌润肠通便，且能截疟，注意用生何首乌，若用制何首乌功效就是补益精血，不适用于本证。

【原文】第七十九条 太阴脾疟[1]，寒起四末[2]，不渴多呕[3]，热聚心胸，黄连白芍汤主之；烦躁甚者，可另服牛黄丸一丸。

脾主四肢，寒起四末而不渴，故知其为脾疟也。热聚心胸而多呕，中土病而肝木来乘，故方以两和肝胃为主。此偏于热甚，故清热之品重，而以芍药收脾阴也。

黄连白芍汤方（苦辛寒法）

黄连二钱　黄芩二钱　半夏三钱　枳实一钱五分　白芍三钱　姜汁五匙（冲）

水八杯，煮取三杯，分三次，温服。

【注释】

[1] 太阴脾疟：依据《伤寒论》六经辨证，若疟邪入里，可表现为太阴疟、厥阴疟、少阴疟三阴疟。太阴疟除寒热交作，发作有时外，常有腹满、自利、善呕，呕后发作乃衰。本条太阴疟偏于热甚；八十条偏于虚寒；八十一条偏邪气更甚。

【导读】本条讲述太阴脾疟热聚心胸的证治。

上药用水八杯，煎煮成三杯，分三次趁热服。

[2] 寒起四末：四末清凉而冷，是为阳虚之象，阳虚分肾阳和脾阳不足。若兼见中满纳呆者为脾阳虚，若兼见腰膝酸软，胫前酸冷者为肾阳虚。本条属于前者。

[3] 呕：指呕吐，其呕吐物为酸腐者，乃为热，为宿食，呕吐清稀痰涎者，乃为寒，为饮。

【语译】疟疾出现足太阴脾的表现，称为"太阴脾疟"。发作时，寒冷的感觉从四肢的末端开始，口不渴，呕吐明显，这是由于热邪聚集于心胸部，用黄连白芍汤治疗。烦躁明显的，可另外加服牛黄丸一粒。

脾主四肢，所以疟疾发作时寒冷的感觉从四肢末端开始，并且口不渴，据此知道其为"脾疟"。热邪聚结于心胸部故呕吐严重，这是由于脾土有病而肝木来乘所致，因而治疗以调和肝胃为主。本条病证热邪偏重，故用清热之品，并以芍药收敛脾阴。

黄连白芍汤方（苦辛寒法）（方略）

上药用水八杯，煎煮成三杯，分三次趁热服。

疟邪伤于足太阴脾经，称为脾疟，因脾主四肢，脾疟发生时，先从四肢起，即条文说"寒起四末"，是脾湿困阻气机，阳气不通的表现；湿邪阻滞，热不伤津则口不渴；"热聚心胸"，中焦热盛则"多呕"，吴氏分注中言"中土病而肝木来乘"，即土虚木乘，肝气犯胃则呕吐频繁；烦躁是热邪上扰心神的表现。

治当清泄胃热，兼燥脾湿，方选黄连白芍汤。方中半夏、生姜辛温，黄连、黄芩、枳实苦寒，辛开苦降，燥湿泄热；白芍调和肝脾；若病人烦躁，服用安宫牛黄丸，清心除烦，亦能预防肢厥神昏的变证。

【原文】第八十条 太阴脾疟，脉濡寒热，疟来日迟[1]，腹微满，四肢不暖，露[2]姜饮主之。

此偏于太阴虚寒，故以甘温补正，其退邪之妙，全在用露，清肃能清邪热，甘润不伤正阴，又得气化之妙谛。

露姜饮方（甘温复甘凉法）

人参一钱　生姜一钱

水两杯半，煮成一杯，露一宿，重汤温服。

【注释】

[1] 疟来日迟：同七十六条的"疟来日晏"。

[2] 露：指把药汁露天放置一宿，接受自然界产生的露水。其露水是靠近地面的水蒸气，夜间遇冷凝结成的小水珠。此水得秋凉肃杀之气，故具有清降滋润之作用。

【语译】太阴脾疟，出现脉濡，发热发冷，疟疾发作逐渐推迟，腹部微有胀满，四肢不温等症状，用露姜饮治疗。

本条病证偏重于太阴虚寒，所以用甘温药补助正气。本方祛邪的巧妙之处全在于用"露"的方法，既有清凉之性可退邪热，又具甘润之质而不伤人体阴液，还能促进机体的气化作用。

露姜饮方（甘温复甘凉法）（方略）

上药用水两杯半，煎煮成一杯，放在室外露一宿，然后再加温服。

【导读】本条讲述太阴脾疟以虚寒为主、邪气不盛的证治。

疟邪侵袭足太阴脾经，出现"寒热，疟来日迟""四肢不暖"等表现，说明邪气不盛，但阳气已虚，虚寒内生。寒热往来，且恶寒多发热少，是阳气损伤，正不胜邪的表现；寒热发作时间推迟，间隔时间延长，并不是病情缓解，而是日久病深，正气无力抗邪的表现；脘腹胀满，是湿邪阻滞，气虚不运的表现；脉濡，是虚寒夹湿的征象。

治疗当以温中补虚为主，兼以祛湿，方选露姜饮。方中人参补益中气，生姜温中宣气化湿。人参性甘温，生姜性辛温，但吴氏称本方为甘温复甘凉法，何解？本方的服用方法特殊，吴氏认为"其退邪之妙，全在用露，清肃能清邪热，甘润不伤正阴，又得气化之妙谛"。但是后世医家有不同的认识，生姜煎汤夜露后虽热性有减，但仍属辛温制品，能宣气化湿，但不能清邪热，因此，此法当属"甘温复辛温法"。

【原文】第八十一条 太阴脾疟，脉弦而缓，寒战，甚则呕吐噫气，腹鸣溏泄，苦辛寒法不中与也；苦辛温法，加味露姜饮主之。

上条纯是太阴虚寒，此条邪气更甚，脉兼弦则土中有木矣，故加温燥泄木退邪。

加味露姜饮方(苦辛温法)

人参一钱　半夏二钱　草果一钱　生姜二钱　广皮一钱　青皮（醋炒）一钱

水二杯半，煮成一杯，滴荷叶露[1]三匙，温服，渣再煮一杯服。

【注释】

[1] 荷叶露：晨起取荷叶上的露水珠。

【导读】 本条讲述太阴脾疟虚寒与湿邪并重的证治。

"脉缓""寒战"说明阳气已虚，虚寒内生；"呕吐""嗳气"是湿阻气机，胃气上逆的表现；"腹鸣""溏泄"是脾虚失运，湿邪下注大肠的表现；"脉弦"是脾胃虚寒，土虚木乘，肝气犯胃的征象。

本条是太阴虚寒与湿邪并重的证候，治疗须扶正与祛邪并重，方选加味露姜饮方。方中人参、生姜补虚温中；加半夏、草果、陈皮、青皮辛开苦降，燥湿泄浊；青皮疏肝理气，诸药合用，共达补脾散寒，疏肝和胃，降逆止呕之功，加入荷叶露芳香化湿，醒脾胃。

【原文】 第八十二条　中焦疟[1]，寒热久不止，气虚留邪[2]，补中益气汤主之。

留邪以气虚之故，自以升阳益气立法。

补中益气汤方

炙黄芪一钱五分　人参一钱　炙甘草一钱　白术（炒）一钱　广皮五分　当归五分　升麻（炙）三分　柴胡（炙）三分　生姜三片　大枣（去核）二枚

水五杯，煮取二杯，渣再煮一杯，分温三服。

【语译】 太阴脾疟，脉象弦而缓，怕冷而全身发抖，病情严重的可伴有呕吐，嗳气，腹中肠鸣，大便溏泄。治疗时不能采用苦辛寒法，应当用苦辛温法，以加味露姜饮治疗。

上条所述的是太阴虚寒证，本条病证邪气更为严重，脉兼弦象，则是在太阴虚寒的基础上又有肝木的偏盛，所以加温燥药来平泄肝木以消退病邪。

加味露姜饮方（苦辛温法）（方略）

上药用水二杯半，煎煮成一杯，滴入荷叶露三匙，趁热服下。药渣可加水再煎煮一杯药液服下。

【注释】

[1] 中焦疟：指脾胃证候为主的疟病，以往无此名称。

[2] 气虚留邪：正气虚弱，不能祛邪外出，而致邪留体内，以气虚为主，虽有邪，但少而微，正盛邪自却。

【语译】 中焦疟疾，寒热发作日久不止，是中气虚弱不能驱除邪气，导致病邪久留不去，用补中益气汤治疗。病邪久留不去是由于中气虚弱的缘故，所以采用升阳益气的治疗原则。

补中益气汤方（方略）

上药用水五杯，煎煮成二杯，药渣加水再煎煮成一杯，分三次趁热服下。

【导读】本条讲述中焦疟疾日久不愈，气虚邪留的证治。

疟疾日久，寒热往来反复发作，临床还可见到少气懒言，倦怠乏力，面色萎黄，大便溏泄，舌淡，脉虚无力等气虚的表现，是疟邪侵袭人体日久而正气耗伤所致，同时正气不足，无力抗邪，形成"气虚留邪"的情况。

治疗当以补气为主，祛邪为辅，方选补中益气汤，方中未选祛邪的药物，因吴氏在条文中说"留邪以气虚之故，自以升阳益气立法"，即通过补中气，升清气，清阳升则能托邪外出，是"寓攻于补"的治法。

【原文】第八十三条 脉左弦，暮热早凉，汗解渴饮，少阳疟[1]偏于热重者[2]，青蒿鳖甲汤主之。

少阳切近三阴，立法以一面领邪外出，一面防邪内入为要领。小柴胡汤以柴胡领邪，以人参、大枣、甘草护正；以柴胡清表热，以黄芩、甘草苦甘清里热；半夏、生姜两和肝胃，蠲内饮，宣胃阳，降胃阴，疏肝；用生姜、大枣调和营卫。使表者不争，里者内安，清者清，补者补，升者升，降者降，平者平，故曰和也。青蒿鳖甲汤，用小柴胡法而小变之，却不用小柴胡之药者，小柴胡原为伤寒立方，疟缘于暑湿，其受邪之源，本自不同，故必变通其药味，以同在少阳一经，故不能离其法。青蒿鳖甲汤以青蒿领邪，青蒿较柴胡力软，且芳香逐秽开络之功，则较柴胡有独胜。寒邪伤阳，柴胡汤中之人参、甘草、生姜，皆护阳者也；暑热伤阴，故改用鳖甲护阴，鳖甲乃蠕动之物，且能入阴络搜邪。柴胡汤以胁痛、干呕为饮邪所致，故以姜、半通阳降阴而清饮邪；青蒿鳖甲汤以邪热伤阴，则用知母、花粉以清热邪而止渴，丹皮清少阳血分，桑叶清少阳络中气分。宗古法而

变古方者，以邪之偏寒偏热不同也，此叶氏之读古书，善用古方，岂他人之死于句下者所可同日语哉！

【注释】

[1] 少阳疟：《伤寒论》六经辨证中的三阳疟之一。一般寒热往来，兼恶寒身痛者为太阳疟；寒热往来，热多寒少，口渴引饮者为阳明疟；寒热往来，寒热相等，胸胁苦满，口苦咽干，心烦喜呕者为少阳疟。

[2] 偏于热重者：少阳疟本为寒热相等，今偏于热重，因少阳疟本身是由感受暑湿病邪引起，故偏热重。

【语译】左手脉弦，傍晚起发热到第二天清晨热退，热退时出汗，口渴欲饮水，这是少阳疟疾偏于热重的病证，可用青蒿鳖甲汤治疗。

少阳的部位靠近三阴，在确立治法时，一方面要将病邪领出，另一方面要防止病邪进一步深入。小柴胡汤以柴胡领邪外出，以人参、大枣、甘草顾护正气；用柴胡清泄表热，用黄芩、甘草苦甘药物清泻里热，半夏、生姜调和肝胃，温化痰饮，宣通胃阳，泄降胃阴，疏肝理气，以生姜、大枣调和营卫。使在表的病邪不与正气相争，在内的脏腑之气得以安和，从而使该清的得清，该补的得补，该升的得升，该降的得降，该平的得平，故把本方称为"和剂"。青蒿鳖甲汤是取小柴胡汤的方法而略

加变化所制定的，但不用小柴胡汤的药，是因为小柴胡汤本来是为感受寒邪而病所立的方剂，而疟疾感受的是暑湿之邪，二者感受病邪的性质本不相同，故在用药上应当有所变化，因为二者又都是少阳经的病变，所以在治疗大法上是一致的。青蒿鳖甲汤用青蒿领邪外出，青蒿与柴胡相比，作用比较缓和，但芳香逐秽、疏通经络的功效比柴胡强得多。寒邪易损伤阳气，小柴胡汤中所用的人参、甘草、生姜都是保护阳气的，暑热易伤阴，故改用鳖甲保护阴液，鳖甲为蠕动的动物可深入阴络搜剔病邪。小柴胡汤所治疗的病证中，胁痛、干呕等症状为饮邪所致，所以用生姜、半夏宣通阳气，泄降饮邪。青蒿鳖甲汤所治疗的病证属于邪热伤阴，故用知母、天花粉清泄邪热，生津止渴，丹皮清泄少阳血分的邪热，桑叶清少阳络中气分邪热。推崇古法而又善于对古方进行变化，根据病邪的寒热属性而择用不同的药物，由此可见叶天士是读古书而又善于用古方的典范，这难道是那些拘泥于教条而不知灵活应用的医生能够同日而语的吗？

【导读】本条讲述疟疾湿热病邪化燥伤阴的证治。

"脉左弦"，说明邪在少阳；"暮热早凉"，即夜晚发热，白天热退身凉，夜晚阳气入阴，正邪相争则发热，早晨阳气出于阴，且本身正气不足，无力抗争病邪则热退身凉，是邪伏阴分的标志；"汗解"即白天热退时有汗出的表现，热随汗泄的结果；"渴饮"，是疟邪化燥伤阴的表现。本证治疗亦滋阴透邪清热，方选青蒿鳖甲汤，具体方解可与下焦篇第十二条前后互参。

【原文】第八十四条　少阳疟如伤寒证[1]者，小柴胡汤主之，渴甚者去半夏，加栝楼根。脉弦迟[2]者，小柴胡加干姜陈皮汤主之。

少阳疟如伤寒少阳证，乃偏于寒重而热轻，故仍从小柴胡法。若内躁渴甚，则去半夏之燥，加栝楼根生津止渴。脉弦迟则寒更重矣，《金匮》谓脉弦迟者，当温之，故于小柴胡汤内，加干姜、陈皮温中，且能由中达外，使中阳得伸，逐邪外出也。

青蒿鳖甲汤方（苦辛咸寒法）

青蒿三钱　知母二钱　桑叶二钱　鳖甲五钱　丹皮二钱　花粉二钱

水五杯，煮取二杯，疟来前，分二次温服。

小柴胡汤方（苦辛甘温法）

柴胡三钱　黄芩一钱五分　半夏二钱　人参一钱　炙甘草一钱五分　生姜三片　大枣（去核）二枚

水五杯，煮取二杯，分二次，温服。加减如《伤寒论》中法。渴甚者去半夏，加栝楼根三钱。

小柴胡加干姜陈皮汤方（苦辛温法）

即于小柴胡汤内，加干姜二钱，陈皮二钱。

水八杯，煮取三杯，分三次，温服。

【注释】

[1] 如伤寒证：此指《伤寒论》中的少阳证。如"口苦、咽干、目眩、往来寒热，胸胁苦满，心烦喜呕，默默不欲饮食"等。

[2] 脉弦迟：弦脉主肝胆，迟者主虚主寒，说明寒邪更盛。

【语译】少阳疟疾表现与伤寒少阳证一样的，用小柴胡汤治疗。若口渴明显，去半夏加入栝楼根。若脉象弦而迟的，用小柴胡加干姜陈皮汤治疗。

少阳疟的表现与伤寒少阳证相似，是指疟疾的寒象偏重而热象较轻，所以仍可按小柴胡汤的治法。若体内燥热较甚而口渴明显，则减去性燥伤津的半夏，加栝楼根生津止渴。若脉象弦而迟，说明寒象更为严重。《金匮》中指出脉象弦迟的，应当用温药，故在小柴胡汤中加入干姜、陈皮温中，由中焦外达，使中焦阳气伸展，从而祛邪外出。

青蒿鳖甲汤方（苦辛咸寒法）（方略）

上药用水五杯，煎煮成二杯。在疟疾发作前，分两次趁热服。

小柴胡汤方（苦辛甘温法）（方略）

上药用水五杯，煎煮成二杯，分两次趁热服。其加减的方法可依照《伤寒论》，口渴明显的，去半夏加栝楼根三钱。

小柴胡加干姜陈皮汤方（苦辛温法）

即于小柴胡汤内加干姜二钱，陈皮二钱。

上药用水八杯，煎煮成三杯，分三次趁热服。

【导读】本条讲述少阳疟寒偏重的证治。

疟疾以寒热往来，定时发作为特点，故有"疟邪不利少阳"之说，因此也称为"少阳疟"。

吴氏说本证"如伤寒证者"，说明本证的证候表现可有：寒热往来，胸胁苦满，默默不欲饮食，心烦，喜呕，口苦，咽干，目眩，脉弦等，治疗可选小柴胡汤和解少阳。若热盛伤津，口渴严重，应去掉小柴胡汤方中辛温燥烈的半夏，加栝楼根（天花粉）生津止渴；脉弦迟，《金匮要略方论·疟病》中说："弦迟者多寒"，可见是寒邪过重，阳气被郁的征象，吴氏提出可在小柴胡汤方中加干姜温阳散寒，陈皮理气化湿，共达和解表里，散寒化湿之功。

【原文】第八十五条 舌白脘闷，寒起四末[1]，渴喜热饮，湿蕴之故，名曰湿疟，厚朴草果汤主之。

此热少湿多之证。舌白脘闷，皆湿为之也；寒起四末，湿郁脾阳，脾主四肢，故寒起于此；渴，热也，当喜凉饮，而反喜热饮者，湿为阴邪，弥漫于中，喜热以开之也。故方法以苦辛通降，纯用温开，而不必苦寒也。

厚朴草果汤方（苦辛温法）

厚朴一钱五分　杏仁一钱五分　草果一钱　半夏二钱　茯苓块三钱　广皮一钱

水五杯，煮取二杯，分二次温服。

按 中焦之疟，脾胃正当其冲。偏于热者胃受之，法则偏于救胃；偏于湿者脾受之，法则偏于救脾。胃，阳腑也，救胃必用甘寒、苦寒；脾，阴脏也，救脾必用甘温、苦辛。两平者，两救之。本论列疟证，寥寥数则，略备大纲，不能遍载。然于此数条反复对勘，彼此互印，再从上焦篇究来路，下焦篇阅归路，其规矩准绳，亦可知其大略矣。

【注释】

[1] 四末：四肢末端。

【语译】 舌苔白，胸脘发闷，疟疾发作时寒冷的感觉从四肢末梢开始，口渴喜喝热水，这是由于湿邪蕴滞所致，名为湿疟，用厚朴草果汤治疗。

这是热邪较轻而湿邪较重的病证。舌苔白、脘闷是由湿邪所致。脾主四肢，湿邪郁阻脾阳，阳气失于温养，故寒冷的感觉从四肢末梢开始。口渴大多是热象的表现，应当喜喝凉水，本证却反喜喝热水，这是因为湿为阴邪，弥漫中焦，困阻阳气，所以喜喝热水以求帮助驱散阴邪。因而对于本证的治疗以苦辛通降为主，可单纯用温散开通的药物，不必用苦寒的药物。

【导读】 本条讲述中焦湿疟湿重于热的证治。

分析病机，四肢冰凉，是湿邪阻滞气机，阳气不达四末所致；湿邪阻滞气机，水液不布，津不上承则口渴，湿得热则化，故喜热饮，但本有水湿内停，饮入过多必呕；脘闷，说明湿邪阻滞气机的部位以中焦为主；舌白，即舌苔白腻，综上可推断，本证是中焦湿疟湿重于热的病证。

治疗当以燥湿为主，病位在中焦，故当辛开苦降以宣畅气机，燥湿泄浊，方选厚朴草果汤。方中杏仁宣降肺气，通调水道；半夏、厚朴、草果、陈皮，辛温开郁，苦温降浊；茯苓健脾利湿。注意，本方祛湿药物以中焦为主，但兼顾三焦，因疟邪为湿热病邪，虽然湿重于热，但热蒸湿动，有弥漫三焦的趋势，兼顾三焦不仅能使湿邪分道而走，还有治未病的思想。

【原文】 第八十六条　湿温内蕴，夹杂饮食停滞，气不得运，血不得行，遂成滞下[1]，俗名痢疾[2]，古称重证，以其深入脏腑[3]也。初起腹痛胀者易治；日久不痛并不胀者难治。脉小弱者易治；脉实大数者难治。老年久衰，实大小弱并难治；脉调和者易治。日数十

厚朴草果汤方（苦辛温法）（方略）

上药以水五杯，煎煮成二杯，分两次趁热服。

按　中焦疟疾的病位主要在脾胃，热邪偏甚的，病位侧重于胃，治疗大法以救胃为主；湿邪偏甚的，其病位侧重于脾，治疗大法以救脾为主。胃属于阳腑，救胃必然要用甘寒、苦寒的药物；脾属于阴脏，救脾必然要用甘温、苦辛的药物。要同时使脾胃二者恢复平和，就必须同时救脾和救胃。本书论述疟疾的证治仅列举了很少几则，简略介绍了其治疗法则，不可能作全面的论述。不过如果能对这几条内容认真反复地对照，相互印证，再从上焦篇探求疟疾的来路，从下焦篇看疟疾的结局，就可以大体上掌握疟疾的证治规律了。

行者易治；一二行或有或无者难治。面色、便色鲜明者易治；秽暗者难治。噤口痢[4]属实者尚可治；属虚者难治。先滞（俗所谓痢疾）后利（俗谓之泄泻）者易治；先利后滞者难治。先滞后疟者易治；先疟后滞者难治。本年新受[5]者易治；上年伏暑，酒客积热，老年阳虚

积湿者难治。季胁少腹无动气[6]疝瘕[7]者易治；有者难治。

此痢疾之大纲。虽罗列难治易治十数条，总不出邪机向外者易治，深入脏络[8]者难治也。谚云：饿不死的伤寒，膩[9]不死的痢疾。时人解云：凡病伤寒者，当禁其食，令病者饿，则不至与外邪相搏而死也。痢疾日下数十行，下者既多，肠胃空虚，必令病者多食，则不至肠胃尽空而死也。不知此二语，乃古之贤医金针度人处，后人不审病情，不识句读，以致妄解耳。按《内经》热病禁食，在少愈之际，不在受病之初。仲景《伤寒论》中，现有食粥却病之条，但不可食重浊肥腻耳。痢疾暑湿夹饮食内伤，邪非一端，肠胃均受其殃，古人每云淡薄滋味，如何可以恣食，与邪气团成一片，病久不解耶！吾见痢疾不戒口腹而死者，不可胜数。盖此二语，饿字膩字，皆自为一句，谓患伤寒之人，尚知饿而思食，是不死之证；其死者，医杀之也。盖伤寒暴发之病，自外而来，若伤卫而未及于营，病人知饿，病机尚浅，医者助胃气，捍外侮，则愈，故云不死，若不饿则重矣。仲景谓："风病能食，寒病不能食"是也。痢疾久伏之邪，由内下注[10]，若脏气有余，不肯容留邪气，彼此互争则膩，邪机向外，医者顺水推舟则愈，故云不死。若脏气已虚，纯逊邪气，则不膩而寇深矣。

【注释】

[1] 滞下：痢疾的古称。因排便有脓血黏腻，滞涩难下，故名。

[2] 痢疾：为夏秋季常见的急性肠道疾病之

一。主要是内伤饮食生冷，积滞于肠中；外感受湿热疫毒而致。主症便次增多，但每次量少，腹痛，里急后重，下黏液或伴有脓血。从病因分为暑痢、湿热痢、寒痢、热痢等；从大便性状分为赤痢、白痢、赤白痢、脓血痢、五色痢等；从病程和病情轻重分为疫痢、毒痢、气痢、噤口痢、休息痢、奇恒痢、久痢、虚痢等。

[3] 深入脏腑：痢疾乃湿热壅于脾胃，大肠，故云"深入脏腑"。

[4] 噤口痢：指痢疾患者饮食不进或呕不能食。多内由疫痢、湿热痢演变而成，或见于疫痢、湿热痢病程中的某一阶段。

[5] 本年新受：当年感受病邪，感而即发，即当年所患的痢疾。

[6] 动气：跳动感。

[7] 疝瘕：泛指体腔内容物向外突出的病证或腹内有边缘不整齐的包块等。

[8] 脏络：脏为内脏，络为经络之络，但这络是指器官之内的深部的络脉。如病久入络之络，说明邪气痼结于内，部位较深。

[9] 膩（chēn 抻）：此处指吃得过饱。

[10] 下注：邪气继续向下深入。

【语译】 湿热之邪郁阻体内，并夹杂饮食停滞，脾胃的气机不能运化，血行也不通畅，于是产生滞下，俗称为痢疾。古代认为这是比较严重的病证，是因为病邪深入脏腑后发生的。初起时腹部胀满的容易治疗，病久而腹部不痛不胀的较难治疗。脉象小而弱的容易治疗，脉象实大而数的较难治疗。老年人或久病体衰者其脉象不论实大或是弱小都比较难治，而脉象调和者容易治疗。每日大便十几次的容易治疗，而每日大便仅一两次或者有时能解、有时解不出来的较难治疗。面色和大便颜色鲜明的容易治疗，晦暗污浊者较难治疗。噤口痢属于实证的尚可以治疗，属于虚证的难以治疗。先表现为滞下（通常所说的痢疾）后转变为下利（通常所说的泄泻）的容易治疗，先表现为下利后转变为滞下的较难治疗。先病滞下后患疟疾的容易治疗，先病疟疾后患滞下的较难治疗。感受病邪后当年发病的容易治疗，上年感受暑邪，病邪内伏过年才发的，或平素嗜酒的人，素体湿热内盛而又患滞下，或老年阳虚而湿邪郁结在内又患滞下者，治疗都比较困难。季肋部和少腹部位无筑筑跳动和疝气积聚的容易治疗，有上述表现的治疗比较困难。

本条讨论了痢疾的证治大纲。对于其预后的判断，虽然列举了十几种易治和难治的情况，但概括起来无非是病邪向外透达的容易治疗，深入脏腑经络的难以治疗。俗话说："饿不死的伤寒，膨不死的痢疾"。现在人们大多解释为：凡是患伤寒病的人应当禁止饮食，使病人饥饿，这样可以避免饮食与外邪相互搏结而加重病情。痢疾病人每日大便几十次，泻下的次数多，肠胃必然空虚，因此要让病人多进饮食，这样才可避免因肠胃过分空虚而加重病情。然而，这种解释并没有真正说明古代高明医生珍贵的经验，是后世人既不能详察病情，又没有弄懂文义，从而做出的不正确解释。《内经》中所说的热病禁食，是指疾病将要痊愈的时候，而不是指发病初期。

张仲景《伤寒论》中，还有进食热粥来帮助祛除病邪的条文，只是提出不能进食油腻重浊的食物而已。痢疾的病机为外感暑湿又夹有饮食内伤，病邪比较复杂，肠胃均受损伤。古人都强调饮食应清淡味薄，怎么可以过多地进食，以致病邪与饮食相互搏结使疾病久久不能痊愈呢？我所见到的痢疾病人因不注意节制饮食而导致病情加重甚至死亡的，不胜枚举。以上二句谚语中，饿字和膨字都各表达了一层意思，即患伤寒的人，如果还能知道饥饿而想进食，就是可以治好而不会死亡的病证，如果病人死亡，那是医生治疗失误造成的。因为伤寒多起病突然，病邪从外侵入人体，如果病邪仅犯于卫表而没有深入营血，病人知道饥饿，说明病变尚轻浅，此时医生只需扶助胃气而祛邪外出就可治愈，所以说不会死亡。若病人不知道饥饿就说明病情较重，张仲景说："风病能食，寒病不能食"也是这个道理。痢疾是体内久伏之暑湿病邪下注于大肠，如果脏腑气机充实，不能让病邪停留，必然相互斗争，所以出现胀满，这是病邪向外透出的表现，医生如果能顺水推舟，透邪外达，疾病即可痊愈，所以说不会死亡。如果脏腑之气已虚，不能抵抗病邪，就不会发生膨胀而病邪必然逐渐深入。

【导读】本条为痢疾之大纲，讲述痢疾的病因、病机及易治证与难治证的比较。

结合条文可知，痢疾的病因是外感湿热病邪进一步入里，与未消化的食物相搏结于肠腑，停滞于肠道，阻滞气机，气血壅滞不通，使血肉腐败，化为脓血而形成"滞下"。吴氏认为本证邪气已入脏腑，腐败血肉，故称"重证"。

吴氏在条文中总结了 10 种易治证和难治证的情况，具体可参考上述语译内容，这里不再赘述。通过列举这些痢疾证候，提示我们在临床中不仅要注重疾病本身，还需从邪气的浅深层次，患者正气的强弱、年龄、体质及并发症之间的关系，新病与宿疾之间的关系等方面综合考虑，才能做出最准确的判断。

【原文】第八十七条 自利不爽，欲作滞下，腹中拘急[1]，小便短者，四苓合芩芍汤主之。

既自利（俗谓泄泻）矣，理当快利，而又不爽者何？盖湿中藏热，气为湿热郁伤，而不得畅遂其本性，故滞。脏腑之中，全赖此一气之转输，气既滞矣，焉有不欲作滞下之理乎！曰欲作，作而未遂也；拘急，不爽之象，积滞之情状也；小便短者，湿注大肠，阑门（小肠之末，大肠之始）不分水，膀胱不渗湿也。故以四苓散分阑门，通膀胱，开支河，使邪不直注大肠；合芩芍法宣气分，清积滞，预夺其滞下之路也。此乃初起之方，久痢阴伤，不可分利，故方后云：久利不在用之。

按 浙人倪涵初，作疟痢三方，于痢疾条下，先立禁汗、禁分利、禁大下、禁温补之法，是诚见世之妄医[2]者，误汗、误下、误分利、误温补，以致沉疴不起，痛心疾首而有是作也。然一概禁之，未免因噎废食；且其三方，亦何能包括痢门诸症，是安于小成，而不深究大体也。瑭勤求古训，静与心谋，以为可汗则汗，可下则下，可清则清，可补则补，一视其证之所现，而不可先有成见也。至于误之一字，医者时刻留心，犹恐思虑不及，学术不到，岂可谬于见闻而不加察哉！

四苓合芩芍汤方（苦辛寒法）

苍术二钱　猪苓二钱　茯苓二钱　泽泻二钱　白芍二钱　黄芩二钱　广皮一钱五分　厚朴二钱　木香一钱

水五杯，煮取二杯，分二次温服，久痢不在用之。

【注释】

[1] 拘急：一般形容四肢抽搐状，今用于"腹中"，即腹部感到一阵阵紧缩不舒，但又非腹痛的证候。

[2] 妄医：医术不佳，治疗方法错误或马虎草率、胡乱应付的医生。

【语译】 病人泄泻但排便不爽，这是将成为痢疾病的表现。如果伴有腹部拘急不适，小便短少的，用四苓合芩芍汤治疗。

既然是泄泻，一般应排便爽快，但为什么会表现为大便不爽快呢？这是因为系湿热病邪为患，湿热之邪郁滞气机，损伤正气，使肠胃的正常通降功能受到影响，因而出现大便不爽。人体的各个脏腑都依赖气的转输，如果气机郁滞，怎么会不发生大便不爽的痢疾呢？然而文中说将要成为痢疾，是指要形成痢疾而又尚未完全成为痢疾。腹中拘急，是指腹中不舒、大便不爽的情况，为胃肠有积滞内停的表现。小便短少，是由于湿邪下注大肠，阑门（在大肠与小肠交界处）不能分利水湿，膀胱也不能将水湿排出而造成的。所以治疗应当以四苓散促使阑门分利水气，通调膀胱，让水湿从小便而去，使其不再直接注入大肠而造成大便泄泻。配合黄芩、芍药是为了清宣胃肠气分，以助祛除积滞，从而防止痢疾的发生。这是指痢疾初起的治法，如果痢疾日久而阴液损伤，则不可用分利小便的方法，所以在下面的方剂用法之后强调久痢不可用此方法。

按 浙江人倪涵初曾制定治疗疟、痢的三首方剂，并在论述痢疾时，制定了治疗痢疾应禁用发汗、分利、重剂攻下、温补等方法，这实在是看到世间的庸医在治疗痢疾时滥用发汗、分利、温补等法，导致病情加重，甚至死亡，痛心疾首而提出的观点。然而一律禁用上述治法，则未免因噎废食，而且仅有三首方剂，怎么能包括痢疾的所有证治呢？这只是仅有某一方面的心得，而没有深入研究痢疾证治规律的表现。我认真学习古代医家的论述，潜心思考，认为对于痢疾的治疗，可以发汗就当发汗，可以攻下就当攻下，可以清热就当清热，可以补益就当补益。一律应当根据其证候表现，不可先抱有成见而不敢投治。对治疗中的"误"字，医生必须时刻注意。即使这样还有考虑不周，学识不全面的时候，怎么可以相信错误的观点而不仔细加以辨察呢？

四苓合芩芍汤方（苦辛寒法）（方略）

上药用水五杯，煎煮成二杯，分两次趁热服。若痢疾日久不可用此方法。

【导读】本条讲述痢疾初起湿重于热，阻滞气机的证治。

"自利不爽，欲作滞下"，即大便溏泄但排出不畅，将要出现痢疾的症状但还没有出现。

湿邪由脾胃下注大肠则便溏，湿邪黏腻，留滞大肠，则便下不爽；"腹中拘急"，是湿邪阻滞气机，肠腑气机不通所致；"小便短者"，热盛津伤应小便短黄，这里小便短是水湿下注大肠而不入膀胱，膀胱不渗湿的结果，需注意区分。结合上述症状，本证的性质当属湿重于热。

治疗当以祛湿为主，病位虽在下焦，但涉及中焦脾胃，治疗当以淡渗利湿为主，还需辛开苦降，燥湿健脾，方选四苓合芩芍汤方，"四苓"是五苓散去桂枝，即猪苓、茯苓、泽泻、苍术（代替白术，增强燥湿力量），具有淡渗利湿，燥湿健脾的功用，也具有"利小便而实大便"的寓意；苍术、陈皮、厚朴、黄芩相配，辛开苦降，燥湿泄热；白芍配木香疏理气机，缓急止痛。全方淡渗利湿，辛开苦降，燥湿健脾，祛除肠道滞留之湿邪，达到止利（痢）的目的。

需要注意，本条分注中说："此乃初起之方，久痢阴伤，不可分利，故方后云：久利不在用之"，究其原因，主要是下利久病本就伤阴，若再淡渗利湿，耗伤阴液，易发生痉厥等变证。

【原文】第八十八条　暑湿风寒杂感[1]，寒热迭作[2]，表证正盛，里证复急[3]，腹不和[4]而滞下者，活人败毒散主之。

此证乃内伤水谷之酿湿，外受时令之风湿，中气本自不足之人，又气为湿伤，内外俱急，立方之法，以人参为君，坐镇中州，为督战之帅；以二活、二胡合芎劳从半表半里之际，领邪外出，喻氏所谓逆流挽舟[5]者此也；以枳壳宣中焦之气，茯苓渗中焦之湿，以桔梗开肺与大肠之痹，甘草和合诸药，乃陷者举之之法，不治痢而治致痢之源，痢之初起，憎寒壮热者，非此不可也。若云统治伤寒温疫瘴气则不可，凡病各有所因，岂一方之所得而统之也哉！此方在风湿门中，用处甚多，若湿不兼风而兼热者，即不合拍，奚况温热门乎！

世医用此方治温病，已非一日，吾只见其害，未见其利也。

活人败毒散(辛甘温法)

羌活　独活　茯苓　川芎　枳壳
柴胡　人参　前胡　桔梗以上各一两
甘草五钱

共为细末，每服二钱，水一杯，生姜三片，煎至七分，顿服之。热毒冲胃禁口者，本方加陈仓米各等分，名仓廪散，服法如前，加一倍。噤口属虚者勿用之。

【注释】

[1] 杂感：痢疾多发于夏秋之季，故以暑湿为主，但人处炎热之中，喜贪凉露宿，故又易感受风寒，如此称之为"暑湿风寒杂感"。

[2] 迭作：交替发作。

[3] 里证复急：里证也比较急重，与前句合在一起说明表里同时受邪而病。

[4] 腹不和：腹部胀满疼痛证候。

[5] 逆流挽舟：如逆水中挽船上行，喻使在里之邪从表而出，是痢疾的治法之一。主治痢疾初起，病邪由表陷里，表里俱病的证候。

【语译】暑湿风寒之邪交杂侵入人体，恶寒发热交作，表证明显，里证也较重，腹部不舒服，大便里急后重，用活人败毒散治疗。

本证为脾胃虚弱不能正常运化水谷之湿，又感受了时令的风湿外邪。脾胃原本亏虚的人，中气又被湿邪损伤，表证和里证均比较明显。对于本证的治疗，以人参为主药，大补脾胃之气，好像坐镇于中州督战的元帅。用羌活、独活、柴胡、前胡配合川芎从半表半里处把病邪逐出，即喻嘉言所说的"逆流挽舟"法。用枳壳宣通中焦的气机，茯苓渗除中焦的湿邪，桔梗宣开肺和大肠气机的闭阻，甘草调和诸药。这就是对下陷的气机和病邪投以升举之法，即"陷者举之"，不是直接治疗痢疾而是治疗造成痢疾的根源，痢疾初起有明显恶寒发热的，非用这种治法不可。但如果认为本方能治疗所有的伤寒、瘟疫、瘴气，那就不对了，因为各种疾病都各有病因，怎么能用一首方剂来治疗所有的疾病呢？本方对于风湿引起的疾病是经常运用的，但如果湿邪不兼风而兼热即湿热之邪，就不适宜了，更何况是温热病呢？现在一般的医生用本方治疗各种温病，已经很长时间了，我只见到它的多种害处，而没有看到什么好处。

活人败毒散（辛甘温法）（方略）

上药一起研为细末，每次用二钱加水一杯，生姜三片，煎煮到七成左右，一次服下。若热毒犯胃而致口噤不能进食的，本方加陈仓米，用量与上述药物相同，名为仓廪散。用法与前相同，但用量要增加一倍。如噤口是由于胃气虚败而引起的，不能用本方。

【导读】本条讲述外感暑湿风寒邪气、内蕴水湿形成痢疾的证治。

中气不足，脾胃功能失调而水谷之湿停聚，又外感暑湿风寒之邪，内外相合，表里同病，即吴氏说"内外俱急"。恶寒和发热同时存在，是正邪相争的结果；腹部胀满，大便溏滞不爽，里急后重，是湿邪阻滞肠道，气机不通的表现。

治疗当表里同治，扶正祛邪，方选活人败毒散（也称人参败毒散），方中人参、甘草补益正气；羌活、独活配柴胡、前胡辛温发散，祛风除湿；茯苓健脾利湿；桔梗主升，开肺气以通调水道；枳壳、前胡主降，降气化痰；生姜解表散寒，温中止呕。诸药配伍，内去水湿，外散表邪，兼以扶正。

【原文】第八十九条 滞下已成[1]，腹胀痛，加减芩芍汤主之。

此滞下初成之实证，一以疏利肠间湿热为主。

加减芩芍汤方（苦辛寒法）

白芍三钱 黄芩二钱 黄连一钱五分 厚朴二钱 木香（煨）一钱 广皮二钱

水八杯，煮取三杯，分三次温服。忌油腻生冷。

加减法 肛坠[2]者，加槟榔二钱。腹痛甚欲便，便后痛减，再痛再便者，白滞[3]加附子一钱五分，酒炒大黄三钱；红滞[4]加肉桂一钱五分，酒炒大黄三钱，通爽后即止，不可频下。如积未净，当减其制，红积[5]加归尾一钱五分，红花一钱，桃仁二钱。舌浊脉实有食积者，加楂肉一钱五分，神曲二钱，枳壳一钱五分。湿重者，目黄舌白不渴，加茵陈三钱，白通草一钱，滑石一钱。

【注释】

[1] 滞下已成：痢疾病证明显。

[2] 肛坠：肛门下坠感，即里急后重之重症。

[3] 白滞：指滞下之物白色黏液多，湿气盛，以气滞为主。

【导读】本条讲述湿热痢的证治。

[4] 红滞：指滞下之物红色黏液多，热盛血瘀为主。

[5] 积："红积""痢积"语出《临证指南·痢》其含义有待进一步研究，就其用药推测，"积"比"滞"要严重一些。

【语译】痢疾已经形成，大便脓血，里急后重，腹部胀痛的，用加减芩芍汤治疗。

本条所述的是痢疾初起的实证，治疗应当以疏利肠胃间的湿热为主。

加减芩芍汤方（苦辛寒法）（方略）

上药用水八杯，煎煮成三杯，分三次趁热服。服药期间忌食油腻生冷的食物。

加减法 肛门坠胀的，加槟榔二钱。腹部疼痛厉害，想解大便，排便后腹痛减轻，但不久腹痛又作，又欲大便，大便以白色黏液为主的，可加附子一钱五分，酒炒大黄三钱；大便以红色黏液为主的，加肉桂一钱五分，酒炒大黄三钱，待大便通畅爽快后，不可再用攻下药。如果肠胃积滞未净，可减轻上述药物的用量，大便中有红色黏液的，加归尾一钱五分，红花一钱，桃仁二钱。舌苔浊腻，脉象沉实有宿食积滞的加楂肉一钱五分，神曲二钱，枳壳一钱五分。湿邪较重，眼白发黄，舌苔白，口不渴的，加茵陈三钱，白通草一钱，滑石一钱。

本证见于痢疾初起。"滞下已成，腹胀痛"，是本证的主症，以方测证，还可见发热，腹部胀满，里急后重，便下赤白黏冻，舌苔黄腻，脉濡数。性质属于湿热并重，邪实初成而正气未伤，治疗当祛邪为主，即清热与祛湿并重，方选加减芍药汤。方中黄芩、黄连清热燥湿，厚朴、陈皮燥湿行气，四药配伍，寒温并用，辛温开郁，苦温降浊，苦寒清热；白芍缓急止痛；木香疏肝调脾，宣畅气机，升清降浊。本方体现了"调血则便脓自除，理气则后重自除"的治疗思想，临床中可借鉴。

【原文】第九十条 滞下湿热内蕴，中焦痞结，神识昏乱[1]，泻心汤主之。

滞下由于湿热内蕴，以致中痞，但以泻心治痞结之所由来，而滞自止矣。

泻心汤(方法并见前)

【注释】

[1] 神识昏乱：神志昏迷，语言错乱。

【导读】 本条讲述痢疾兼中焦痞结的证治。

湿热邪气阻滞肠道，气机不通则"滞下"；"湿热内蕴，中焦痞结"是本证病机，"神识混乱"，即神昏，是湿热蕴蒸，上扰心神所致，结合病机，还可见胸闷脘痞，恶心呕吐等症状。本证病位涉及肠、胃、心包，但仍以中焦为主，治疗当辛开苦降，清热燥湿，开痞散结，方选泻心汤，注意本条泻心汤不是半夏泻心汤，可与中焦篇第六十四条半夏泻心汤去人参、干姜、甘草、大枣，加枳实、生姜方，方解可前后互参。

【原文】第九十一条 滞下红白，舌色灰黄[1]，渴不多饮[2]，小溲不利，滑石藿香汤主之。

此暑湿内伏，三焦气机阻室，故不肯见积治积[3]，乃以辛淡渗湿宣气，芳香利窍，治所以致积之因，庶积滞不期愈而自愈矣。

滑石藿香汤方(辛淡合芳香法)

飞滑石三钱　白通草一钱　猪苓二钱　茯苓皮三钱　藿香梗二钱　厚朴二钱　白蔻仁一钱　广皮一钱

水五杯，煮取二杯，分二次服。

【注释】

[1] 舌色灰黄：指舌苔色灰黄，灰主湿，黄主热。

【导读】 本条讲述痢疾湿重于热的证治。

"滞下红白"即便下赤白脓血，是湿热蕴蒸，气机阻滞，气血壅滞不通，血肉腐败化为脓血所致，结合临床可知，应还有发热，腹痛，里急后重等症状；"舌色灰黄"，指舌苔灰黄垢腻，说明湿热内蕴；"渴不多饮"，是湿邪阻滞气机，气化不利，津不上承则口渴，

【语译】 湿热内蕴而导致的痢疾，中焦气机闭塞不通，出现神志昏乱，可用泻心汤治疗。

痢疾病由于湿热蕴结于内而造成中焦气机闭塞，治疗只需用泻心汤辛开苦降，疏通痞塞，痢疾可自然得止。

泻心汤(处方和治法都见前)

[2] 渴不多饮：湿热在内，热则口渴，湿闭阻气分，故又不多饮。

[3] 见积治积：有积滞不通之证，则用攻逐积滞的方法治疗。

【语译】 痢疾出现大便有红白黏液，舌苔灰黄，口渴而喝水不多，小便不利等症状，可用滑石藿香汤治疗。

本条病证是由于暑湿之邪内伏，三焦气机阻塞而形成的。其治疗不可因有胃肠积滞而只治积滞，必须用辛淡渗湿，宣通气机，芳香化湿，分利窍道的药物来治疗形成积滞的原因，这样才可使积滞不治而去，痢疾自然得以痊愈。

滑石藿香汤方（辛淡合芳香法）（方略）

上药用水五杯，煎煮成二杯，分两次服。

不多饮说明热邪不盛，津伤未伤；"小溲不利"，是水湿下注大肠而不入膀胱，膀胱不渗湿所致。

本证性质属湿重于热，治疗当以祛湿为主，清热为辅，方选滑石藿香汤方。本方是加减正气散加味而成，因藿香梗、茯苓皮、厚朴、陈皮即是加减正气散主要药物。方中藿香梗、白蔻仁芳香化浊，去中焦湿邪；厚朴、陈皮理气化湿除满；滑石、通草、猪苓、茯苓皮淡渗利湿；诸药配合，共达分消湿邪之功。

【原文】第九十二条 湿温下利，脱肛[1]，五苓散加寒水石主之。

此急开支河[2]，俾湿去而利自止。

五苓散加寒水石方（辛温淡复寒法）

即于五苓散内加寒水石三钱，如服五苓散法，久痢不在用之。

【注释】

[1] 脱肛：多因气虚下陷或湿热下注大肠而致肠头突出肛门，老人、小儿多患。

[2] 急开支河：以另开沟渠疏通河道，比喻利小便，使湿邪从小便而走，从而达到止利的目的。

【语译】 湿热之邪造成的泄泻，并有肛门外脱的，用五苓散加寒水石治疗。

这是通过利小便使湿邪下出而泄泻自然得止的方法。

五苓散加寒水石方（辛温淡复寒法）

即在五苓散内加寒水石三钱，煎服方法和五苓散相同。如果是久痢，不能用此方剂。

【导读】 本条讲述下利脱肛的证治。

"下利"，亦称下痢，早期古医籍如《伤寒论》中将痢疾与泄泻统称为"下利"，后世区分为利与痢，以利为泄泻，痢为痢疾。下利见脱肛，是湿邪重浊黏滞，阻滞肠道气机，气机下迫使大肠脱出肛门之外所致。

关于治疗，吴氏分注中言"此急开支河，俾湿去而利自止"，即通过利小便使湿邪下出而泄泻自止，此即"利小便而实大便"之意。方选五苓散加寒水石方，五苓散源于《伤寒杂病论》，由猪苓、茯苓、泽泻、白术、桂枝组成，具有温阳化气，行气利水之效。因本证湿邪兼有热邪，所以加寒水石清下焦之热。注意脱肛的病机有虚实之分，本证属实证，若久痢气虚下陷导致的脱肛，则须以补中益气为主，临床需注意鉴别。

【原文】第九十三条 久痢阳明不阖[1]，人参石脂汤主之。

九窍不和，皆属胃病，久痢胃虚，虚则寒，胃气下溜[2]，故以堵截[3]阳明为法。

人参石脂汤方（辛甘温合涩法，即桃花汤之变法也）

人参三钱　赤石脂（细末）三钱

炮姜二钱　白粳米（炒）一合

水五杯，先煮人参、白米、炮姜令浓，得二杯，后调石脂细末和匀，分二次服。

【注释】

[1] 阳明不阖：太阳主开，少阳主枢，阳明主阖。今不阖者，失去其正常功能之意。

[2] 胃气下溜：脾胃气虚，不能温固肠道，

而致下利不止。

[3] 堵截：补益固涩之意。

【语译】痢疾日久不愈，导致肠腑不能闭合者，可用人参石脂汤治疗。

人体九窍不和，都与脾胃相关。痢疾日久脾胃也会亏损，虚损就会内生寒气，胃气下泄不能关闭，所以用堵截阳明胃肠的大法治疗。

人参石脂汤方（辛甘温合涩法，是桃花汤的变法）（方略）

上药用水五杯，先煎煮人参、白米、炮姜，待药液浓缩成二杯，再调入赤石脂细末并和匀，分两次服。

【导读】久痢脾胃虚寒的证治。

"阳明不阖"是本证的病机，需结合本条分注内容理解，分注中说："久痢胃虚，虚则寒，胃气下溜"，即久痢不止，损伤正气而导致阳气虚弱，阳气虚则寒从中生，形成虚寒证。这里的胃虚也包含脾虚，脾胃气虚，升清降浊功能失常，加之虚寒内生，则下利不止，即吴氏所言"阳明不阖"。

结合病机分析，脾胃虚寒的久痢当温中补虚，涩肠止泻，吴氏称之为"堵截阳明"，方选人参石脂汤方。本方是由桃花汤加人参组成，方中人参补益中气；炮姜温中散寒；赤石脂温中涩肠止泻；粳米养胃和中，诸药配伍，共达温中补虚，涩肠固脱之功。

【原文】第九十四条　自利[1]腹满，小便清长[2]，脉濡而小[3]，病在太阴，法当温脏[4]，勿事通腑[5]，加减附子理中汤主之。

此偏于湿，合脏阴无热之证，故以附子理中汤，去甘守之人参、甘草，加通运之茯苓、厚朴。

加减附子理中汤方（苦辛温法）

白术三钱　附子二钱　干姜二钱
茯苓三钱　厚朴二钱

水五杯，煮取二杯，分二次温服。

【注释】

[1] 自利：大便次数增多的表现，下利便脓血者为痢疾，无脓血者为泄泻。

[2] 小便清长：小便通畅，量多，色白，说明里无热象。

[3] 脉濡而小：濡脉主湿，脉形细小主无热阳虚。

[4] 温脏：温运中焦脾胃，散寒祛湿。

[5] 通腑：攻下腑实。

【语译】大便泄泻，腹部胀满，小便清长，脉象濡而小，病邪在足太阴脾，治法应温运太阴脾脏，不可用通下肠腑的方法，可用加减附子理中汤治疗。

本病证是湿邪偏甚而且脾脏偏于阴寒而无热邪，所以治疗以附子理中汤为主，去掉甘味内守的人参、甘草，加入温通运化的茯苓、厚朴。

加减附子理中汤方（苦辛温法）（方略）

上药用水五杯，煎煮成二杯，分两次趁热服。

【导读】本条讲述湿困太阴形成下利的禁忌与证治。

湿困太阴，健运失常，水湿下注大肠则下利，气机不畅则腹部胀满；脾阳损伤不能温化水饮则小便清长；脉濡而小是湿邪阻滞的征象。"勿事通腑"即将此证误认为是阳明腑实、热结旁流之证而误用下法，用之则脾阳损伤更甚，须结合病机与证候仔细区分。

关于治疗，吴氏言"法当温脏"，温脏的代表方剂为附子理中汤，是由《伤寒论》中理中汤（人参、干姜、炙甘草、白术）加附子而成，本证在此基础上进行了加减，形成了加减附子理中汤。因本证并非单纯虚寒之证，而是湿困脾，脾阳不振所致，所以去掉补益的人参、炙甘草，仍用附子、干姜温脏助阳，加入茯苓配白术，增强健脾利湿之效，厚朴行气燥湿。本方温阳药与祛湿药相配伍，补中有通，通中有补，相互为用。

【原文】第九十五条 自利不渴者属太阴[1]，甚则哕（俗名呃忒），冲气逆[2]，急救土败[3]，附子粳米汤主之。

此条较上条更危，上条阴湿与脏阴相合，而脏之真阳未败，此则脏阳结[4]而邪阴与脏阴毫无忌惮，故上条犹系通补[5]，此则纯用守补[6]矣。扶阳抑阴之大法如此。

附子粳米汤方（苦辛热法）

人参三钱　附子二钱　炙甘草二钱

粳米一合　干姜二钱

水五杯，煮取二杯，渣再煮一杯，分三次温服。

【注释】

[1] 自利不渴者属太阴：语出《伤寒论》："以其脏有寒故也，当温之，宜服四逆辈。"不渴者为无内热之证。

[2] 冲气逆：冲脉之气上逆，这里泛指气机上逆。

[3] 土败：脾阳衰败。

[4] 脏阳结：脏腑阳气衰败。

[5] 通补：补益之中，兼以泻实。如补益中，或兼清热，或兼理气，或兼活血，或兼消导，或兼攻下，或兼利水，或兼祛痰。

[6] 守补：纯补或涩补之法为守补。

【语译】 大便泄泻而口不渴的，属足太阴脾的病证。病情严重的可出现哕（俗称呃忒），气冲上逆，这是脾土衰败的表现，应当急予救治，可用附子粳米汤治疗。

本条所述的病证比上条更加危重，上条是湿之阴与脾之阴相合，而脏腑的真阳没有衰败。本条是真阳已败，寒湿阴邪则可肆无忌惮，属邪甚正败的危证。因此上条病证的治疗可以用通补法，而本条病证的治疗采用守补的方法。这是扶助阳气以抑制阴邪的治疗大法。

附子粳米汤方（苦辛热法）（方略）

上药用水五杯，煎煮成二杯，药渣加水再煎煮一杯，分三次趁热服。

【导读】 本条讲述久痢脾胃阳气将绝出现呃逆的证治。

"自利不渴者"是足太阴脾的病变，脾阳虚不能运化水湿，下注大肠则下利不止；口不渴说明本证纯属虚寒，已无热邪；"甚则哕，冲气逆"是胃阳虚而致胃失和降，气逆上冲所致，此种呃逆性质属虚，一般声音低微，时断时续，是胃气衰败的标志，临床需要与实证呃逆相鉴别。

吴氏强调本证治疗当"急救土败"，不可专于止利或止呃逆，通过温中补虚散寒，恢复脾胃的阳气功能，呃逆自能停止。此法体现了中医"治病必求于本"的原则。方选附子粳米汤。方中人参、炙甘草补益中气；附子、干姜温阳散寒；粳米、炙甘草保胃气，同时佐制附子、干姜的温燥之性。

注意本条需与上述第九十三条鉴别，二者区别在于病情的轻重不同，前者仅见下利，本条除了下利又见呃逆，属于虚寒重症，且有胃阳衰败之象，因此在治疗中不仅用人参补气、干姜温中，更加入附子温阳救逆。

【原文】第九十六条　疟邪热气[1]，内陷[2]变痢，久延时日，脾胃气衰，面浮腹膨，里急肛坠，中虚伏邪[3]，加减小柴胡汤主之。

疟邪在经者多，较之痢邪在脏腑者浅，痢则深于疟矣。内陷云者，由浅入深也。治之之法，不出喻氏逆流挽舟之议，盖陷而入者，仍提而使之出也。故以柴胡由下而上，入深出浅，合黄芩两和阴阳之邪，以人参合谷芽宣补胃阳，丹皮、归、芍内护三阴，谷芽推气分之滞，山楂推血分之滞。谷芽升气分故推谷滞，山楂降血分故推肉滞也。

加减小柴胡汤（苦辛温法）

柴胡三钱　黄芩二钱　人参一钱丹皮一钱　白芍（炒）二钱　当归（土炒）一钱五分　谷芽一钱五分　山楂（炒）一钱五分

水八杯，煮取三杯，分三次温服。

【注释】

[1] 疟邪热气：疟疾的湿热邪气。

[2] 内陷：疟疾邪气常居经络，痢疾湿热位在大肠脾胃。经络之湿毒湿邪进入脏腑而转变成痢疾，是由外入内，由浅入深，故称之为内陷。

[3] 中虚伏邪：主要是用来概括本条病机，正因为脾胃中焦正气虚弱，所以邪气才内陷入里，此邪气潜伏于内，从而形成以上证候，并且缠绵不愈。

【语译】疟疾病，邪热内陷而形成痢疾，病情久延不愈，导致脾胃虚弱，出现面部浮肿，腹部膨胀，里急后重，肛门下坠等症状，为中气已虚而病邪内伏，可用加减小柴胡汤治疗。疟疾病其病邪大多在经络，与痢疾病邪在脏腑相比病位较浅，故痢疾病较疟疾病重。所谓"内陷"，是指病邪由浅入深。对此病证的治疗方法，不出喻嘉言所提出的逆流挽舟法的范围，因为是病邪陷入，所以仍须升提而使其外出。故方中用柴胡由下而上，由深出浅，与黄芩配合调和阴阳之邪；用人参配合谷芽宣补胃阳，以丹皮、当归、芍药顾护肝、脾、肾三个分别属于足厥阴、足太阴、足少阴的脏腑，谷芽推导胃肠气分的积滞，山楂活化血分的瘀滞。谷芽可以升发胃肠的气机，所以可推动谷物的积滞，山楂可以疏通血脉，故可推动肉类的积滞。

加减小柴胡汤（苦辛温法）（方略）

上药用水八杯，煎煮成三杯，分三次趁热服。

【导读】本条讲述疟疾继发痢疾，日久伤正，形成中虚邪伏之证的证治。

疟邪侵袭机体的部位在半表半里，若邪盛正衰，病邪进一步内陷入里，可发生痢疾，这是病情加重的表现。由疟转痢日久不愈，耗伤正气，中焦脾胃气虚，发展成虚实夹杂的病证。吴氏称之为"中虚伏邪"。注意，这里"伏邪"，不是伏邪温病，而是指"邪伏"。分析主症的病机，"面浮"即颜面浮肿，脾胃内伤不能运化水湿所致；"腹膨"，即腹部胀满，湿邪阻滞气机，气机不畅的表现；"里急肛坠"，即里急后重，湿邪阻滞肠道气机的表现。

本证性质属虚实夹杂，治疗当扶正祛邪，方选加减小柴胡汤。方中柴胡辛温透解少阳半表之邪；黄芩苦寒清泄少阳半里之邪；黄芩配白芍清热止痢；白芍配当归养血和营；人参益气扶正；丹皮凉血化瘀清热；谷芽、山楂和胃消积。诸药配伍，和解表里，益气扶正，清热止痢，以达攻补兼施之效。

【原文】第九十七条 春温[1]内陷下痢，最易厥脱[2]，加减黄连阿胶汤主之。

春温内陷，其为热多湿少明矣。热必伤阴，故立法以救阴为主。救阴之法，岂能出育阴坚阴两法外哉！此黄连之坚阴，阿胶之育阴，所以合而名汤也。从黄连者黄芩，从阿胶者生地、白芍也，炙草则统甘苦而并和之。此下三条，应列下焦，以与诸内陷并观，故列于此。

加减黄连阿胶汤（甘寒苦寒合化阴气法）

黄连三钱　阿胶三钱　黄芩二钱炒生地四钱　生白芍五钱　炙甘草一钱五分

水八杯，煮取三杯，分三次温服。

【注释】

[1] 春温：春温是春季发生的一种急性热病，以发病突然，病情严重，传播快，初起即见里热和伤阴证候。此书上焦篇首列九种温病为"温之大纲"，但缺春温与伏暑，大概都包括在温热和暑病中了。

[2] 厥脱：正气溃败而亡脱，包括亡阴和亡阳，这里主要是指亡阴。厥：昏厥，厥逆。脱：脱失，亡失。

【语译】 春温病，病邪内陷而发生痢疾，很容易产生昏厥和虚脱，可用加减黄连阿胶汤治疗。

春温病病邪内陷，其病证性质为热多湿少，这是很明确的。热邪容易损伤阴液，所以治疗大法以救护阴液为主，而救阴的方法怎么能超出育阴和坚阴两大方法的范围呢？故本方用黄连坚阴，阿胶育阴，并以黄连、阿胶作为本方的方名。与黄连配合的是黄芩，与阿胶相配的是生地黄、白芍，炙甘草则用来调和甘苦的药物。下述三条病证，本应列入下焦篇，但为了与各种内陷病证对比，所以列在此处讨论。

加减黄连阿胶汤（甘寒苦寒合化阴气法）（方略）

上药用水八杯，煎煮成三杯，分三次趁热服。

【导读】 本条讲述痢疾伤阴欲脱的证治。

春温是伏气温病，是冬伤于寒，郁而化热，伏于少阴，入春发于少阳的病证。热邪内陷胃肠可发为痢疾，热邪本就耗伤津液，下痢则阴伤更重，最终耗伤真阴，肾水不能上济于心，形成阴虚火旺的病证。治疗宜育阴潜阳，方选加减黄连阿胶汤。方解可参考语译内容。

【原文】第九十八条 气虚下陷，门户不藏[1]，加减补中益气汤主之。

此邪少虚多，偏于气分[2]之证，故以升补为主。

加减补中益气汤(甘温法)

人参二钱　黄芪二钱　广皮一钱
炙甘草一钱　归身二钱　炒白芍三钱
防风五分　升麻三分

水八杯，煮取三杯，分三次温服。

【注释】

[1] 门户不藏：指泻利过甚，肛门失去正常的约束控制功能。

【导读】本条讲述下利滑泻脱肛的证治。

本证是由脾胃虚弱，气虚下陷，以致久痢或滑泻不止，或脱肛。此为中气下陷，门户失于闭藏所致。治疗宜补中益气，方选加减补中益气汤来治疗。

【原文】第九十九条　内虚下陷[1]，热利下重[2]，腹痛，脉左小右大，加味白头翁汤主之。

此内虚湿热下陷，将成滞下之方。仲景厥阴篇，谓热利下重者，白头翁汤主之。按热注下焦，设不癃，必圊[3]脓血；脉右大者，邪从上中而来；左小者，下焦受邪，坚结不散之象。故以白头翁无风而摇者，禀甲乙之气，透发下陷之邪，使之上出；又能有风而静，禀庚辛之气，清能除热，燥能除湿，湿热之积滞去而腹痛自止。秦皮得水木相生之气，色碧而气味苦寒，所以能清肝热。黄连得少阴水精，能清肠澼之热。黄柏得水土之精，渗湿而清热。加黄芩、白芍者，内陷之证，由上而中而下，且右手脉大，上中尚有余邪，故以黄芩清肠胃之热，兼清肌表之热；黄连、黄柏但走中下，黄芩则走中上，盖黄芩手足阳明、手太阴药也；白芍去恶

[2] 气分：指属于气虚的病证，与血虚、阴虚相对而言。

【语译】气虚不能固摄而下陷，门户失于闭藏导致泄泻不止，可用加减补中益气汤治疗。本条病证属病邪衰少，而正气虚损较甚，病位偏于气分，所以治疗以升举补益为主。

加减补中益气汤（甘温法）（方略）

上药用水八杯，煎煮成三杯，分三次趁热服。

血，生新血，且能调血中之气也。按仲景太阳篇，有表证未罢，误下而成协热下利[4]之证，心下痞硬之寒证，则用桂枝人参汤；脉促之热证，则用葛根黄连黄芩汤，与此不同。

加味白头翁汤(苦寒法)

白头翁三钱　秦皮二钱　黄连二钱
黄柏二钱　白芍二钱　黄芩三钱

水八杯，煮取三杯，分三次服。

【注释】

[1] 内虚下陷：概括本条之病机。由于正气虚，湿热入里，从上焦而中焦，最后影响至下焦。

[2] 热利下重：泄泻伴有"里急后重"，说明湿热下注伤及气血，有即将转为痢疾之势。

[3] 圊（qīng 清）：厕所，此处意为大便。

[4] 协热下利：出自张仲景《伤寒论》，原指太阳病桂枝汤证，本当解肌发表而误用下法，邪气陷阳明而致下利不止。表未解又见里热下利，故称"协热下利"。方用葛根黄芩黄连汤。

【语译】 体内正气虚损，湿热陷入下焦，发热泄利，肛门坠胀，腹部疼痛，脉象左手小而右手大，用加味白头翁汤治疗。

这是体内正气虚损，湿热之邪深入下焦而将成为痢疾的治疗方法。张仲景《伤寒论》厥阴篇中指出：热痢里急后重，以白头翁汤治疗。若热邪注于下焦而不愈，必然会引起大便脓血。右手脉象较大，是因为病邪从上焦、中焦传变而来；左手脉象较小，是因下焦有病邪结聚不散的缘故。方中的白头翁在无风的时候也会摇动，具有甲乙风木的属性，能升发透举下陷的病邪，使病邪从上而透出；白头翁在有风的时候却又不动，具有庚辛燥金的属性，金性清而能泻热，燥能祛湿，湿热积滞得去则腹痛自然可止。秦皮具有水木相生的特性，颜色碧绿而气味苦寒，擅长清肝经之热。黄连具有少阴寒水的特性，能清除引起痢疾的邪热。黄柏具有水土之性，可以渗湿而清热。加黄芩、白芍是由于本病证是因病邪内陷所致，邪从上焦侵入中焦再深入下焦，并且右手脉象较大，说明上、中焦尚有剩余病邪，所以用黄芩清泻肠胃中邪热，并兼以清除肌表的邪热；黄连、黄柏只能清中、下焦的邪热，黄芩则能清上、中焦的邪热，这是因为黄芩为手足阳明、手太阴的药。白芍可祛除恶血，化生新血，而且能调理血中之气，所以方中加入黄芩、白芍。在张仲景《伤寒论》太阳篇中，有论述表证未解因误用下法而成协热下利的病证，对出现心下痞硬症状的寒证，用桂枝人参汤治疗，对出现脉促的热证，用葛根黄芩黄连汤治疗，与本条所论述的病证有所不同。

加味白头翁汤（苦寒法）（方略）

上药用水八杯，煎煮成三杯，分三次服。

【导读】 本条讲述痢疾热重于湿的证治。

"内虚下陷"是本证病机，即体内正气虚损，湿热陷入下焦。"热利下重"，是湿热蕴结，肠道气机阻滞，气血壅滞，化为脓血所致；湿热下注大肠，气机不通，则里急后重；吴氏认为右手脉候气，气分热盛则右脉大，左手脉候血，热趋下焦厥阴血分，血热阴伤则左脉小，因此，本证属于气血两燔证。

关于本证的治疗，吴氏提出应透邪清热，凉血解毒，方选加味白头翁汤。本方源于《伤寒论》："热利下重者，白头翁汤主之。"原方由白头翁、黄柏、黄连、秦皮组成，具有清热凉血，燥湿止痢之功。吴氏在此方基础上加入黄芩苦寒清热燥湿，白芍缓急止痛，增强燥湿之力。

秋　燥

【题解】 秋燥是秋季感受燥热病邪，初起以邪袭肺卫并具有津气干燥特征的急性外感热病。该病一般传变较少，病程较短，易于痊愈，传入下焦肝肾者极少。主要发病于秋季，尤其是秋分后小雪前多见。

秋燥病之在中焦，主要以燥热亢盛，伤耗津液为主，尤其是伤耗胃阴为多。治疗重点在于滋养胃阴，以甘寒生津药为主，如五汁饮、沙参麦门冬汤、牛乳饮、益胃汤、玉竹麦门冬汤等方剂；若热象偏重，治以清热为主，养阴生津为辅，如加减玉女煎等清热凉血、养阴生津之方可用。

【原文】第一百条 燥伤胃阴，五汁饮主之，玉竹麦门冬汤亦主之。

五汁饮(方法并见前)

玉竹麦门冬汤(甘寒法)

玉竹三钱 麦冬三钱 沙参二钱 生甘草一钱

水五杯，煮取二杯，分二次服。土虚者，加生扁豆；气虚者，加人参。

【语译】 燥邪损伤胃阴，可用五汁饮治疗，也可用玉竹麦门冬汤治疗。

五汁饮（处方和用法均见前）

玉竹麦门冬汤（甘寒法）（方略）

上药用水五杯，煎煮成二杯，分两次服。若脾土虚弱者，可加生扁豆以健脾；气虚者，加人参以补气。

【导读】 本条讲述温燥后期燥伤胃阴的证治。

温燥耗伤胃阴，可见口舌干燥，不饥不食，舌红少苔之证候，治疗需滋养胃阴，方选五汁饮或玉竹麦门冬汤。注意，本方须在纯虚无邪的情况下使用，否则亦恋邪导致病情迁延。

【原文】第一百零一条 胃液干燥[1]，外感已净者，牛乳饮主之。

此以津血填津血法也。

牛乳饮(甘寒法)

牛乳一杯

重汤炖熟，顿服之，甚者日再服。

【注释】

[1] 胃液干燥：燥热病邪侵犯人体，最易损

伤人体津液，在后期造成肺胃津液不足。

【语译】 秋燥病胃中津液干燥，外邪已解的，可用牛乳饮治疗。

这是用津血来填补津血的治法。

牛乳饮（甘寒法）（方略）

隔水炖熟，一次服下，津液伤耗较重的一天服二次。

【导读】 本条讲述燥邪已净，胃液耗伤轻证的证治。

温燥伤阴，耗伤胃液，恢复期时燥邪已净，即未见发热症状，可用牛乳饮补益胃阴，此法与上述五汁饮相同，属于瘥后调理的方法。

【原文】第一百零二条 燥证[1]气血两燔[2]者，玉女煎主之。

玉女煎方（见上焦篇）

【注释】

[1] 燥证：指外感燥热之邪而引起的秋燥病。

【导读】 本条讲述温燥气血两燔的证治。

[2] 气血两燔：温热病气分的热邪未解，而营分血分热邪已盛，以致形成气（营）血同病的证候，称为气血两燔证。燔，焚烧，指火盛。

【语译】 秋燥病出现气血两燔证的，可用玉女煎治疗。

玉女煎方（见上焦篇）

本证病机为气分燥热未解，又进一步传入营血。气分热盛，故身热，口渴，苔黄燥，脉数。热入营血，迫血妄行，故烦躁不安，肌肤发斑，甚或吐血、咯血、衄血。舌红赤或绛为热在心营之征。但秋燥一般病情较轻，出现本证的可能性较小。治疗当气血两清，方选玉女煎加减治之。具体方解可参考上焦篇第十条。

卷三 · 下焦篇

【提要】本篇主要讨论温病后期，邪传下焦肝肾的病变，所以称为下焦篇。不过本篇在重点论述下焦肝肾病变的同时，也论述了下焦小腹部位有关脏器的病变，如肠、胞宫、膀胱病变，这些病证虽然病位不在肝肾，但大多亦属温病后期病变，病位偏下，故一并讨论。从所列病证性质来看，多为阴虚内热之证，也有部分阴阳俱虚或阳虚湿阻证。

风温 温热 温疫 温毒 冬温

【原文】第一条 风温、温热、温疫、温毒、冬温，邪在阳明久羁[1]，或已下，或未下，身热面赤，口干舌燥，甚则齿黑唇裂，脉沉实者，仍可下之；脉虚大，手足心热甚于手足背者，加减复脉汤主之。

温邪久羁中焦，阳明阳土[2]未有不克少阴癸水[3]者，或已下而阴伤，或未下而阴竭。若实证居多，正气未至溃败，脉来沉实有力，尚可假手于一下[4]，即《伤寒论》中急下以存津液之谓。若中无结粪，邪热少而虚热多，其人脉必虚，手足心主里，其热必甚于手足背之主表也。若再下其热，是竭其津而速之死也。故以复脉汤复其津液，阴复则阳留，庶可不至于死也。去参、桂、姜、枣之补阳，加白芍收三阴[5]之阴，故云加减复脉汤。在仲景当日，治伤于寒者之结代[6]，自有取于参、桂、姜、枣，复脉中之阳；今治伤于温者之阳亢阴竭，不得再补其阳也。用古法而

不拘用古方，医者之化裁也。

【注释】

[1] 羁(jī机)：有留滞、停留之意。

[2] 阳明阳土：此处指阳明燥热。阳明指胃，脾胃共居中焦均属土，由于胃为腑属阳，故称胃为阳土。

[3] 癸水：指肾水、肾精。

[4] 假手于一下：这里指借助于攻下这一方法。

[5] 三阴：太阴、少阴、厥阴。

[6] 结代：两种脉象。结脉：脉来迟缓而有不规则的间歇；代脉：脉来缓弱而有规则的间歇。

【语译】风温、温热、温疫、温病、冬温，邪热在阳明长久滞留，无论是已经使用了下法，或尚未使用下法，症见身热面赤，口干渴，舌焦燥，更有甚者牙齿焦黑，口唇干裂，脉象沉实有力者，仍然可以用下法治疗；若脉象虚大无力，手足心热度高于手足背者，可选加减复脉汤治疗。

温热之邪长久滞留于中焦，阳明燥热，没有不耗伤少阴肾水的。其中有已经使用下法而阴液耗伤的，也有未使用攻下而阴

液衰竭的。倘若症状仍以邪实为主，正气没有溃败，脉象沉实有力的，仍可借助攻下这一方法治疗，这就是《伤寒论》中所说急下存阴的治疗方法。若阳明大肠无燥屎内结，邪热不甚，而阴虚内热之征明显者，其人脉象必然虚弱，因为手足心属里，所以手足心热度高于属表的手足背。若此时再用攻下法泄热，必然更进一步耗竭已经损伤的阴液，从而加速病人的死亡。所以治疗应以复脉汤滋养其阴液，阴液恢复则阳气有所依附，才可不至于死亡。去掉

复脉汤中人参、桂枝、生姜、大枣温补阳气之品，加上白芍养血敛阴，所以更名为加减复脉汤。张仲景当时用复脉汤是治疗伤于寒邪而出现脉象结代的病证，故方中必用人参、桂枝、生姜、大枣，以恢复血脉中的阳气；现在是用于治疗感受温邪后所致的阳热亢盛、阴液耗竭的病证，不能再温补阳气了。选用古人的治法，但用药又不能完全照搬古方，医生应能够据证灵活化裁。

【导读】本条是下焦温病的提纲，论述温病后期真阴耗伤的证治。

阳明邪热炽盛，留连过久，深入下焦，消耗真阴，可出现两种情况：一是脉沉实，并见身热面赤，口干舌燥，甚则齿黑唇裂者，仍属阳明腑实，仍用攻下之法急下存阴；二是脉虚大，手足心热甚于手足背，邪少虚多，则属阴虚内热证，当用加减复脉汤以滋养复脉，兼清虚热。

加减复脉汤是在《伤寒论》炙甘草汤（复脉汤）的基础上加减而成，原方由炙甘草、生姜、桂枝、人参、生地黄、阿胶、麦冬、麻仁、大枣组成，是治疗"心动悸、脉结代"的名方。其证是由伤寒汗、吐、下或失血后，或杂病阴血不足，阳气不振所致。阴血不足，血脉无以充盈，加之阳气不振，无力鼓动血脉，脉气不相接续，故脉结代；阴血不足，心体失养，或心阳虚弱，不能温养心脉，故心动悸。治宜滋心阴，养心血，益心气，温心阳，以复脉定悸。加减复脉汤去掉原方中参、桂、姜、枣等温补益气之品，因温病后期真阴亏耗，重在滋补阴液，加入白芍，配生地黄、麦冬等酸甘化阴，以增滋阴之力。吴氏将此方作为下焦温病肾阴亏耗的主方和基础方。

总之，伤寒病邪为寒邪，炙甘草汤证虽气血阴阳俱损，但以伤阳为主，故重在"复脉中之阳"；温病病因为温邪，后期虽气血阴阳俱损，但以伤阴为主，故重在"复脉中之阴"，二者均有"心动悸、脉结代"的病理特点，因此吴氏在炙甘草汤的基础上创制了加减复脉汤，可以说是对伤寒方剂的灵活运用，正如后世所评价"源于伤寒，羽翼伤寒"。

【原文】第二条　温病误表，津液被劫，心中震震[1]，舌强[2]神昏，宜复脉法复其津液，舌上津回则生；汗自出，中无所主[3]者，救逆汤[4]主之。

误表动阳，心气伤则心震，心液伤则舌蹇，故宜复脉复其津液也。若伤之

太甚，阴阳有脱离之象，复脉亦不胜任，则非救逆不可。

【注释】

[1] 心中震震：指心脏跳动急速，心悸不安的表现。

[2] 舌强：舌体强硬，运动不灵活。

[3] 中无所主：意为心中空虚，心跳慌乱不能自主。

[4] 救逆汤：加减复脉汤去麻仁，加生龙骨、生牡蛎。

【语译】温病误用辛温解表，津液被耗损，导致心中悸动不安，舌体强硬，神志昏迷，宜用加减复脉汤滋补其津液。服药后如果舌面湿润，津液恢复则有生还希望；如果服药后汗出不止，心中空虚，心跳慌乱不能自主的，应用救逆汤治疗。

误用发汗解表终伤阳气，心气受伤则心跳急速，心悸不安，心阴受伤则舌体强硬，转动迟钝失于灵活，故宜用加减复脉汤以恢复其津液。若阴液耗伤太甚，阳气失去依附，阴阳有离决的危险，此时用加减复脉汤已不能胜任，必须用救逆汤治疗才行。

【导读】本条讲述温病误用辛温解表法出现阴伤即气阴两伤的证治。

"温病误表，津液被劫"指温病误用辛温解表的药物而导致津液大伤。"心中震震"，即心悸不安，是阴液损伤，心失所养所致；"舌强"，也称舌蹇，因心开窍于舌，心阴受损不能濡养则舌体僵硬；"神昏"，是心不养神的结果；上述病证是津液损伤所致，可用加减复脉汤滋阴增液，服用后若舌体潮润有津而不再僵硬，说明津液已经恢复，是有生机之兆。若服药后上述病证仍在，进一步出现"汗自出，中无所主者"，是气随津脱，气阴两伤的表现，治疗当滋阴潜阳，敛阴固脱，吴氏提出救逆汤。救逆汤由加减复脉汤去麻仁，加生龙骨、生牡蛎而成。因麻仁具有滑泄作用，不利于阴伤，故去掉，加生龙骨、生牡蛎能重镇潜阳，收敛固涩。

【原文】第三条 温病耳聋，病系少阴，与柴胡汤者必死。六七日以后，宜复脉辈复其精。

温病无三阳经证，却有阳明腑证（中焦篇已申明腑证之由矣）、三阴脏证。盖脏者藏也，藏精者也。温病最善伤精，三阴实当其冲。如阳明结则脾阴伤而不行，脾胃脏腑切近相连，夫累及妻，理固然也，有急下以存津液一法。土实[1]则水虚[2]，浸假[3]而累及少阴矣，耳聋不卧等证是也。水虚则木强[4]，浸假而累及厥阴矣，目闭痉厥等证是也。此由上及下，由阳入阴之道路，学者不可不知。

按 温病耳聋，《灵》《素》称其必死，岂少阳耳聋，竟至于死耶？《经》谓肾开窍于耳，脱精者耳聋，盖初则阳火上闭，阴精不得上承，清窍不通，继则阳亢阴竭，若再以小柴胡汤直升少阳，其势必至下竭上厥[5]，不死何待！何时医悉以陶氏六书[6]，统治四时一切疾病，而不究心于《灵》《素》《难经》也哉！瑭于温病六七日以外，壮火少减，阴火内炽耳聋者，悉以复阴得效。曰宜复脉辈者，不过立法如此，临时对证，加减尽善，是所望于当其任者。

【注释】
[1] 土实：指阳明实热内结。
[2] 水虚：指阴液亏虚、肾水不足。
[3] 浸假：逐渐之意。
[4] 木强：指肝阳亢盛。
[5] 下竭上厥：指阴精耗竭于下则阳气厥脱

于上。

[6] 陶氏六书：指陶节庵的《伤寒六书》。

【语译】温病出现耳聋，病属少阴肾精亏损，若误用小柴胡汤治疗，必致病情恶化。温病发病六七日以后，宜用加减复脉汤之类的方剂治疗，以恢复其阴精。

温病过程中无太阳、少阳、阳明等《伤寒论》三阳经证，但却有阳明腑证（本书中焦篇已经阐明腑证形成的原因）和太阴、少阴、厥阴三阴经的脏证。脏有藏的意思，具有贮藏阴精的功能。温病最易伤精耗液，而三阴脏多首当其冲。如阳明实热内结，则脾阴亦可受伤而不能正常运行。因为脾与胃一脏一腑，位置贴近，相互关联，互相影响，犹如丈夫有问题常连累到妻子，这是一般的常理。阳明热结阴伤可用急下存阴的方法治疗。阳明实热内结则易致阴液亏虚，久则逐渐累及少阴，肾精亏损则可见耳聋、失眠等症。肾水亏虚，肝阳就会亢盛，足少阴之病逐渐影响到足厥阴肝亦病，以致出现目闭不开，手足抽

搐等症状。这些由上及下，由阳腑进入阴脏的传变途径，学者不应该不知道。

按 温病耳聋，《灵枢》和《素问》都认为这是必死之症，难道伤寒邪在少阳耳聋，就可以死吗？《内经》中有"肾开窍于耳""精脱者耳聋"之说。温病早期，耳聋多由阳热火邪阻闭，阴精不能上行滋养清窍，耳窍闭塞不通所致；继则阳热进一步亢盛，阴精更加耗竭，这时若用小柴胡汤，直接升散少阳邪火，势必导致阴精耗竭于下而阳气厥脱于上的严重后果，显然这是必死无望了。不知何时，医生全都依据陶节庵的《伤寒六书》来统治四季一切疾病，而不细心研究《灵枢》《素问》《难经》了。我对于温病得之六七天以后，实火渐衰而虚火内盛所致的耳聋，均以滋阴为主而获良效。至于所说宜用复脉一类方剂，不过讲立法应该这样，临床运用时必须依据具体证候，精确地加减化裁，这是我对医生的希望所在。

【导读】本条讲述温病后期真阴耗损症见耳聋的证治及治疗禁忌。

温病后期，热邪深入下焦，耗损真阴，肾开窍于耳，肾精亏损，不能上荣于耳，则出现耳聋或耳鸣，性质属虚，与实证耳聋大不相同，可从病因病机、证候表现、治疗等方面加以鉴别。本证证候表现除耳聋外，还可见口燥咽干，甚则齿黑，唇裂，手足心热甚于手足背，脉虚大等。治疗当以加减复脉汤滋阴增液，真阴充足则耳聋渐愈。实证耳聋可见于伤寒少阳病，属于半表半里证，是风寒邪气侵袭足少阳胆经，少阳枢机不利，经气阻滞所致，治疗用小柴胡汤和解表里，疏通少阳，经气通则耳聋自愈。

温病后期本就真阴耗损，若误用小柴胡汤治疗，升散少阳邪火，可导致阴精耗竭于下而阳气厥脱于上的危重症，吴氏总结此类病证的治疗经验，即温病得之六七天以后，实火渐衰而虚火内盛所致的耳聋，均以滋阴为主而获良效。

【原文】第四条 劳倦内伤，复感温病，六七日以外不解者，宜复脉法。

此两感治法也。甘能益气，凡甘皆补，故宜复脉。服二三帖后，身不热而倦甚，仍加人参。

【语译】劳累过度精气内伤，如果再

感受温邪发为温病，病后六七日病情仍不能缓解的病人，宜用加减复脉汤法治疗。

这是内伤外感两感证的治疗方法。甘味药能益气，大凡甘味药也都具有一定的滋补作用，所以本证治疗宜用加减复脉汤类方药。若服二三剂药后，身不热而神疲体倦加重，则应在加减复脉汤中加入人参。

【导读】本条讲述体虚之人感受温邪的证治。

劳倦内伤，可耗伤人体正气，导致气虚甚或气阴两伤，温邪因此乘虚而入，正气不足而无力抗邪外出，病邪停滞体内，则病情迁延，日久深入下焦而耗伤真阴，加之机体本已气虚或气阴两虚，极有可能发展为津气欲脱之危重症。此时，治疗当急救阴液，正如叶天士说："留得一分津液，便有一分生机"，可选加减复脉汤滋阴增液。

【原文】第五条　温病已汗而不得汗，已下而热不退，六七日以外，脉尚躁盛者，重与复脉汤。

已与发汗而不得汗，已与通里而热不除，其为汗下不当可知。脉尚躁盛，邪固不为药衰，正气亦尚能与邪气分争，故须重与复脉，扶正以敌邪，正胜则生矣。

【语译】温病已经用了发汗法而没有出汗，已经用了攻下法而身热仍不退，发病六七天以上，脉象仍然躁急有力者，应给与重剂加减复脉汤治疗。

温病已用解表发汗而未见汗出，已用通里攻下而热仍不退，可知是因运用汗法、攻下法不当所致。但若脉象仍然躁急有力，说明邪虽没有因汗、下药物的作用而削弱，但正气尚能与邪气抗争，所以必须用加重了分量的加减复脉汤，扶助正气以驱除邪气，只要正能胜邪，预后自然良好。

【导读】本条讲述汗、下之后病仍不解而真阴耗损的证治。

"已汗而不得汗"是因发汗后阴液损伤，无汗源可作之故；"已下而热不退"是用下法后腑实虽去而热邪未尽；"六七日以外"，指病情迁延日久；"脉尚躁盛者"是汗、下之后，热邪未尽，正气抗邪的征象。需要注意的是，虽然正气还能抗邪，但是汗、下之后人体的正气和津液已经大伤，需要扶正以祛邪，吴氏提出用加减复脉汤滋阴以扶正，助正气以祛邪，强调用药剂量要大。注意热邪过盛者不宜用此法，以防止恋邪。

【原文】第六条　温病误用升散，脉结代，甚则脉两至者，重与复脉，虽有他证，后治之。

此留人治病法也。即仲景里急，急当救里之义。

【语译】温热病错误地使用升提、发散方药，而出现结脉或代脉，甚至一呼一吸间脉仅搏动两次，须用重剂加减复脉汤治疗，即使有其他症状，也置后再行治疗。

这是一种保留人体正气为先的治疗方法，即张仲景所说里虚为急时，治疗应当优先救治里虚的道理。

【导读】本条讲述温病误用升提、发散之品导致真阴耗损的证治。

温病禁用升提、发散的药物，否则会劫伤阴液反而加重病情，出现"脉结代，甚则脉两至"的变证。脉跳动时有间歇，止有定数，即几跳一停者为代脉，多为脏气虚衰所致；脉有间歇，但止无定数者为结脉，多由邪气阻滞脉络所致。本证出现"脉结代"与伤寒病因略有不同，须加以区分，二者都有心气血阴阳俱虚的特点，但伤寒病因是寒邪，脉结代主要原因以心阳不振，无力推动气血为主，治疗以复脉中之阳为主；而温病病因是温邪，脉结代主要以心阴（血）亏虚，血脉中津液（血液）不足为主，治疗以复脉中之阴为主。"脉两至"指一息两至，是心阴与心气大伤的危象。治疗当以求阴为第一要义，吴氏提出重用加减复脉汤复阴液之竭。"虽有他证，后治之"指出本证的标本缓急，当以求阴为急，待阴液正气恢复后再治他证。

【原文】第七条 汗下后，口燥咽干，神倦欲眠，舌赤苔老，与复脉汤。

在中焦下后与益胃汤，复胃中津液，以邪气未曾深入下焦。若口燥咽干，乃少阴之液无以上供，神昏欲眠，有少阴但欲寐之象，故与复脉。

【语译】 温病用发汗、攻下法治疗之后，口咽干燥无津，精神疲倦，昏昏欲睡，舌质红赤，舌苔焦老干燥，用加减复脉汤治疗。

温病邪在中焦经攻下法治疗后，应给予益胃汤，以补充胃中津液，这是因为此时中焦邪热还没有深入下焦的缘故。若病人口燥咽干，神倦昏昏欲睡，此乃少阴肾的阴液亏损，不能上济所致。这里有少阴病"但欲寐"的现象，故应用加减复脉汤治疗。

【导读】 本条讲述温病汗、下后真阴耗损的证治。

"口燥咽干"是阴液大伤，真阴耗损，津不上承所致，应与胃阴损伤导致的口燥咽干相鉴别，前者是真阴耗损导致，口燥咽干必然饮不解渴，还伴有阴虚内热等症状；后者因胃阴耗损所致，口燥咽干且口渴，且饮水后症状应有所缓解，还有不饥不食等症状，可选益胃汤滋养胃阴。"神倦欲眠"，是真阴耗损，心阴亏虚，心失所养所致；本证属于手、足少阴阴液大伤，因此选用加减复脉汤填补真阴。方解可参考下焦篇第一条。

【原文】第八条 热邪深入，或在少阴，或在厥阴，均宜复脉。

此言复脉为热邪劫阴之总司也。盖少阴藏精，厥阴必待少阴精足而后能生，二经均可主以复脉者，乙癸同源[1]也。

加减复脉汤方（甘润存津法）

炙甘草六钱 干地黄六钱（按地黄三种用法：生地者，鲜地黄未晒干者也，可入药煮用，可取汁用，其性甘凉，上中焦用以退热存津；干地黄者，乃生地晒干，已为丙火[2]炼过，去其寒凉之性，本草称其甘平；熟地制以酒与砂仁，九蒸九晒而成，是又以丙火、丁火[3]合炼之也，故其性甘温。奈何今人悉以干地黄为生地，北人并不知世有生地，金[4]谓干地黄为生地，而曰寒凉，指鹿为马，不可不辨） 生白芍六钱麦冬（不去心）五钱　阿胶三钱　麻仁三钱（按：柯韵伯谓：旧传麻仁者误，当系枣仁。彼从"心悸动"三字中看出传写之误，不为无见。今治温热，有取于麻仁甘益气，润去燥，故仍从麻仁）

水八杯，煮取八分三杯，分三次服。剧者加甘草至一两，地黄、白芍八钱，麦冬七钱，日三、夜一服。

救逆汤方（镇摄法）

即于加减复脉汤内去麻仁，加生龙骨四钱，生牡蛎八钱，煎如复脉法。脉虚大欲散者，加人参二钱。

【注释】

[1] 乙癸同源：指肝肾同源。

[2] 丙火：这里是指自然界太阳之火热。

[3] 丁火：这里是指炉火。

[4] 佥（qiān千）：全、都之意。

【导读】本条讲述加减复脉汤的适应证。

"热邪深入"，指热邪深入下焦，"或在少阴"，指病位在足少阴肾，"或在厥阴"，指病位在足厥阴肝。因肝藏血，肾藏精，精血互生，肝肾同源，温邪损伤肝血就是损伤肾精，反之亦然，所以治法相同，均需滋补真阴，亦称之滋补肝肾，方选加减复脉汤，即吴氏所言"均宜复脉"。

【原文】第九条　下后，大便溏甚，周十二时三四行，脉仍数者，未可与复脉汤，一甲煎主之；服一二日，大便不溏者，可与一甲复脉汤。

下后法当数日不大便，今反溏而频数，非其人真阳素虚，即下之不得其道，有亡阴之虑。若以复脉滑润，是以存阴之品，反为泻阴之用。故以牡蛎一味，单用则力大，即能存阴，又涩大便，且清在里之余热，一物而三用之。

一甲煎（咸寒兼涩法）

【语译】热邪深入下焦，无论病在少阴肾，或是病在厥阴肝，都可用加减复脉汤治疗。

这里所说加减复脉汤是治疗热邪灼劫肝肾真阴的基本方剂。因为足少阴肾主藏精，足厥阴肝有赖于肾精充足，才能获其滋养而维持正常的功能活动，因此足少阴肾经和足厥阴肝经的病变，都可以用加减复脉汤为主方进行治疗，这正是肝肾同源之故。

加减复脉汤方（甘润存津法）（方略）

用水八杯，煎煮至三杯，分三次服下。病情较重的，重用甘草至30克，地黄、白芍各加至24克，麦冬加至21克，白天服药三次，夜间服药一次。

救逆汤方（镇摄法）（方略）

煎煮方法同加减复脉汤。脉象虚大欲散的，加人参二钱。

生牡蛎二两（碾细）

水八杯，煮取三杯，分温三服。

一甲复脉汤方

即于加减复脉汤内，去麻仁，加牡蛎一两。

【语译】温病使用攻下法后，大便泄泻较重，一昼夜三四次，但脉象仍数的，不能用加减复脉汤，须用一甲煎治疗。服药一二天后大便不再稀溏的，可用一甲复脉汤治疗。

温病用攻下法后，一般情况应当好几天不大便，现在反而大便溏稀次数增多，并非病人平素真阳虚弱，是攻下方法使用不当，有阴液衰亡的危险。这时若用滋阴滑润的加减复脉汤治疗，则滋阴的药物，反作泻阴使用了。所以只用牡蛎一味，单味用则功力大，既能保存阴液，又能固涩大便，而且还可清泄在里的余热，一味药可有三个方面的作用。

一甲煎（咸寒兼涩法）（方略）

上药加水八杯，煎煮成三杯，分三次温服。

一甲复脉汤方（方略）

【导读】本条讲述温病用攻下法后症见便溏不止的证治。

温病用攻下法后出现便溏不止，从病机分析，可总结为两种情况：一是误用下法，即没有可下之证而误用攻下之法，导致便溏不止；二是素体阳虚者，虽有可下之证，用下法后损伤阳气，也可导致便溏不止。本证"脉仍数者"，说明余热未尽，加之便溏不止，必然导致阴伤更重，真阴耗损之证，此时治疗当滋阴与止泻并重，但滋阴的药物有滑肠之弊，所以吴氏言"未可与复脉汤，一甲煎主之"。等便溏症状改善，再用复脉汤补阴。

一甲煎由生牡蛎一味而成，属咸寒之品，能固肠止泻而存阴，又兼清余热；"服一二日，大便不溏者，可与一甲复脉汤"，一甲复脉汤即加减复脉汤去麻仁，去麻仁是因其性滑利，恐引起便溏之症复发，故去之。

【原文】第十条　下焦温病，但大便溏者，即与一甲复脉汤。

温病深入下焦劫阴，必以救阴为急务。然救阴之药多滑润，但见大便溏，不必待日三四行，即以一甲复脉法，复阴之中，预防泄阴之弊。

【语译】下焦温病，但见大便稀溏的，立即用一甲复脉汤治疗。

温病邪热深入下焦劫灼肾阴，治疗必须以救阴为当务之急。但是救阴之药大多滑润，所以只要出现大便稀溏，不必等到大便一日泻三四次的程度，即刻使用一甲复脉汤治疗，可以在恢复阴液的同时，预防再度耗伤阴液的弊端。

【导读】本条补充第九条，讲述下焦温病症见便溏的证治。

吴氏指出，下焦温病见便溏，无论是误用下法还是素体阳虚等原因所致，均可用一甲复脉汤。具体原因可参考分注中内容。

【原文】第十一条　少阴温病[1]，真阴欲竭，壮火[2]复炽，心中烦，不得卧者，黄连阿胶汤主之。

按　前复脉法为邪少虚多之治。其有阴既亏而实邪正盛，甘草即不合拍。心中烦，阳邪挟心阳独亢于上，心体之阴[3]，无容留之地，故烦杂无奈；不得卧，阳亢不入于阴，阴虚不受阳纳，虽欲卧，得乎？此证阴阳各自为道，不相交互，去死不远，故以黄芩从黄连，外泻壮火而内坚真阴；以芍药从阿胶，内护真阴而外捍亢阳。名黄连阿胶汤者，取一刚以御外侮，一柔以护内主之义也。其交关[4]变化神明不测之妙，全在一鸡子黄，前人训鸡子黄，金谓鸡为巽木[5]，得心之母气，色赤入心，虚则补母而已，理虽至当，殆未尽其妙。盖鸡子黄有地球之象，为血肉有情，生生不已，乃奠安中焦之圣品，有甘草之功能，而灵于甘草；其正中有孔，故能上通心气，下达肾气，居中以达两头，有莲子之妙用；其性和平，能使亢者不争，弱者得振；其气焦臭，故上补心；其味甘咸，故下补肾；再释家[6]有地水风火之喻，此证大风一起，荡然无余，鸡子黄镇定中焦，通彻上下，合阿胶能预熄内风之震动也。然不知人身阴阳相抱之义，必未能识仲景用鸡子黄之妙，谨将人身阴阳生死寤寐[7]图形，开列于后，以便学者入道有阶也。

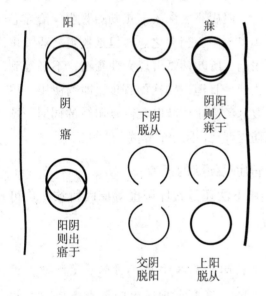

黄连阿胶汤方（苦甘咸寒法）

黄连四钱　黄芩一钱　阿胶三钱
白芍一钱　鸡子黄二枚

水八杯，先煮三物，取三杯，去滓，内胶烊尽[8]，再内鸡子黄，搅令相得，日三服。

【注释】

[1] 少阴温病：本证阴虚火炽导致心肾不交，为少阴心与少阴肾并病，故称少阴温病。

[2] 壮火：指实热、邪火。

[3] 心体之阴：指心这个脏腑的阴液。

[4] 交关：黄连阿胶汤能交通心肾、调和阴阳。

[5] 巽（xùn逊）木：八卦之一，属风木。《易·说卦》："巽为木、为风"，故巽木并称。

[6] 释家：泛指从事佛教的人。释：为释迦牟尼（佛教创始人）的简称。

[7] 寤寐（wù mèi 误妹）：睡眠与睡醒。寤：睡醒；寐：睡。

[8] 内胶烊（yáng阳）尽：放入阿胶完全溶化。

【语译】　温病邪袭少阴，真阴耗损欲竭，而邪火仍然炽盛，致心烦不能安睡的，用黄连阿胶汤治疗。

按　前面说的加减复脉汤法均是用于邪少虚多证的治疗。但也有真阴已亏而邪热仍盛的，此时用甘草不太对证。本证心烦，是由于阳热之邪挟心火亢盛于上，心之阴液没有存留之处，所以心烦乱不能自已；不能入睡是因为阳气亢盛不能进入阴分，阴液亏损又不能接受阳气，虽然想睡但又怎么能睡着呢？本证阴阳各自运行，阴阳不能互济、相交，则病势危重距死亡不远了。所以应当用黄芩配黄连，外可清泻邪火而内可坚护真阴；用芍药配阿胶，内可保护真阴，外可平抑亢阳。方名之所以称黄连阿胶汤，是取黄连刚强这一特性去抗御邪热，用阿胶柔润这一特性来保护心之阴血的意思。至于本方能够交通心肾、宁心安神，最妙之处莫过于使用了鸡子黄这味药。前人讲鸡子黄时，都说鸡为八卦中"巽"卦属风木，可以获得生心火的母气，红色可入心经，此为子虚补母的道理。虽然说得不错，但未完全说清楚其中的奥妙。鸡子黄有地球一样的形状，为血肉有情之品，具有生生不息的特性，是安定中焦的理想药物。它具有甘草的功能而又优于甘草，因为它正中有孔，所以能上通心气，下达肾气，居中焦又通上达下，这又有类似莲子的妙用。鸡子黄性平和，能使偏亢的阳气不再炽盛，虚弱的真阴得以恢复；其气味焦臭所以上能补心；其性味甘咸，故又下能补肾。此外，佛教还有地水风火的比喻，此证若见肝风内动，必致肾水耗竭殆尽，鸡子黄能镇守安定中焦，交通心肾，配合阿胶能预防虚风内动的产生。如果不了解人体阴阳相互依存的道理，必然不能理解张仲景在黄连阿胶汤中用鸡子黄的奥妙。现将人体阴阳与生死、醒和睡之间的关系列出示意图，以便学者理解和掌握。

黄连阿胶汤方（苦甘咸寒法）（方略）

取水八杯，先煮黄连、黄芩、白芍三味药，煮成三杯，去滓后，将阿胶放入溶化完全，再加入鸡子黄，搅拌调匀，一日分三次服用。

【导读】 本条讨论少阴温病阴虚火炽，心肾不交的证治。

少阴温病，肾水欲竭，不能纳阳，心受阳亢之扰，不得下交于肾，形成上下不交，水火不济之证，故心烦不得卧。本证性质正虚邪盛，不可用治邪少虚多之加减复脉汤，以免滋腻恋邪，病深不解。当用泻南补北法，以清心火，滋肾水，交通心肾，方用黄连阿胶汤。本方来源于《伤寒论》，吴鞠通保留了原方的药味，只是在剂量上进行了缩减。方中以黄芩、黄连泻心火；白芍、阿胶滋阴液，鸡子黄滋养中焦，补心入肾，上通心气，下补肾液，令其上达于心，起到水火互济的作用。

【原文】第十二条 夜热早凉，热退无汗，热自阴来者，青蒿鳖甲汤主之。

夜行阴分而热，日行阳分而凉，邪气深伏阴分可知；热退无汗，邪不出表而仍归阴分，更可知矣，故曰热自阴分而来，非上中焦之阳热也。邪气深伏阴分，混处气血之中，不能纯用养阴，又非壮火，更不得任用苦燥。故以鳖甲蠕动之物[1]，入肝经至阴之分，既能养阴，又能入络搜邪；以青蒿芳香透络，从少阳领邪外出；细生地清阴络之热；丹皮泻血中之伏火；知母者，知病之母也，佐鳖甲、青蒿而成搜剔之功焉。再此方有先入后出之妙，青蒿不能直入阴分，有鳖甲领之入也；鳖甲不能独出阳分，有青蒿领之出也。

青蒿鳖甲汤方（辛凉合甘寒法）

青蒿二钱　鳖甲五钱　细生地四钱
知母二钱　丹皮三钱

水五杯，煮取二杯，日再服。

【注释】

[1] 蠕动之物：原指柔软、慢慢爬行的蠕形动物，这里系指血肉有情的动物药。

【语译】 夜间发热，清晨热退身凉，热退时不伴汗出，这是邪热深伏阴分的表现，用青蒿鳖甲汤治疗。

卫气夜行于阴分而发热，白天行于阳分而热退身凉，由此可知，发热是邪气深伏阴分所致。热退时不伴汗出，更加证实了邪不在肌表，仍深伏阴分，所以说邪热来自阴分，并非上焦或中焦的阳热之邪。邪气深伏阴分，混处于气血之中，治疗不能纯用养阴的方法，又因邪非壮盛实火，更不得滥用苦燥药物。因此，选血肉有情的动物药鳖甲，深入肝经而到达阴分，既能养阴，又能深入血络搜索病邪；用青蒿芳香透络，并引邪自少阳外出；细生地黄可清泻阴络中的热邪；丹皮能清泻血分中的伏火；知母，顾名思义为知病之母，与

鳖甲、青蒿相配合，可完成搜寻、驱除病邪的任务。另外，此方还有先入后出的奥妙，青蒿虽然不能直接进入阴分，但有鳖甲能够引导其深入阴分；鳖甲虽然不能独自外出阳分，但有青蒿能够引导其外出阳分。

青蒿鳖甲汤方（辛凉合甘寒法）（方略）

上药用水五杯，煎煮成二杯，一日分两次口服。

【导读】本条论述温病后期，邪入阴分证治。

本证多发生在温病后期，人体阴液已亏，余邪留伏阴分而见夜热早凉、热退无汗，临床多伴有能食形瘦，舌红苔少，脉沉细数等表现。治当滋阴透络，方选青蒿鳖甲汤。吴氏认为此方有"先入后出之妙""青蒿不能直入阴分，有鳖甲领之入也；鳖甲不能独出阳分，有青蒿领之出也"，方中青蒿芳香透络，与鳖甲相伍可入阴分搜邪，鳖甲滋阴，合青蒿可使阴分之邪易于外透而解。选方用药，匠心独具。

《温病条辨》中焦篇第八十三条所用青蒿鳖甲汤，虽方名一样，但药物组成及主治不同，其治少阳疟疾而偏热者，方中无生地黄而有桑叶、天花粉，需鉴别。

【原文】第十三条　热邪深入下焦，脉沉数，舌干齿黑，手指但觉蠕动，急防痉厥[1]，二甲复脉汤主之。

此示人痉厥之渐也。温病七八日以后，热深不解，口中津液干涸，但觉手指瘈动[2]，即当防其痉厥，不必俟其已厥[3]而后治也。故以复脉育阴，加入介属[4]潜阳，使阴阳交纽[5]，庶厥不可作也。

二甲复脉汤方（咸寒甘润法）

即于加减复脉汤内，加生牡蛎五钱，生鳖甲八钱。

【注释】

[1] 痉厥：痉是指肢体拘挛或手足抽搐的痉证，又称动风、痉挛或抽筋；厥有神志不清的昏厥和四肢清冷不温的含义，但由于临床上痉、厥

常常并见，故痉厥并称。此处指痉，即动风。

[2] 瘈（chè彻）动：抽动。

[3] 厥：这里仍指痉。

[4] 介属：指动物甲壳类药物。

[5] 阴阳交纽：指阴阳互相依存，相互交通，阳生阴长的正常生理状态。

【语译】热邪深入下焦，脉象沉数，舌面干燥，牙齿焦黑，手指微微抽动，急需防止痉厥的发生，用二甲复脉汤治疗。

这里提示人们掌握痉厥发生的先兆。温病发病七八天以后，热邪深入而不能外解，口中干燥无津，只发现手指抽动，即应当防止病人发生痉厥，不必等到痉厥已经发生才开始治疗。所以用加减复脉汤以滋养阴液，加入甲壳类药物潜阳息风，使阴阳交通，就可避免痉厥的发生。

二甲复脉汤（咸寒甘润法）（方略）

【导读】本条讨论温病后期痉厥将作的证治。

温病后期，邪入下焦，耗伤肾阴，如兼见手指微微抽动，脉沉数，舌质干绛枯萎等，是因真阴亏损而有虚风内动的倾向，即将发生痉证。此时宜育阴潜阳，方选二甲复脉汤，即在加减复脉汤中生牡蛎、生鳖甲。方中加减复脉汤滋阴增液，生牡蛎、生鳖甲重镇降逆，育阴潜阳，可防止痉厥的发生。本方治防一体，防寓于治，痉厥已成亦可治之。

【原文】第十四条　下焦温病，热深厥甚，脉细促，心中憺憺大动[1]，甚则心中痛者，三甲复脉汤主之。

前二甲复脉，防痉厥之渐；即痉厥已作，亦可以二甲复脉止厥。兹又加龟板名三甲者，以心中大动，甚则痛而然也。心中动者，火以水为体，肝风鸱张[2]，立刻有吸尽西江之势，肾水本虚，不能济肝而后发痉，既痉而水难猝补，心之本体欲失，故憺憺然而大动也。甚则痛者，"阴维[3]为病主心痛"，此证热久伤阴，八脉[4]丽于肝肾，肝肾虚而累及阴维故心痛，非如寒气客于心胸之心痛，可用温通。故以镇肾气补任脉通阴维之龟板止心痛，合入肝搜邪之二甲，相济成功也。

三甲复脉汤方（同二甲汤法）

即于二甲复脉汤内，加生龟板一两。

【注释】

[1] 心中憺（dàn 音淡）憺大动：形容心跳很快，心跳撞击胸壁，有心虚震动之感。憺：震动之意。

[2] 肝风鸱（chī 音吃）张：形容肝风来势猛烈。鸱鹗鹰、猛禽的一种。

[3] 阴维：指阴维脉，奇经八脉之一。起于内踝上方，经下肢内侧、腹部、胸部、咽喉，止于后颈部。本经有病时，有心痛的症状。

[4] 八脉：又称奇经八脉，包括任脉、督

脉、冲脉、带脉、阳维脉、阴维脉、阳跷脉、阴跷脉。

【语译】温病邪传下焦，热邪越盛则四肢抽搐厥冷的程度也越重，脉象细而快，心跳剧烈而有空虚感，严重的心胸疼痛，用三甲复脉汤治疗。

前面所说的二甲复脉汤，在痉厥发生早期有预防作用，不过痉厥已经发生，也可以用二甲复脉汤息风止痉。现于上方中又加入龟甲而名三甲复脉汤，主要针对心跳剧烈，甚则心胸疼痛所设。心跳剧烈的原因，是因为心火有赖于肾水的滋养，现肝风大动，有立即耗尽肾水的趋势，肾水本来不足，不能滋养肝木而导致痉厥发生，既然痉厥已经发生，则肾水很难在短时间恢复，心失所养，所以心跳剧烈而有空虚感。严重者可出现心胸疼痛的问题，正所谓"阴维脉病变主要表现是心痛"，此证热邪久留不解，伤及肝肾真阴，而奇经八脉均隶属于肝肾，肝肾阴虚就会累及阴维脉，所以出现心中疼痛的症状。这种心痛不同于寒邪侵犯心胸所导致的心痛，故不可用温通的方法。所以要用具有潜镇肾气，补益任脉，通调阴维脉而制止心胸疼痛的龟甲，合入能入肝搜邪的二甲复脉汤中，相互协同，可获良好疗效。

三甲复脉汤方（同二甲复脉汤法）（方略）

本证由上条证发展而来。上条仅见手指微动，痉厥先兆，本条则是痉厥已作。痉厥已作亦可用二甲复脉汤，然本证甚者有心中痛之症，是心阴大亏不能滋养心脏而致，龟甲不仅能滋补肝肾，潜阳镇摄，还能补血养心，镇心安神，非牡蛎、鳖甲所能及。故本条治法以二甲复脉汤之滋阴潜阳加上龟甲合为三甲复脉汤，以息内动之虚风。

【原文】第十五条　既厥且哕（俗名呃忒），脉细而劲[1]，小定风珠主之。

温邪久踞下焦，烁肝液为厥[2]，扰冲脉为哕，脉阴阳俱减则细，肝木横强则劲，故以鸡子黄实土[3]而定内风；龟板补任（谓任脉）而镇冲脉；阿胶沉降，补液而熄肝风；淡菜生于咸水之中而能淡，外偶内奇，有坎卦[4]之象，能补阴中之真阳，其形翕阖[5]，故又能潜真阳之上动；童便以浊液仍归浊道，用以为使也。名定风珠者，以鸡子黄宛如珠形，得巽木之精，而能熄肝风，肝为巽木，巽为风也。龟亦有珠，具真武之德[6]而镇震木。震为雷，在人为胆，雷动未有无风者，雷静而风亦静矣。亢阳直上巅顶[7]，龙上于天也，制龙者，龟也。古者鬃龙御龙[8]之法，失传已久，其大要不出乎此。

小定风珠方（甘寒咸法）

鸡子黄（生用）一枚　真阿胶二钱
生龟板六钱　童便一杯　淡菜三钱

水五杯，先煮龟板、淡菜得二杯，去滓，入阿胶，上火烊化，内鸡子黄，搅令相得，再冲童便，顿服之。

【注释】

[1]劲：指脉象坚强有力，是弦急之象。

[2]厥：此处指虚风内动的痉证。

[3]实土：胃为土脏，实土意为补充胃液。本条证为真阴亏，胃阴涸，阴虚肝火犯胃，故以

滋肾阴补胃液治呃逆。

[4]坎卦：八卦之一，代表水。

[5]翕阖（xī hé 西合）：收敛闭合。翕：有合、收敛之意；阖：关闭之意。

[6]真武之德：真武乃传说中的北方之神，真武之德，指有北方神灵的能力。

[7]巅顶：指头顶。

[8]鬃龙御龙：养龙以制龙，此处意喻用养阴的方法治疗阴虚风动证。

【语译】既有发痉，又见呃逆（俗名呃忒），脉搏细而有力的，用小定风珠治疗。

温邪长久盘踞下焦，竭灼肝阴则发生四肢发痉厥冷，影响到冲脉则呃逆，脉象因阴阳俱虚则细小，而肝风内动则脉象弦劲有力，所以方中用鸡子黄培补胃液而平定内风；龟甲补任脉而潜镇冲脉；阿胶药性沉降，滋补阴液而平息肝风；淡菜虽生长在咸水之中但味道清淡，其外形成双，内部却是单个，有坎卦的形象，能滋补少阴的真阳；其外形收敛闭合，所以又能潜镇向上逆动的真阳；用童便因其属浊液仍易入浊道，所以作为使药。本方所以命名为定风珠，是因鸡子黄其形如珠，有巽卦所应木的精华，所以具有平息肝风的作用，因为肝与巽卦属木，巽卦同时又主风的缘故。龟也能生蛋如珠，具有北方神灵的能力而能镇住震卦相应之木。震卦属雷，在人体与胆相应，打雷时没有不起风的，雷声停风也随之平静下来。亢盛的阳气直上头顶，如龙腾高于天空，而制伏龙的只有

龟。古人用养龙来制龙的滋阴涵木法，失传很久了，但大致不出这个范围。

小定风珠方（甘寒咸法）（方略）

上药用水五杯，先煮龟甲、淡菜，煮

至二杯去掉药滓，加入阿胶，置火上溶化后，加入鸡子黄，搅拌均匀，再冲入童便，一次服下。

【导读】 本条论述温病后期痉厥又见呃逆的证治。

温病后期可出现痉厥并见的病证。痉，即动风，温病后期多为虚证动风，由真阴耗损，水不涵木，筋脉失养所致；厥，分肢厥和昏厥。本证主要表现为肢厥，由真阴耗损，气血不达四末所致；肝阴耗损，不能制约肝阳，肝火横逆犯胃，则呃逆；脉细主阴伤，脉劲，即弦急之象，是肝阴亏损之征。吴氏提出本证治疗当滋阴潜阳，平息内风。方选小定风珠，方解可参考语译部分。

注意小定风珠与大定风珠的区别，二者都可用于水不涵木的虚风内动之证，方名有大、小之分，即说明滋阴潜阳的力量不同，小者用于轻证，大者用于重证，可酌情选择。

【原文】第十六条 热邪久羁，吸烁真阴，或因误表，或因妄攻，神倦瘛疭，脉气虚弱，舌绛苔少，时时欲脱者，大定风珠主之。

此邪气已去八九，真阴仅存一二之治也。观脉虚苔少可知，故以大队浓浊填阴塞隙，介属潜阳镇定。以鸡子黄一味，从足太阴，下安足三阴，上济手三阴，使上下交合，阴得安其位，斯阳可立根基，俾阴阳有眷属一家之义，庶可不致绝脱欤！

大定风珠方（酸甘咸法）

生白芍六钱　阿胶三钱　生龟板四钱　干地黄六钱　麻仁二钱　五味子二钱　生牡蛎四钱　麦冬（连心）六钱　炙甘草四钱　鸡子黄（生）二枚　鳖甲（生）四钱

水八杯，煮取三杯，去滓，再入鸡子黄，搅令相得，分三次服。喘加人参，自汗者加龙骨、人参、小麦，悸者

加茯神、人参、小麦。

【语译】 热邪长久滞留下焦，消灼真阴，或因误用辛温解表，或因乱用苦寒攻下，以致精神倦怠，手足抽搐，脉象虚弱，舌绛少苔，时时有虚脱表现者，用大定风珠治疗。

这是邪热已祛除八九，真阴仅存一二的治疗方法。观察病人脉象虚、舌绛少苔就可以知道，所以治疗以大剂性味厚浊的药物填补真阴，用甲壳之类的药物潜阳镇定，用鸡子黄这味药从脾居中，下可安定足三阴，上可接济手三阴，使上下交通会合，阴液充足而内藏，阳气则有立足的基础，使阴阳如同夫妻一样相互依存，就可避免阴竭阳脱的证候出现。

大定风珠方（酸甘咸法）（方略）

上药用水八杯，煎煮成三杯，去掉药渣，加入鸡子黄搅拌均匀，分三次服用。兼气喘者，加人参，兼自汗的加龙骨、人参、小麦，兼心悸的加茯神、人参、小麦。

【导读】 本条讨论少阴温病阴竭风动欲脱的证治。

热邪久羁不退，真阴本已耗伤，又误用汗下之药，劫夺肝肾真阴，而致虚风内动，时时欲脱，病情危重。此时邪气已去八九，真阴仅存一二，故所用之方是在三甲复脉汤的基础上增加了五味子、鸡子黄，血肉有情，复阴救阳。本方滋阴息风，为治纯虚无邪，虚风内动，风动欲脱的救急之方。注意余邪未尽不可用之。

【原文】第十七条 壮火尚盛者，不得用定风珠、复脉。邪少虚多者，不得用黄连阿胶汤。阴虚欲痉者，不得用青蒿鳖甲汤。

此诸方之禁也。前数方虽皆为存阴退热而设，其中有以补阴之品，为退热之用者；有一面补阴，一面搜邪者；有一面填阴，一面护阳者；各宜心领神会，不可混也。

【语译】 邪火仍然炽盛的，不能用大小定风珠、加减复脉汤治疗。邪火轻微阴虚较重的，不能用黄连阿胶汤治疗。阴虚将要动风的，不能使用青蒿鳖甲汤治疗。

这是讨论以上诸方的治疗禁忌。前面所列的几个方剂虽然都是为滋阴退热所设置的，但其中有的方剂是用补阴的药物达到退热的目的；有的方剂是一面滋补阴液，一面搜除病邪；还有的方剂是一面填补真阴，一面保护阳气。各个方剂的作用特点都应心中有数，细心体会。

【导读】 本条主要论述下焦温病各种治疗方剂的使用禁忌。

治疗下焦温病的主要方剂，如大小定风珠、加减复脉汤、黄连阿胶汤、青蒿鳖甲汤等，虽然都有滋阴退热的功效，但它们的具体作用并不完全相同，临床运用时应注意根据病情分别选用。大、小定风珠为填补真阴，收敛阳气之剂，适用于邪少虚多之证；加减复脉汤为养阴退热之剂，适用于阴虚余热未清之证；黄连阿胶汤功能泻火育阴，主治阴虚兼邪热炽盛者；青蒿鳖甲汤有入络搜邪兼养阴液之效，对于阴虚不甚而热在厥阴者用之为当。临证宜详审细察，不得随意择用。

【原文】第十八条 痉厥神昏，舌短，烦躁，手少阴证未罢者，先与牛黄、紫雪辈，开窍搜邪；再与复脉汤存阴，三甲潜阳，临证细参，勿致倒乱。

痉厥神昏，舌蹇烦躁，统而言之为厥阴证。然有手经足经之分：在上焦以清邪为主，清邪之后，必继以存阴；在下焦以存阴为主，存阴之先，若邪尚有余，必先以搜邪，手少阴证未罢，如寸脉大，口气重，颧赤，白睛赤，热壮之类。

【语译】 抽搐神昏，舌体短缩，烦躁不安，手少阴心包证候没有尽解的，先用安宫牛黄丸、紫雪丹之类的方药，清心开窍、泄热达邪，然后再用加减复脉汤滋养阴液，用牡蛎、鳖甲、龟甲这三甲潜阳，临床辨证须据证详审，不要颠倒混乱。

痉厥神昏，舌钝不利，烦躁不安，总起来讲都是厥阴经的证候。但厥阴有手厥阴经和足厥阴经之分：邪在上焦的手厥阴病证，治疗应以清泻邪热为主，邪热清除以后，必须继续滋养阴液；邪在下焦的足厥阴病证，治疗应以滋补阴液为主，但在滋阴之前，如果邪火仍盛的，必须首先搜除余邪。手少阴心经证未尽解者，常见症状有寸口脉大，口气浊臭，颧红目赤，热势壮盛等。

【导读】本条论述手、足厥阴温病与手少阴温病的证治。

痉厥神昏，舌短烦躁，有手、足二经之分，在手少阴，当先清邪，然后养阴；若在下焦足厥阴，当以存阴为先。在手少阴时，因邪尚有余，应先应用牛黄丸、紫雪丹之类开窍搜邪，再用复脉养阴，加三甲潜阳。如邪未能清，投以存阴则为误，有闭门留寇之弊，轻者邪热难除，重则贻误生命。故"临证细推，勿致倒乱"。

【原文】第十九条 邪气久羁，肌肤甲错[1]，或因下后邪欲溃，或因存阴得液蒸汗，正气已虚，不能即出，阴阳互争而战者，欲作战汗[2]也，复脉汤热饮之。虚盛者加人参；肌肉尚盛者，但令静，勿妄动也。

按 伤寒汗解必在下前，温病多在下后。缚解而后得汗，诚有如吴又可所云者。凡欲汗者，必当先烦，乃有汗而解。若正虚邪重，或邪已深入下焦，得下后里通；或因津液枯燥，服存阴药，液增欲汗，邪正努力纷争，则作战汗，战之得汗则生，汗不得出则死。此系生死关头，在顷刻之间。战者，阳极而似阴也，肌肤业已甲错，其津液之枯燥，固不待言。故以复脉加人参助其一臂之力，送汗出表。若其人肌肤尚厚，未至火虚者，无取复脉之助正，但当听其自然，勿事骚扰可耳，次日再议补阴未迟。

【注释】

[1] 肌肤甲错：指肌肤干燥粗糙，甚则干燥如鳞甲。

[2] 战汗：指战栗而后汗出的症状。

【语译】温邪长久滞留不解，皮肤粗糙干燥如鳞状，此时或者是因为用攻下法后邪热将要溃散，或者因为滋补阴液后可蒸液为汗达邪外出，但正气已经亏虚，不能立即驱邪外出，而出现正邪交争而恶寒战栗的，是即将要发生战汗，宜煎加减复脉汤趁热饮用。正气过虚者加入人参，若肌肉未消瘦尚壮实的，只需让其静卧，勿随意活动即可。

按 伤寒病邪从汗解是在用攻下法之前，而温病汗解多在用攻下法之后。确有如吴又可所说那样，郁邪外解之后才能出汗。大凡将要战汗的患者，必先出现烦躁不安，而后才汗出邪气外解。如果正气虚弱，邪气又重，或者邪气已深入下焦，通过用攻下后腑气已通，或者因津液枯竭，给服滋阴补液药后，阴液恢复将要汗出，正邪奋力交争，则可导致战汗，战栗后汗不得出则预后不良。这是生死存亡的紧急关头，生死即在顷刻之间。战栗者，是阳气极盛而产生类似阴证的表现。肌肤已经出现粗糙干燥，说明津液耗竭，这已不用多说，所以用加减复脉汤再加人参以助正气一臂之力，促使蒸汗抗邪外出。如果病人肌肤尚丰厚，津液亏耗不著者，无须用加减复脉汤扶助正气，只需随其自然，不要干扰就可以了，次日再讨论滋补阴液不迟。

【导读】本条论述下焦温病出现战汗的证治。

温病迁延日久，热邪耗伤真阴，肌肤失于濡润，即"肌肤甲错"，若兼有燥屎内结，用攻下法后燥结已去，气机得以通畅，无形邪热有溃散外达之机，正气奋起抗邪，即出现"欲作战汗也"；或者真阴损伤服用滋阴增液的药物后阴液恢复，正气奋起抗邪，正邪交争，亦可"欲作战汗"。上述两种情况发生战汗的病机均是"阴阳互争而战者"，治疗当"复脉汤热饮之"。即以加减复脉汤滋补阴液，补充汗源，热饮可助邪外出。若正气大虚，无力抗邪，可加入人参益气扶正祛邪。关于对本证的治则治法的认识，可参考叶天士《温热论》中关于战汗的内容。

【原文】第二十条　时欲漱口不欲咽，大便黑而易者，有瘀血也，犀角地黄汤主之。

邪在血分，不欲饮水，热邪燥液口干，又欲求救于水，故但欲漱口，不欲咽也。瘀血溢于肠间，血色久瘀则黑，血性柔润，故大便黑而易也。犀角味咸，入下焦血分以清热，地黄去积聚而补阴，白芍去恶血，生新血，丹皮泻血中伏火，此蓄血自得下行，故用此轻剂以调之也。

犀角地黄汤方（甘咸微苦法）

干地黄一两　生白芍三钱　丹皮三钱　犀角三钱

水五杯，煮取二杯，分二次服，渣再煮一杯服。

【语译】不时要用水漱口又不愿下咽，大便色黑而容易排出者，是内有瘀血的表现，用犀角地黄汤治疗。

邪热深入血分，不愿饮水，而热邪伤津耗液必口中干燥，又想饮水自救，所以出现不时漱口，又不愿下咽的表现。由于瘀血渗溢于肠道，血色因长时间瘀滞而变黑，血液的品性阴柔滑润，所以大便色黑而容易排出。犀角味咸，能深入下焦血分以清泻邪热，地黄能祛除积聚而补阴液，白芍可去除瘀血而滋生新血，丹皮能泻血中邪火。这样蓄血自然能下行外解，所以选此清热凉血之剂来进行治疗。

犀角地黄汤方（甘咸微苦法）（方略）

上药用水五杯，煎煮成二杯，分两次服，药渣再煮成一杯服。

【导读】本条讲述下焦蓄血证轻证的证治。

本证的病变部位在下焦手阳明大肠腑，除了条文中提出的"时欲漱口不欲咽，大便黑而易"的主症外，还应有身热、烦躁不安、舌紫绛、脉数等证候表现。分析其病机，热邪深入血分，血热扰心则烦躁不安；大便黑且容易排出，是热邪灼伤肠络，破血妄行，血液瘀于肠道，与糟粕相混，则"大便黑而易"；"时欲漱口不欲咽"说明邪在血分而非气分，热邪蒸腾津液上潮于口的表现。舌紫绛，脉数，是热邪深入血分的征象。

对本证的治疗吴氏分注中补充说："此蓄血自得下行，故用此轻剂以调之也"，说明此证为下焦蓄血证的轻证，方选犀角地黄汤即可，本方的方解可参考上焦篇内容，此处不再赘述。

【原文】第二十一条　少腹坚满，小便自利，夜热昼凉，大便闭，脉沉实者，蓄血也，桃仁承气汤主之，甚则抵当汤。

少腹坚满，法当小便不利，今反自利，则非膀胱气闭可知。夜热者，阴热也；昼凉者，邪气隐伏阴分也。大便闭者，血分结也。故以桃仁承气通血分之闭结也。若闭结太甚，桃仁承气不得行，则非抵当不可，然不可轻用，不得不备一法耳。

桃仁承气汤方(苦辛咸寒法)

大黄五钱　芒硝二钱　桃仁三钱　当归三钱　芍药三钱　丹皮三钱

水八杯，煮取三杯，先服一杯，得下止后服，不知再服。

抵当汤方(飞走攻络苦咸法)

大黄五钱　虻虫（炙干为末）二十枚　桃仁五钱　水蛭（炙干为末）五分

水八杯，煮取三杯，先服一杯，得下止后服，不知再服。

【语译】小腹坚硬胀满，小便自利，夜间发热，白天则热退身凉，大便闭结不通，脉象沉实有力，下焦蓄血的征象，宜用桃仁承气汤治疗，严重的则用抵当汤治疗。

小腹坚硬胀满，大多应当小便不利，现反自利，说明本证并非是膀胱之气郁闭所致。入夜则发热，可知是阴分有热；白天热退身凉，是邪热隐伏阴分的缘故。大便闭结不通，是瘀血内结的表现。所以用桃仁承气汤通泄血分瘀滞闭结。如果瘀滞闭结太甚，桃仁承气汤不能通闭散结，则只有用抵当汤治疗不可。但抵当汤不可轻易使用，这是万不得已所准备的一种方法。

桃仁承气汤方（苦辛咸寒法）（方略）

上药用水八杯，煎煮成三杯，先服一杯，若大便得通，则停服余药，无反应则继服。

抵当汤方（飞走攻络苦咸法）（方略）

上药加水八杯，煎煮成三杯，先服一杯，若大便得通，则停服余药，无反应则继续再服。

【导读】本条讲述下焦蓄血证重证的证治，可与上条相比较。

本证与《伤寒论》中太阳病蓄血证（桃核承气汤证）相似，主要证候表现包括：身热，少腹急结或硬满按痛，小便自利，神志如狂，舌绛紫而暗，脉沉实或涩。热与血结，蓄于下焦，故见少腹坚满，按之疼痛，大便黑而小便自利；心主血，血分瘀热上扰心神，故神志如狂，或清或乱；热灼营血，津液耗伤，故口干；热蒸营阴上潮，故口干而漱水不欲咽；热瘀相结，气血运行不畅，故舌绛紫色暗或有瘀斑，脉沉实或涩。

治疗当泄热逐瘀，方选桃仁承气汤。本方是以《伤寒论》桃核承气汤去辛温之桂枝、甘缓之甘草，加丹皮、芍药、当归而成。方中大黄、芒硝泄热软坚，攻逐瘀结；丹皮、赤芍、桃仁清热凉血消瘀；当归和血养血，并行血中之气。临床上，若兼昏谵、斑疹、吐血、衄血者，为血分热盛血瘀，宜与犀角地黄汤合用，兼以凉血解毒化瘀；若少腹疼痛较甚者，可加生蒲黄、五灵脂等以增强活血化瘀止痛之功。

【原文】第二十二条　温病脉，法当数，今反不数而濡小者，热撤里虚也。里虚下利稀水，或便脓血者，桃花汤主之。

温病之脉本数，因用清热药撤其热，热撤里虚，脉见濡小，下焦空虚则寒，即不下利，亦当温补，况又下利稀水脓血乎！故用少阴自利，关闸不藏[1]，堵截阳明法。

桃花汤方(甘温兼涩法)

赤石脂一两（半整用煎，半为细末调）　炮姜五钱　白粳米二合

水八杯，煮取三杯，去渣，入石脂末一钱五分，分三次服。若一服愈，余勿服。虚甚者加人参。

【注释】

[1] 关闸不藏：肾气虚，致胃之关门不利，胃肠通泻过甚而不闭藏。

【导读】本条讲述下焦温病里虚下利的证治。

"热撤里虚"是本证形成的病机，即温病用清热药治疗后，邪气虽退，但阳气损伤，或过用寒凉药物损伤阳气，形成脾肾阳虚下利之证，具体的临床表现包括：下利稀水，或便脓血，腹痛绵绵，喜温畏寒，舌淡苔白，脉濡软。分析其病机，脾肾阳虚，运化失常，水液下注大肠，则下利稀水；脾肾阳虚，温煦失司，则腹痛绵绵；寒湿凝滞，气不摄血，则便脓血；舌淡苔白，脉濡软，是阳虚的典型征象。

因本证与《伤寒论》："少阴病，下利，便脓血者，桃花汤主之"证候病机相似，故吴氏选取桃花汤治疗，温阳而固涩止利。方中赤石脂涩肠止利，炮姜温中助阳散寒，粳米补益脾胃，缓药和中。

【原文】第二十三条　温病七八日以后，脉虚数，舌绛苔少，下利日数十行，完谷不化，身虽热者，桃花粥主之。

上条以脉不数而濡小，下利稀水，定其为虚寒而用温涩。此条脉虽数而日下数十行，至于完谷不化，其里邪已为泄泻下行殆尽。完谷不化，脾阳下陷，

【语译】温病的脉象，照理应当是数的，现脉不数反而濡小的，是热邪虽退而阳气已虚弱。阳虚下利稀水，或大便脓血，用桃花汤治疗。

温病的脉象应该是数脉，因为用清热药清泻邪热，邪热虽清退，而出现阳气虚弱证，故脉象濡小，下焦阳气虚弱则寒自内生，即使不出现大便下利，也应该用温补的方法治疗，何况还有下利稀水脓血之症呢！所以采用治疗少阴病下利，胃肠泻下过甚而不闭藏的堵塞阳明肠腑法。

桃花汤方（甘温兼涩法）（方略）

上药用水八杯，煎煮成三杯，去掉药渣后加入赤石脂粉末4.5克，分三次服。如果服一次病愈，剩余的药就不必再服。里虚严重的加入人参。

火灭之象；脉虽数而虚，苔化而少，身虽余热未退，亦虚热也，纯系关闸不藏见证，补之稍缓则脱。故改桃花汤为粥，取其逗留中焦之意，此条认定完谷不化四字要紧。

桃花粥方(甘温兼涩法)

人参三钱　炙甘草三钱　赤石脂六钱（细末）。白粳米二合

水十杯，先煮参、草得六杯，去渣，再入粳米煮得三杯，纳石脂末三钱，顿服之。利不止，再服第二杯，如上法；利止停后服。或先因过用寒凉，脉不数、身不热者，加干姜三钱。

【语译】温病发病七八天以后，脉象虚数，舌质红绛少苔，大便泄泻一天数十次，粪中夹有未消化的食物残渣，虽然仍发热，也应用桃花粥治疗。

上一条是以病人脉象不数而濡小，下利稀水确诊为虚寒证而用温涩的方法治疗。本条脉虽然数，同时下利日数十次，并夹有未消化的食物残渣，说明邪气已经基本随泄泻排出干净。完谷不化，是脾阳下陷，阳气衰微的征象；脉象虽然数但虚弱无力，舌苔消退而少，虽然身有余热未退，也属虚热，完全是大肠关门不固之证，若此时补涩治疗稍微迟缓则有气液外脱的危险。所以治疗将桃花汤改变为桃花粥，取其药粥能在中焦留滞时间长一些的意思。本条辨证关键在于"完谷不化"这四个字。

桃花粥方（甘温兼涩法）（方略）

上药加水十杯，先煎人参、甘草，煎取药液六杯，去掉药渣，再加入粳米煎煮成三杯，加入赤石脂末三钱，一次服下。如果大便下利不止，再服第二杯，方法如上；如果下利停止，则停服余药。如果此前先用过寒凉之品，致脉不数，身不发热的，加干姜三钱。

【导读】本条讲述下焦温病后期阴虚内热，又里虚下利的证治，可与上条前后互参。

"温病七八日以后，脉虚数，舌绛苔少"，说明本证是下焦温病后期，邪气已退，阴虚内热之证。"下利日数十行，完谷不化"，是脾阳亏虚，不能统摄，肾阳已衰，不能固藏所致；"身虽热者"，阴不制阳所致，为虚热。治疗采用甘温兼涩法，方选桃花粥。方中人参、炙甘草补气，赤石脂涩肠止利，加白粳米煮粥"取其逗留中焦之意"，即通过增补中焦脾胃之气而涩肠止利，利止则可存阴留阳。注意本方煎服法特殊，目的是使药物缓慢吸收，有利于补气而涩肠止利，若阳虚甚，可加干姜温阳散寒。

【原文】第二十四条　温病少阴下利，咽痛，胸满，心烦者，猪肤汤主之。

此《伤寒论》原文。按：温病热入少阴，逼液下走，自利咽痛，亦复不少，故采录于此。柯氏云：少阴下利，下焦虚矣。少阴脉循喉咙，其支者出络心，注胸中，咽痛胸满心烦者，肾火不藏，循经而上走于阳分也；阳并于上，阴并于下，火不下交于肾，水不上承于心，此未济之象。猪为水畜而津液在肤，用其肤以除上浮之虚火，佐白蜜、白粉之甘，泻心润肺而和脾，滋化源[1]，培母气[2]，水升火降[3]，上热自除，而下利自止矣。

猪肤汤方（甘润法）

猪肤一斤（用白皮从内刮去肥，令如纸薄）

上一味，以水一斗，煮取五升，去渣，加白蜜一升，白米粉五合，熬香，和令相得。

【注释】

[1] 滋化源：指补益脾气，因脾为气血生化

之源。

[2] 培母气：指润肺，因肺属金，肾属水，金能生水而为水之母，润肺即可滋肾。

[3] 水升火降：指肾水上济则心火下降。

【语译】温病邪入下焦少阴肾经，大便泄泻，咽喉疼痛，胸中满闷，心烦不安，用猪肤汤治疗。

这基本是《伤寒论》的原文。按：温病邪热深入少阴，逼迫阴液下泻，出现大便泄泻，咽喉疼痛，也不少见，所以摘录于此。柯韵伯说：少阴病出现大便泄泻是下焦虚寒所致。少阴肾经脉上循咽喉，其支脉联络于心，贯注胸中。咽痛胸满心烦等症，是肾火不能潜藏，循少阴经脉而行于阳分，使阳热行于上，阴液迫于下，心火不能下交于肾，肾水不能上承于心，这是水火不能相济的表现。猪是属水的牲畜，津液主存于肌肤，用猪皮来消除上浮的虚火，合以甘味的白蜜、白米粉，泻心火、润肺燥、和脾胃，益脾助生化之源，润肺以滋肾阴，使肾水上升，心火下降，则在上的虚热可以消除，在下的泄泻也自能停止。

猪肤汤方（甘润法）（方略）

上一味加入五斗水，煎煮取五升，去掉药渣，加白蜜一升，白米粉五合，煎熬至有香味溢出，调和搅匀。

【导读】本条讲述温病伤及足少阴肾经，阴虚咽痛的证治。

本条症状与《伤寒论》文相似，原文言："少阴病，下利，咽痛，胸满，心烦，猪肤汤主之。"少阴阴虚发热，虚火上扰心神则心烦；肾经"循喉咙，夹舌本，注胸中"所以虚火循经上扰则咽痛；虚火是由肾阴不足，阳偏亢导致，阻滞经络，经气不利则胸闷；下利是虚火下迫大肠或者肾阴虚关门不利所致。方用猪肤汤以滋阴清虚火。

【原文】第二十五条　温病少阴咽痛者，可与甘草汤；不瘥者，与桔梗汤。

柯氏云：但咽痛而无下利胸满心烦等证，但甘以缓之足矣。不差者，配以桔梗，辛以散之也。其热微，故用此轻剂耳。

甘草汤方（甘缓法）
甘草二两
上一味，以水三升，煮取一升半，去渣，分温再服。

桔梗汤方（苦辛甘升提法）
甘草二两　桔梗二两
法同前。

【语译】温病邪入少阴咽喉疼痛者，可用甘草汤治疗；若服药后不愈者，可换用桔梗汤治疗。

柯韵伯认为：单纯咽喉疼痛而无大便泄泻、胸闷心烦等证的，治疗只用甘缓的甘草汤就可以了。若用药后仍不见好转的，配以桔梗，以辛味宣透邪热。因其热势轻微，所以治疗采用这药力较轻的方剂。

甘草汤方（甘缓法）（方略）

上药一味，用水三升，煎煮成一升半，去掉药渣，分两次温服。

桔梗汤方（苦辛甘升提法）（方略）

煎服方法同上。

【导读】本条讲述温病伤及足少阴肾客热咽痛的证治。

本条与《伤寒论》条文相似，原文有云："少阴病二三日，咽痛者，可与甘草汤，不瘥，与桔梗汤。"以方测证，生甘草清热解毒，此咽痛并非少阴虚热所致，乃客热中于少阴经脉而得。少阴经循喉咙，单用一味生甘草以解之，可见咽痛不甚，且无其他兼症。不瘥，再加桔梗以开肺利咽。临床常以桔梗、甘草合用治疗各种咽痛。

【原文】第二十六条　温病入少阴，呕而咽中伤，生疮不能语，声不出者，苦酒[1]汤主之。

王氏晋三云：苦酒汤治少阴水亏不能上济君火，而咽生疮声不出者。疮者，疳[2]也。半夏之辛滑，佐以鸡子清之甘润，有利窍通声之功，无燥津涸液之虑；然半夏之功能，全赖苦酒，摄入阴分，劫涎敛疮，即阴火沸腾，亦可因苦酒而降矣，故以为名。

苦酒汤方(酸甘微辛法)

半夏（制）二钱　鸡子一枚（去黄，内上苦酒鸡子壳中）

上二味，内半夏著苦酒中，以鸡子壳置刀环中，安火上，令三沸，去渣，少少含咽之。不瘥，更作三剂。

【注释】

[1] 苦酒：即食醋，有说是米醋，有云是陈醋。

[2] 疳：这里指口疳，类似口腔溃疡。

【导读】本条讲述温病伤及足少阴，咽痛生疮的证治。

上两条咽中痛都是肿痛，但是没有生疮。本条因热伤少阴之络，咽喉被热所伤而生疮。不能语言，声不出者，咽喉生疮，有脓血，进而致使语言不能，声音不出，病情较重。方选苦酒汤主之。本方来源于《伤寒论》条文，原文说："少阴病，咽中伤，生疮，不能语言，声不出者，苦酒汤主之。"苦酒即食醋，能降火敛疮消肿；鸡子白就是鸡蛋清，甘凉滑利，润喉利咽开音；半夏降逆止呕，开痹宣气。本方须注意服法，否则事倍功半，不得疗效。

【原文】第二十七条　妇女温病，经水适来，脉数耳聋，干呕烦渴，辛凉

【语译】温病邪入少阴，呕吐且咽喉损伤，咽喉溃烂生疮不能言语，声音发不出者，用苦酒汤治疗。

王晋三指出：苦酒汤是用于治疗少阴肾水亏耗不能上济心火，而致咽喉溃烂生疮声音不能发出的证候。所谓疮，即溃腐糜烂的疳疮。方中半夏味辛性滑，辅以甘润的鸡子清，具有利清窍，通声音的功效，而无耗伤津液的顾虑。但是半夏功能的发挥，完全依赖苦酒的配合，苦酒引半夏入阴分，祛除痰涎，收敛疮面，即使少阴虚火炽盛上炎，也可以因苦酒而下降，所以命名为苦酒汤。

苦酒汤方（酸甘微辛法）（方略）

上药备好，将半夏纳入醋中，然后将鸡蛋壳放在刀柄后的圆环中，置炉火上，煮沸三次，去掉药渣，取少量药汁含入口内缓缓咽下。如果用药后不愈，可再制作三剂服用。

退热，兼清血分，甚至十数日不解，邪陷发痉者，竹叶玉女煎主之。

此与两感证[1]同法。辛凉解肌，兼清血分者，所以补上中焦之未备；甚至十数日不解，邪陷发痉，外热未除，里热又急，故以玉女煎加竹叶，两清表里之热。

竹叶玉女煎方（辛凉合甘寒微苦法）

生石膏六钱　干地黄四钱　麦冬四钱　知母二钱　牛膝二钱　竹叶三钱

水八杯，先煮石膏、地黄得五杯，再入余四味，煮成二杯，先服一杯，候六时[2]复之，病解停后服，不解再服（上焦用玉女煎去牛膝者，以牛膝为下焦药，不得引邪深入也。兹在下焦，故仍用之）。

【注释】

[1] 两感证：指表证、里证并见。

[2] 六时：古六个时辰，现十二小时。

【语译】 妇女患温病，适逢月经来潮，症见脉数耳聋，干呕口渴心烦，治以辛凉

透热为主，兼清泄血分热邪。严重的十几天不能缓解，致邪热内陷，痉挛抽搐的，用竹叶玉女煎治疗。

此与治疗表里两感证治法相同。辛凉解肌，兼清血分的方法，正可以补充上焦、中焦篇治疗之欠缺。严重的十几天不能缓解，邪热内陷痉挛抽搐的，这是外在气分邪热没有清除，在里之血分热毒又盛的表现，故用玉女煎加竹叶，两清表里气血邪热。

竹叶玉女煎方（辛凉合甘寒微苦法）（方略）

上药用水八杯，先煎石膏、地黄取得药汁五杯，再将剩余四味药加入，煎煮成二杯，先服一杯，等候十二小时后再服一杯。服药后病解，即停服此汤药，若病仍不解，继续再服（上焦篇用玉女煎时去掉牛膝，是因为牛膝为下焦药，以防引邪深入。本证为病在下焦，故仍用牛膝）。

【导读】 本条讲述热入血室，气营两燔的证治。

妇女在经期感受温邪，热邪乘虚而侵入血室导致本证的发生，证候表现有：高热，口渴，心烦不寐，干呕，耳聋，甚则四肢抽搐，舌红绛、苔黄燥，脉数。为气分热盛，营热阴伤的气营同病之证，但以气分热盛为主。治疗当"辛凉解肌，兼清血分"。注意这里的"血分"指代的是"营分"，是叶天士"以血统营"的思想。方选竹叶玉女煎。本方以玉女煎去熟地加干地黄、竹叶而成。方中石膏、知母、竹叶，辛寒清气，透泄热邪，干地黄、麦冬凉营养阴，牛膝引药下行。

【原文】第二十八条 热入血室[1]，医与两清气血，邪去其半，脉数，余邪不解者，护阳和阴汤主之。

此系承上条而言之也。大凡体质素虚之人，驱邪及半，必兼护养元气，仍佐清邪，故以参、甘护元阳，而以白芍、麦冬、生地，和阴清邪也。

护阳和阴汤方（甘凉甘温复法，偏于甘凉，即复脉汤法也）

白芍五钱　炙甘草二钱　人参二钱　麦冬（连心炒）二钱　干地黄（炒）三钱

水五杯，煮取二杯，分二次温服。

【注释】

[1] 血室：①指子宫，亦称胞宫；②指肝；

③指冲脉。此处是指胞宫。

【语译】温病邪热侵入血室，医生给气血两清治疗后，邪热祛除过半，脉数，余邪未完全解除的，用护阳和阴汤治疗。

这一条是紧接上条而说的。一般素体虚弱之人，驱除病邪一半时，就必须兼顾保养元气，当然仍要配合清除邪热的药物，所以方中用人参、甘草顾护元阳，而用白芍、麦冬、生地黄养阴清热。

护阳和阴汤方（甘凉甘温复法，偏于甘凉，即是加减复脉汤的治法）（方略）

上药用水五杯，煎煮成二杯，分两次温服。

【导读】本条接上一条，讲述热入血室气营两燔治疗后邪去其半，余邪未尽的证治。

本证的临床表现需以方测证，并结合上条理解，可见：低热，口渴，气短乏力，精神萎靡，舌红苔少，脉细数无力。是邪气不盛而气阴两伤证，治疗当补益气阴为主，方选护阳和阴汤。方中人参、炙甘草补气，白芍、麦冬、生地黄养阴清热，此法立意与复脉汤相似，即通过补气养阴而复脉中之气阴。

【原文】第二十九条　热入血室，邪去八九，右脉虚数，暮微寒热者，加减复脉汤，仍用参主之。

此热入血室之邪少虚多，亦以复脉为主法。脉右虚数，是邪不独在血分，故仍用参以补气。暮微寒热，不可认作邪实，乃气血俱虚，营卫不和之故。

加减复脉汤仍用参方

即于前复脉汤内，加人参三钱。

【语译】热入血室，邪热已祛除十分之八九，病人右手脉象虚数，傍晚轻微恶寒发热者，用加减复脉汤仍用参方治疗。

这是热入血室，邪少虚多的证候，治疗也是用加减复脉汤为主要治方。脉象右手虚数，是病邪不单独在血分，所以仍使用人参以培补元气。傍晚有轻微恶寒发热，不能以为是实邪为患，而是气血俱虚，营卫不和的缘故。

加减复脉汤仍用参方（方略）

【导读】本条讲述热入血室气营两燔治疗后邪少虚多的证治。

"右脉虚数，暮微寒热者"，表明本证属气血两虚证，治疗当补益气阴，本证较上一条气阴损伤更重，故用加减复脉汤复脉中之阴，加人参复脉中之阳。

【原文】第三十条　热病经水适至，十余日不解，舌萎饮冷，心烦热，神气忽清忽乱，脉右长左沉，瘀热在里也，加减桃仁承气汤主之。

前条十数日不解用玉女煎者，以气分之邪尚多，故用气血两解。此条以脉左沉，不与右之长同，而神气忽乱，定其为蓄血，故以逐血分瘀热为急务也。

加减桃仁承气汤方（苦辛走络法）

大黄（制）三钱　桃仁（炒）三钱　细生地六钱　丹皮四钱　泽兰二钱　人中白二钱

水八杯，煮取三杯，先服一杯，候六时，得下黑血，下后神清渴减，止后服。不知，渐进。

　　按　邵新甫云：考热入血室，《金匮》有五法：第一条主小柴胡，因寒热而用，虽经水适断，急提少阳之邪，勿令下陷为最。第二条伤寒发热，经水适来，已现昼明夜剧，谵语见鬼，恐人认阳明实证，故有无犯胃气及上二焦之戒。第三条中风寒热，经水适来，七八日脉迟身凉，胸胁满如结胸[1]状，谵语者，显无表证，全露热入血室之候，自当急刺期门，使人知针力比药力尤捷。第四条阳明病下血谵语，但头汗出，亦为热入血室，亦刺期门，汗出而愈。第五条明其一证而有别因为害，如痰潮上脘，昏冒不知，当先化其痰，后除其热。仲景教人当知变通，故不厌推广其义，乃今人一遇是证，不辨热入之轻重，血室之盈亏，遽[2]与小柴胡汤，贻害必多。要之热甚而血瘀者，与桃仁承气及山甲、归尾之属；血舍空而热者用犀角地黄汤，加丹参、木通之属；表邪未尽而表证仍兼者，不妨借温通为使；血结胸，有桂枝红花汤，参入海蛤、桃仁之治；昏狂甚，进牛黄膏，调入清气化结之煎。再观叶案中有两解气血燔蒸之玉女煎法；热甚阴伤，有育阴养气之复脉法；又有护阴涤热之缓攻法。先圣后贤，其治条分缕析，学者审证定方，慎毋拘乎柴胡一法也。

【注释】

[1] 结胸：病证名，指邪结胸中而见胸胁触疼，亦有指从心窝到少腹，硬满疼痛拒按的病证。

[2] 遽（jù剧）：仓促、就。

【语译】　妇人患温热病适逢月经来潮，邪热十几天不退，且见舌体痿软，喜饮冷水，心中烦热，神志有时清醒，有时错乱，脉象右手长，左手沉，这是瘀热在里的表现，用加减桃仁承气汤治疗。

　　前条所说病邪十几天不解，用玉女煎治疗，是由于气分邪热尚盛，所以用气血两清的方法治疗。本条根据病人左手脉沉，与右手的长脉不同，而且神志时而错乱，认定是内有蓄血，所以治疗驱逐血分瘀热为当务之急。

　　加减桃仁承气汤方（苦辛走络法）（方略）

　　上药用水八杯，煎煮成三杯，先服一杯，等十二小时后，如果大便解出黑血，而且下后神志清醒，口渴减轻，就停服余药。如果服药后无变化，继续服用剩余汤药。

　　按　邵新甫说：考察热入血室一证，《金匮要略》中载有五种治法：第一条是用小柴胡汤治疗，辨证以寒热往来为依据，虽然月经恰好干净，但治疗仍宜急速提透少阳病邪，不要使病邪下陷血室。第二条感受寒邪发热，适逢月经来潮，症见白天神志清楚，夜间神昏谵语，惊恐不安如见鬼状。恐怕人们误认为阳明腑实证，故治疗时切莫伤害胃气和上、中二焦的津液。第三条是感受风邪，恶寒发热，恰在月经来潮期间，经过了七八天，症见脉象迟缓，热退身凉，胸胁胀满如同结胸证的表现，并有言语错乱。这显然已无表证，完全暴露出是热入血室证。应立即针刺期门穴，使人们知道针刺有时比药物的疗效还要迅速。第四条是讲阳明病症见大便下血，胡言乱语，仅头部汗出，也是热入血室，治疗同样用针刺期门的方法，针后汗出可以痊愈。第五条是说明热入血室谵语等症还有其他原因可引起，例如痰浊上壅胸脘，蒙蔽清窍，也可神志昏迷、不省人事。治疗应当先化痰浊，而后再清除邪热。张仲景这里主要教导人们应当知常达变，所以不厌其烦地引申其中的含义。可现在的人一遇到热入血室，不辨热邪的轻重，血室的充盈与亏虚，就仓促给予小柴胡汤，造成的危害必然很多。辨治热入血室的要点：热邪炽盛又有瘀血的，用桃仁承气汤以及穿山甲、当归尾之类治疗；血室空虚而有邪热的，用犀角地黄汤加丹参、木通之类治疗；表邪未尽而表证仍存的，不妨在主方中配以辛温通散的药物治疗；瘀血结胸中的，有用桂枝红花汤加入海蛤、桃仁的治疗方法；神志昏迷狂躁不安的，可用牛黄膏调入清热散结的汤药中。再看叶天士医案中有两清气血燔蒸的玉女煎治法；热盛阴伤的有育阴益气的复脉汤治法；还有保护阴液、荡涤邪热的和缓攻下治法。古时和后世高明医家，对本证的治疗分析条理清楚，后学者可根据不同的证候确定相应的方药，千万不要拘泥于小柴胡汤一种方法。

【导读】本条讲述热入血室，瘀热互结的证治。

妇人经期感受温邪，热入血室迁延十余日不解，症见：高热，口渴饮冷，心烦，神志时清时乱，舌紫暗萎软，脉右长左边沉。分析其病机，高热，口渴饮冷，心烦，是热在气分的表现；热邪由气分深入血分，血热扰心，则神志时清时乱；热邪耗伤血中津液，瘀血阻络，则见舌紫暗，舌体失养则萎软；右手脉候气，左手脉候血，脉右长说明气分热盛，脉左沉为瘀血阻络，气血不通。

治疗当泄热逐瘀，方选加减桃仁承气汤。方中大黄泻热逐瘀，配桃仁、丹皮攻逐瘀血，凉血清热；生地黄凉血养阴；泽兰行血去瘀；人中白佐大黄清气分之热。诸药配伍，共达清热凉血养阴，攻逐瘀血之功。

【原文】第三十一条　温病愈后，嗽稀痰而不咳，彻夜不寐者，半夏汤主之。

此中焦阳气素虚之人，偶感温病，医以辛凉甘寒，或苦寒清温热，不知十衰七八之戒[1]，用药过剂，以致中焦反停寒饮，令胃不和，故不寐也。《素问》云：胃不和则卧不安，饮以半夏汤，复杯则寐。盖阳气下交于阴则寐，胃居中焦，为阳气下交之道路，中寒饮聚，致令阳气欲下交而无路可循，故不寐也。半夏逐痰饮而和胃，秫米[2]秉燥金之气而成，故能补阳明燥气之不及而渗其饮，饮退则胃和，寐可立至，故曰复杯则寐也。

半夏汤（辛甘淡法）

半夏（制）八钱　秫米二两（即俗所谓高粱是也，古人谓之稷，今或名为芦稷，如南方难得，则以薏仁代之）

水八杯，煮取三杯，分三次温服。

【注释】

[1]十衰七八之戒：是言素体阳虚之人，证应寒凉清热，但只能清凉到十分之七八，即要停药，过用有可能损伤阳气而犯此禁忌。

[2] 秫（shú 熟）米：高粱米。

【语译】 温病治愈后，略吐稀痰，但不咳嗽，整夜不能入睡的，用半夏汤治疗。

这是平素中焦阳气虚弱的人，偶然感受温邪患温病后，医生在用辛凉、甘寒或苦寒清泻热邪时，不懂邪热去除十分之七八后就不能再用的治疗禁忌，寒凉药物使用过多，以致中焦反而出现寒饮停聚，使得胃气不和，所以不能入睡。《素问》指出：胃气不和、睡不安稳，服用半夏汤，服后很快就能入睡。一般来说，阳气下行与阴气交会则入睡，胃居于中焦部位，是阳气下行与阴气交会的通道，中焦寒饮停聚，使阳气想要下行与阴气交会而无通道可行，所以不能入睡。半夏能驱逐痰饮而调和胃气，高粱米禀受秋天燥金之气而成熟，所以能补阳明燥热之气的不足而消退痰饮，痰饮退则胃气调和，睡眠也就立即改善，所以可获服药后即入睡的效果。

半夏汤（辛甘淡法）（方略）

上药用水八杯，煎煮成三杯，分三次温服。

【导读】 本条讲述下焦温病邪热已退，中焦饮停不寐的证治。

本证见于中焦阳气素虚之人，外感温邪，热者寒之，导致中焦阳气损伤而水饮内停。因寒饮停于胃而不在肺，故"嗽稀痰而不咳"；饮停中焦，气机不畅，阴阳失调，阳不入阴，则"彻夜不寐"，也可从"胃不和则卧不安"来分析。

治疗当抓住病机，以治本为主，即逐饮和胃，方选半夏汤。方中半夏温化寒饮而和胃，秫米健脾和胃。

【原文】第三十二条 饮退则寐，舌滑，食不进者，半夏桂枝汤主之。

此以胃腑虽和，营卫不和，阳未卒复，故以前半夏汤合桂枝汤，调其营卫，和其中阳，自能食也。

半夏桂枝汤方（辛温甘淡法）

半夏六钱　秫米一两　白芍六钱
桂枝四钱（虽云桂枝汤，却用小建中汤法。桂枝少于白芍者，表里异治也）
炙甘草一钱　生姜三钱　大枣（去核）二枚

水八杯，煮取三杯，分三次温服。

【语译】 痰饮消退能够入睡，但舌苔水滑，不能进食的，用半夏桂枝汤治疗。

这是胃腑虽然调和，但营卫不和，阳气还未及时恢复，所以用上条的半夏汤配合桂枝汤，调和其营卫，振奋其阳气，自然能够进食。

半夏桂枝汤方（辛温甘淡法）（方略）

上药用水八杯，煎煮成三杯，分三次温服。

【导读】 本条承接上条，讲述饮停不寐证用半夏汤治疗后不食的证治。

寒饮虽去，但脾胃功能未复，胃阳不足，不能受纳腐熟水谷，故"食不进者"；脾气不足，不能运化水液，所以"舌滑"。治疗当温运中阳，和胃利湿，方选半夏桂枝汤。注意和上条半夏汤比较。

【原文】第三十三条　温病解后，脉迟，身凉如水，冷汗自出者，桂枝汤主之。

此亦阳气素虚之体质，热邪甫退，即露阳虚，故以桂枝汤复其阳也。

桂枝汤方（见上焦篇。但此处用桂枝，分量与芍药等，不必多于芍药也；亦不必啜粥再令汗出，即仲景以桂枝汤小和之法是也）

【语译】温病邪解后，出现脉象迟缓，肌肤凉如冷水一般，冷汗自出的，宜用桂枝汤治疗。

这也是素体阳气虚弱的病人，热邪才退，阳虚之象立即显露出来，所以治疗用桂枝汤恢复其阳气。

桂枝汤方（见上焦篇。但此处用桂枝，用量与芍药均等，不需要多于芍药；也不必要再喝热粥助病人出汗，这就是张仲景用桂枝汤轻调阴阳之法）

【导读】本条讲述下焦温病热邪已退，阳气损伤未复的证治。

温病治疗后，邪热已解，但因素体阳虚，或服用寒凉药物太过，以致阳气亏虚。阳虚生寒，故脉迟；阳虚则肢体失于温煦，则身凉如水；阳虚则卫气不足，故冷汗自出。治疗需调和营卫，方选桂枝汤。

【原文】第三十四条　温病愈后，面色萎黄，舌淡，不欲饮水，脉迟而弦，不食者，小建中汤主之。

此亦阳虚之质也，故以小建中，小小建其中焦之阳气，中阳复则能食，能食则诸阳皆可复也。

小建中汤方（甘温法）

白芍（酒炒）六钱　桂枝四钱　甘草（炙）三钱　生姜三钱　大枣（去核）二枚　胶饴五钱

水八杯，煮取三杯，去渣，入胶饴，上火烊化，分温三服。

【语译】温病愈后，病人面色萎黄，舌质淡，不想喝水，脉象弦缓，不思饮食的，用小建中汤治疗。

这也属于素体阳虚之人，所以用小建中汤，稍稍地健补其中焦阳气，中阳恢复则能进食，能进食全身阳气均能得到恢复。

小建中汤方（甘温法）（方略）

上药用水八杯，煎煮成三杯，去掉药渣后加入胶饴，再置炉火上溶化，分三次温服。

【导读】本条讲述下焦温病热邪已退，中焦脾胃阳气未复的证治。

温病治愈之后，由于气血不足，故面色萎黄；中阳不振，寒湿内停，故舌质色淡，不欲饮水；阳虚寒盛，肝寒犯胃，胃失和降，故脉迟而弦，不能进食。治疗需温运中阳，建立中气，方选小建中汤。中焦阳气来复，脾胃功能振奋，则饮食自能恢复如常。

【原文】第三十五条　温病愈后，或一月，至一年，面微赤，脉数，暮热，常思饮不欲食者，五汁饮主之，牛乳饮亦主之。病后肌肤枯燥，小便溺管痛[1]，或微燥咳[2]，或不思食，皆胃阴虚也，与益胃、五汁辈。

前复脉等汤，复下焦之阴。此由中焦胃用之阴不降，胃体之阳独亢[3]，故以甘润法救胃用，配胃体，则自然欲食，断不可与俗套开胃健食之辛燥药，致令燥咳成痨也。

五汁饮、牛乳饮方（并见前秋燥门）

益胃汤（见中焦篇）

按 吴又可云："病后与其调理不善，莫若静以待动，是不知要领之言也。夫病后调理，较易于治病，岂有能治病，反不能调理之理乎！但病后调理，不轻于治病，若其治病之初，未曾犯逆，处处得法，轻者三五日而解，重者七八日而解，解后无余邪，病者未受大伤，原可不必以药调理，但以饮食调理足矣，《经》所谓食养尽之是也。若病之始受既重，医者又有误表、误攻、误燥、误凉之弊，遗殃于病者之气血，将见外感变而为内伤矣。全赖医者善补其过（谓未犯他医之逆[4]；或其人阳素虚，阴素亏；或前因邪气太盛，故剂不得不重；或本虚邪不能张，须随清随补之类），而补人之过（谓已犯前医之治逆），退杀气（谓余邪或药伤），迎生气（或养胃阴，或护胃阳，或填肾阴，或兼固肾阳，以迎其先后天之生气），活人于万全，岂得听之而已哉！万一变生不测，推诿于病者之家，能不愧于心乎！至调理大要，温病后一以养阴为主。饮食之坚硬浓厚者，不可骤进。间有阳气素虚之体质，热病一退，即露旧亏，又不可固执养阴之说，而灭其阳火。故本论中焦篇列益胃、增液、清燥等汤，下焦篇列复脉、三甲、五汁等复

阴之法，乃热病调理之常理也；下焦篇又列建中、半夏、桂枝数法，以为阳气素虚，或误伤凉药之用，乃其变也。《经》所谓："有者求之，无者求之。微者责之，盛者责之"[5]，全赖司其任者，心诚求之也。

【注释】

[1] 溺管痛：指尿道疼痛。

[2] 燥咳：干咳或少量黏痰，咯出不爽。

[3] 胃用之阴不降，胃体之阳独亢：是说胃具有体阳而用阴的生理特点。胃为腑属阳，胃阳受纳消化水谷，但须胃阴滋助，胃阴充足滋养胃体，才能生化无穷、正常通降，胃阴不足则胃阳相对亢盛。

[4] 未犯他医之逆：是言前医没有犯治疗错误。

[5] 有者求之，无者求之。微者责之，盛者责之：指根据疾病的属性，有出现的症状就要推求其为什么有这样的症状；不出现的症状，就要推求其为什么不出现这些症状；实证的疾病就要探求为什么会发生实证；虚证的疾病就要探求为什么会发生虚证。即治病求本，谨守病机之意。

【语译】 温病治愈以后，或一个月，甚或一年，病人面色微微发红，脉数，傍晚发热，时常想喝水而不想吃东西的，用五汁饮治疗，也可用牛乳饮治疗。若病愈后，病人皮肤干燥，排小便时尿道疼痛，或有轻微干咳，或不想进食，这些均为胃阴亏虚的表现，可给服益胃汤、五汁饮之类的药物治疗。

前面所讲加减复脉汤等方剂，主要恢复下焦的阴液。这里所述是由于中焦胃的阴液不足，胃阳独亢，所以用甘凉濡润的方法补胃阴，制胃阳，则自然想进饮食。千万不可套用一般开胃消食的辛燥药物，以致使轻微干咳而成久咳痨病。

五汁饮、牛乳饮方（均见前面秋燥门）

益胃汤（见中焦篇）

按 吴又可说："温病后期与其用药物调理不好，还不如采用静养的方法，以等待自然恢复。"这是不了解要领的一般的说法。病后调理比治病要容易，哪有能治病，反而不能调理的道理呢！但是病后调理的重要性绝不轻于治疗疾病。如果在患病早期治疗，没有犯大的错误，处处治疗正确，那么轻的三到五天就可治愈，严重的七到八天就可缓解，愈后无余邪留恋，病人正气没有受到大的损伤，一般不必再用药物调理，只需采用饮食调理即可。这就是《内经》中所谓食补善后的意思。如果病发一开始感邪就重，医生又犯误用解表、误用攻

下、误用温燥、误用寒凉的错误，损伤了病人的气血，必将致外感病演变为内伤病。这时须依赖医生很好的调理来弥补过失（这说的是前医治疗时没有错误，或因其人素体阳虚，或阴液素亏；或因病始邪气太盛，用药不得不重；或者素体元气亏虚，邪热不能外达，需要边补边清等不同情况），调治人为误治所产生的病证（是

说前医治疗有失误而造成的损害），消退有害因素（指余邪或药物对机体造成的损害），恢复正气（或滋养胃阴，或保护胃阳，或填补肾阴，或兼温肾阳，以恢复先天和后天的生气），万无一失地救治病人，岂能够置之不理听之任之呢？万一病后产生一些严重后果，而又将责任推卸到病人家属身上，能不感到于心有愧吗？至于病后调理的基本要领，温病后期一般是以养阴为主。饮食中坚硬浓稠厚味的食物，不能过早过多地食入。也有个别素体阳虚的病人，邪热刚退，阳气虚弱的表现很快显露，这时治疗不可刻板坚持以养阴为主之说，而再用寒凉养阴损伤阳气。所以本书在中焦篇列出益胃汤、增液汤、清燥汤等方剂，下焦篇列加减复脉汤、三甲复脉汤、五汁饮等恢复阴液的治法，这是温热病后期调理的常规治法。另外下焦篇又列小建中汤、半夏汤、桂枝汤等几种法方，则是针对阳气素虚，或误用寒凉损伤阳气所设，这属病后调理的变法。《内经》所说："有者求之，无者求之，微者责之，盛者责之"的病机探求方法，全凭医生细心诚恳地探索才能达到。

【导读】本条讲述下焦温病热邪已退，胃阴气未复的证治。

温病治愈后，症见面微赤，暮热，常思饮而不欲食，舌红苔少，脉细数，是胃阴虚而虚热内生的表现，因病情迁延而胃阴难复，治疗需甘寒清养胃阴，方选五汁饮、牛乳饮。注意本证性质为单纯虚证，发热是阴虚内热导致，没有热邪，不需用苦寒药清热，否则会导致阴伤更重。若出现肌肤枯燥，或有轻微燥咳而无痰，或不思饮食，溺时疼痛，舌红少苔，脉细，是阴虚生燥的表现，治疗以甘寒清养胃阴，仍可选五汁饮、牛乳饮滋养胃阴。

暑温　伏暑

【原文】第三十六条　暑邪深入少阴消渴[1]者，连梅汤主之；入厥阴麻痹者，连梅汤主之；心热烦躁神迷甚者，先与紫雪丹，再与连梅汤。

肾主五液[2]而恶燥，暑先入心，助心火独亢于上，肾液不供，故消渴也。再心与肾均为少阴，主火，暑为火邪，以火从火，二火相搏，水难为济，不消渴得乎！以黄连泻壮火，使不烁津，以乌梅之酸以生津，合黄连酸苦为阴；以色黑沉降之阿胶救肾水，麦冬、生地合乌梅酸甘化阴，庶消渴可止也。肝主筋而受液于肾，热邪伤阴，筋经无所秉受，故麻痹也。再包络[3]与肝均为厥阴，主风木，暑先入心，包络代受，风火相搏，不麻痹得乎！以黄连泻克水之火，以乌梅得木气之先，补肝之正[4]，阿胶增液而熄肝风，冬、地补水以柔木[5]，庶麻痹可止也。心热烦躁神迷甚，先与紫雪丹者，开暑邪之出路，俾梅、连有入路也。

连梅汤方(酸甘化阴酸苦泄热法)

云连二钱　乌梅(去核)三钱　麦冬(连心)三钱　生地三钱　阿胶二钱

水五杯，煮取二杯，分二次服。脉虚大而芤者，加人参。

【注释】

[1] 消渴：此处指渴而多饮，饮不解渴的症状，而非多食、多饮、多尿、体重减少的三多一少消渴病。

[2] 五液：指汗、涕、泪、涎、唾五种液体。

[3] 包络：指心包络。

[4] 得木气之先，补肝之正：意为用原先获得的春木之气，现在来补养肝气，以木补木。

[5] 补水以柔木：指补肾水以滋养肝阴。

【语译】 暑热病邪深入少阴肾而出现口渴欲饮，饮不解渴的，用连梅汤治疗；深入厥阴肝出现肢体麻木，屈伸不利等症的，用连梅汤治疗；心中烦热，躁扰不安，且神识昏迷程度较重的，先用紫雪丹，再用连梅汤治疗。

肾主五液而最怕干燥，暑邪袭人首先侵犯心经，协助心火独亢于上，肾之阴液不能向上供应，所以口干渴欲饮，饮不解渴。另外，心与肾均属少阴，手少阴心主火，暑又为火邪，邪火跟随心火，二火相合，肾水难以上济心火，怎能不产生消渴症状呢！治疗用黄连清泻邪火，使其不再消烁津液，用乌梅酸味生津，与黄连相配，酸苦敛阴泄邪；用色黑而药性沉降的阿胶滋补肾水，麦冬、生地黄配合乌梅酸甘化生阴液；这样消渴的症状可以消除。肝主筋并受肾水的滋养，热邪损伤肾阴，筋脉得不到来自肾阴的滋养，所以肢体出现麻痹的表现。另外心包络与肝都属厥阴经，肝主风属木，暑为火邪先侵犯心经，由心包络代心受邪，风火相搏，怎能不出现肢体麻痹呢！治疗用黄连清泄伤津耗液的火邪，用乌梅早先获得的春木之气以补养肝气，用阿胶滋补阴液而平息肝风，麦冬、生地黄滋补肾水以柔润肝木，这样麻痹可愈。若心中烦热，躁扰不安，神识昏迷程度较重的，治疗先用紫雪丹，开通暑热之邪外达的出路，使乌梅、黄连能直入病所。

连梅汤方（酸甘化阴酸苦泻热法）（方略）

上药用水五杯，煎煮成二杯，分两次服。脉象虚大而芤的，加入人参。

【导读】 本条论述暑温病后期暑伤心肾的证治。

暑温病后期，暑邪久羁损伤肝肾之阴，暑热未解而成虚中夹实之证。暑邪入心，助长手少阴心火，消耗足少阴肾水而导致心火旺，肾阴虚之心肾不交的症状。方用连梅汤泻南补北，交通心肾。

若肾水大亏，不能涵养肝木，肝阴不足，筋脉失养出现肢体麻痹者，仍可用连梅汤。黄连泻心火，乌梅味酸入肝而养筋，阿胶增液，麦冬、生地黄生津以滋养肝木，肝得所养，则骨正筋柔，机关通利而前证除矣。

若暑热炽盛，内陷厥阴心包而见神昏者，可因证施方，先用紫雪丹开窍醒神，后再用连梅清心滋肾，灵活运用，方能药中病机。如直用连梅汤不免有关门留寇之弊，加重已成之厥，贻误生命。

【原文】第三十七条 暑邪深入厥阴，舌灰[1]，消渴，心下板实[2]，呕恶吐蛔，寒热，下利血水，甚至声音不出，上下格拒[3]者，椒梅汤主之。

此土败木乘[4]，正虚邪炽，最危之候。故以酸苦泄热，辅正驱邪立法，据理制方，冀其转关[5]耳。

椒梅汤方（酸苦复辛甘法，即仲景乌梅圆法也，方义已见中焦篇）

黄连二钱　黄芩二钱　干姜二钱
白芍（生）三钱　川椒（炒黑）三钱
乌梅（去核）三钱　人参二钱　枳实一钱五分　半夏二钱

水八杯，煮取三杯，分三次服。

【注释】

[1] 舌灰：指舌苔色灰。

[2] 心下板实：指胃脘部按之坚实硬满。

[3] 上下格拒：此处是指邪气阻隔，上下不

通畅，以致上逆呕恶，下利便血等。

[4] 土败木乘：脾胃属土，肝属木，相克太过则为乘。脾胃衰败肝木乘虚侵袭称土败木乘。

[5] 转关：意使关格转变为通畅。

【语译】暑热病邪深入厥阴经，舌苔灰色，口渴引饮，饮不解渴，胃脘部硬满如板，恶心呕吐，吐有蛔虫，恶寒发热，泻下血水样便，严重的发不出声音，上下阻隔不通的，用椒梅汤治疗。

这是脾胃衰败，肝木乘虚侵袭，正气虚弱，邪热炽盛的危重症，所以用酸苦泄热，扶正祛邪为法，据此制订方剂，希望能获得隔畅关开的转变。

椒梅汤方（酸苦复辛甘法，即张仲景乌梅丸法，方义见中焦篇）（方略）

上药用水八杯，煎煮成三杯，分三次服。

【导读】本条讲述暑湿邪气深入下焦厥阴肝，导致消渴、吐蛔的证治。

分注中指出"此木败土乘，正虚邪炽"，正是本证病机的关键。暑湿病邪侵袭中焦脾胃，热伤胃阴，湿伤脾阳，导致胃阴与脾阳俱虚的病证。土虚木乘，脾胃气机阻滞则肝胆气机郁滞，枢机不利则寒热往来；热伤胃津，湿阻气机则口渴欲饮，饮不解渴，即"消渴"；湿热交蒸，气机逆乱，则"呕恶吐蛔"；湿热阻滞中焦，升降失司则"心下板实"；热邪损伤肠络则"下利血水"；气机阻滞，肺气壅塞，金实不鸣则"声音不出"；湿热蕴蒸则"舌灰"。

本证为湿热并重，阴阳两伤，正虚邪实，寒热错杂之证，治疗当燥湿清热，调补阴

阳，扶正祛邪，平调寒热，方选椒梅汤。川椒、干姜、半夏之辛温，合以黄连、黄芩、枳实之苦寒，辛开苦降，通寒热之格拒；人参与乌梅、白芍同用，酸甘化阴，柔肝缓急，与川椒、干姜配合，可辛甘复阳，健运中焦。肝木得柔，脾阳得健，寒热得调，则诸症可愈，声音可出。

【原文】第三十八条 暑邪误治，胃口[1]伤残，延及中下，气塞填胸[2]，燥乱[3]口渴，邪结内踞，清浊交混[4]者，来复丹主之。

此正气误伤于药，邪气得以窃据于中，固结而不可解，攻补难施之危证，勉立旋转清浊一法耳。

来复丹方（酸温法）

太阴元精石[5]一两　舶上[6]硫黄一两　硝石一两（同硫黄为末，微火炒结砂子大）　橘红二钱　青皮（去白）二钱　五灵脂二钱（澄去砂，炒令烟尽）

方论 晋三王氏云：《易》[7]言一阳来复于下，在人则为少阳生气所出之脏。病上盛下虚，则阳气去，生气竭，此丹能复阳于下，故曰来复。元精石乃盐卤至阴之精，硫黄乃纯阳石火之精，寒热相配，阴阳互济，有扶危拯逆之功；硝石化硫为水，亦可佐元、硫以降逆；灵脂引经入肝最速，能引石性内走厥阴，外达少阳，以交阴阳之枢纽；使以橘红、青皮者，纳气必先利气，用以为肝胆之向导也。

【注释】

[1] 胃口：泛指胃脘部，此处指胃气、脾胃阳气。

[2] 气塞填胸：指气机闭塞，胸脘壅塞，呼吸不畅。

[3] 燥乱：指躁扰不安。

[4] 清浊交混：指清气不升，浊气不降，清浊相混。

[5] 太阴元精石：石类药物，古称玄精石。是古代盐仓中的盐卤渗入土中结成清白色如龟背状的结晶块，其味咸性寒，有清热化痰的功效。

[6] 舶上：指舶来品，外国输入的物品。

[7]《易》：指《易经》。

【语译】 感受暑热病邪治疗失误，胃气损伤，邪气蔓延到中下焦，胸部壅塞痞闷，躁扰口渴，邪气盘踞固结在里，清气不升，浊气不降，清浊相混的，用来复丹治疗。

这是误治损伤正气，使邪气能够乘虚盘踞中焦，固结不解，形成用攻或用补都施用困难的危症，不得已才制订这一升清降浊的治法。

来复丹方（酸温法）（方略）

方论 王晋三说：《易经》有："一阳来复于下"之说，在人体少阳为"一阳"，其源自生生之气产生的脏腑。现病证为上盛下虚，阳气已衰，生气欲竭。用这种丹药能恢复在下的阳气，故叫作来复丹。元精石性寒，是盐卤的结晶；硫黄属纯阳火性石块提炼，一寒一热相互配伍，阴阳互补，有挽救危险病势的功能。硝石能化硫黄为水，也可配合元精石、硫黄以降浊逆；五灵脂引诸药入肝经，使石类药物入厥阴，外达少阳，用以交通阴阳的枢纽；用橘红、青皮为使药，是因要纳气必须首先理气，并用它作为引诸药入肝胆的向导。

【导读】本条讲述湿热病误治，损伤正气而致清浊交混的证治。

中焦湿热之证，本应清热燥湿，若误用苦寒攻下或过用寒凉之品，导致脾胃阳气损伤，甚至有伤及下焦肾阳之势，形成湿热未祛而阳气大伤之证。因脾胃阳气大伤，无力运化水湿，湿热困阻中焦，清阳不升，浊阴不降，即条文说"清浊交混"。

本证湿热停滞于中焦，肾阳虚损于下焦，属于虚实夹杂之证，吴氏指出补正则敛邪，祛邪则伤正，属于"攻补难施之危证"。提出"旋转清浊"的治法。方选来复丹。此方有恢复下焦阳气的功能，故称"来复"。方解可参考方论部分。

【原文】第三十九条　暑邪久热，寝不安，食不甘，神识不清，阴液元气两伤者，三才汤主之。

凡热病久入下焦，消烁真阴，必以复阴为主。其或元气亦伤，又必兼护其阳。三才汤两复阴阳，而偏于复阴为多者也。温热、温疫未传，邪退八九之际，亦有用处。暑温未传，亦有用复脉、三甲、黄连阿胶等汤之处。彼此互参，勿得偏执。盖暑温不列于诸温之内，而另立一门者，以后夏至为病暑，湿气大动，不兼湿不得名暑温，仍归温热门矣。既兼湿，则受病之初，自不得与诸温同法，若病至未传，湿邪已化，惟余热伤之际，其大略多与诸温同法；其不同者，前后数条，已另立法矣。

三才汤方（甘凉法）

人参三钱　天冬二钱　干地黄五钱

水五杯，浓煎两杯，分二次温服。欲复阴者，加麦冬、五味子。欲复阳者，加茯苓、炙甘草。

【语译】感受暑邪而热久不消退，睡不安宁，纳食无味，神迷倦怠，这是阴液元气都损伤的缘故，用三才汤治疗。

大凡温病迁延日久，邪入下焦，耗竭真阴，治疗必以滋阴复液为主。如果同时也损伤了元气，则要加入顾护元气的药物。三才汤是既可滋阴又可益气，但偏重滋阴的方剂。温热病、温疫病的后期阶段，邪热已退去十分之八九时，也可使用本方。暑温后期，也有用加减复脉、三甲复脉、黄连阿胶等方剂的时候。可以互相参考，不要偏执。另外，暑温病之所以不列入各种温热类温病的范围内，而要另立门户的原因，是因为夏至后发生暑病的季节，常常湿气较盛，如不兼湿就不能称为暑温，仍应归属于温热范围。既然暑温必兼湿，则发病初起阶段，就不能与各种温热类温病治疗方法相同，但若病发展到后期，湿邪已化尽，只剩余热伤阴的时候，其治疗方法大多与多种温热类温病相同。暑温不同于温热类温病的证候，本书中前后有数条，已另外列出治疗方法了。

三才汤方（甘凉法）（方略）

上药用水五杯，浓煎成两杯，分两次温服。如果偏重养阴的，加入麦冬、五味子。如果偏重复阳的，则加入茯苓、炙甘草。

【导读】本条讲述暑病瘥后调理，气阴两伤的证治。

本证见于暑病恢复期，其邪热已退，故不发热，可见唇干口燥，夜寐不安，精神萎靡，饮食无味，倦怠乏力，舌红少苔，脉细数等气阴两伤的表现。因性质属于虚证，治疗当补益气阴，方选三才汤。方中人参复阳，干地黄、天冬复阴。临床若阴伤重可加入麦冬、五味子酸甘化阴；若阳伤重可加入茯苓、炙甘草健脾益气，补益后天。

【原文】第四十条 蓄血，热入血室，与温热同法。

【语译】 暑温的蓄血证、热入血室证，其治疗与其他温热病的蓄血证、热入血室证相同。

【导读】 本条可与下焦篇第二十条、二十一条前后互参，即中医所讲的"异病同治"，虽病种不同，但其证候病机相同，故治疗相同。

【原文】第四十一条 伏暑、湿温胁痛，或咳，或不咳，无寒，但潮热，或竟寒热如疟状，不可误认柴胡证，香附旋复花汤主之；久不解者，间用控涎丹。

按 伏暑、湿温，积留支饮[1]，悬于胁下，而成胁痛之证甚多，即《金匮》水在肝而用十枣之证[2]。彼因里水久积，非峻攻不可；此因时令之邪，与里水新搏，其根不固，不必用十枣之太峻。只以香附、旋覆，善通肝络而逐胁下之饮，苏子、杏仁，降肺气而化饮，所谓建金以平木[3]；广皮、半夏消痰饮之正，茯苓、薏仁，开太阳[4]而合阳明，所谓治水者必实土，中流涨者开支河之法也。用之得当，不过三五日自愈。其或前医不识病因，不合治法，致使水无出路，久居胁下，恐成悬饮[5]内痛之证，为患非轻，虽不必用十枣之峻，然不能出其范围，故改用陈无择之控涎丹，缓攻其饮。

香附旋覆花汤方(苦辛淡合芳香开络法)

生香附三钱　旋覆花(绢包)三钱　苏子霜三钱　广皮二钱　半夏五钱　茯苓块三钱　薏仁五钱

水八杯，煮取三杯，分三次温服。腹满者，加厚朴。痛甚者，加降香末。

控涎丹方(苦寒从治法)

痰饮，阴病也。以苦寒治阴病，所谓求其属以衰之是也。按：肾经以脏而言，属水，其味咸，其气寒；以经而言，属少阴，主火，其味苦，其气化燥热。肾主水，故苦寒为水之属，不独咸寒为水之属也，盖真阳藏之于肾，故肾与心并称少阴，而并主火也，知此理则知用苦寒咸寒之法矣。泻火之有余用苦寒，寒能制火，苦从火化，正治[6]之中，亦有从治[7]；泻水之太过，亦用苦寒，寒从水气，苦从火味，从治之中，亦有正治，所谓水火各造其偏之极，皆相似也。苦咸寒治火之有余，水之不足为正治，亦有治水之有余，火之不足者，如介属芒硝并能行水，水行则火复，乃从治也。

甘遂(去心制)　大戟(去皮制)　白芥子

上等分为细末，神曲糊为丸，梧子

大，每服九九，姜汤下，壮者加之，羸者减之，以知为度。

【注释】

[1] 支饮：病证名，指痰饮、水气停留于胸膈，上迫于肺，肺失肃降的胸膈不利病证。主要表现为喘咳上逆，胸满短气，倚息不能平卧，甚则浮肿等。

[2] 十枣之证：十枣汤证。十枣汤功善攻逐水饮，主治水停胸胁的悬饮证、水肿腹胀偏实证者。

[3] 建金以平木：金指肺，木指肝，建金以平木是肃肺以抑肝的方法。即通过宣肃肺气使气机宣扬，肺气肃降，肝气得疏。本条是讲通过宣降肺气而化"肝水"。

[4] 开太阳：太阳指膀胱，开太阳是指宜开膀胱，化气行水，使小便正常排泄的一种治法。

[5] 悬饮：病证名，指水饮留于胁肋部的病证。因其上不在胸中，下不及腹中而命名。主要表现为胁下胀满不舒，甚者痞满疼痛、咳嗽短气等。

[6] 正治：是一种常规治疗方法，即采用与疾病性质相反的方法和药物来治疗。例如寒证用热药，热证用寒药等。

[7] 从治：也称反治，是采用与常规相反的治法，即采取顺从疾病假象的治法。例如温病又用温热药就是从治，也是不合常规的反治方法。

【语译】伏暑、湿温，胁肋部疼痛，或咳嗽，或不咳嗽，不恶寒，唯午后潮热，甚至寒热往来，如同疟疾发作一样，但不要把这种证候误认为是小柴胡汤证，治疗应用香附旋覆花汤治疗。迁延过久不解的，有时可用控涎丹治疗。

按 伏暑、湿温，由痰饮、水气积蓄留滞形成支饮，停留于胁下，而导致的胁痛之证很多见，这即《金匮要略》所述的水在肝经的十枣汤证。但那是因水积在内日久，不用峻猛攻下难以奏效；而本证因时令之邪近期才与体内水饮搏结，其病根还不牢固，所以不必使用过于峻猛的十枣汤治疗，只用香附、旋覆花，其善于疏通肝络而驱逐停留胁下的水饮；用苏子、杏仁宣降肺气而化水饮，这就是所谓肃肺金而平抑肝木的方法；用广陈皮、半夏消除痰饮生成之源；茯苓、薏苡仁开通太阳膀胱而调和阳明胃肠，即所谓治水必须实土，大河涨水必须开通支河的方法。使用得当，一般不超过三五天即可痊愈。本证若前医不认识病因，治疗不合证情，致使水无出路，久久停留胁下，就有形成悬饮而胁下疼痛的证候。这种病证并不轻浅，虽然不一定用十枣汤峻猛攻下，但治疗方法也不出十枣汤的范围，所以改用陈无择的控涎丹，以缓攻在里的水饮。

香附旋覆花汤方（苦辛淡合芳香开络法）（方略）

上药用水八杯，煎煮成三杯，分三次温服。腹部胀满的，加厚朴，疼痛严重的，加降香末。

控涎丹方（苦寒从治法）

痰饮病属于阴寒病证，用苦寒药物来治阴寒病证，即所谓根据其属性从治祛邪的方法。按：肾以他所属的脏腑而言，肾脏属水，其主味为咸，其主气为寒；肾以他所属的经络而言，肾经属于少阴经，少阴经主火，其主味为苦，其主气为燥热。肾主水，所以苦寒之品具有水的属性，而非咸寒之品独具水的属性。由于真阳藏于肾，所以肾与心并称少阴，而均主火。知道了这个道理就能理解苦寒、咸寒的用法了。清泻亢盛火邪用苦寒药，以寒能制火，苦能从火化燥，这是在正治法中，也具有从治之法；治疗水饮停聚较重者，也用苦寒药，寒能顺从水的主气，苦能顺从火的主味，这是从治法中，也有正治法，即所谓水与火极度偏盛的情况下，均可出现彼此相似的表现。用苦寒、咸寒治疗火热亢盛、水液不足为正治法，也有用苦寒、咸寒治水液有余，火热不足的，比如甲壳类药物和芒硝都能通行水液，水液通行则火热可以恢复，这就属从治法。（方略）

上药各等份研为细末，神曲糊调和制成药丸，每颗如梧桐子大小，每次服九丸，用姜汤送服。身体强壮的可适当加大剂量，体质虚弱的可以减量，以出现药效反应为准。

【导读】本条讲述湿热病邪留于胁下形成悬饮的证治。

外感湿热之邪，入里后阻滞气机，导致水湿内停，形成水饮，结于胁下，则成悬饮。饮留胁下，阻滞气机，气血不通则胁痛；若气机不畅，肺气不宣，气机上逆则咳；正邪相争则发热；若阴邪阻滞少阳，枢机不利，则见往来寒热，注意与小柴胡汤证相鉴别，病邪种类不通，病机不同，治疗必然各异。治疗用香附旋覆花汤分消湿邪，邪去则诸症渐消。方解可参考本条分注内容。若病情迁延日久不愈，属重证，则需在此基础上配控涎丸间断服用，本方祛痰逐饮，配香附旋覆花汤增强逐饮之力。

寒　湿

【原文】第四十二条　湿之为物也，在天之阳时为雨露，阴时为霜雪，在山为泉，在川为水，包含于土中者为湿。其在人身也，上焦与肺合，中焦与脾合，其流于下焦也，与少阴癸水[1]合。

此统举湿在天地人身之大纲，异出同源，以明土为杂气，水为天一所生，无处不合者也。上焦与肺合者，肺主太阴湿土之气，肺病湿则气不得化，有霜雾[2]之象，向之火制金者，今反水克火矣，故肺病而心亦病也。观《素问》寒水司天之年，则曰阳气不令，湿土司天之年，则曰阳光不治自知，故上焦一开肺气救心阳为治。中焦与脾合者，脾主湿土之质，为受湿之区，故中焦湿证最多；脾与胃为夫妻，脾病而胃不能独治，再胃之藏象为土，土恶湿也，故开沟渠，运中阳，崇刚土，作堤防之治，悉载中焦。上中不治，其势必流于下焦。易曰：水流湿，《素问》曰湿伤于下。下焦乃少阴癸水，湿之质即水也，焉得不与肾水相合。吾见湿流下焦，邪水[3]旺一分，正水[4]反亏一分，正愈亏而邪愈旺，不可为矣。夫肾之真水，生于一阳，坎中满也，故治少阴之湿，一以护肾阳，使火能生土为主；肾与膀胱为夫妻，泄膀胱之积水，从下治，亦所以安肾中真阳也。脾为肾之上游，升脾阳，从上治，亦所以使水不没肾中真阳也。其病厥阴也奈何？盖水能生木，水太过，木反不生，木无生气，自失其疏泄之任，经有"风湿交争，风不胜湿"之文，可知湿土太过，则风木亦有不胜之时，故治厥阴之湿，以复其风木之本性，使能疏泄为主也。

本论原以温热为主，而类及于四时杂感。以宋元以来，不明仲景《伤寒》一书专为伤寒而设，乃以《伤寒》一书，应四时无穷之变，殊不合拍，遂至人著一书，而悉以伤寒名书。陶氏则以一人而屡著伤寒书，且多立妄证不经名色，使后世学者，如行昏雾之中，渺不自觉其身之坠于渊也。今胪列四时杂感，春温、夏热、长夏暑湿、秋燥、冬寒，得其要领，效如反掌。夫春温、夏热、秋燥，所伤皆阴液也，学者苟能时时预护，处处堤防，岂复有精竭人亡之虑。伤寒所伤者阳气也，学者诚能保护得法，自无寒化热而伤阴，水负火而难救之虞。即使有受伤处，临证者知何者当护阳，何者当救阴，何者当先护阳，何者当先救阴，因端竟委，可备知终始而超道妙之神。瑭所以三致意者，乃在湿温一证。盖土为杂气，寄旺四时，藏垢纳污，无所不受，其间错综变化，不可枚举。其在上焦也，如伤寒；其在下焦也，如内伤；其在中焦也，或如外感，或如内伤。至人之受病也，亦有外感，亦有内伤，使学者心摇目眩，无从捉摸。其变证也，则有湿痹、水气、咳嗽、痰饮、黄汗、黄瘅、肿胀、疟疾、痢疾、淋症、带症、便血、疝气、痔疮、痈脓等证，较之风火燥寒四门之中，倍而又倍，苟非条分缕析，体贴入微，未有不张冠李戴者。

【注释】

[1] 癸水：指肾精。癸在五行中属水，肾主水，故此处以癸水替代足少阴肾。

[2] 霿（méng 萌）雾：形容大雾弥漫、天地昏蒙。此处言肺通调水道，为水之上源，肺气失宣，水湿不能正常输布，就会像霜雾一样弥漫凝聚。霿：天色昏暗。

[3] 邪水：这里是指从外侵入的或病理产生的水湿。

[4] 正水：作为病证，是指全身浮肿，腹满而喘，脉象沉迟的一种水肿证候。此处是指肾水。

【语译】 湿作为一种物质，在天气晴暖时化为雨露，在天气阴冷时化为霜雪，在山中为水泉，在川中为河流，包含于泥土中的为湿。湿犯人体时，在上焦与肺相合，在中焦与脾相合，湿流窜于下焦，则与少阴肾相合。

这是概括湿存在于自然界与人体的一般规律。湿虽来源相同，但在自然界和人体表现各异，以此说明湿土之气为杂气。水湿为自然界所生，又与各处相合而存在。湿在上焦与肺合，是因为肺主太阴湿土的湿气，若肺受湿气而病则肺气失宣不能化湿，湿就会像霜雾一样弥漫凝聚。本来心火能够制约肺金，现在心火反受水湿所克，所以肺病时心也容易发生病变。综观《素问》可知，当寒水之气当令的年份，则阳气不能发挥正常作用，当水湿当令的年份，则可推断阳光不能正常照煦，所以湿在上焦都是以开肺气，救心阳为治疗大法。湿犯中焦所以与脾相合，是因为脾属湿土之脏，是湿邪易犯部位，所以中焦湿证最为多见。脾与胃如同夫妻，脾病则胃不能单独治理中焦，另外，胃在藏象上也属土，土最怕湿，所以用疏通水道，温运中阳，燥湿运脾，培补脾土等治水方法，这些在中焦篇有详细论述。湿在上焦、中焦不能及时治疗，湿邪势必下流而犯下焦。《易经》讲：水湿易下流。《素问》也指出：湿易侵犯人体下部。下焦是少阴肾水所在地，而湿的本质就是水，湿怎么能不与肾水相合！我观察到湿邪侵入下焦后，水湿这种邪水旺一分，肾水反亏一分，肾水愈亏则邪水愈旺，如此难以治疗了。肾的真水，由肾阳所化生，如坎卦所示中满一样，所以治疗侵入下焦肾的湿邪，都以保护肾阳，使火能生土为主要方法。肾与膀胱如同夫妻样亲密，排泄膀胱中积蓄的水液，使水湿从下排出，也正是保护肾中真阳的治法。脾位于肾的上游，升发脾阳，从上游治疗，也是使水湿不损伤肾中真阳的治法。水湿侵犯厥阴肝木又该怎么办呢？一般说，水能生木，但水太过，木反不生，木没有了生发之气，自然就失去了他的疏泄功能。《内经》中有"风湿交争，风不胜湿"的条文，由此可知，湿土之气太盛，则风木也有不能战胜他的时候。所以治疗侵入厥阴的湿邪，应以恢复风木之脏的本来特性，使它能够正常疏泄为主要原则。

本书所论原来是以温热类温病为主，同时联系四时各种病邪所致的外感病。自宋、元时代以来，不清楚张仲景的《伤寒论》一书是专门为伤寒病所著的，而以《伤寒论》这一本书，来统治四时多种不同的外感病，很难与实际病证合拍，以至人人著书，并且都用伤寒为书名。陶节庵一人就曾经著过多本以伤寒命名的书，而且书中有许多不合常理、荒谬的内容，使后来学习的人，如同在大雾中行走一样，不知不觉已掉入深渊之中。本书列举了四时各种不同病邪所致的外感病，包括春季的

温邪、夏季的热邪、长夏的暑湿、秋季的燥邪、冬季的寒邪等病邪所致的病，掌握了他们的发病规律，治疗则易如反掌。春季的温邪、夏季的热邪、秋季的燥邪，其致病都容易损伤人体阴液，学者如能时时顾护阴液，处处提防阴伤，哪里还会有阴精耗竭而致人死亡的顾虑呢？伤寒最易损伤的是人体阳气，学习者如果真正能够有效的保护阳气，自然没有寒邪久郁化热而伤阴，水不胜火而难以救治的顾虑了。即使某方面受到损伤，临床医生也知道什么病证应当保护阳气，什么病证应当滋补阴液，什么病证应当首先保护阳气，什么病证应当首先滋补阴液，清楚病证的来龙去脉，就能掌握病证发生发展预后的规律，而得心应手的辨证治疗。我吴瑭所再三强调特别注意的，乃是湿温这一病证。因湿土之气为杂气，一年四季都能产生，其藏垢纳污能与一切秽浊之气相混杂，这中间错综复杂的变化不胜枚举。湿邪侵犯上焦，症状与伤寒相似，湿邪侵犯下焦，症状与内伤病相似，湿邪侵犯中焦或状如外感病，或状如内伤病。至于人体因感受湿邪所致的病证，既有感受外湿所致的，也有因内伤所致的，使学习者心中无数，眩惑不定，不知如何掌握。湿邪致病产生的变证，有湿痹、水气、咳嗽、痰饮、黄汗、黄瘅、肿胀、疟疾、痢疾、淋症、带症、便血、疝气、痔疮、痈脓等病证，比风、火、燥、寒四种病邪所致的病证种类多上好多倍，如不能仔细辨清条理，认真琢磨，很难不发生张冠李戴的错误。

【导读】本条总结湿邪的性质、生理特点及湿邪致病的病理特点，可结合《内经》中的内容综合理解，具体如下。

（1）湿为阴邪，易阻遏气机，损伤阳气

湿为重浊有质之邪，与水同类，故属阴邪。阴邪侵入，机体阳气与之抗争，故易伤阳气。脾主运化水液，性喜燥而恶湿，故外感湿邪，常易困脾，致脾阳不振，运化无权，从而使水湿内生、停聚，发为泄泻、水肿、尿少等症。因湿为重浊有质之邪，故最易留滞于脏腑经络，阻遏气机，使脏腑气机升降失常，经络阻滞不畅。如湿阻胸膈，气机不畅则胸膈满闷；湿阻中焦，脾胃气机升降失常，纳运失司，则脘痞腹胀，食欲减退；湿停下焦，肾与膀胱气机不利，则小腹胀满、小便淋涩不畅。

（2）湿性重浊

"重"，即沉重或重着之意，指湿邪致病，出现以沉重感为特征的临床表现，如头身困重、四肢酸楚沉重等。若湿邪外袭肌表，困遏清阳，清阳不升，则头重如束布帛。湿邪阻滞经络关节，阳气不得布达，则可见肌肤不仁、关节疼痛重着等，称之为"湿痹"或"着痹"。"浊"，即秽浊不清，指湿邪为患，易呈现分泌物和排泄物秽浊不清的现象。如湿浊在上则面垢、眵多；湿滞大肠，则大便溏泄、下痢脓血；湿浊下注，则小便浑浊、妇女白带过多；湿邪浸淫肌肤，则可见湿疹浸淫流水等。

（3）湿性黏滞

"黏"，即黏腻，"滞"，即停滞。湿邪黏腻停滞，主要表现在两个方面：一是症状的黏滞性。如排泄物和分泌物多滞涩不畅，痢疾的大便排泄不爽，淋证的小便滞涩不畅，以及口黏、口甘和舌苔厚滑黏腻等，皆为湿邪为病的常见症状；二是病程的缠绵性。因湿性黏滞，易阻气机，气不行则湿不化，其体胶着难解，故起病缓慢，病程较长，反复发作，或缠绵难愈。如湿温、湿疹、湿痹（着痹）等，皆因其湿而不易速愈，或反复发作。

（4）湿性趋下，易伤阴位

湿邪为重浊有质之邪，类水属阴而有趋下之势，人体下部亦属阴，同类相求，故湿邪为病，多易伤及人体下部。如水肿、湿疹等病以下肢较多为见。

【原文】第四十三条 湿久不治，伏足少阴，舌白身痛，足跗[1]浮肿，鹿附汤主之。

湿伏少阴，故以鹿茸补督脉之阳。督脉根于少阴，所谓八脉丽于肝肾也；督脉总督诸阳，此阳一升，则诸阳听令。附子补肾中真阳，通行十二经，佐之以菟丝，凭空行气而升发少阴，则身痛可休。独以一味草果，温太阴独胜之寒以醒脾阳，则地气上蒸天气之白苔可除；且草果，子也，凡子皆达下焦。以茯苓淡渗，佐附子开膀胱，小便得利，而跗肿可愈矣。

鹿附汤方（苦辛咸法）

鹿茸五钱　附子三钱　草果一钱
菟丝子三钱　茯苓五钱

水五杯，煮取二杯，日再服，渣再煮一杯服。

【注释】

[1] 足跗：足背。

【语译】 湿邪久留，没有及时治疗，伏藏于足少阴肾经，舌苔白，身疼痛，足背浮肿，用鹿附汤治疗。

湿邪伏藏于少阴肾经，所以用鹿茸补督脉的阳气。督脉起源于少阴肾，即通常所说的奇经八脉都隶属于肝肾。督脉总督全身阳气，督脉的阳气一升，则全身的阳气随之运行。附子能补肾中的真阳，并通行于十二经脉，配合菟丝子行阴分之气而升发肾阳，则身痛能够消失。方中加入草果一味，温散太阴脾土的寒湿以振奋脾阳，

则中焦湿土之气上蒸而形成的白苔可以消除；另外草果属种子类药物，凡种子类的药物都能直达下焦。用茯苓淡渗利湿，配合附子开通膀胱之气，小便通利，而足背浮肿可以痊愈。

鹿附汤方（苦辛咸法）（方略）

上药用水五杯，煎煮成二杯，一天分两次服，药渣加水再煮一杯服用。

【导读】本条讲述湿邪深入下焦，症见浮肿的证治。

湿邪侵袭人体，长久不治，深入下焦，因湿为阴邪，久之耗伤阳气则见肾阳损伤。肾阳不足，水气不化，与湿相合，留注于下，则见足背浮肿；督脉行于背部，湿邪停滞，气机不通则身痛；舌苔白是湿邪停滞的表现。治疗当补督脉，扶肾阳，温脾寒，利湿邪，方选鹿附汤，方解可参考语译内容。

【原文】第四十四条　湿久，脾阳消乏，肾阳亦惫者，安肾汤主之。

凡肾阳惫者，必补督脉，故以鹿茸为君，附子、韭子等补肾中真阳；但以苓、术二味，渗湿而补脾阳，釜底增薪法也（其曰安肾者，肾以阳为体，体立而用安矣）。

安肾汤方（辛甘温法）

鹿茸三钱　胡芦巴三钱　补骨脂三钱　韭子一钱　大茴香二钱　附子二钱　茅术二钱　茯苓三钱　菟丝子三钱

水八杯，煮取三杯，分三次服。大便溏者，加赤石脂。久病恶汤者，可用

贰拾分作丸。

【语译】湿邪久留，脾阳耗损，肾阳也虚的，用安肾汤治疗。

大凡肾阳虚衰的，必须温补督脉，所以用鹿茸为主药，配以附子、韭子等温补肾中真阳；并用茯苓、苍术二味药，渗利水湿而温补脾阳，此即釜底增薪法（方名所以称为安肾，是因为肾以阳气为本，阳气之本充足则其功能自然能够正常发挥）。

安肾汤方（辛甘温法）（方略）

上药用水八杯，煎煮成三杯，分三次服，大便稀溏的加赤石脂。久病怕服汤药的，可用上药二十剂制成丸药服。

【导读】本条承接上条，讲述脾肾阳虚的证治。

湿邪停滞日久，脾阳损伤，进一步损伤肾阳，导致脾肾阳虚的病证，结合临床实践，具体证候表现可有：形寒肢冷，面色㿠白，腰膝酸软，腹中冷痛，下利清谷，小便不利，或见小便频数，余沥不尽，或夜尿频多，肢体浮肿，舌淡胖或边有齿痕，舌苔白滑，脉沉细无力。

本证治疗当补督脉，扶肾阳，方选安肾汤。方解可参考本条分注内容，不再赘述。

【原文】第四十五条 湿久伤阳，痿弱不振，肢体麻痹，痔疮下血，术附姜苓汤主之。

按 痔疮有寒湿、热湿之分，下血亦有寒湿、热湿之分，本论不及备载，但载寒湿痔疮下血者，以世医但知有热湿痔疮下血，悉以槐花、地榆从事，并不知有寒湿之因，畏姜、附如虎，故因下焦寒湿而类及之，方则两补脾肾两阳也。

术附姜苓汤方(辛温苦淡法)

生白术五钱　附子三钱　干姜三钱茯苓五钱

水五杯，煮取二杯，日再服。

【语译】湿邪久留，损伤了阳气，精

神萎靡不振，肢体麻痹，痔疮出血，用术附姜苓汤治疗。

按 痔疮有因寒湿所致，也有因湿热所致的，痔疮下血也有寒湿、湿热之分，本书不能全部予以记述。这里所以仅载寒湿痔疮出血，是因为社会上的医生只知道有湿热所致痔疮下血，都以槐花、地榆之类的药来治疗，并不知道还有因寒湿所致的下血，因而畏惧使用干姜、附子之类的药物如老虎，所以在论述下焦寒湿证治时也连带讨论寒湿痔疮出血，选用方药从两补脾肾阳气入手。

术附姜苓汤方（辛温苦淡法）（方略）

上药用水五杯，煎煮成三杯，一日分两次服。

【导读】本条讲述寒湿痔疮下血的证治。

痔疮下血有寒湿、湿热之分，虽以湿热多见，但寒湿亦有之，本证属于寒湿所致。寒湿伤阳，可导致局部气血瘀滞，脾肾阳虚，气不摄血，则痔疮下血；精神不振，肢体麻痹均是寒湿损伤阳气的表现。

治疗当温复脾阳，祛除寒湿，其血自止。方选术附姜苓汤，本方是在理中汤的基础上，去人参、甘草，加附子、茯苓而成，由温补虚寒变为温化寒湿。王好古在《汤液本草》中指出："或问：附子理中、调胃承气皆用甘草者，如何是调和之意？答曰：附子理中用甘草，恐其僭上也；调胃承气用甘草，恐其速下也，二药用之非和也，皆缓也。"缓其僭上即可提高温补效果。去甘草是因本证属于寒湿，当以温化寒湿为主。

【原文】第四十六条 先便后血，小肠寒湿，黄土汤主之。

此因上条而类及，以补偏救弊也，义见前条注下。前方纯用刚者，此方则以刚药健脾而渗湿，柔药保肝肾之阴，而补丧失之血，刚柔相济，又立一法，以开学者门径。后世黑地黄丸法，盖仿诸此。

黄土汤方(甘苦合用刚柔互济法)

甘草三两　干地黄三两　白术三两附子（炮）三两　阿胶三两　黄芩三两灶中黄土半斤

水八升，煮取二升，分温二服（分量服法，悉录古方，未敢增减，用者自行斟酌可也）。

【语译】先大便而后出血，因小肠寒湿所致的，用黄土汤治疗。

本条因与上条内容有关联而加以讨论，

目的在于补偏救弊，临床意义见上条注解。前条选方完全使用刚燥性质的药物，而本条方剂则既用刚燥性质的药物健脾利湿，又用柔润性质的药物滋养肝肾之阴而补充丧失的血液，刚燥的药物与柔润药物相互配合，是创立的又一治法，以开启学习者学习的门径。后世的黑地黄丸一方，也是仿照本方配伍方法所创制的。

黄土汤方（甘苦合用、刚柔互济法）（方略）

上药用水八升，煎煮成二升，分两次温服（药量和服药方法，完全抄录古方，没有增减，使用者可根据实际情况灵活掌握）。

【导读】 本条讲述虚寒便血的证治。

本证是由脾虚阳衰，导致大便下血，吴氏认为其"先便后血，小肠寒湿"，临床表现还可见下血，血色黯淡，四肢不温，面色萎黄，舌淡苔白，脉沉细无力者。

治疗需温阳健脾，养血止血，方选黄土汤。本方来源于《金匮要略方论》，方解可参考《金匮要略论注》，其言："以附子温肾之阳，又恐过燥，阿胶、地黄壮阴为佐；白术健脾土之气，土得水气则生物，故以黄、芩、甘草清热；而以经火之黄土与脾为类者引之入脾，使脾得暖气，如冬时地中之阳气而为发生之本。"

【原文】第四十七条 秋湿内伏，冬寒外加，脉紧无汗，恶寒身痛，喘咳稀痰，胸满舌白滑，恶水不欲饮，甚则倚息不得卧，腹中微胀，小青龙汤主之；脉数有汗，小青龙去麻、辛主之；大汗出者，倍桂枝，减干姜，加麻黄根。

此条以《经》有"秋伤于湿，冬生咳嗽"之明文，故补三焦饮症数则，略示门径。按：《经》谓秋伤于湿者，以长夏湿土之气，介在夏秋之间，七月大火西流，月建申，申者，阳气毕伸也，湿无阳气不发，阳伸之极，湿发亦重，人感此而至冬日寒水司令，湿水同体相搏而病矣。喻氏擅改经文，谓湿曰燥者，不明六气运行之道。如大寒，冬令也，厥阴气至而纸鸢起矣。四月，夏令也，古谓首夏犹清和，俗谓四月为麦秀寒[1]，均谓时虽夏令，风木之气犹未尽灭也。他令仿此。至于湿土寄旺四时，虽在冬令，朱子谓"将大雨雪，必先微温"，盖微温则阳气通，阳通则湿行，湿行而雪势成矣，况秋日竟无湿气乎！此其间有说焉，《经》所言之秋，指中秋以前而言，秋之前半截也；喻氏所指之秋，指秋分以后而言，秋之后半截也。古脱燥论，盖世远年湮，残缺脱简耳。喻氏补论诚是，但不应擅改经文，竟崇己说，而不体之日月运行，寒暑倚伏之理与气也。喻氏学问诚高，特霸气未消，其温病论亦犯此病。学者遇咳嗽之证，兼合脉色，以详察其何因，为湿，为燥，为风，为火，为阴虚，为阳弱，为前候伏气，为现行时令，为外感而发动内伤，为内伤而招引外感、历历分明。或当用温用凉，用补用泻，或寓补于泻，或寓泻于补，择用先师何法何方，妙手空空，毫无成见，因物付物，自无差忒矣。即如此症，以喘咳痰稀，不欲饮水，胸满腹胀，舌白，定其为伏湿痰饮所致。以脉紧无汗，为遇寒而发，故用仲景先师辛温甘酸之小青龙，外发寒而蠲饮。龙行而火随，故寒可去；龙动而水行，故饮可蠲。以自汗脉数（此因饮邪上冲肺气之数，不可认为火数），为遇风而发，不可再行误汗伤阳，使饮无畏忌，故去汤中之麻黄、细辛，发太阳、少阴之表者。倍桂枝以安其表。汗甚则以麻黄根收表疏之汗。夫根有归束之义，麻黄能行太阳之表，即以其根归束太阳之气也。大汗出减干姜者，畏其辛而致汗也。有汗去麻、辛不去干姜者，干姜根而中实，色黄而圆（土象也，土性缓），不比麻黄干而中空，色青而直（木象也，木性急，干姜岂性缓药哉！较之麻黄为缓耳。且干姜得丙火煅炼而成，能守中阳；麻黄则纯行卫阳，故其慓急之性，远甚于干姜也），细辛细而辛窜，走络最急也（且少阴经之报使，误发少阴汗者，必伐血）。

小青龙汤方（辛甘复酸法）

麻黄（去节）三钱　甘草（炙）三钱　桂枝（去皮）五钱　芍药三钱　五味二钱　干姜三钱　半夏五钱　细辛二钱

水八碗，先煮麻黄减一碗许，去上沫，内诸药，煮取三碗，去滓，温服一碗。得效，缓后服，不知，再服。

【注释】

[1] 麦秀寒：意为麦苗吐穗的时候出现的寒冷气候。

【语译】秋季感受湿邪伏藏体内，冬季又复加外感寒邪，症见脉紧无汗，恶寒身痛，咳嗽气喘，咯吐稀痰，胸部满闷，舌苔白滑，见水厌恶不饮，严重的端坐喘息不能平卧，腹部轻度胀满，用小青龙汤治疗。若脉数有汗，用小青龙汤去麻黄、细辛治疗；若汗出过多的，重用桂枝，减少干姜，再加麻黄根治疗。

本条是因《内经》中就有"秋季被湿邪所伤，冬季就会发生咳嗽"的明确记载，所以补充了三焦痰饮证数条，简要提示一下痰饮证治。按：《内经》中说，秋季易被湿邪所伤，是因为长夏为湿气当令，介乎于夏季与秋季之间，七月份火气向西流动，是建申月份。申月，是阳气充分伸展达到极点的月份，湿没有阳气就不能升发，阳气伸展已达极点，湿气升发也最盛。人体这时感受湿气而到了冬季寒水当令的季节再感寒气，湿气与寒水之气同居体内相互搏结而产生病变。喻嘉言擅自改动《内经》原文，把秋伤于湿说成秋伤于燥，这是不明白六气运行的规律。例如大寒是冬天的节气，春天的厥阴风木之气到来时，则风筝就可以飞起来了。四月份，已属夏季，但古人认为初夏气候仍清凉温和，俗话也说四月为麦秀寒，意思都是说时令虽已进入夏季，但春季当令的风木之气仍没有完全消失。其他季节转换时也与此相同。至于湿土之气一年四季都能产生，即便是在冬季，朱熹就曾经说过：冬天将要下大雨雪的时候，必然先出现微暖的气候。因为气候微暖，阳气就能通行，阳气通则湿气运行，湿气运行则下雪的天气就形成了。何况秋季，怎么会没有湿气呢！这个问题也有这样的说法，《内经》中所说的"秋"，指中秋节以前而言，即秋季的前半季时间，喻嘉言所指的"秋"，指秋分这个节气以后的时间，即秋季的后半季时间。古书上脱失了燥气致病的记载，是由于年代久远，书简残缺遗失的缘故。喻嘉言补充了燥气致病是对的，但不应该擅自改动《内经》原文，只推崇自己的学说，而不去体会自然界的日月运行，寒暑更迭的道理与时令主气的规律。喻嘉言学问诚然很高，但学霸之气未改，他对温病的有关论述也犯这个毛病。学习者如果遇到咳嗽的证候，结合脉象、气色，详查咳嗽的病因，是湿邪、燥邪、风邪，还是火邪？是阴虚还是阳虚？是上一季节的伏邪外发，还是现在感受了时令新邪？是外感引动内伤，还是内伤招引外感？这些都应一一分清。在治疗上应该用温药还是用凉药，用补法还是用泻法，是将补法配合泻法之中，还是将泻法配合于补法之中，选用前代医师的什么治法、什么方药。高明的医生襟怀坦白毫无成见，就病论病，辨证施治，自然不会产生差错。就拿本证来说，根据气喘咳嗽，咯吐稀痰，不想喝水，胸部满闷，腹部胀满，舌苔白滑等症状，认定本证为内伏湿浊痰饮所致。根据脉紧无汗，认定为外感寒邪而引发，所以治疗采用张仲景先师辛温甘酸的小青龙汤，外散表寒内除痰饮。龙一行则火即跟随，所以小青龙汤能祛除寒邪；龙一动则水也随之而动，所以小青龙汤能消除痰饮。根据自汗脉数（这是因为饮邪上冲肺气所致的脉数，不要认为是火热之证）认定为外感风邪而引发，不能再误用发汗的方法损伤阳气，使饮邪无所制约，所以减去小青龙汤中发散太阳、少阳表邪的麻黄、细辛，重用桂枝以固护肌表。汗出过多则加麻黄根收敛因肌表疏松所致的汗出。根有回归约束的含义，麻黄能行太阳之表，即用麻黄根归纳约束太阳卫表之气。大汗出所以要减少干姜用量，是怕干姜辛散而致汗出更多。有汗所以要去麻黄、细辛而不去干姜，是因为干姜属根块类药物，中间实，颜色黄而形圆（属五行中土象，土性和缓），不像麻黄为秆茎类药物，中间空，颜色青而形直（属五行中木象，木性急，那么干姜难道是性质和缓的药吗？这只不过是与麻黄比较而言。并且干姜是经过阳光暴晒和火气炼制而制成，所以能守护中焦阳气；麻黄则单纯通行卫表阳气，所以麻黄剽悍、急速之性远远超过干姜），细辛细小而辛散走窜，行走经络最速（并且它是少阴经脉的引经药，误用它发散少阴汗液，势必克伐阴血）。

小青龙汤（辛甘复酸法）（方略）

上药用水八碗，先煮麻黄耗去一碗左右，去掉浮在上面的药沫，加入其他诸药，煎煮成三碗，去掉药渣，温服一碗。如果见效，则暂缓服余下药液，如果不见效，再继续服药。

【导读】本条讲述外寒内饮的证治。

夏末秋初，感受湿邪，附藏于体内，冬天外感寒邪，形成了内有水湿，外有寒邪的病证。其证候表现有：恶寒发热，头身疼痛，无汗，喘咳，痰涎清稀而量多，胸痞，或痰饮喘咳，不得平卧，或身体疼重，头面四肢浮肿，舌苔白滑，脉浮。治疗当解表散寒，温肺化饮，方选小青龙汤。若脉数有汗，注意此症并不是热邪导致，而是饮邪上冲肺气所致，去麻黄、细辛是恐其发汗太过，损伤阳气津液。若大汗出，是营卫不和，表阳不固所致，重用桂枝以辛温通阳，调和营卫，加麻黄根以止汗，减干姜是此时有大汗出，防止过温更伤阴液。

【原文】第四十八条 喘咳息促，吐稀涎，脉洪数，右大于左，喉哑，是为热饮，麻杏石甘汤主之。

《金匮》谓病痰饮[1]者，当以温药和之。盖饮属阴邪，非温不化，故饮病当温者，十有八九，然当清者，亦有一二。如此证息促，知在上焦；涎稀，知非劳伤之咳，亦非火邪之但咳无痰而喉哑者可比；右大于左，纯然肺病，此乃饮邪隔拒，心火壅遏，肺气不能下达。音出于肺，金实不鸣。故以麻黄中空而达外，杏仁中实而降里，石膏辛淡性寒，质重而气清轻，合麻杏而宣气分之郁热，甘草之甘以缓急，补土以生金也。按：此方，即大青龙之去桂枝、姜、枣者也。

麻杏石甘汤方（辛凉甘淡法）

麻黄（去节）三钱 杏仁（去皮尖碾细）三钱 石膏（碾）三钱 甘草（炙）二钱

水八杯，先煮麻黄，减二杯，去沫，内诸药，煮取三杯，先服一杯，以喉亮为度。

【注释】

[1] 痰饮：《金匮》中痰饮有广义和狭义之分，广义痰饮泛指一切饮证，包括痰饮、悬饮、溢饮、支饮，称为四饮，是根据痰饮停留部位和主症的不同而命名。此处是指广义痰饮，狭义痰饮是指水饮停留胃肠者。

【语译】 气喘咳嗽，呼吸短促，咯吐稀薄痰涎，脉象洪数，右手脉象大于左手脉，咽喉嘶哑，此为热饮，用麻杏石甘汤治疗。

《金匮要略》指出：痰饮病的治疗，应当用温热性质的药调理。因为痰饮属阴邪，不用温热性质的药物难以化除，所以痰饮病应当用温热药治疗的十有八九，然而用清凉药治疗的，十个病人中也有一两个。例如本条所举证候，根据呼吸短促知道病变部位在上焦；根据痰涎稀薄知道他不是肺痨内伤咳嗽，也不能与火邪犯肺而致的干咳无痰、咽喉嘶哑的证候相提并论；脉象右手大于左，纯属肺经病证，这是因痰饮阻隔，心火被壅遏，肺气不能下降所致。声音发源于肺，肺金壅塞则声音不能鸣响。所以治用秆茎中空的麻黄达邪外出，用中间充实的杏仁宣降肺气，石膏药味辛淡而药性寒凉，质地重而气味轻清，与麻黄、杏仁配合可以宣泄气分郁热，甘草味甘能缓和病势，并能补益脾土以滋养肺金。按：此方，即大青龙汤去桂枝、生姜、大枣而成。

麻杏石甘汤方（辛凉甘淡法）（方略）

上药用水八杯，先煎煮麻黄，耗去二杯时，去掉药沫，加入其他各药，煎煮成三杯，先服一杯，以嗓音洪亮为治愈标准。

【导读】 本条讲热饮的证治。

热饮犯肺，肺气壅滞不利，则咳嗽气喘，呼吸急促；饮邪上泛，则吐清稀涎沫；热饮犯肺，故脉洪数且右大于左；痰饮壅肺，金实不鸣，故喉咙哑。治疗当宣肺清热，化饮利水。方选麻杏石甘汤，本方来源于《伤寒论》，须注意麻黄与石膏比例，原方1∶2，此证中二者用量需根据热邪与水饮的轻重及舌脉的变化随时调整，灵活运用。

【原文】第四十九条　支饮[1]不得息，葶苈大枣泻肺汤主之。

支饮上壅胸膈，直阻肺气，不令下降，呼息难通，非用急法不可。故以禀金火之气，破癥瘕积聚[2]，通利水道，性急之葶苈，急泻肺中之壅塞；然其性慓悍，药必入胃过脾，恐伤脾胃中和之气，故以守中缓中之大枣，护脾胃而监制之，使不旁伤他脏，一急一缓，一苦一甘，相须成功也。

葶苈大枣泻肺汤（苦辛甘法）

苦葶苈（炒香碾细）三钱　大枣（去核）五枚

水五杯，煮成二杯，分二次服，得效，减其制，不效，再作服，衰其大半而止。

【注释】

[1] 支饮：病证名，《金匮》四饮之一。指痰饮停留于胸膈胃脘部位的病证。

[2] 癥瘕积聚：均指腹内包块，或胀或痛的一种病证。但癥和积都是有形包块而且固定不移，痛有定处，瘕和聚是无形包块，聚散无常，痛无定处。

【语译】支饮证呼吸困难，用葶苈大枣泻肺汤治疗。

痰饮水气壅塞胸膈，直接阻塞肺气，致肺气不能下降，以致呼吸难以通畅，治疗必用作用急速的方药不可。所以用秉承了夏秋时令金火之气，具有破散痞块积聚，通利水道，药性急速的葶苈子，迅速开泄肺之壅塞；然而它的药性过于猛烈，药力必然冲过脾肾，有损伤中焦脾胃元气的可能，所以用守卫中焦、缓和中焦的大枣，保护脾胃而制约葶苈子的猛烈药性，使其不损伤其他的脏腑。这种一缓一急，一苦一甘的配伍，相辅相成，效捷功成。

葶苈大枣泻肺汤（苦辛甘法）（方略）

上药用水五杯，煎煮成三杯，分两次服。服药后见效，即减少药物用量；若不见效，则继续按原方药量服用。病变祛除大半后即应停止服药。

【导读】本条讲述支饮的证治。

支饮是水停胸膈，痰涎壅塞，肺气不利，可见胸满咳喘，甚则呼吸困难等症。治疗当泻肺逐饮，方选葶苈大枣泻肺汤。方中葶苈子入肺泻气，开结利水，使肺气通利，痰水俱下，则喘可平，肿可退；但又恐其性猛力峻，故佐以大枣之甘温安中而缓和药力，使祛邪而不伤正。

【原文】第五十条　饮家反渴，必重用辛，上焦加干姜、桂枝，中焦加枳实、橘皮，下焦加附子、生姜。

《金匮》谓干姜、桂枝为热药也，服之当遂渴，今反不渴者，饮也。是以不渴定其为饮，人所易知也。又云："水在肺，其人渴"，是饮家亦有渴症，人所不知。今人见渴投凉，轻则用花粉、冬、地，重则用石膏、知母，全然不识病情。盖火咳无痰，劳咳胶痰，饮咳稀痰，兼风寒则难出，不兼风寒则易出，深则难出，浅则易出。其在上焦也，郁遏肺气，不能清肃下降，反挟心火上升烁咽，渴欲饮水，愈饮愈渴，饮后水不得行，则愈饮愈咳，愈咳愈渴，明知其为饮而渴也，用辛何妨，《内经》所谓辛能润是也。以干姜峻散肺中寒水之气，而补肺金之体，使肺气得宣，而渴止咳定矣。其在中焦也，水停心下，郁遏心气不得下降，反来上烁咽喉，又格拒肾中真液，不得上潮于喉，故嗌[1]干而渴也。重用枳实急通幽门，使水得下行而脏气各安其位，各司其事，不渴不咳矣。其在下焦也，水郁膀胱，格拒真水不得外滋上潮，且邪水旺一分，真水反亏一分，藏真水者，肾也，肾恶燥，又肾脉入心，由心入肺，从肺系上循喉咙，平人之不渴者，全赖此脉之通调，开窍于舌下玉英、廉泉[2]，今下焦水积而肾脉不得通调，故亦渴也。附子合生姜为真武法，补北方司水之神，使邪水畅流，而真水滋生矣。大抵饮家当恶水，不渴者其病犹轻，渴者其病必重。如温热应渴，渴者犹轻，不渴者甚重，反象也。所谓加者，于应用方中，重加之也。

【注释】

[1] 嗌（yì 意）：咽喉。

[2] 玉英、廉泉：穴位名，即玉液和廉泉穴，位于舌下舌系带的两旁。

【语译】 痰饮病人反而出现口渴症状，治疗必须重用辛味药物。饮在上焦的加干姜、桂枝，在中焦的加枳实、橘皮，在下焦的加附子、生姜。

《金匮要略》指出干姜、桂枝是热性药物，服后应当立即出现口渴，现在反而不渴者，是水饮内停的表现。这是以口不渴来确定其为水饮内停，人们对此容易理解。还指出：水饮停留在肺，病人可见口渴。这是说水饮内停的病人也可以出现口渴的症状，人们对此就不太知道。现在的医生一见口渴就使用寒凉药物，轻则用天花粉、麦冬、生地黄等药，重则用石膏、知母等药，完全不清楚病情。一般来说，火邪所致咳嗽没有痰，痨伤咳嗽咯胶黏痰，痰饮咳嗽咯稀痰，兼风寒的则痰难咯出，不兼风寒的则痰容易咯出，痰深则难咯出，痰浅则易咯出。痰饮停积在上焦，郁遏肺气，肺失清肃不能下降，反挟心火上升熏烁咽喉，以致口渴欲饮，越喝越渴，这是饮水后水不能够运行，所以愈喝愈咳嗽，愈咳嗽口愈渴，明明知道这是因饮邪而引起的口渴，那么用辛味药物又有什么妨碍呢？这就是《内经》中所谓辛能滋润的道理。用干姜峻猛地温散肺中寒水之气，同时温补肺脏本身，使肺气得以宣展，则口渴能止，咳嗽平定。痰饮在中焦的，水饮停聚心下，郁遏心经火气不能下降，反而向上熏灼咽喉，同时又阻隔肾中真阴不能上达咽喉，所以出现咽喉干燥而口渴的症状。治疗重用枳实急速疏通幽门，使水饮能够下行，则各个脏腑才能各居各位，发挥各自的功能，也就不口渴不咳嗽了。饮停下焦的，由于水郁膀胱，阻隔肾水不能上潮滋润，而且邪水旺盛一分，则肾水反亏虚一分，脏腑真水者是肾脏，肾脏怕燥。另一方面，肾的经脉入心，由心入肺，由肺系而上循喉咙，正常人之所以不口渴，完全是依赖这条经脉的畅通调和，输津于开窍舌下的玉液、廉泉穴。现在水湿积聚下焦导致肾的经脉不能通调，所以也可以出现口渴症状。治疗用附子配合生姜，属真武汤的方法，能温补北方管水的肾神，使邪水畅通流出，而肾水正常滋生。一般地说，痰饮病人应该厌恶喝水，不渴的说明其病情尚轻，口渴的其病情必重。就好像温病应该口渴，口渴的病情尚轻，不渴的病情非常严重，这是一种相反的现象。至于条文中所说的"加"，是指在选用的方剂中，重用上述药物的意思。

【导读】 本条讲述饮家口渴的证治。

《金匮要略》说："先渴后呕者，为水停心下，此属饮家。"口渴的病机并不是津液损伤，而是饮邪停蓄，气化不行，津液不能上承所致，因此治疗当温阳化饮。饮在上焦，以干姜、桂枝温肺化饮；饮在中焦，以枳实、橘皮理气和胃化湿；饮在下焦，以附子、生姜温肾行饮。

【原文】第五十一条 饮家阴吹[1]，脉弦而迟，不得固执《金匮》法，当反用之，橘半桂苓枳姜汤主之。

《金匮》谓阴吹正喧，猪膏发煎主之。盖以胃中津液不足，大肠津液枯槁，气不后行，逼走前阴，故重用润法，俾津液充足流行，浊气仍归旧路矣。若饮家之阴吹，则大不然。盖痰饮蟠踞中焦，必有不寐、不食、不饥、不便、恶水等证，脉不数而迟弦，其为非津液之枯槁，乃津液之积聚胃口可知。故用九窍不和，皆属胃病例，峻通胃液下行，使大肠得胃中津液滋润而病如失矣。此证系余治验，故附录于此，以开一条门径。

橘半桂苓枳姜汤(苦辛淡法)。

半夏二两 小枳实一两 橘皮六钱
桂枝一两 茯苓块六钱 生姜六钱

甘澜水十碗，煮成四碗，分四次，日三夜一服，以愈为度。愈后以温中补脾，使饮不聚为要。其下焦虚寒者，温下焦。肥人用温燥法，瘦人用温平法。

按 痰饮有四，除久留之伏饮[2]，非因暑湿暴得者不议外；悬饮[3]已见于伏暑例中，暑饮相搏，见上焦篇第二十九条；兹特补支饮、溢饮[4]之由，及暑湿暴得者，望医者及时去病，以免留伏之患。并补《金匮》所未及者二条，以开后学读书之法。《金匮》溢饮条下，谓大青龙汤主之，小青龙汤亦主之。注家俱不甚晰，何以同一溢饮，而用寒用热，两不相伴哉？按大青龙有石膏、杏仁、生姜、大枣，而无干姜、细辛、五味、半夏、白芍，盖大青龙主脉洪数、面赤，喉哑之热饮，小青龙主脉弦紧不渴之寒饮也。由此类推，"胸中有微饮[5]，苓桂术甘汤主之，肾气丸亦主之，"苓桂术甘，外饮治脾也；肾气丸，内饮治肾也。再胸痹[6]门中，"胸痹心中痞，留气结在胸，胸满，胁下逆抢心，枳实薤白汤主之，人参汤亦主之，"又何以一通一补，而主一胸痹乎？盖胸痹因寒湿痰饮之实证，则宜通阳，补之不惟不愈，人参增气且致喘满；若无风寒痰饮之外因、不内外因，但系胸中清阳之气不足而痹痛者，如苦读书而妄想，好歌曲而无度，重伤胸中阳气者，老人清阳日薄者，若再以薤白、瓜蒌、枳实，滑之，泻之，通之，是速之成劳也，断非人参汤不可。学者能从此类推，方不死于句下，方可与言读书也。

【注释】

[1] 阴吹：指妇女阴道时有气出，或气出有声，状如矢气者。

[2] 伏饮：痰饮之一，指痰饮潜伏体内，滞留不去，时有发作。其症状是以腰背酸痛，恶寒发热，胸胁胀满，咳嗽呕吐，甚则眼泪自出，浑身颤动为主症。

[3] 悬饮：四饮之一。是指水饮留于胁肋部者。因其上不在胸中，下不及腹中，故名悬饮，主要以胁下胀满不适，咳嗽或唾涎时两胁引痛，甚至转身、呼吸均牵引作痛等。

[4] 溢饮：四饮之一，是指水液滞留于肢体肌表者，主要表现为身体疼痛，肢浮肿沉重，肢节烦疼，或兼喘咳胸闷等。

[5] 微饮：属狭义痰饮，指痰饮轻微者。

[6] 胸痹：病证名。因阳气不能正常运行，致水饮或痰浊闭阻于胸中的病证。主要症状为胸背痛，胸闷气短，喘咳多痰等。

【语译】 有痰饮病的妇女出现阴吹，脉象弦而迟，治疗不能固守《金匮要略》阴吹的治法，而应采取与他作用相反的治疗方法，用橘半桂苓枳姜汤治疗。

《金匮要略》指出，阴道有气体排出喧喧作响，用猪膏发煎治疗。此证是因胃中津液不足，大肠津液枯竭，肠中气体不能从后阴排出，被迫从前阴排出所致，所以治疗重用滋润的方法，使津液充足正常流动，肠中浊气仍然回归原来的出路。但若是痰饮病人出现阴吹，则大不相同。由于

痰饮盘踞中焦，必然出现不能入睡，不欲进食，不知饥饿，不解大便，厌恶喝水等症，脉象不数而迟弦，说明本证并非是津液的枯竭，而是痰饮积聚在胃脘部所致。所以运用九窍不和，皆属于胃病的原则，峻猛通降使胃液下行，使大肠得到胃中津液的滋润而病证消失。此证是我治疗的经验，所以附录在此，以开辟一条治阴吹的新途径。

橘半桂苓枳姜汤（苦辛淡法）（方略）

上药用急流水十碗，煎煮成四碗，分四次服。白天服三次，夜晚服一次，至病痊愈为止。病愈后继以温中补脾法治疗，使水饮不再聚积为要务。若下焦虚寒的，用温补下焦的治法。肥胖的人用温燥法，消瘦的人用温而不燥的治法。

按　痰饮有四种，除长久留滞体内的伏饮，及不是因暴感暑湿所致的痰饮证不讨论外，悬饮证已见于伏暑条文中，暑邪与水饮相搏证治，见上焦篇第二十九条。现特别补充支饮、溢饮两证成因，及暴感暑湿所致的痰饮证，希望医生能及时祛除病邪，以免出现病邪留伏不去的后患。并补充了《金匮要略》所没有论及的二条，用以开拓后来学习者的思路和方法。《金匮要略》在溢饮条下，说用大青龙汤治疗，小青龙汤也可选用。注解这条的医家都述不太清楚，为什么同是溢饮证，而一用寒药一用热药，两者各不相同呢？应该说，大青龙汤有石膏、杏仁、生姜、大枣，而无干姜、细辛、五味子、半夏、白芍，所以大青龙汤主治脉象洪数、面部红赤、咽喉嘶哑的热饮证，而小青龙汤主治脉象弦紧、口不渴的寒饮证。由此类推，《金匮要略》中"胸中有微饮，苓桂术甘汤主之，

肾气丸亦主之"，苓桂术甘汤是用于饮邪外犯从脾论治法，肾气丸则用于饮邪内溢从肾论治法。另外在胸痹门中其还有："胸痹心中痞，留气结在胸，胸满，胁下逆抢心，枳实薤白汤主之，人参汤亦主之"，为什么治疗同一种胸痹证一用宣通一用补养呢？这是因为胸痹若为寒湿痰饮所致的实证，则适宜于温通阳气，用补法不仅不能治愈，还会因人参补气壅滞气机而导致气喘胸满；如果胸痹无风寒痰饮等内因、不内外因，纯为胸中清阳之气不足而形成的胸痹疼痛证，例如因刻苦读书又喜欢妄想的，喜欢唱歌而又唱无节制的，严重损伤胸中阳气的、老年人胸中阳气日渐衰弱的，如果再用薤白、瓜蒌、枳实等药化痰，泻下，通导，则必然加速内伤而形成虚劳病，而必须用人参汤治疗。学习者如能以此类推，才不致刻板死守前人字句，才能与他讨论读书的道理。

【导读】本条讲述饮家阴吹的证治。

素患痰饮之人，又兼阴吹之症，是饮邪停滞中焦，胃中津液不得下行而大肠津液枯竭，肠中气体不能从后阴排出，被迫从前阴排出所致。其临床表现具体可见：气从前阴而出，连续不断，形体肥胖，面色萎白，脘闷纳呆，呕吐痰涎，心悸少寐，头重肢倦，舌淡苔润，脉弦滑。关于治疗，叶天士《临证指南医案》中说："九窍不和，皆属胃病"，此种说法其实源于《黄帝内经》，吴氏强调不可拘泥于《金匮要略》之法，需灵活运用，方选橘半桂苓枳姜汤。方中半夏、生姜燥湿和胃，降逆逐饮；枳实、橘皮理气和胃化湿；桂枝、茯苓温阳化气利水，共达和胃降逆，温阳利水之效。注意气虚及津枯肠燥之阴吹，不宜使用本方。

【原文】第五十二条　暴感寒湿成疝，寒热往来，脉弦反数，舌白滑，或无苔不渴，当脐痛，或胁下痛，椒桂汤主之。

此小邪中里证也。疝，气结如山也。此肝脏本虚，或素有肝郁，或因暴怒，又猝感寒湿，秋月多得之。既有寒热之表证，又有脐痛之里证，表里俱急，不得不用两解。方以川椒、吴萸、小茴香直入肝脏之里，又芳香化浊流气；以柴胡从少阳领邪出表，病在肝治胆也，又以桂枝协济柴胡者，病在少阴，治在太阳也，经所谓病在脏治其腑之义也，况又有寒热之表证乎！佐以青皮、广皮，从中达外，峻伐肝邪也；使以良姜，温下焦之里也，水用急流，驱浊阴使无留滞也。

椒桂汤方(苦辛通法)

川椒（炒黑）六钱　桂枝六钱　良姜三钱　柴胡六钱　小茴香四钱　广皮三钱　吴茱萸（泡淡）四钱　青皮三钱

急流水八碗，煮成三碗，温服一碗，复被令微汗佳；不汗，服第二碗，接饮生姜汤促之；得汗，次早服第三碗，不必复被再令汗。

【语译】猝然感受寒湿而形成疝气，症见寒热往来，脉象弦而反数，舌苔白滑，或无苔不渴，脐部疼痛或胁下疼痛，用椒桂汤治疗。

这是少量病邪侵入体内的证候。疝气，

是指气结不通，像山峰一样鼓起的病证。这是病人肝脏素虚，或平时就有肝气郁结，或因暴怒又猝感寒湿所致，以秋季发病多见。疝病发作既有寒热往来的表证，又有脐部疼痛的里证，表里证候都显著，治疗不得不用表里双解的方法。方中以川椒、吴茱萸、小茴香直入肝脏，又能芳香化浊，畅通气机，以柴胡引少阳之邪外出达表，这是病在肝从胆治疗的方法；又以桂枝协助柴胡祛邪，这是病在少阴肾，治疗从太阳膀胱着手的方法，即《内经》中所谓的病在脏而从腑论治的道理，更何况本证还有寒热往来的表现呢，方中佐以青皮、广陈皮使邪从中达外，峻猛地驱除肝经邪气；再以良姜为使药，温养下焦阳气，煎药取急流水，以迅速驱除阴寒浊邪不使留滞。

椒桂汤方（苦辛通法）（方略）

上药用急流水八碗，煎煮成三碗，先温服一碗，盖上棉被使病人微微出汗为佳；不出汗，再服第二碗，并接着喝些生姜汤促进发汗；如药后出汗，第二日早晨再服第三碗，不必盖被再使病人出汗了。

【导读】本条讲述寒疝的证治。

疝有内外之分，外疝即疝气，不属于本证范畴，内疝是以脐周腹部剧烈疼痛为主症，属寒者多，故称寒疝。病名首见于《金匮要略·腹满寒疝宿食病脉证治》，由内脏虚寒，复感寒邪（或风寒）而发病。关于其证候表现，《诸病源候论》卷二说："寒疝者，阳气积于内，则卫气不行，卫气不行则寒气盛也。故令恶寒、不欲食，手足厥冷，绕脐痛，自汗出，遇寒即发，故云寒疝也。"与本条所言大致相同，可供参考。

治疗当解表邪，散里寒，行气止痛，方选椒桂汤。方中用川椒、吴茱萸、小茴香温中逐寒，芳香化浊而行气；柴胡入少阳领邪外出；桂枝解太阳表邪；佐以青皮、广皮疏理肝气，从中达外；高良姜为使，温养下焦阳气。临床中表邪不重者也可用大乌头汤、乌头桂枝汤、大黄附子汤、当归生姜羊肉汤等方治疗；亦可以延胡索、胡椒、小茴香等份为末，酒调服。

【原文】第五十三条　寒疝脉弦紧，胁下偏痛发热，大黄附子汤主之。

此邪居厥阴，表里俱急，故用温下法以两解之也。脉弦为肝郁，紧，里寒也；胁下偏痛，肝胆经络为寒湿所搏，郁于血分而为痛也；发热者，胆因肝而郁也。故用附子温里通阳，细辛暖水脏而散寒湿之邪；肝胆无出路，故用大黄，借胃腑以为出路也，大黄之苦，合附子、细辛之辛，苦与辛合，能降能通，通则不痛也。

大黄附子汤方（苦辛温下法）

大黄五钱　熟附子五钱　细辛三钱

水五杯，煮取两杯，分温二服（原方分量甚重，此则从时改轻，临时对证斟酌）。

【语译】寒疝证脉象弦紧，胁下一侧疼痛，发热者，用大黄附子汤治疗。

这是病邪侵入厥阴肝经，表里证均突出的证候，所以用温下法表里两解。脉弦是肝郁的征象，脉紧为里寒；胁下偏一侧疼痛，是因肝胆经络被寒湿搏结，血脉郁阻不通则疼痛；发热是胆之经气因肝病而郁滞的表现。所以用附子温里通阳，细辛温暖主水的肾脏而疏散寒湿病邪；肝胆没有病邪外出的通路，所以用大黄，借助于胃腑作为出路。大黄味苦，配合附子、细辛的辛味，苦味与辛味相合，能降能通，通则疼痛消失。

【导读】 本条讲述寒疝里实的证治。

疝病皆属于肝，脉弦主肝病，脉紧因寒主收引，故寒疝为肝寒之证；肝经分布于胁下，肝寒气滞，故胁下疼痛，可为单侧或两侧俱痛；本证还可伴有大便不通，是肝气犯胃，进一步影响肠道气机所致。本证的具体表现与《金匮要略·腹满寒疝宿食病脉证治》中所云"胁下偏痛发热，其脉紧弦，此寒也，以温药下之，宜大黄附子汤"类似，治疗亦相同。

吴氏选取大黄附子汤温阳散寒，通便止痛。方中用辛热之附子，温阳散寒；细辛走窜发散，除寒散结；大黄得附子、细辛之辛温，寒性得到抑制，专行荡涤肠胃，泻除寒积之滞。大便得解，腑气通畅，则寒积去，阳气行，诸证自可消除。

【原文】第五十四条 寒疝少腹或脐旁，下引睾丸，或掣[1]胁，下掣腰，痛不可忍者，天台乌药散主之。

此寒湿客于肝、肾、小肠而为病，故方用温通足厥阴手太阳之药也。乌药祛膀胱冷气，能消肿止痛；木香透络定痛，青皮行气伐肝；良姜温脏劫寒；茴香温关元，暖腰肾，又能透络定痛；槟榔至坚，直达肛门散结气，使坚者溃，聚者散，引诸药逐浊气，由肛门而出；川楝导小肠湿热，由小便下行，炒以斩关夺门之巴豆，用气味而不用形质，使巴豆帅气药散无形之寒，随槟榔下出肛门；川楝得巴豆迅烈之气，逐有形之湿，从小便而去，俾有形无形之结邪，一齐解散而病根拔矣。

按 疝瘕[2]之证尚多，以其因于寒湿，故因下焦寒湿而类及三条，略示门径，直接中焦篇腹满腹痛等证。古人良法甚伙，而张子和专主于下，本之《金匮》病至其年月日时复发者当下之例，而方则从大黄附子汤悟入，并将淋、带、痔疮、癃闭[3]等证，悉收入疝门，盖皆下焦寒湿、湿热居多。而叶氏于妇科久病癥瘕，则以通补奇经，温养肝肾为主，盖本之《内经》"任脉为病，男子七疝，女子带下瘕聚[4]"也。此外良法甚多，学者当于各家求之，兹不备载。

天台乌药散方（苦辛热急通法）

乌药五钱　木香五钱　小茴香（炒黑）五钱　良姜（炒）五钱　青皮五钱　川楝子十枚　巴豆七十二粒　槟榔五钱

先以巴豆微打破，加麸数合[5]，炒川楝子，以巴豆黑透为度，去巴豆麸子不用，但以川楝同前药为极细末，黄酒和服一钱。不能饮者，姜汤代之。重者日再服，痛不可忍者，日三服。

大黄附子汤方（苦辛温下法）（方略）

上药用水五杯，煎煮成两杯，分两次温服（原方的药物用量很重，这里则根据现时病情减轻用量，临床可针对具体证候灵活加减）。

【注释】

[1] 掣（chè彻）：拽、拉、牵引。

[2] 疝瘕：病名。"疝"古时泛指腹部剧痛，后来多指各种肠疝，或生殖器、睾丸、阴囊的一些病证。"瘕"与"聚"同类，即腹内痞块，聚散无常、痛无定处。

[3] 癃闭：病证名，是指尿闭或排尿困难，下腹胀满的一种证候。"癃"是指小便不畅，点滴而出，下腹缓缓胀满；"闭"是指小便不通，点滴不出，一般统称为癃闭。

[4] 瘕聚：病证名，泛指腹中气聚，攻窜胀痛，时作时止为特征的证候。有专指妇女任脉受病，以下腹痞块，推之可移，痛无定处为主的病证。

[5] 合：旧时量粮食的器具，一合约十分之一升。

【语译】 寒疝症见少腹或脐旁疼痛，并向下牵引到睾丸，或者牵引到胁下，又下牵引腰部，疼痛不能忍受的，用天台乌药散治疗。

这是寒湿侵入肝、肾、小肠而产生的病证，所以方用温通足厥阴肝和手太阳小肠的药物。乌药能祛除膀胱寒冷之气，并能消肿止痛；木香可通络镇痛；青皮行气疏肝；高良姜暖脏祛寒；小茴香温关元、暖腰肾，又能通络止痛；槟榔质地坚硬，直达肛门行气散结，使坚硬积块溃散，聚积痞肿消失，并引诸药驱逐浊气，使其从肛门排出；川楝子导泄小肠湿热，使其从小便下行，采用与具有攻导逐邪作用的巴豆拌炒，是用巴豆的气味而不用他的形质，

【导读】 本条讲述寒疝气滞的证治。

足厥阴肝经，络于阴器，上抵少腹，若寒邪侵犯厥阴肝经，肝气郁滞，易发为疝气。故有"诸疝皆归肝经"之说。肝寒气凝，故少腹或脐周剧烈疼痛，下引睾丸疼痛，或牵掣腰部等。

张景岳谓"治疝必先治气"，故治疝之法总不离乎理气疏肝，行气散寒之法。吴氏选

使巴豆能率领气分药破散无形的寒邪，使其随槟榔下行从肛门排出；川楝子得巴豆迅猛的气味，能驱逐有形湿邪，使其从小便而去。最后，使有形和无形结聚之邪，一起解散，病根拔除。

按 疝气、瘕瘕的证候类型还很多，由于寒疝因寒湿之邪所引起，所以在讨论下焦寒湿证候时，因其同类而述及三条，简略提示其证治方法，并直接与中焦篇的腹满腹痛等症相衔接。古人好的治疗方法很多，其中张子和专门主张用攻下法，他以《金匮要略》中所列举病例到了某年某月又复发而应当用攻下的方法等依据，所选方剂则是从大黄附子汤化裁而来，并将淋证、带下、痔疮、癃闭等症，都收入疝气门内，因为这些病证也均以下焦寒湿和湿热居多。而叶天士针对妇科久病的瘕瘕，则以疏通补养奇经八脉，温养肝肾为主要治疗方法，这是源于《内经》"任脉为病，男子七疝，女子带下瘕聚"的论述。此外，还有很多好的治疗方法，学习者应当从各家论述中去探求，这里不一一记载了。

天台乌药散方（苦辛热急通法）（方略）

先把巴豆稍微打破，加麸皮数合，与川楝子一起炒，炒至巴豆完全变黑为止。去掉巴豆、麸皮不用，只把川楝子与上述各药共研成极细药末，取一钱用黄酒调服。不能喝酒的，用姜汤代替。严重的一天服二次，疼痛剧烈难以忍受的，一天服三次。

取天台乌药散。方中乌药辛温，入厥阴肝经，行气疏肝，散寒止痛，为君药；青皮疏肝理气，小茴香暖肝散寒，高良姜散寒止痛，木香行气止痛，四药辛温芳香，合而用之，加强乌药行气疏肝，散寒止痛之功，共为臣药；槟榔行气导滞，直达下焦而破坚；苦寒之川楝子与辛热之巴豆同炒，去巴豆而用川楝子，既可制其苦寒之性，又增其行气散结之力，共为佐使药。诸药合用，使寒凝得散，气滞得疏，肝络调和，则疝痛自愈。

湿　温

【原文】第五十五条　湿温久羁，三焦弥漫，神昏窍阻，少腹硬满，大便不下，宣清导浊汤主之。

此湿久郁结于下焦气分，闭塞不通之象，故用能升、能降、苦泄滞、淡渗湿之猪苓，合甘少淡多之茯苓，以渗湿利气；寒水石色白性寒，由肺直达肛门，宣湿清热，盖膀胱主气化，肺开气化之源，肺藏魄，肛门曰魄门，肺与大肠相表里之义也；晚蚕砂化浊中清气，大凡肉体未有死而不腐者，蚕则僵而不腐，得清气之纯粹者也，故其粪不臭不变色，得蚕之纯清，虽走浊道而清气独全，既能下走少腹之浊部，又能化浊湿而使之归清，以己之正，正人之不正也，用晚者，本年再生之蚕，取其生化最速也；皂荚辛咸性燥，入肺与大肠，金能退暑，燥能除湿，辛能通上下关窍，子更直达下焦，通大便之虚闭，合之前药，俾郁结之湿邪，由大便而一齐解散矣。二苓、寒石，化无形之气；蚕沙、皂子，逐有形之湿也。

宣清导浊汤（苦辛淡法）

猪苓五钱　茯苓五钱　寒水石六钱　晚蚕沙四钱　皂荚子（去皮）三钱

水五杯，煮成两杯，分二次服，以大便通快为度。

【语译】湿温病、湿热病邪久留不去，湿热弥漫上、中、下三焦，症见神昏窍闭，少腹坚硬胀满，大便不通畅等，用宣清导浊汤治疗。

这是湿邪长期郁结于下焦气分，造成各种闭塞不通的症状，所以治选能升、能降、苦能泻滞、淡能利湿的猪苓，配合性味甘淡的茯苓，渗利湿浊而通利气机；寒水石色白而性寒，能宣清湿热，由肺直达肛门。因为膀胱主气化，肺主气为气化之源，肺藏魄，肛门又称魄门，肺与大肠相表里的含义即此；晚蚕沙能化浊气中的清气，一般说来，肉体没有死后而不腐烂的，但蚕死后却僵而不腐，这是因为蚕得到清气的精粹，所以其粪不臭也不变颜色，蚕沙得蚕的纯清之气，虽然从蚕的浊道中排出但独具清气，既能下走少腹浊道，又能宣化湿浊之气使之归于清气，即所谓以己之正，正人之不正。用蚕沙晚者，指当年再次出生的蚕，取其生长最为迅速的意思。皂荚味辛咸而性燥，入肺与大肠经，能退暑热，燥又能祛除湿浊，辛味能宣通上窍和下窍，用其子更有直达下焦，通导非有形实邪内结的便闭，与前面的药物相配合，能使郁结的湿邪，通过大便而一并解散。方中茯苓、猪苓、寒水石可以宣化无形之气；蚕沙、皂荚子能驱逐有形之湿浊。

宣清导浊汤（苦辛淡法）（方略）

【导读】本条讲述湿滞大肠的证治。

本证多见于湿热病邪在气分日久不解，肠道湿热垢浊蕴结，虽属湿重热轻之证，但一般不见于疾病早期。其病机为湿热浊邪郁结肠道，气机阻闭，传导失司所致。肠道气机阻滞，故见少腹硬满，大便不通，苔垢腻；浊气上逆，则可见神志昏蒙。

治疗宣通肠道，清化湿浊，方选宣清导浊汤。方中晚蚕沙清化湿浊；皂荚子化湿除秽，宣通气机；猪苓、茯苓、寒水石利湿泄热。湿浊得化，邪热得清，气机宣通，则大便自可通畅，诸症皆可缓解，此即"利小便而通大便"。

注意本证与阳明热结均可出现便秘症状，但本证大便不通由湿热郁闭肠道，肠道气机不通所致，临床兼见腹满多无按痛、舌苔垢腻等湿热阻滞之征，非热结肠腑所致，故不可苦寒攻下。

【原文】第五十六条 湿凝气阻，三焦俱闭，二便不通，半硫丸主之。

热伤气，湿亦伤气者何？热伤气者，肺主气而属金，火克金则肺所主之气伤矣。湿伤气者，肺主天气，脾主地气，俱属太阴湿土，湿气太过，反伤本脏化气，湿久浊凝，至于下焦，气不惟伤而且阻矣。气为湿阻，故二便不通，今人之通大便，悉用大黄，不知大黄性寒，主热结有形之燥粪；若湿阻无形之气，气既伤而且阻，非温补真阳不可。硫黄热而不燥，能疏利大肠，半夏能入阴，燥胜湿，辛下气，温开郁，三焦通而二便利矣。

按 上条之便闭，偏于湿重，故以行湿为主；此条之便闭，偏于气虚，故以补气为主。盖肾司二便，肾中真阳为湿所困，久而弥虚，失其本然之职，故助之以硫黄；肝主疏泄，风湿相为胜负，风胜则湿行，湿凝则风息，而失其疏泄之能，故通之以半夏。若湿尽热结，实有燥粪不下，则又不能不用大黄矣。学者详审其证可也。

半硫丸（酸辛温法）

石硫黄（硫黄有三种：土黄、水黄、石黄也。入药必须用产于石者。土黄土纹，水黄直丝，色皆滞暗而臭；惟石硫黄方棱石纹而有宝光不臭，仙家谓之黄矾，其形大势如矾。按：硫黄感日之精，聚土之液，相结而成。生于艮土者佳，艮土者，少土也，其色晶莹，其气清而毒小。生于坤土者恶，坤土者，老土也，秽浊之所归也，其色板滞，其气浊而毒重，不堪入药，只可作火药用。石黄产于外洋，来自舶上，所谓倭黄是也。入莱菔内煮六时则毒去） 半夏（制）

上二味，各等分为细末，蒸饼为丸梧子大，每服一二钱，白开水送下（按：半硫丸通虚闭，若久久便溏，服半硫丸亦能成条，皆其补肾燥湿之功也）。

以上药物用水五杯，煎煮成两杯，分两次服下，如大便已通就不要再服。

【语译】湿浊凝滞，气机闭阻，致上中下三焦气机闭塞不通，导致大小便不通的，用半硫丸治疗。

热邪伤气，为什么湿邪也能伤气呢？热邪伤气的原因，是由于肺主气而属金，火可克金，肺金伤则肺所主的气亦会损伤。湿能伤气的原因，是由于肺主呼吸的天气，脾主水谷的地气，肺与脾均属太阴与湿土相应。若湿浊之气过盛，反而会损伤这二脏的化气功能。若湿浊长期凝滞，进一步累及下焦，不但会伤气，而且会阻遏气机。气机被湿邪所阻，所以大小便不通。现今医生通泻大便，都知道用大黄，但不知道大黄性寒，主要用于热与糟粕相搏结的有形燥粪；如果是由于湿邪阻遏了无形气机，不仅气伤而且湿阻便闭的，则非温补真阳不可。硫黄性虽热而不燥，能疏利大肠，半夏能入阴分，性燥能祛除湿邪，味辛气温，能下气开郁，使三焦气机通畅则大小便自能通利。

【导读】本条讲述湿邪阻滞三焦，症见二便不通的证治。

湿邪凝滞，闭阻气机，遏伤阳气，阳气不化，导致二便不通；结合病机分析，还可见手足不温、胸闷、脘痞、腹胀、舌苔白腻、脉沉迟等。属于湿盛阳虚，虚实夹杂的病证，治疗当温阳燥湿，方选半硫丸。

吴氏在本条分注中特别指出本条与上条便闭的区别。上条是湿中蕴热，阻滞大肠，阳气不虚，所以用宣清导浊汤祛湿行气，升清降浊；本条湿邪遏伤阳气，阳气已虚，所以用半硫丸温阳燥湿，行气以通便。

【原文】第五十七条 浊湿久留，下注于肛，气闭肛门坠痛，胃不喜食，舌苔腐白，术附汤主之。

此浊湿久留肠胃，致肾阳亦困，而肛门坠痛也。肛门之脉曰尻[1]，肾虚则痛，气结亦痛。但气结之痛有二：寒湿、热湿也。热湿气实之坠痛，如滞

按 上一条所述便闭，偏于湿重，所以治以祛湿为主；本条的便闭，偏于气虚，所以治以补气为主。这是因为肾管二便，肾中真阳被湿邪所困阻，日久则可致肾气虚衰，丧失其原来的功能，所以用硫黄来温补肾阳；肝主疏泄，风木与湿土是相互制约的，风木疏泄正常则湿能畅行，若湿气凝聚则风木平息不行，就失去其疏泄的功能，所以选用具宣通作用的半夏。如果湿邪已完全化热形成热结，确实是燥粪不下的，则又不能不用大黄攻下了。学者应详细审察病证才能用药。

半硫丸（酸辛温法）（方略）

以上二味药，各等份研为细末，再用蒸饼做成梧桐籽大小的丸子。每次服一二钱，用白开水送下（按：半硫丸能通因气虚所致的大便闭结，若便溏久久不愈者，服半硫丸也能使大便成形，都是因半硫丸具补肾燥湿的作用）。

下[2]门中用黄连、槟榔之证是也。此则气虚而为寒湿所闭，故以参、附峻补肾中元阳之气，姜、术补脾中健运之气，朴、橘行浊湿之滞气，俾虚者充，闭者通，浊者行，而坠痛自止，胃开进食矣。按：肛痛有得之大恐或房劳者，治以参、鹿之属，证属虚劳，与此对勘，

故并及之。再此条应入寒湿门，以与上三条有互相发明之妙，故列于此，以便学者之触悟也。

术附汤方（苦辛温法）

生茅术五钱　人参二钱　厚朴三钱
生附子三钱　炮姜三钱　广皮三钱

水五杯，煮成两杯，先服一杯；约三时，再服一杯，以肛痛愈为度。

【注释】

[1] 尻（kāo 靠）：人体骶骨和尾骶骨部位的通称，有的古书上将屁股亦称尻。

[2] 滞下："痢疾"的古名，是形容大便次数增多，虽急于排便，但不能通畅，肛门重坠，如有物阻滞的感觉。痢疾是一种夏秋季常见的肠道传染病，种类很多，现临床上一般分为湿热痢、疫毒痢、寒湿痢、久痢、休息痢等。

【语译】 湿浊久留，下注肛门，导致气机闭阻，肛门坠痛，不思饮食，舌苔白腐，用术附汤治疗。

这是湿浊久留肠胃，终致肾的阳气也受困，出现肛门下坠疼痛。肛门及其脉络所布的部位称尻，肾虚不荣则痛，气机郁结不通也痛。但气机郁结肛门疼痛有两种情况：一为寒湿所致，一为湿热而起。湿热所致的属邪气实的肛门坠痛，例如在滞下门中所述用黄连、槟榔等药物治疗的痢疾证就属此类。本条所论则是气虚而被寒湿闭阻的肛门坠痛，所以用人参、附子峻补肾中元阳之气，炮姜、苍术温补脾中健运之气，厚朴、橘皮通行湿浊所致的气滞。这样，使虚者得以补充，闭者得以畅通，浊者得以运行，而肛门坠痛自然可以解除，胃口开，饮食可进。按：肛门疼痛有因过度惊恐或房劳太过所引起的，治疗应用人参、鹿茸之类，这种证候属虚劳，可与本条所述对照，所以一并讨论。另外，此条内容本应放在寒湿门，因可与上三条内容相互鉴别说明，所以放在这里，以便学者可以触类旁通，得到启发。

术附汤方（苦辛温法）（方略）

以上药用水五杯，煎煮成两杯，先服下一杯，大约在六小时后，再服一杯，如不愈，可再煎服，直到肛门疼痛得愈为止。

【导读】 本条讲述湿浊下注，肛门坠痛的证治。

湿邪久困胃肠，损伤脾阳，进一步影响到肾阳，导致脾肾阳虚，寒湿内生。寒湿阻滞大肠，气机不通，则"肛门坠痛"；寒湿困阻脾胃，健运失常，则"胃不喜食"；舌苔腐白是寒湿阻滞的征象。

治疗当温肾健脾，燥湿行气，方选术附汤。方中人参补气，附子温肾助阳，炮姜、苍术温阳健脾，苍术、厚朴、陈皮辛开苦降，燥湿行气。本方祛邪与扶正并用，二者相辅相成，温补脾肾之阳，阳气复则寒湿易化；反之，寒湿化则阳气自通。

注意本证术附汤与《金匮要略》中的术附汤不同，须加以区分。

【原文】第五十八条 疟邪久羁，因疟成劳，谓之劳疟[1]；络虚而痛，阳虚而胀，胁有疟母[2]，邪留正伤，加味异功汤主之。

此证气血两伤。《经》云：劳者温之，故以异功温补中焦之气，归、桂合异功[3]温养下焦之血，以姜、枣调和营卫，使气血相生而劳疟自愈。此方补气，人所易见，补血人所不知，经谓：中焦受气，取汁变化而赤，是谓血，凡阴阳两伤者，必于气中补血，定例也。

加味异功汤方（辛甘温阳法）

人参三钱 当归一钱五分 肉桂一钱五分 炙甘草二钱 茯苓三钱 於术（炒焦）三钱 生姜三钱 大枣（去核）二枚 广皮二钱

水五杯，煮成两杯，渣再煮一杯，分三次服。

【注释】

[1] 劳疟：因疟疾日久而致身体虚弱，将成虚劳，又称"虐劳"。或因久病劳损，气血两虚而患疟疾，均称劳疟。其特点为微寒微热，或发于昼，或发于夜，气虚多汗，饮食少进，或停止发作后遇劳即发。

[2] 疟母：病证名，疟疾的一种。因疟疾久延不愈，胁下结块，触之有形，按之疼痛者称之。类似久疟后脾脏肿大的病证。

[3] 异功：指异功散，方载《小儿药证直诀》，由人参、白术、茯苓、陈皮、甘草组成，主治脾胃虚弱，不思饮食，胸闷不舒，久咳而肿等病证。

【语译】 疟邪久留不去，因疟而转成虚劳，称为劳疟。因脉络虚损而痛，因阳气虚弱而胀，胁下结块而成疟母。这是邪气久留，正气损伤的缘故，用加味异功汤治疗。

这是气血两伤证。《内经》说："劳者温之"，所以用异功汤温补中焦脾胃之气，方中当归、肉桂配合异功散温养下焦阴血，用生姜、大枣调和营卫，共奏使气血相互资生则劳疟自然可愈。此方可以补气，大家容易看见，补血的作用却是一般人所不知道的。《内经》中说："中焦受气取汁，变化而赤，是谓血。"凡是阴阳两伤的，必须通过补气而达到补血的目的，这是一般规律。

加味异功汤（辛甘温阳法）（方略）

上药加水五杯，煎煮成两杯，药渣再煮一杯，共三杯，日分三次口服。

【导读】 本条讲述劳疟的病机及证治。

劳疟病名首见于《金匮要略方论》，与本条所说"疟邪久羁，因疟成劳，谓之劳疟"属于同一种病证，关于病机，分注中说"此证气血两伤"，即久疟损耗气血，血虚而脉络失养，不荣则痛，气虚运行无力，虚滞而胀，气血俱虚则胀痛并见。气血耗伤，湿邪留滞，气血不足而运行难涩，导致湿聚、气滞、血瘀聚于胁下而形成"疟母"。

治疗需补气血与祛湿邪并施行，方选加味异功汤，本方由异功散加味而成，原方由人参、茯苓、白术、炙甘草、陈皮、生姜、大枣组成，能补气健脾，行气化滞。吴氏在此方基础上加入当归、肉桂温阳补血。结合方药分析，本证是以气血两伤为主，湿邪不重，疟母初成，不必专于治疟，脾胃旺盛，气血恢复则疟母自退。

【原文】第五十九条 疟久不解，胁下成块，谓之疟母，鳖甲煎丸主之。

疟邪久扰，正气必虚，清阳失转运之机，浊阴生窍踞之渐，气闭则痰凝血滞，而块势成矣。胁下乃少阳厥阴所过之地，按：少阳、厥阴为枢，疟不离乎肝胆，久扰则脏腑皆困，转枢失职，故结成积块，居于所部之分。谓之疟母者，以其由疟而成，且无已时也。

按 《金匮》原文："病疟以月一日发，当以十五日愈；设不瘥，当月尽解；如其不瘥，当云何？此结为癥瘕，名曰疟母，急治之，宜鳖甲煎丸。"盖人身之气血与天地相应，故疟邪之着于人身也，其盈缩进退，亦必与天地相应。如月一日发者，发于黑昼月廓空[1]时，气之虚也，当俟十五日愈。五者，生数之终；十者，成数之极；生成之盈数相会，五日一元，十五日三元一周；一气来复，白昼月廓满之时，天气实而人气复，邪气退而病当愈。设不瘥，必俟天气再转，当于月尽解。如其不瘥，又当云何？然月自亏而满，阴已盈而阳已缩；自满而亏，阳已长而阴已消；天地阴阳之盈缩消长已周，病尚不愈，是本身之气血，不能与天地之化机相为流转，日久根深，牢不可破，故宜急治也。

鳖甲煎丸方[2]

鳖甲（炙）十二分　乌扇[3]（烧）三分　黄芩三分　柴胡六分　鼠妇[4]（熬）三分　干姜三分　大黄三分　芍药五分　桂枝三分　葶苈（熬）一分　石韦（去毛）三分　厚朴三分　牡丹皮五分　瞿麦二分　紫葳三分　半夏一分　人参一分　䗪虫（熬）五分　阿胶（炒）三分　蜂窠（炙）四分　赤硝十二分　蜣螂（熬）六分　桃仁二分

上二十三味，为细末。取煅灶下灰一斗，清酒一斛五斗，浸灰，俟酒尽一半，着鳖甲于中，煮令泛烂如胶漆，绞取汁，纳诸药煎为丸，如梧子大。空心服七丸，日三服。

方论 此辛苦通降，咸走络法。鳖甲煎丸者，君鳖甲而以煎成丸也，与他丸法迥异，故曰煎丸。方以鳖甲为君者，以鳖甲守神入里，专入肝经血分，能消癥瘕，领带四虫，深入脏络，飞者升，走者降，飞者兼走络中气分，走者纯走络中血分。助以桃仁、丹皮、紫葳之破满行血，副以葶苈、石韦、瞿麦之行气渗湿，臣以小柴胡、桂枝二汤，总去三阳经未结之邪；大承气急驱入腑已结之渣滓；佐以人参、干姜、阿胶，护养鼓荡气血之正，俾邪无容留之地，而深入脏络之病根拔矣。按：小柴胡汤中有甘草，大承气汤中有枳实，仲景之所以去甘草，畏其太缓，凡走络药不须守法；去枳实，畏其太急而直走肠胃，亦非络药所宜也。

【注释】

[1] 月廓空：月廓指月轮、月亮，月廓空是指月轮亏欠、不圆满。《素问·八正神明论篇》："月满无补，月郭空无治。"

[2] 鳖甲煎丸方：本方的现代剂量折算参照《方剂学》（许济群主编，1985 年第一版，上海科学技术出版社出版）。

[3] 乌扇：中药名，即射干。

[4] 鼠妇：药名，即地虱。

【语译】患疟疾长期不愈，胁下有结块形成，称为疟母，用鳖甲煎丸治疗。

疟邪长期留扰，正气必然虚弱，清阳失去转运功能，浊阴逐渐凝聚盘踞，气机闭塞不通则痰浊凝聚，血液瘀滞，势必形成痞块。胁下是足少阳胆经、足厥阴肝经循行经过的地方，少阳、厥阴又是人体气机的枢纽，疟邪致病又离不开肝胆，疟邪日久留扰不去则肝胆均被邪困，气机转枢功能失职，就会在肝胆经分布部位结成积块。之所以称为疟母，是因为其由疟疾所引起生成的，而且很难治愈。

按 《金匮要略》原文有："患疟疾如在月初一号发病，应当在十五号病愈；假若不见好转，应当在本月底恢复，如果病情仍不好转，当作何解释呢？这说明疟邪已结成癥瘕，称之为疟母，应尽快治疗，宜用鳖甲煎丸治疗。"这是因为人身的气血是与自然界的变化相应，所以疟邪侵入人体后，病情的进退轻重，也一定与自然界相应。如疟疾在月初一号发作，因此时节为月廓空虚时，此时人的正气也虚，必须等到十五号才得愈。五是生数之终，十是成数之极；生数之终与成数之极相会，五日一候，十五日共三候为一个节气，每十五天节气有一个更换，到十五号时，月廓充满亮如白昼，天气充实，人的正气也由弱变强，邪气消退而疾病应当得愈。假若不愈，必然等到节气再次更换，到月底疟邪可解。如果还是不愈，又当如何解释呢？一般来说，月廓由空亏到盈满，是阴气充盈而阳气已渐退缩；如月廓由盈满而转空亏，则阳气生长而阴气已渐消退，自然界阴阳的盈缩消长完成了一个周期，疟病还不得愈，这是患者本身的气血，不能与自然界的阴阳变化相适应，病久根深，牢不可破，所以疟病宜及早治疗。

【导读】本条讲述疟母的病机及证治。

疟母形成的病因是"疟久不解，胁下结块"，即疟疾日久不愈，耗伤正气，正虚无力，气血津液运化失常，形成瘀血、痰浊、气滞等病理产物，结于胁下，郁结成块，形成"疟母"。因其由气滞痰凝血瘀而成，治疗当行气破结，化痰散瘀，因病程日久，还需兼顾扶正。方选鳖甲煎丸。本方源于《金匮要略方论》，能活血化瘀，软坚散结，用于胁下癥块。方解详见方论。

鳖甲煎丸方（方略）

以上23味药除鳖甲外，共研为细末，取煅铁炉的灶下灰一斗，用清酒一斛五斗倒入灰中，等到酒被吸收剩一半时，滤过取汁，把鳖甲放入，煎煮使烂如胶漆，绞取其汁，再把其他药末放入煎煮制成丸，如梧桐子大，每次空腹七丸，每日服三次。

方论 本方属辛苦通降，咸而走络的治法。鳖甲煎丸，是以鳖甲为君药，经煎制而做成丸药的，与其他丸药的制作方法完全不同，所以称煎丸。方中之所以用鳖甲为主药，是因为鳖甲能守神而入里，专门入肝经血分，能消除癥瘕，带领四味虫类药，深入脏腑经络；虫中能飞的可使药性上升，能走的可使药性下降，能飞还兼可入络中气分，能走的则入络中血分；加上桃仁、丹皮、紫葳破坚满而行气血；合上葶苈、石韦、瞿麦行气渗湿；配用小柴胡汤和桂枝汤为臣药，使三阳经中尚未结聚之邪得以祛除；方中又配以大承气汤迅速驱除已入肠腑内结的燥屎渣滓；以人参、干姜、阿胶等为佐药，益气养血，扶助正气，使病邪没有存留的地方，而深入到脏腑经络的病根就可拔除了。按：小柴胡汤中原有甘草，大承气汤中原有枳实，而张仲景在制本方时之所以要去甘草，是畏惧甘草太缓，凡是走络方药，不用守而不走的药，而去枳实，是恐其性太急，直达肠胃，而不是疏通经络的方中所宜用的。

【原文】第六十条 太阴三疟[1]，腹胀不渴，呕水，温脾汤主之。

三疟本系深入脏真之痼疾，往往经年不愈，现脾胃症，犹属稍轻。腹胀不渴，脾寒也，故以草果温太阴独胜之寒，辅以厚朴消胀。呕水者，胃寒也，故以生姜降逆，辅以茯苓渗湿而养正。蜀漆乃常山苗，其性急走疟邪，导以桂枝，外达太阳也。

温脾汤方（苦辛温里法）

草果二钱　桂枝三钱　生姜五钱
茯苓五钱　蜀漆（炒）三钱　厚朴三钱

水五杯，煮取两杯，分二次温服。

【注释】

[1] 太阴三疟：指疟邪潜伏足太阴脾经，每

【导读】 本条讲述太阴三疟的证治。

疟疾有"一日疟""间日疟""三日疟"等，从病机分析，疟疾的发作其实是正邪相争的结果，因此，其发作间隔的时间越长，说明正气不足，病情越重，且迁延不愈。本证是病在足太阴脾的三日疟，可见往来寒热，三日发作，腹胀，不渴，呕水等脾胃虚寒之症状。

本证病机可总结为脾胃虚寒，中阳不振，湿邪内停，治疗当温中散寒，燥湿行气，方选温脾汤，来源于《临证指南医案》。方中草果温脾散寒；桂枝辛温通阳，行气利水；生姜温胃止呕；茯苓健脾利湿；蜀漆长于截疟；厚朴下气除满。注意本方与《千金备急方》中温脾汤不同，须加以区分。

三日一发的疟疾。

【语译】 太阴脾经三日疟，腹部胀满，口不渴，呕吐清水等，治疗用温脾汤。

三日疟疾，是疟邪深入脏腑，损伤正气的顽固疾病，往往经年累月不能痊愈。出现以脾胃症状为主症者，尚属三疟较轻的。腹胀不渴，是脾虚寒湿内盛之症，所以用草果温化太阴寒湿，辅以厚朴消胀除满。呕吐清水是胃寒所致，所以用生姜温胃降逆，辅以茯苓渗湿健脾养正。蜀漆是常山的苗，其性急能速驱疟邪，并配以桂枝，引邪外达太阳而解。

温脾汤方（苦辛温里法）（方略）

上药用水五杯，煎煮成两杯，分两次温服。

【原文】第六十一条 少阴三疟，久而不愈，形寒嗜卧，舌淡脉微，发时不渴，气血两虚，扶阳汤主之。

《疟论》篇：黄帝问曰：时有间二日，或至数日发，或渴或不渴，其故何也？岐伯曰：其间日者，邪气客于六腑，而有时与卫气相失，不能相得，故休数日乃作也。疟者，阴阳更胜也。或甚或不甚，故或渴或不渴。《刺疟篇》曰：足少阴之疟，令人呕吐甚，多寒热，热多寒少，欲闭户牖而处，其病难已。夫少阴疟，邪入至深，本难速已；三疟又系积重难反，与卫气相失之证，久不愈，其常也。既已久不愈矣，气也血也，有不随时日耗散也哉！形寒嗜卧，少阴本证，舌淡脉微不渴，阳微之象。故以鹿茸为君，峻补督脉，一者八脉丽于肝肾，少阴虚，则八脉亦虚；一

者督脉总督诸阳，为卫气之根本。人参、附子、桂枝，随鹿茸而峻补太阳，以实卫气；当归、鹿茸以补血中之气，通阴中之阳；单以蜀漆一味，急提难出之疟邪，随诸阳药努力奋争，由卫而出。阴脏阴证，故汤以扶阳为名。

扶阳汤（辛甘温阳法）

鹿茸（生锉末，先用黄酒煎得）五钱　熟附子三钱　人参二钱　粗桂枝三钱　当归二钱　蜀漆（炒黑）三钱

水八杯，加入鹿茸酒，煎成三小杯，日三服。

【语译】少阴肾经三日疟，经久不愈，形寒怕冷，嗜睡倦卧，舌质淡，脉象微弱。疟发时口不渴，这是气血两虚的征象，用扶阳汤治疗。

《疟论》篇：黄帝问曰：疟疾有的间隔二日发作，有的间隔几日发作，发作时有的口渴，有的口不渴，这是什么原因？岐伯答道：疟疾隔几日发作一次的原因，是因为疟邪客于六腑，有时与卫气不能相会，邪正不能相争，所以休息几日，待与卫气相争才发作。疟疾发病，是体内阴阳更替取胜的结果。或阳热甚或阳热不甚，所以

会口渴或口不渴。《素问·刺疟篇》说：邪伏足少阴肾经的疟疾，表现为呕吐严重，寒热往来，但发热重恶寒轻，居所喜紧闭门窗，此病难以治愈。这是少阴肾经疟疾，疟邪已伏藏很深，本来就难以很快治愈，现又为三疟，积重难返，是伏邪不与卫气相搏之证，这就是少阴三疟经久不愈的道理。既然是经久不愈之病，所以不论是气还是血，少有不随着患病时间的延长耗散。所见形寒怕冷，嗜睡倦卧，是少阴虚寒常见证候，舌质淡，脉微弱，口不渴，是阳气衰微的征象。所以治疗以鹿茸为君药，峻补督脉。一是奇经八脉都隶属于肝肾，少阴肾虚，则八脉也虚；另一个是督脉总督诸阳，是卫气的根本。用人参、附子、桂枝配合鹿茸峻补太阳，以充实卫气；用当归配合鹿茸补血中元气，通阴中之阳；方中单用蜀漆一味药，迅速驱除深伏难出之疟邪，与各温阳药配合，使正气与邪抗争，由卫分而外出。因少阴是阴脏又多阴寒之证，所以方剂以扶阳命名。

扶阳汤（辛甘温阳法）（方略）

上药用水八杯，加入鹿茸酒，煎成三小杯，日分三次服下。

【导读】本条讲述少阴三疟的证治。

本证是疟疾日久损伤肾阳所致的虚寒证，结合条文，可见往来寒热，三日一发，形寒肢冷，嗜睡，发时不渴，舌淡，脉沉迟微细等表现。分析其病机，均是肾阳虚衰的表现。治疗当温肾助阳，方选扶阳汤。方中鹿茸补肾阳，益精血，黄酒煎则补阳之力更强；熟附子温肾助阳；人参大补元气；桂枝助阳化气，温通经脉；当归补益精血，取"阴中求阳"之意；正所谓："善补阳者，必于阴中求阳，则阳得阴助而生化无穷；"蜀漆有截疟之效。本方以补肾阳为主而兼顾阴血，扶阳而不伤阴，是治疗少阴虚寒证的良方。

【原文】第六十二条　厥阴三疟[1]，日久不已，劳则发热，或有癥结，气逆欲呕，减味乌梅圆法主之。

凡厥阴病甚，未有不犯阳明者。邪

不深不成三疟，三疟本有难已之势，既久不已，阴阳两伤。劳则内发热者，阴气伤也；痞结者，阴邪也；气逆欲呕者，厥阴犯阳明，而阳明之阳将惫也。故以乌梅圆法之刚柔并用，柔以救阴，而顺厥阴刚脏之体，刚以救阳，而充阳明阳腑之体也。

减味乌梅圆法（酸苦为阴，辛甘为阳复法）

（以下方中多无分量，以分量本难预定，用者临时斟酌可也）

半夏　黄连　干姜　吴萸　茯苓　桂枝　白芍　川椒（炒黑）　乌梅

按　疟痢两门，日久不治，暑湿之邪，与下焦气血混处者，或偏阴、偏阳，偏刚、偏柔；或宜补、宜泻，宜通、宜涩；或从太阴，或从少阴，或从厥阴，或护阳明，其证至杂至多，不及备载。本论原为温暑而设，附录数条于湿温门中者，以见疟痢之原起于暑湿，俾学者识得源头，使杂症有所统属，粗具规模而已。欲求美备，勤绎各家。

【注释】

[1] 厥阴三疟：指疟邪潜伏足厥阴肝经，三日一发的疟疾。

【语译】厥阴三日疟，日久不愈，劳累后就发热，或者有痞块内结，胃气上逆而欲呕，治疗用减味乌梅丸法。

【导读】本条讲述厥阴三疟的证治。

本证是疟疾损伤正气导致肝阴与脾胃阳气俱损的证候，结合条文，可见寒热往来，三日一发，劳则发热，或有痞结，气逆欲呕的表现。气逆欲呕即是分注中说"厥阴犯阳明"。本证性质虚实并见，寒热错杂，升降失常，所以治疗须益阴助阳，寒热并用，辛开苦降，方选减味乌梅丸。方中乌梅、白芍酸以补肝；干姜、吴茱萸、桂枝、川椒辛温散寒；半夏、黄连辛温开郁，苦寒降浊；茯苓健脾利湿。本方养阴与温阳并用，故称其"刚柔并

凡是厥阴病严重的，没有不侵犯阳明胃的。疟邪不深伏就不会成三日疟，三日疟本来就难以治愈，既然病久不愈，必阴阳两伤。劳累后就发热的，是阴气耗伤的表现；痞块内结的，是阴邪凝聚所致；气逆欲呕的，是厥阴肝木犯胃，阳明胃阳虚损的征象。故以乌梅丸刚药与柔药并用之法方治疗，用柔药来滋补阴液，使厥阴刚脏之体得以柔顺，用刚药温补阳气，使阳明阳腑之体得以补充。

减味乌梅丸（酸苦为阴，辛甘为阳复法）

（以下所附方剂药物，大多不注明用量，这是因药量本来就难以预先确定，使用者据证斟酌药量）（方略）

按　疟疾和痢疾这两类疾病，迁延日久不愈，所感暑湿之邪，深入下焦，混处于气血之中，病证或偏阴，或偏阳，或偏躁急，或偏柔缓，治疗或宜用补法，或宜用泻法，或宜用通下法，或宜用固涩法；有的从太阴论治，有的从少阴论治，有的从厥阴论治，有的须顾护阳明，其证治太杂太多，不能全部记载。本书原来主要为温病、暑病而著，附带收录几条疟疾、痢疾的内容于湿温门中，是因为疟疾的病因起源于暑湿，使学者了解杂症的病因，使杂症根据病因有所统属，粗略地论述个大概而已。如果想尽善尽美全面了解，就应该进一步研究各家论述。

用，柔以救阴，而顺厥阴刚脏之体，刚以救阳，而充阳明阳腑之体也"。

【原文】第六十三条　酒客久痢，饮食不减，茵陈白芷汤主之。

久痢无他证，而且能饮食如故，知其病之未伤脏真胃土，而在肠中也；痢久不止者，酒客湿热下注，故以风药之辛，佐以苦味入肠，芳香凉淡也。盖辛能胜湿而升脾阳，苦能渗湿清热，芳香悦脾而燥湿，凉能清热，淡能渗湿也，俾湿热去而脾阳升，痢自止矣。

茵陈白芷汤方(苦辛淡法)

绵茵陈　白芷　北秦皮　茯苓皮
黄柏　藿香

【语译】平素喜欢喝酒的人患痢疾，

日久不愈，但饮食不减的，用茵陈白芷汤治疗。

痢疾日久不愈，但又没有其他见症，而且饮食与未病前相同，由此可知其病未损伤到内脏脾胃，而仅在肠中。痢疾久泻不止的，是喝酒之人湿热下行，留注肠腑所致。所以治疗选用辛味的风药，佐以苦味入肠的药合以芳香、清凉、淡渗之品。因为辛味药能胜湿而升脾阳，苦味药物能渗湿清热，芳香药能宣开脾气而燥湿，寒凉药能清热，淡味药能渗湿，这样使湿热去而脾阳升，下痢自可得止。

茵陈白芷汤方（苦辛淡法）（方略）

【导读】本条讲述湿热久痢的证治。

平素嗜酒之人，体内湿热素盛，患痢疾而久不愈，但饮食不减少，说明湿热之邪不在胃而在肠，治疗当清肠中湿热，佐以醒脾。方选茵陈白芷汤。方解参考语译。

【原文】第六十四条　老年久痢，脾阳受伤，食滑便溏，肾阳亦衰，双补汤主之。

老年下虚久痢，伤脾而及肾，食滑便溏，亦系脾肾两伤。无腹痛、肛坠、气胀等证，邪少虚多矣。故以人参、山药、茯苓、莲子、芡实甘温而淡者补脾渗湿，再莲子、芡实水中之谷，补土而不克水者也；以补骨、苁蓉、巴戟、菟丝、覆盆、萸肉、五味酸甘微辛者，升补肾脏阴中之阳，而兼能益精气，安五脏者也。此条与上条当对看，上条以酒客久痢，脏真未伤而湿热尚重，故虽日久仍以清热渗湿为主；此条以老年久痢，湿热无多而脏真已歉，故虽滞下不

净，一以补脏固正，立法于此，亦可以悟治病之必先识证也。

双补汤方(复方也，法见注中)

人参　山药　茯苓　莲子　芡实
补骨脂　苁蓉　萸肉　五味子　巴戟天
菟丝子　覆盆子

【语译】老年人下痢日久，以致脾阳受伤，食滑腻之品随即就泻，是肾阳亦衰，治疗用双补汤。

老年人下焦元气已亏，又下痢日久不愈，不仅损伤脾阳而且累及肾阳，食滑腻饮食即泄泻不止，也是脾肾两虚的表现。不伴腹痛、肛门下坠、腹胀等症，说明是邪少虚多之证。所以用人参、山药、茯苓、莲子、芡实等性味甘温、淡渗的药

物，补益脾气、渗利湿邪；另外莲子、芡实是生长在水中的食物，能补脾土而不伤肾水；用补骨脂、肉苁蓉、巴戟天、菟丝子、覆盆子、山萸肉、五味子这些酸甘微辛之品，升补肾脏阴中之阳，而兼补益精气，安养五脏。本条与上一条应对照着看，上条是讲爱喝酒的人患痢疾日久，脏腑真气未伤但湿热较重，所以虽下痢日久，治疗以清热渗湿为主；本条是老年人患痢疾日久，湿热之邪没有多少但脏腑真气已经虚衰，所以虽久痢未愈，但治疗时应以补脏腑，固正气为主。在此将两种不同立法对照，也可以领悟到，治病必须首先认清病证。

双补汤方（属复方，立法意义在上注中）（方略）

【导读】本条讲述脾肾阳虚久痢的证治。

老年人久痢损伤脾肾阳气，导致脾肾阳虚，不能运化水谷，则食物与水湿下滑大肠而便溏。治疗当温补脾肾，方用双补汤。方中人参、山药、茯苓、莲子、芡实健脾益气燥湿；山萸肉、肉苁蓉、菟丝子、五味子、覆盆子补肾益精；补骨脂、巴戟天温补肾阳，共达脾肾双补之效。

【原文】第六十五条　久痢小便不通，厌食欲呕，加减理阴煎主之。

此由阳而伤及阴也。小便不通，阴液涸矣；厌食欲呕，脾胃两阳败矣。故以熟地、白芍、五味收三阴之阴，附子通肾阳，炮姜理脾阳，茯苓理胃阳也。按：原方通守兼施，刚柔互用，而名理阴煎者，意在偏护阴也。熟地守下焦血分，甘草守中焦气分，当归通下焦血分，炮姜通中焦气分，盖气能统血，由气分之通，及血分之守，此其所以为理也。此方去甘草、当归，加白芍、五味、附子、茯苓者，为其厌食欲呕也。若久痢阳不见伤，无食少欲呕之象，但阴伤甚者，又可以去刚增柔矣。用成方总以活泼流动，对症审药为要。

加减理阴煎方（辛淡为阳、酸甘化阴复法。凡复法，皆久病未可以一法了事者）

熟地　白芍　附子　五味　炮姜

茯苓

【语译】痢疾日久不愈，小便不通，厌恶饮食，恶心欲呕，用加减理阴煎治疗。

这是阳气损伤、阳损及阴的表现。小便不通，是阴液枯涸；厌食欲呕，是脾胃阳气俱伤。所以治疗用熟地、白芍、五味子收敛三阴的阴液，用附子温通肾阳，炮姜温运脾阳，茯苓调理胃阳。按：原方理阴煎将通阳之品与守阴之药并用，刚柔之药互相配合，之所以命名为理阴煎，其含义是说本方重点在于护阴。方中熟地滋补下焦阴血，甘草守护中焦气机，当归疏通下焦血分，炮姜温通中焦阳气。由于气能统血，气分通畅则阴血内守，这就是理阴煎理阴的含义。本方去掉原方的甘草、当归，加入白芍、五味子、附子、茯苓是因为患者厌食欲呕。如果久痢但阳气未伤，没有食少欲呕的表现，仅阴伤较严重的，又可去掉刚燥之药而增加养阴柔润之品。使用成方，应该灵活加减，对症下药为总的要求。

加减理阴煎方（辛淡为阳、酸甘化阴复法。大凡复法，都是久病不能用单一的治法解决问题而采用的治法）（方略）

【导读】本条讲述久痢阴阳两伤的证治。

久痢不止，阳气损伤，进一步阴液枯涸，形成阴阳两伤的病证。阳气伤气化不利，阴液伤小便无源，均可导致小便不通；阴阳两伤，损伤脾胃，升降失常，则厌食欲吐。治疗当益阴扶阳，方选加减理阴煎，吴氏称之"辛淡为阳、酸甘化阴复法"，方解参考语译。

【原文】第六十六条　久痢带瘀血，肛中气坠，腹中不痛，断下渗湿汤主之。

此湿血分之法也。腹不痛，无积滞可知，无积滞，故用涩也。然腹中虽无积滞，而肛门下坠，痢带瘀血，是气分之湿热久而入于血分，故重用樗根皮之苦燥湿、寒胜热、涩以断下、专入血分而涩血为君；地榆得先春之气，木火之精，去瘀生新；茅术、黄柏、赤苓、猪苓开膀胱，使气分之湿热，由前阴而去，不致遗留于血分也；楂肉亦为化瘀而设，银花为败毒而然。

断下渗湿汤方（苦辛淡法）

樗根皮（炒黑）一两　生茅术一钱
生黄柏一钱　地榆（炒黑）一钱五分
楂肉（炒黑）三钱　银花（炒黑）一钱五分　赤苓三钱　猪苓一钱五分

水八杯，煮成三杯，分三次服。

【导读】本条讲述久痢带血的证治。

痢疾病程日久，下利不止，便下瘀血，是湿热损伤肠络所致；湿热阻滞，气机不通，则肛门自觉有下坠感；腹不痛，说明肠中无积滞停留。本证以便下瘀血、肛门下坠为主症，属湿热与血热并重之证，治疗当清热凉血，燥湿泄热，固涩止血。方选断下渗湿方，方解见语译。

【原文】第六十七条　下痢无度，脉微细，肢厥，不进食，桃花汤主之。

【语译】痢疾日久不愈，大便带有瘀血，肛门下坠，但腹部并不疼痛，可用断下渗湿汤治疗。

这是一种收涩止血的治疗方法。腹部不痛，可知腹中积滞已除，既无积滞，所以可用收涩之法。但是腹中虽然没有积滞，却有肛门下坠感，大便泄泻带有瘀血，这是气分湿热蕴结日久，深入血分之故。所以方中重用樗根皮苦寒能燥湿清热，味涩能涩肠止痢，为专入血分涩血止痢的君药；地榆禀受早春生发之气，具木火之精气，能去瘀而生新血；苍术、黄柏、赤苓、猪苓通利膀胱，使气分的湿热，由前阴排出，不至于滞留到血分，山楂肉也是为化瘀血而设，金银花有清热败毒的作用。

断下渗湿方（苦辛淡法）（方略）

上药用水八杯，煎煮成三杯，分三次服下。

此涩阳明阳分法也。下痢无度，关闸不藏；脉微细肢厥，阳欲脱也。故以赤石脂急涩下焦，粳米合石脂堵截阳明，干姜温里而回阳，俾痢止则阴留，阴留则阳斯恋矣。

桃花汤（方法见温热下焦篇）

【语译】下痢频繁无法计数，脉象微细，四肢厥冷，不能进食的，用桃花汤治疗。

这是固涩阳明大肠阳气的治疗方法。

【导读】本条讲述下痢无度，阳气欲脱的证治。

下痢无度，损伤肾阳，阳气不达四末则四肢厥逆；脾阳虚衰不能运化受盛水谷则不进食；脉微细是阳气衰竭之象。本证属危重症，亦是急证，治疗当"急则治其标"，阳气欲脱均是下痢无度所致，故先止痢，方选桃花汤，方解可参考下焦篇二十二条。痢止后可用温补肾阳的药物以治其本，最终达到标本同治的目的。

【原文】**第六十八条** 久痢，阴伤气陷，肛坠尻酸，地黄余粮汤主之。

此涩少阴阴分法也。肛门坠而尻脉酸，肾虚而津液消亡之象。故以熟地、五味补肾而酸甘化阴；余粮固涩下焦，而酸可除，坠可止，痢可愈也（按：石脂、余粮，皆系石药而性涩，桃花汤用石脂不用余粮，此则用余粮而不用石脂。盖石脂甘温，桃花温剂也；余粮甘平，此方救阴剂也，无取乎温，而有取乎平也。）

地黄余粮汤方（酸甘兼涩法）

熟地黄　禹余粮　五味子

【语译】痢疾日久不愈，阴液耗伤，

下痢频繁无法计数，这是大肠不能固摄、滑脱失禁的表现，脉象微细，四肢厥冷是阳气欲脱之证。所以用赤石脂迅速涩止大肠滑脱，用粳米配合赤石脂截阴于阳明，用干姜温里回阳。共奏使下痢止而阴液留，阴留则阳自有所恋了。

桃花汤（方剂和用法见下焦篇温热门中）

气虚下陷，肛门下坠，尾骶骨部位酸楚，用地黄禹粮汤治疗。

这是固涩少阴肾之阴的治疗方法。肛门下坠而尾骶部位酸楚，是肾虚津液消亡的征象。所以用熟地、五味子酸甘化阴以补肾阴；禹余粮固涩下焦大肠。这样尾骶骨酸楚可以消除，下坠感可停止，痢疾可以痊愈。（按：赤石脂、禹余粮都是石类药物，其性收涩。在桃花汤中用赤石脂而不用禹余粮，本方用禹余粮而不用赤石脂，这是因为赤石脂甘温，桃花汤是温中涩肠之剂，禹余粮性味甘平，本方是救阴收涩之剂，所以无须用温涩，而选用性味平和之品。）

地黄余粮汤方（酸甘兼涩法）（方略）

【导读】本条讲述下痢阴虚，气陷于下的证治。

吴氏在分注中说："肛门坠而尻脉酸，肾虚而津液消亡之象"正是本证的病因病机。久痢致肾阴损伤，不能濡养臀尻而见腰骶部酸楚，气阴下陷，则肛门下坠。本证为阴虚而气陷，治疗当滋肾养阴，固涩止痢。方选地黄余粮汤。方中熟地滋补肾阴，配五味子酸甘化阴，并能敛阴，禹余粮涩肠止痢，三药配伍，滋补肾阴与涩肠止痢并举，滋阴而不滑肠，涩肠而不助热，故称之"酸甘兼涩法"。

【原文】第六十九条　久痢伤肾，下焦不固，肠腻[1]滑下，纳谷运迟，三神丸主之。

此涩少阴阴中之阳法也。肠腻滑下，知下焦之不固；纳谷运迟，在久痢之后，不惟脾阳不运，而肾中真阳亦衰矣。故用三神丸温补肾阳，五味兼收其阴，肉果涩自滑之脱也。

三神丸方（酸甘辛温兼涩法，亦复方也）

五味子　补骨脂　肉果（去净油）

【注释】

[1] 肠腻：指肠中未消化膏脂油腻食物。

【导读】本条讲述久痢伤肾阳而致肠腻滑下的证治。

《素问·水热穴论篇》言："肾者，胃之关也"，痢疾日久损伤肾阳，肾阳为脾阳之根本，肾阳虚衰则脾阳已虚；健运失常则"纳谷运迟"；脾不健运，水湿下注大肠，肾失固摄，则"肠腻滑下"。本证治疗当温补肾阳，涩肠止泻。方选三神丸，即四神丸去吴茱萸而成。方中补骨脂温肾壮阳，肉豆蔻温中行气，涩肠止泻，五味子敛阴益气，固涩止痢。

【语译】痢疾日久不愈，损伤肾阳，下焦肛门失固，肠中膏脂滑泄而下，纳食后运化迟缓，治用三神丸。

这是固涩少阴肾中阳气的治法。肠中膏脂滑泄而下，可知是下焦肛门不固的原因；纳食后运化迟缓，是因为在下痢日久不愈之后，不仅脾阳虚衰不能运化水谷，而且肾中真阳也衰微了。所以用三神丸温补肾阳，方中用五味子收敛肾阴，肉豆蔻涩肠固脱。

三神丸方（酸甘辛温兼涩法，也是复方）（方略）

【原文】第七十条　久痢伤阴，口渴舌干，微热微咳，人参乌梅汤主之。

口渴微咳于久痢之后，无湿热客邪款证，故知其阴液太伤，热病液涸，急以救阴为务。

人参乌梅汤（酸甘化阴法）

人参　莲子（炒）　炙甘草　乌梅　木瓜　山药

按　此方于救阴之中，仍然兼护脾胃。若液亏甚而土无他病者，则去山药、莲子，加生地、麦冬，又一法也。

【语译】痢疾日久不愈，阴液大伤，口渴，舌干燥，身微热，轻微咳嗽，用人参乌梅汤治疗。

口渴、轻微咳嗽发生在久痢之后，又没有湿热之邪所致其他症状，所以可知这些症状主要是由于阴液大伤所致。温热病津液枯涸，应以救阴为急务。

人参乌梅汤（酸甘化阴法）（方略）

按　此方在救阴之中，仍然兼护脾胃。如果阴液亏耗过甚，而没有其他脾胃病证的，则可减去山药、莲子，加上生地黄、麦冬，这又是一种治法了。

【导读】本条讲述久痢损伤肺胃之阴的证治。

本证是病邪已解而肺胃阴伤的证候。"口渴、舌干"病位在胃，胃津干燥的表现；"微咳"病位在肺，肺阴损伤的表现；"微热"，结合方药推测，并不是邪气导致，而是阴虚内热。本证病机为肺胃阴伤，但久痢必耗脾胃阳气，吴氏提出酸甘化阴法，还需补益脾胃，方选人参乌梅汤。方中人参、炙甘草、莲子、山药均能补益脾气，其中人参、山药气阴同补；人参、甘草配乌梅、木瓜酸甘化阴。

注意本方滋养肺胃阴液与沙参麦冬汤不同，前者是通过补气生津，阳中求阴，正所谓"善补阴者，必于阳中求阴，则阴得阳升而泉源不竭"；后者则直接给予甘寒生津之品，二者在临证应用时须酌情选择。

【原文】第七十一条 痢久阴阳两伤，少腹肛坠，腰胯[1]脊髀[2]酸痛，由脏腑伤及奇经，参茸汤主之。

少腹坠，冲脉虚也；肛坠，下焦之阴虚也；腰，肾之腑也，胯，胆之穴也（谓环跳），脊，太阳夹督脉之部也，髀，阳明部也。俱酸痛者，由阴络而伤及奇经也。参补阳明，鹿补督脉，归、茴补冲脉，菟丝、附子升少阴，杜仲主腰痛，俾八脉有权，肝肾有养，而痛可止，坠可升提也。

按 环跳本穴属胆，太阳少阴之络实会于此。

参茸汤（辛甘温法）

人参 鹿茸 附子 当归（炒）茴香（炒） 菟丝子 杜仲

按 此方虽曰阴阳两补，而偏于阳。若其人但坠而不腰脊痛，偏于阴伤多者，可于本方去附子加补骨脂，又一法也。

【注释】

[1] 胯：人体部位名称，指腰的两侧和大腿之间的部位。这里指"环跳穴"所处的部位。

[2] 髀（bì 币）：人体部位名称，指大腿部。

【语译】痢疾日久不愈，阴阳两伤，症见少腹及肛门重坠，腰部、胯部、脊背部、大腿部酸痛，这是由于脏腑虚衰累及奇经八脉所致，治疗选参茸汤。

少腹重坠，多为冲脉虚弱；肛门下坠，为下焦肾阴亏虚。腰为肾之腑，胯为胆经的环跳穴所处部位，脊为太阳经与督脉相夹的部位，髀，阳明经循行的部位。这些部位都酸痛，是由于阴络损伤而累及奇经八脉之故。治用人参补益阳明，鹿茸温补督脉，当归、茴香补冲脉，菟丝子、附子温补少阴肾阳，杜仲主止腰痛，使奇经八脉之功能正常，肝肾得以滋养，则酸痛可停止，下坠感可以消失。

按 环跳穴属胆，足太阳和足少阴的经络交会于这个地方。

参茸汤（辛甘温法）（方略）

按 本方虽说是阴阳两补，但还是偏于补阳。若患者只有少腹、肛门下坠感，而无腰脊酸痛，是阴伤偏重的，可于本方中去附子加补骨脂，这又是一种治法。

【导读】本条讲述久痢伤奇经八脉的证治。

久痢导致气血阴阳俱虚，脏腑损伤，气血化源不足，奇经八脉失于濡养，其循行部位如腰、胯、脊、髀等出现酸楚疼痛的表现。此即吴氏说："由脏腑伤及奇经"。本证虽阴阳两虚，但以阳虚为主，治疗当补元气，扶肾阳，壮督脉，填冲脉，强腰膝，方选参茸汤。方中人参补元气，附子扶肾阳，鹿茸壮督脉，当归、茴香填冲脉，菟丝子益肾精，杜仲补肝肾，强腰膝。本方以补阳为主，如果阴虚明显，可加入熟地、枸杞、山萸肉等药物。

【原文】第七十二条　久痢伤及厥阴，上犯阳明，气上撞心，饥不欲食，干呕腹痛，乌梅圆主之。

肝为刚脏，内寄相火，非纯刚所能折；阳明腑，非刚药不复其体。仲景厥阴篇中，列乌梅圆治木犯阳明之吐蛔，自注曰：又主久痢方。然久痢之症不一，亦非可一概用之者也。叶氏于木犯阳明之疟痢，必用其法而化裁之，大抵柔则加白芍、木瓜之类，刚则加吴萸、香附之类，多不用桂枝、细辛、黄柏，其与久痢纯然厥阴见证，而无犯阳明之呕而不食撞心者，则又纯乎用柔，是治厥阴久痢之又一法也。按：泻心寒热并用，而乌梅圆则又寒热刚柔并用矣。盖泻心治胸膈间病，犹非纯在厥阴也，不过肝脉络胸耳。若乌梅圆则治厥阴，防少阳，护阳明之全剂。

乌梅圆方（酸甘辛苦复法。酸甘化阴，辛苦通降，又辛甘为阳，酸苦为阴）

乌梅　细辛　干姜　黄连　当归　附子　蜀椒（炒焦去汗）　桂枝　人参　黄柏

此乌梅圆本方也。独无论者，以前贤名注林立，兹不再赘。分量制法，悉载伤寒论中。

【语译】痢疾日久不愈，伤及足厥阴肝，肝气上逆侵犯阳明胃，自觉有气从下腹部向上冲撞心胸，虽感饥饿但不想进食，干呕腹痛，治疗用乌梅丸。

肝为刚脏，内寄相火，并非单纯使用刚药所能奏效；阳明胃腑，则非用刚药不能恢复其功能。张仲景在其厥阴篇中，列有乌梅丸治疗肝木犯胃的吐蛔证，在自注中提出：本方还主治久痢。但是久痢的病证很多，也不是可以一概都用乌梅丸来治疗的。叶天士对于肝木犯阳明的疟疾、痢疾的治疗，都是用乌梅丸的治法原则化裁使用的。一般来说，须用阴柔则加白芍、木瓜之类，须用刚燥的则加吴茱萸、香附之属，大多不用桂枝、细辛、黄柏。若其也是痢疾日久不愈，但只有厥阴肝经症状，而无肝木犯胃的呕吐，不想进食，气逆上冲心胸等表现的，则只需用滋阴柔润之品即可，这是治疗厥阴久痢的又一方法。按：泻心汤用药属寒热并用，而乌梅丸则寒热、刚柔俱用。这是因为泻心汤治疗的是胸膈间的病变，并非单纯的厥阴肝病证，不过是肝脉络于胸罢了。如此，乌梅丸应是一治厥阴、防少阴、护阳明的全剂。

乌梅丸方（酸甘辛苦复法。具有酸甘化阴，辛苦通降，或者说辛甘为阳，酸苦为阴）（方略）

以上是乌梅丸的原方。唯独对此方不作方论，是因为前代医家有名注释甚多，这里就不再赘述。至于用量和制法，都详细记载于《伤寒论》中。

【导读】本条讲述久痢伤及厥阴，上犯阳明的证治。

痢疾日久，伤及厥阴，厥阴为阴尽阳生之经，其证多寒热错杂，上热下寒，上热则消谷善饥，下寒则食不能化，故饥不欲食；肝病易乘脾胃，肝气上冲，上犯阳明，挟胃气上逆，故气上撞心；胃气上逆，故干呕；肝气乘脾，故腹痛。

本证为虚实夹杂，寒热错杂之证，治当补虚泻实，平调寒热。方选乌梅丸，方中人参、当归补气养血；黄连、黄柏清热燥湿；干姜、附子、蜀椒、细辛、桂枝温脾阳以散寒除湿。

【原文】第七十三条　休息痢[1]经年不愈，下焦阴阳皆虚，不能收摄，少腹气结，有似癥瘕，参苓汤主之。

休息痢者，或作或止，止而复作，故名休息，古称难治。所以然者，正气尚旺之人，即受暑、湿、水、谷、血、食之邪太重，必日数十行，而为胀、为痛、为里急后重等证，必不或作或辍也。其成休息证者，大抵有二，皆以正虚之故。一则正虚留邪在络，至其年月日时复发，而见积滞腹痛之实证者，可遵仲景凡病至其年月日时复发者当下之例，而用少少温下法，兼通络脉，以去其隐伏之邪；或丸药缓攻，俟积尽而即补之；或攻补兼施，中下并治，此虚中之实证也。一则纯然虚证，以痢久滑泄太过，下焦阴阳两伤，气结似乎癥瘕，而实非癥瘕，舍温补其何从！故以参、苓、炙草守补中焦，参、附固下焦之阳，白芍、五味收三阴之阴，而以少阴为主，盖肾司二便也。汤名参苓者，取阴阳兼固之义也。

参苓汤方（辛甘为阳，酸甘化阴复法）

人参　白芍　附子　茯苓　炙甘草
五味子

【注释】

[1] 休息痢：指初痢、暴痢之后，长期迁延不愈，时发时止，反复不已的一种痢疾。

【语译】休息痢长年不愈，致下焦真

阴真阳俱虚，不能收敛固摄，出现少腹气结成块，类似癥瘕，治用参苓汤。

休息痢，时作时止，停止一段时间后又复作，故名休息痢，古人称难治性痢疾。所以这样说，是因为正气尚旺的人，即使受暑邪、湿邪、水聚、谷积、血瘀、食滞之邪太重，也只是日下痢几十次，伴有腹胀、腹痛、里急后重等症，并不会形成时作时止的休息痢。形成休息痢的原因，大体上有两种情况，且都源于正虚。一是因正虚邪留脉络，导致其于某年某月某日某时间复发，发为内有积滞偏实证腹痛下痢的，可遵照张仲景所说：凡是疾病到原来发病的时间又复发的，应当用下法这样的法则，可采用轻缓温下法，同时兼通络脉，以祛除其隐伏络脉的病邪；或者用丸药缓缓攻下，等到积滞尽除即用补法调理；或攻补兼施，中下并治，这是对虚中挟实病证的治疗方法。另一种是单纯的虚证，由于下痢日久，滑泻太过，下焦真阴真阳两伤，少腹气结类如癥瘕，而实际并非癥瘕的病证，治疗如不用温补又用何法呢！所以用人参、茯苓、炙甘草补中益气，人参、附子温补肾阳，白芍、五味子收敛三阴之阴液，但主要以肾阴为主，因为肾司二便。本方汤名参苓汤，就是取其具有阴阳兼固的作用。

参苓汤方（辛甘为阳，酸甘化阴复法）（方略）

【导读】本条讲述休息痢日久不愈，下焦阴阳两虚的证治。

休息痢属于难治慢性病，吴氏指出形成休息痢的两种情况：一是正虚邪留在络所致虚实夹杂之证；二是久痢形成阴阳两虚的纯虚证；本条讲的即是此证。注意其"少腹气结，有似癥瘕"，是气虚停滞导致，故治疗当扶阳益阴，补气固涩。阳气充则自能行，气机通畅则癥瘕能散。

【原文】第七十四条 噤口痢[1]，热气上冲，肠中逆阻似闭，腹痛在下尤甚者，白头翁汤主之。

此噤口痢之实证，而偏于热重之方也。

白头翁汤(方注见前)

【注释】

[1] 噤口痢：下痢而不能进食，或下痢呕恶不能进食者称噤口痢，主要由于胃失和降，气机升降失常所致。

【语译】 噤口痢，自觉腹中热气上冲，肠中浊气上逆，气机闭阻不通则腹部疼痛，以下腹部尤甚，用白头翁汤治疗。

这是属实热证之噤口痢，而治疗也要选针对偏于热重的方剂。

白头翁汤方（方药和注解见前）

【导读】 本条讲述噤口痢热重于湿的证治。

痢疾见饮食不进，食入即吐，或呕不能食者称噤口痢，是热毒上冲，胃气上逆所致；湿热毒邪蕴结肠道，气机不通，则逆阻似闭，腹痛，且以下腹部明显；除条文所述外，本证还有身热，痢下赤白脓血，里急后重，舌苔黄腻，脉滑数等。治疗当清热燥湿，凉血止痢，方选白头翁汤。

【原文】第七十五条 噤口痢，左脉细数，右手脉弦，干呕腹痛，里急后重，积下不爽，加减泻心汤主之。

此亦噤口痢之实证，而偏于湿热太重者也。脉细数，温热着里之象；右手弦者，木入土中之象也。故以泻心去守中之品，而补以运之，辛以开之，苦以降之；加银花之败热毒，楂炭之克血积，木香之通气积，白芍以收阴气，更能于土中拔木也。

加减泻心汤方(苦辛寒法)

川连　黄芩　干姜　银花　楂炭白芍　木香汁

【语译】 噤口痢，左脉细数，右脉弦，干呕腹痛，里急后重，下痢不爽，治选加减泻心汤。

这也是一种实热噤口痢，但偏于湿热较重者。脉细数，这是温热内盛之象；右手脉弦，是肝木克伐脾土之征。所以用泻心汤去掉甘温守中之品，而补充了运化湿热的药物，用辛味药宣开气机，用苦味药降泄湿热；加金银花清泄热毒，用山楂炭去血分积滞，木香行气化积，白芍收敛阴气，更能平抑肝水，使其不再克伐脾土。

加减泻心汤方（苦辛寒法）（方略）

【导读】 本条讲述噤口痢湿热并重，积下不爽的证治。

本证是湿热并重，阻滞胃肠，气机闭阻，升降失常所致。胃失和降则干呕；腑气不通则腹痛；湿热损伤肠络则下痢；气机不通则里急后重；左脉细数，是热盛阴伤的征象；右脉弦，是湿热阻滞，肝气不舒的征象。

治疗当清热与燥湿并用，辛开苦降，方选加减泻心汤。方中黄连、黄芩清热燥湿，配干姜辛开苦降，降逆止呕；金银花清热解毒，芳香化湿；白芍敛阴柔肝，缓急止痛；木香醒胃气，宣气机；山楂消食导滞，诸药配伍，共达辛开苦降，导滞止痢。

【原文】第七十六条 噤口痢，呕恶不饥，积少痛缓，形衰脉弦，舌白不渴，加味参苓白术散主之。

此噤口痢邪少虚多，治中焦之法也。积少痛缓，则知邪少；舌白者无热；形衰不渴，不饥不食，则知胃关欲闭矣；脉弦者，《金匮》谓：弦则为减，盖谓阴精阳气俱不足也。《灵枢》谓：诸小脉者，阴阳形气俱不足，勿取以针，调以甘药也。仲景实本于此而作建中汤，治诸虚不足，为一切虚劳之祖方。李东垣又从此化出补中益气、升阳益气、清暑益气等汤，皆甘温除大热法，究不若建中之纯，盖建中以德胜，而补中以才胜者也。调以甘药者，十二经皆秉气于胃，胃复则十二经之诸虚不足，皆可复也。叶氏治虚多脉弦之噤口痢，仿古之参苓白术散而加之者，亦同诸虚不足调以甘药之义，又从仲景、东垣两法化出。而以急复胃气为要者也。

加味参苓白术散方（本方甘淡微苦法，加则辛甘化阳，芳香悦脾，微辛以通，微苦以降也）

人参二钱　白术（炒焦）一钱五分
茯苓一钱五分　扁豆（炒）二钱　薏仁一钱五分　桔梗一钱　砂仁（炒）七分炮姜一钱　肉豆蔻一钱　炙甘草五分

共为极细末，每服一钱五分，香粳米汤调服，日二次。

方论 参苓白术散原方，兼治脾胃，而以胃为主者也，其功但止土虚无邪之泄泻而已。此方则通宣三焦，提上焦，涩下焦，而以醒中焦为要者也。参、苓、白术加炙草，则成四君矣。

按：四君以参、苓为胃中通药，胃者腑也，腑以通为补也；白术、炙草，为脾经守药，脾者脏也，脏以守为补也。茯苓淡渗，下达膀胱，为通中之通；人参甘苦，益肺胃之气，为通中之守；白术苦能渗湿，为守中之通；甘草纯甘，不兼他味，又为守中之守也，合四君为脾胃两补之方。加扁豆、薏仁以补肺胃之体，炮姜以补脾肾之用；桔梗从上焦开提清气，砂仁、肉蔻从下焦固涩浊气，二物皆芳香能涩滑脱，而又能通下焦之郁滞，兼醒脾阳也。为末，取其留中也；引以香粳米，亦以其芳香悦土，以胃所喜为补也。上下斡旋，无非冀胃气渐醒，可以转危为安也。

【语译】 噤口痢，恶心呕吐，不知饥饿，下痢脓血黏液很少，腹痛不甚，形体衰弱，脉弦，舌苔白，口不渴，治选加味参苓白术散。

这是一种邪少虚多的噤口痢，治疗是用调理中焦的方法。由于下痢脓血黏液很少，腹痛轻微，说明邪少，舌苔白说明无热，形体衰弱，口不渴，不知饥饿，不进饮食，说明胃气太虚，受纳无权；脉弦，

《金匮》中说：脉弦力减，是因为阴精阳气都已不足。《灵枢》中说：各种细小的脉，是阴阳形气都不足的表现，不要用针刺治疗，可用甘味药调理。张仲景就是据此而创出建中汤，用以治疗各种虚衰不足的病证，成为治疗一切虚损不足病证的原始方。李东垣又在此方基础上化生出补中益气汤、升阳益气汤、清暑益气汤等方，都属甘温除大热的法方，但终究不如建中汤组方精专。建中汤是以温中和里见长，而补中益气汤则是以益气升阳取胜。"调以甘药"的原因，是因为十二经脉都禀受胃气的补养，胃气复则十二经脉的各种虚衰，都可以得以恢复。叶天士治疗虚多邪少，脉弦的噤口痢，效仿古方化裁而成的加味参苓白术散，既符合"诸虚不足，调以甘药"的原则，又是从张仲景、李东垣的治疗方法化裁出来的，总以迅速恢复胃气为要点。

加味参苓白术散方（本方原属甘淡微苦法，化裁后则为辛甘化阳，芳香悦脾，微辛以通，微苦以降法）（方略）

上药共研极细粉末，每次服4.5克，用香粳米煎汤调服，每日服二次。

【导读】本条讲述噤口痢脾胃气虚的证治。

噤口痢者，脾胃虚寒，胃失和降，故呕恶不饥；脾胃虚弱，但少积滞停留，则痛缓；脾胃虚弱而肝气乘脾，则脉弦。舌白不渴，说明本证纯虚无热。治疗当健脾益气醒胃。方选加味参苓白术散，方解可参考方论。

【原文】第七十七条　噤口痢，胃关不开[1]，由于肾关不开[2]者，肉苁蓉汤主之。

此噤口痢邪少虚多，治下焦之法也。盖噤口日久，有责在胃者，上条是也；亦有由于肾关不开，而胃关愈闭者，则当以下焦为主。方之重用苁蓉者，以苁

方论　参苓白术散原方，是脾胃兼治，而以治胃为主的方剂。其功用主要是治脾胃虚弱无实邪的泄泻。而本方则可宣通三焦，开提上焦，固涩下焦，但以苏醒中焦为主。方中人参、茯苓、白术加炙甘草，则成四君子汤。按：四君子汤以人参、茯苓是胃中的通药，胃属腑，腑以通为补；白术、炙甘草是脾经的守药，脾属脏，脏以守为补；茯苓淡渗利湿，下达膀胱，为通药中的通利药；人参甘苦，补益肺胃之气，为通药中的守药；白术苦能渗湿，为守药中的通利药；甘草味纯甘，不兼他味，又为守药中的守药。相合组成的四君子汤是脾胃双补之方剂。加扁豆、薏苡仁补充肺胃之体，炮姜温补脾肾之用；桔梗开提上焦清气，砂仁、肉豆蔻固涩下焦滑脱，二药皆芳香，既能固涩滑脱，又能通调下焦郁滞并兼醒脾气。研末服用，是取其药末能较长时间留滞中焦；用香粳米汤送服，也是取其芳香悦脾，用脾胃所喜来补脾胃。全方调理上下，无非是帮助胃气苏醒，可使病情转危为安。

蓉感马精而生，精血所生之草而有肉者也。马为火畜，精为水阴，禀少阴水火之气而归于太阴坤土之药，其性温润平和，有从容之意，故得从容之名，补下焦阳中之阴有殊功。《本经》称其强阴益精，消癥瘕，强阴者，火气也，益精者，水气也，癥瘕乃气血积聚有形之邪，水

火既济，中土气盛，而积聚自消。兹以噤口痢阴阳俱损，水土两伤[3]，而又滞下之积聚未清，苁蓉乃确当之品也；佐以附子补阴中之阳，人参、干姜补土，当归、白芍补肝肾，芍用桂制者，恐其呆滞，且束入少阴血分也。

肉苁蓉汤（辛甘法）

肉苁蓉（泡淡）一两　附子二钱　人参二钱　干姜炭二钱　当归二钱　白芍（肉桂汤浸炒）三钱

水八杯，煮取三杯，分三次缓缓服，胃稍开，再作服。

【注释】

[1] 胃关不开：胃主受纳，若噤口不食，即责之于胃口不开，不能受纳饮食，这里主要是就噤口不食的症状而说。

[2] 肾关不开：此处是指肾阳虚弱不能温暖脾胃，而致胃不受纳，噤口不食。

[3] 水土两伤：指属水的肾脏与属土的脾脏两伤。

【语译】 噤口痢，由于肾关不开而导致胃关不开的，用肉苁蓉汤治疗。

这也是一种邪少虚多的噤口痢，治疗是采用从下焦论治的方法。噤口痢患病日久，有的病主在胃，上条所论即是，也有病主为肾阳虚衰，而导致胃关亦闭，噤口不纳；治疗则应当以温补下焦肾阳为主。方中重用肉苁蓉的原因，是因为肉苁蓉是接受马的精液而生，由精血所滋生的草药，则具有肉质。马为五行中火畜，而精为水液属阴，禀受了少阴水火之气而生长在太阴坤土的肉苁蓉，其药性温润平和，具有从容之意，所以被命名为苁蓉，其温补下焦阳中之阴有特殊功用。《神农本草经》称肉苁蓉强阴益精，消癥瘕。所谓强阴，是壮阳气，而益精，是补阴气，癥瘕乃气血积聚所致的有形之邪，即得水火接济，中焦脾胃之气旺盛，则积聚自能消散。本条噤口痢属阴阳两损，脾肾两伤，而又兼肠道积滞留滞未清，故选用肉苁蓉确实是恰当的药品；配以附子能补阴中之阳，用人参、干姜补脾胃，当归、白芍补肝肾，其中白芍用肉桂制用，是恐其呆滞收敛不能进入少阴血分。

肉苁蓉汤（辛甘法）（方略）

上药加水八杯，煎煮成三杯，日分三次缓服下，胃口稍开，再继续煎服。

【导读】 本条讲述噤口痢阴阳两虚，肾关不开的证治。

本证是痢疾日久损伤肝肾，阴阳两虚而以阳虚为主，气化失司所致，临床除口噤不能食，还可见小便不通，舌淡，脉微细等表现。治疗当温肾健脾，养血止痢，方选肉苁蓉汤。

秋　燥

【原文】 第七十八条　燥久伤及肝肾之阴，上盛下虚[1]，昼凉夜热，或干咳，或不咳，甚则痉厥者，三甲复脉汤主之，定风珠亦主之，专翁[2]大生膏亦主之。

肾主五液[3]而恶燥，或由外感邪气久羁而伤及肾阴，或不由外感而内伤致燥，均以培养津液为主。肝木全赖肾水滋养，肾水枯竭，肝断不能独治，所谓乙癸同源，故肝肾并称也。三方由浅入深，定风浓于复脉，皆用汤，从急治。专翕取乾坤之静[4]，多用血肉之品，熬膏为丸，从缓治。盖下焦深远，草木无情，故用有情缓治。再暴虚易复者，则用二汤[5]；久虚难复者，则用专翕。专翕之妙，以下焦丧失皆腥臭脂膏，即以腥臭脂膏补之。较之丹溪之知柏地黄，云治雷龙之火[6]，而安肾燥，明眼自能辨之。盖凡甘能补，凡苦能泻，独不知苦先入心，其化以燥乎！再雷龙不能以刚药直折也，肾水足则静，自能安其专翕之性；肾水亏则动而躁，因燥而躁也。善安雷龙者，莫如专翕，观者察之。

三甲复脉汤、定风珠(并见前)

专翕大生膏[酸甘成法]

人参二斤（无力者以制洋参代之）茯苓二斤　龟板（另熬胶）一斤　乌骨鸡一对　鳖甲一斤（另熬胶）　牡蛎一斤　鲍鱼二斤　海参二斤　白芍二斤　五味子半斤　麦冬二斤（不去心）　羊腰子八对　猪脊髓一斤　鸡子黄二十圆　阿胶二斤　莲子二斤　芡实三斤　熟地黄三斤　沙苑蒺藜一斤　白蜜一斤　枸杞子（炒黑）一斤

上药分四铜锅（忌铁器，搅用铜勺），以有情归有情者二，无情归无情者二，文火细炼三昼夜，去渣；再熬六昼夜；陆续合为一锅，煎炼成膏，末下三胶，合蜜和匀，以方中有粉无汁之茯苓、白芍、莲子、芡实为细末，合膏为丸。每服二钱，渐加至三钱，日三服，约一日一两，期年为度。每殒胎必三月，肝虚而热者，加天冬一斤，桑寄生

一斤，同熬膏，再加鹿茸二十四两为末（本方以阴生于八，成于七，故用三七二十一之奇方，守阴也。加方用阳生于七，成于八，三八二十四之偶方，以生胎之阳也。古法通方多用偶，守法多用奇，阴阳互也）。

【注释】

[1] 上盛下虚：这里是指肺中燥热尚盛，而下焦肝肾阴液已亏的证候。

[2] 专翕：取《易经》：乾坤宁静之义。即"乾，其静也专……坤，其静也翕"。这里是用专翕表示阴液充足，则阳气潜藏，不致躁动浮越的意思。

[3] 五液：指人体的汗、涕、泪、涎、唾这五种液体。

[4] 乾坤之静：平定阴阳之意。乾坤有天地、阴阳之意，这里系指阴阳。

[5] 二汤：指大定风珠汤和三甲复脉汤。

[6] 雷龙之火：指肝肾阴虚引起的上亢虚火，又称相火。

【语译】秋燥病日久不愈，耗伤到肝肾的阴液，形成上盛下虚证，表现为夜热早凉，或干咳，或不咳，严重的可动风发痉，治宜用三甲复脉汤、大定风珠，专翕大生膏也可以选用。

肾主五液而不喜干燥，不论是因外感邪气，久留不去，耗伤到肾阴，还是排除外感而因内伤导致的津液干燥，治疗均以滋养津液为主。肝木完全依赖肾水的滋养，若肾水枯竭，肝木必然受累失养，这就是所谓的乙癸同源，所以常肝肾之阴并称。三个方剂，由浅入深，大定风珠较之于三甲复脉汤质重味浓，二方都用汤剂，取其从急治疗之功。专翕大生膏则取其平定阴阳之意，多选血肉有情之品，熬膏制成丸药使用，取其从缓治疗。由于下焦病位深，

草木质轻无情，故多选用血肉有情之品从缓治疗。一般骤然导致阴虚的较易恢复，就用大定风珠或三甲复脉二汤剂治疗，久虚难以速复者，则选用专翕大生膏。专翕大生膏组方之所以精妙，是针对下焦损伤丢失的都是腥臭脂膏物质，其方即选腥臭脂膏药物来补充所失。较之于朱丹溪的知柏地黄丸，说能滋肾润燥清泄雷龙之火，但明眼人自然能够分辨清楚。一般说来，凡是甘味药都有补的作用，凡苦味药都可泻火，唯独不知苦味先入心经，可化燥伤阴！另外肝肾虚火不能用苦寒之品直折，应使肾水充足则火势平静，自然能保持肝肾专翕之聚合收敛功能。肾水亏虚则躁动不安，这是因干燥而引起的躁动。善于平息肝肾虚火的，没有能像专翕大生膏的，医生可观察使用。

三甲复脉汤、大定风珠（二方都见前）

专翕大生膏（酸甘咸法）（方略）

上药分别放入4口铜锅（忌用铁器，搅拌用铜勺），把血肉有情之品放入两锅内，不是血肉有情之物的置另两口锅内，用文火慢慢熬炼三昼夜，去掉药渣后再熬六昼夜；陆续合为一锅，煎炼成膏，最后放入龟甲胶、鳖甲胶、阿胶，与白蜜和匀，再把方中有粉无汁的茯苓、白芍、莲子、芡实研为细末，与药膏一起合为丸。每次服6克，逐渐加到每次服9克，每日服3次，大约一日服到30克，以服一年为度。如孕妇每到3个月必然要流产，是因肝阴不足，阴虚内热的，可在方中加天冬500克，桑寄生500克，同熬成膏，再加入研为细末鹿茸750克（本方是根据阴生于八，成于七的道理，所以用三七二十一味药配成奇方，目的在于守阴。而加味方是根据阳生于七，成于八的道理，用三八二十四味药配成偶方，以滋生胎之阳气。古人制方，通利的方多用偶方，而补益的方则大多用奇方。这是根据阴阳互根的道理制定的）。

【导读】本条讲述秋燥伤及下焦肝肾的证治。

燥邪损伤肝肾，真阴耗损，阴虚内热则夜间低热；干咳是肝阴不足，肝火上炎，木火刑金所致；肝主筋，肝阴不足，筋脉失于濡养则动风。吴氏说本证属于"上盛下虚"之证，不可理解为上实下虚，因上盛是由下虚所致，治疗不必专于针对上盛之干咳，应重在补下虚，即滋补肝肾，滋阴潜阳。方选三甲复脉汤、大定风珠，剂量需视情况而定。

卷四·杂说

【提要】本篇是一部学术论文集合，集中反映作者对各种医学学术问题的看法和见解，内容较为庞杂，故名之为"杂说"。

本篇包括了《汗论》《方中行先生或问六气论》《伤寒注论》《风论》《医书亦有经子史集论》《本论起银翘散论》《本论粗具规模论》《寒疫论》《伪病名论》《温病起手太阴论》《燥气论》《外感总数论》《治病法论》《吴又可温病禁黄连论》《风温、温热气复论》《治血论》《九窍论》《形体论》等十八篇内容。

汗　论

【原文】汗也者，合阳气阴精蒸化而出者也。《内经》云：人之汗，以天地之雨名之。盖汗之为物，以阳气为运用，以阴精为材料。阴精有余，阳气不足，则汗不能自出，不出则死；阳气有余，阴精不足，多能自出，再发则痉，痉亦死；或熏灼而不出，不出亦死也。其有阴精有余，阳气不足，又为寒邪肃杀之气所搏，不能自出者，必用辛温味薄急走之药，以运用其阳气，仲景之治伤寒是也。《伤寒》一书，始终以救阳气为主。其有阳气有余，阴精不足，又为温热升发之气所烁，而汗自出，或不出者，必用辛凉以止其自出之汗，用甘凉甘润培养其阴精为材料，以为正汗之地，本论之治温热是也。本论始终以救阴精为主。此伤寒所以不可不发汗，温热病断不可发汗之大较也。唐宋以来，多昧于此，是以人各著一伤寒书，而病

温热者之祸亟矣。呜呼！天道欤？抑人事欤？

【语译】汗，是阳气蒸化阴精从皮肤排出的一种液体。《内经》云：人体的汗，可用天地间下雨来比喻。因为汗这个物质，以阴精为材料，但要靠阳气的鼓舞才能形成而排出体外。这和天地间阳气蒸化水湿为雨的道理是相同的。如果人体阴精有余，而阳气不足，阳气不足以蒸化阴精为汗，则汗不能外出。在某些情况下（如太阳表实证），汗不出就不能抗邪外出，往往会使患者陷入比较危险的境地；若阳气有余，阴精不足，蒸化太过，则多易自汗而出，在这种阴精亏损的情况下，如再用药发汗必然会导致筋脉失养而发生痉证，这种痉证通常也是非常危险的；或使用熏灼方法发汗而汗不出者，这是因为阴精亏虚而再被火劫，阴精大损而无以酿汗所致，这种情况也是非常危险的。所以凡是阴精有余，阳气不足，又感受寒邪，被肃杀之气所束

缚，汗液不能自出的，必须用辛温味薄、迅速发散的药物，来鼓动其阳气，这就是张仲景治寒邪束表的方法。《伤寒论》一书，始终都是以救阳气为主要治疗原则。另外还有因阳气有余，阴精不足，又感受温热病邪，被温热升发之气更灼阴液，这时热迫汗出的，必须用辛凉清泄里热，热清则汗出止，若汗不出的，则用甘凉滋润、培补阴液，以增汗源。这就是本书治温病的方法。本书所论治则始终以救阴精为主。这就是伤寒初起不能不用辛温发汗，而温热病初起绝对不能辛温发汗的较大区别之处。唐宋以来，许多医家不明此理，还个个注释《伤寒论》，用治伤寒的方法来治温病，给患温热病者造成较大的危害，这完全是人为的原因造成的。

【导读】本节论述了汗的生理、病理，指出伤寒与温病初起解表的不同。

《素问·阴阳别论篇》言："阳加于阴谓之汗"。"阳"，是指体内的阳气；"阴"，是指体内的阴液。所谓"阳加于阴谓之汗"，是说汗液为津液通过阳气的蒸腾气化后，从玄府（汗孔）排出的液体。汗液的分泌和排泄，还有赖于卫气对腠理的开阖作用。腠理开，则汗液排泄；腠理闭，则无汗。因为汗为津液所化，血与津液又同出一源，因此有"汗血同源"之说。

吴氏根据上述理论，在本节中指出汗乃阳气阴精蒸腾化生而成，而汗出与否受内外因素影响，病机有虚实之别。

实证者，见于疾病初起。伤寒初起，寒邪袭表，寒主收引，腠理闭合，则表闭无汗，治疗当辛温解表，方选麻黄汤，方中麻黄开腠理，桂枝解肌，二者配伍，共达发汗解表之功；温病初起，温邪袭表，阳气被郁，则表郁无汗或少汗，治疗当辛凉解表，方选银翘散，方中金银花、连翘辛凉清热，配少量荆芥、淡豆豉宣郁透邪，共达疏风泄热之功。

虚证者，见于疾病后期。伤寒病因为寒邪，最易耗损阳气，后期阳虚不固则汗从外泄，治疗当顾护阳气；温病病因为阳邪，易导致津液损耗，后期阴液亏耗则不能作汗，治疗当滋补阴液，若进一步虚脱亡阳出现大汗，则需益气敛阴或回阳救逆。

吴氏强调汗证的治疗须分析其病机，辨清虚实寒热，否则失治误治，病情加重。

方中行先生或问六气论

【原文】原文云：或问天有六气——风、寒、暑、湿、燥、火。风、寒、暑、湿，经皆揭病出条例以立论，而不揭燥火，燥火无病可论乎？曰：《素问》言春伤于风，夏伤于暑，秋伤于湿，冬伤于寒者，盖以四气之在四时，各有专令，故皆专病也。燥火无专令，故不专病，而寄病于百病之中；犹土无正位，而寄王于四时辰戌丑未之末。不揭者，无病无燥火也。愚按此论，牵强臆断，不足取信，盖信《经》太过则凿之病也。春风，夏火，长夏湿土，秋燥，冬寒，此所谓播五行于四时也。《经》言先夏至为病温，即火之谓；夏伤于暑，指长夏中央土而言也；秋伤于湿，指初秋而言，乃上令湿土之气，流行未尽。盖天之行令，每微于令之初，而盛于令之末，至正秋伤燥，想代远年湮，脱简故耳。喻氏补之诚是，但不当硬改经文，已详论于下焦寒湿第四十七条中。今乃以土寄王四时比燥火，则谬甚矣。夫寄王者，湿土也，岂燥火哉！以先生之高明，而于六气乃昧昧焉，亦千虑之失矣。

【语译】方中行《或问六气论》原文中说："有人问道，天地间有六气，即风、寒、暑、湿、燥、火。其中风、寒、暑、湿四气，《内经》中都标明其致病道理并逐条进行论述，但没有标明燥火二气，难道燥、火不致病而无须讨论吗？答道：《素问》中指出：春伤于风，夏伤于暑，秋伤于湿，冬伤于寒，都是以四气配四季，各有专门的时令季节，所以都有专门的好发病证。而燥、火没有专门的时令季节，所以也就没有专门的好发病证，而只是在四时其他疾病中表现出来。就好像五行中的土一样，在四时中没有确定的位置，而是寄旺于四时每一个季节的辰、戌、丑、未各月的最后十八天。《内经》中之所以没有标明燥火致病的季节性，是因为没有不存在燥和火的病证。"我认为这种论述牵强臆断，不能够让人信服。这是过于相信《内经》条文，呆板地理解而犯了牵强附会的毛病。春令主风，夏令主热，长夏主湿，秋主燥，冬主寒，这就是所谓五行主气分布于四季的规律。《内经》中言："先于夏至而发的为温病"，"温"指的就是火邪为患。又说："夏伤于暑"，这是指一年中长夏湿土之气而言；"秋伤于湿"是指初秋而言，因为上一个长夏季节所主湿土之气流行未尽。一般来说，天地间主气行令，往往在行令初期微弱，而在行令后期才转旺盛，但《内经》里未提"正秋伤于燥"，想是这部书年代久远，尚或是文字湮没、脱简的缘故。喻嘉言秋燥的补充很恰当，但是不应当擅改经文，这个问题已在下焦篇寒湿第四十七条中作了详细论述。而今方先生以土寄旺于四季的例子，牵强附会地比喻燥、火，是极为错误的。所谓寄旺者，只是指湿土而言，怎么能燥火也寄旺四时呢？方先生学术高明，但对六气却昏昧不清楚，这可谓智者千虑之一失了。

【导读】本节讨论方中行先生以湿土寄王四时比燥火的错误。

伤寒注论

【原文】仲祖《伤寒论》，诚为金科玉律，奈注解甚难。盖代远年湮，中间不无脱简，又为后人妄增，断不能起仲景于九原[1]而问之，何条在先，何条在后，何处尚有若干文字，何处系后人伪增，惟有阙疑阙殆[2]，择其可信者而从之，不可信者而考之已尔。创斯[3]注者，则有林氏、成氏[4]，大抵随文顺解，不能透发精义，然创始实难，不为无功。有明中行方先生，实能苦心力索，畅所欲言，溯本探微，阐幽发秘，虽未能处处合拍，而大端已具。喻氏[5]起而作《尚论》，补其阙略，发其所未发，亦诚仲景之功臣也；然除却心解数处，其大端亦从方论中来，不应力诋方氏。北海林先生，刻方氏前条辨，附刻《尚论篇》，历数喻氏僭窃之罪，条分而畅评之。喻氏之后，又有高氏[6]，注尚论发明，亦有心得可取处，其大端暗窃方氏，明尊喻氏，而又力诋喻氏，亦如喻氏之于方氏也。北平刘觉葊[7]先生起而证之，亦如林北海之证尚论者然，公道自在人心也。其他如郑氏、程氏[8]之后条辨，无足取者，明眼人自识之。舒驰远之《集注》，一以喻氏为主，兼引程郊倩之《后条辨》，杂以及门之论断，若不知有方氏之《前条辨》者，遂以喻氏窃方氏之论，直谓为喻氏书矣。此外有沈目南注，张隐庵《集注》，程云来《集注》，皆可阅。至慈溪柯韵伯注《伤寒论》，著《来苏集》，聪明才辨，不无发明，可供采择；然其自序中谓大青龙一证，方、喻之注大错，目之曰郑声，曰杨墨[9]，及取三注对勘，虚中切理而细绎之，柯注谓：风有阴阳，汗出脉缓之桂枝证，是中鼓动之阳风；汗不出脉紧烦躁之大青龙证，是中凛冽之阴风。试问中鼓动之阳风者，而主以桂枝辛甘温法，置《内经》"风淫于内，治以辛凉，佐以苦甘"之正法于何地？仲景自序云"撰用《素问》《九卷》"，反背《素问》而立法耶？且以中鼓动之阳风者，主以甘温之桂枝，中凛冽之阴风者，反主以寒凉之石膏，有是理乎？其注烦躁，又曰热淫于内，则心神烦扰，风淫于内，故手足躁乱（方先生原注：风为烦，寒则躁）。既曰凛冽阴风，又曰热淫于内，有是理乎？种种矛盾，不可枚举。方氏立风伤卫，寒伤营，风寒两伤营卫，吾不敢谓即仲景之本来面目；然欲使后学眉目清楚，不为无见。如柯氏之所序，亦未必即仲景之心法，而高于方氏也。其删改原文处，多逞臆说，不若方氏之纯正矣；且方氏创通大义，其功不可没也。喻氏、高氏、柯氏，三子之于方氏，补偏救弊，其卓识妙悟，不无可取，而独恶其自高己见，各立门户，务掩前人之善耳。后之学者，其各以明道济世为急，毋以争名竞胜为心，民生幸甚。

【注释】

[1] 九原：即九泉，指人死后埋葬的地方，也有作阴间讲。

[2] 阙疑阙殆：把疑难问题、严重的问题留着，不作判断。

[3] 创斯：作创始讲。

[4] 林氏、成氏：指林亿和成无己。

[5] 喻氏：指喻嘉言。

[6] 高氏：指高学山，著有《伤寒尚论辨似》一书。

[7] 葊（ān 安）：古同"庵"，小草屋。

[8] 郑氏、程氏：郑氏指郑重光，著有《伤寒条辨续注》；程氏指程应旄（郊倩），著有《伤寒论后条辨》。

[9] 曰郑声，曰杨墨：称其为异端邪说。

【语译】 张仲景所著的《伤寒论》，的确为外感病经典医著，怎奈文辞深奥，注释它非常困难。加之年代久远，其中文字难免没有脱掉或后世伪增之处，但是又绝不可能向九泉之下的张仲景询问，到底哪条在先，哪条在后，什么地方尚有多少文字，什么地方是后人伪造增加上去的。只有把一些疑难费解的问题存疑待考，不妄作判断，而选择其中可靠的内容遵循之，不可靠的内容加以考证而已。最早对《伤寒论》进行注释的是林亿和成无己，他们只不过是按照文字作了一些解释，不能透彻地阐发其精深含义，然而毕竟为首先注释者，确实困难，不能说没有功劳。到了明代有了方中行先生，实在能苦心探索，畅所欲言，追溯原义，探求精微，阐发其中深奥含义，虽然还不能处处与原文意思合拍，但大体上具备了原文的精神。喻嘉言撰著的《尚论》，补充了《伤寒论》某些缺漏，阐发了其中没有说到的问题，也确实为张仲景《伤寒论》的有功之臣。然而除了自己心得的几处外，大部分来自于方中行的理论，既如此就不应该在书中过分贬低方氏。后北海林先生，把方氏的《伤寒论前条辨》与喻氏的《尚论篇》合并刻出，同时历数喻氏抄袭方氏的地方，并逐条分析，尽情评论。喻氏之后，又有高学山著《伤寒尚论辨似》，对《尚论篇》注释阐发，也有自己的心得是可取的，但该书大多是暗中窃取方氏书中的内容，表面上尊重喻氏，而实际上却极力贬低喻氏，就好像喻氏对方氏一样。北京的刘觉莼先生也出来论证，但也像林北海论证《尚论篇》一样，谁对谁错，公道自在人们心中。其他如郑重光的《伤寒条辨续注》和程郊倩的《伤寒论后条辨》，都没有多少可取之处，明眼人自然能识别。舒驰远的《伤寒集注》，一是以喻氏《尚论篇》为主，兼引用程郊倩《后条辨》的内容，另外还夹杂了其门徒弟子的观点，他好像不知道有方氏《伤寒论前条辨》，所以把喻氏窃取方氏的论述，都认为是喻氏自己写的。此外还有沈目南的《伤寒六经辨证治法》、张隐庵的《伤寒论集注》、程云来的《伤寒论集注》，都可以阅读。至于慈溪柯韵伯为注解

《伤寒论》所著的《伤寒来苏集》，对《伤寒论》有很多阐发明鉴，显示了他的聪明才智，可供选择采用。然而在他的自序中指出，大青龙汤一证，方氏和喻氏的注解有很大的错误，视之为"郑声""杨墨"一样的邪说。但待把三家注解加以对勘，虚心据理而详细分析，就发现并非如此。柯氏的注释中说"风有阴风阳风，汗出脉缓的桂枝汤证，是感受了鼓动的阳风，汗不出脉紧，烦躁的大青龙汤证，是感受了凛洌的阴风"，试问，为什么感受了鼓动的阳风，要用性味辛甘温的桂枝汤法治疗，把《内经》中说的"风淫于内，治以辛凉，佐以苦甘"的正治法置于何地呢？张仲景《伤寒论》自序中说，撰写《伤寒论》是以《素问》《九卷》为理论依据的，怎能违背《素问》而确立治法呢？而且对感受鼓动的阳风病人，用甘温的桂枝汤治疗，感受凛洌的阴风病人反用寒凉的石膏，有这样的道理吗？在柯氏注中，烦躁一证，又说是热淫于内，则心神烦扰；风淫于内，故手足躁乱（方先生原注是："风为烦，寒则躁"），既然说感受的是凛洌阴风，又说是热淫于内，有这种道理吗？各种各样的矛盾，难以枚举。对方氏所提出的：风伤卫，寒伤营，风寒两伤营卫的论点，我不敢说这就是张仲景原文的意思，但是要想使后来的学者学习时眉目清楚，这也不失为一种见识。而柯氏所作自序中的说法，也未必就是张仲景本来的思想，而比方氏高明。他删改原文的几处，大多属主观臆断，还不如方氏来得纯正些。而且方氏对《伤寒论》创造性的、通篇精神的阐发，其功劳是不可埋没的。喻氏、高氏、柯氏，这三位对于方氏的论述，可补偏救弊，其中一

些卓越的见识，精妙的体会，不无可取之处，唯独厌恶他们自己抬高自己，各立门户，专门抹杀前人长处的做法。希望后来的学者，应该把阐明医道，济世救人作为首要任务，不要一心只为争名好胜，如此就是民众的福气了。

【导读】本节评价《伤寒论》各注家的得失。

风　论

【原文】《内经》曰："风为百病之长。"又曰："风者善行而数变。"夫风何以为百病之长乎？《大易》曰："元者善之长也。"盖冬至四十五日，以后夜半少阳起而立春，于立春前十五日交大寒节，而厥阴风木行令，所以疏泄一年之阳气，以布德行仁，生养万物者也。故王者功德既成以后，制礼作乐，舞八佾[1]而宣八风，所谓四时和，八风理，而民不夭折。风非害人者也，人之腠理密而精气足者，岂以是而病哉！而不然者，则病斯起矣。以天地生生之具，反为人受害之物，恩极大而害亦广矣。盖风之体不一，而风之用有殊。春风自下而上，夏风横行空中，秋风自上而下，冬风刮地而行。其方位也，则有四正[2]四隅[3]，此方位之合于四时八节[4]也。立春起艮方，从东北隅而来，名之曰条风，八节各随其方而起，常理也。如立春起坤方，谓之冲风，又谓之虚邪贼风，为其乘月建之虚，则其变也。春初之风，则夹寒水之母气；春末之风，则带火热之子气；夏初之风，则木气未尽，而炎火渐生；长夏之风，则挟暑气、湿气、木气（未为木库），大雨而后暴凉，则挟寒水之气；久晴不雨，以其近秋也，而先行燥气，是长夏之风，

无所不兼，而人则无所不病矣。初秋则挟湿气，季秋则兼寒水之气，所以报冬气也。初冬犹兼燥金之气，正冬则寒水本令，而季冬又报来春风木之气，纸鸢起矣。再由五运六气而推，大运如甲己之岁，其风多兼湿气；一年六气中，客气所加何气，则风亦兼其气而行令焉。然则五运六气非风不行，风也者，六气之帅也，诸病之领袖也，故曰：百病之长也。其数变也奈何？如夏日早南风，少移时则由西而北而东，方南风之时，则晴而热，由北而东，则雨而寒矣。四时皆有早暮之变，不若夏日之数而易见耳。夫夏日日长日化，以盛万物也，而病亦因之而盛，《阴符》所谓害生于恩也。无论四时之风，皆带凉气者，木以水为母也；转化转热者，木生火也；且其体无微不入，其用无处不有，学者诚能体察风之体用，而于六淫之病，思过半矣。前人多守定一桂枝，以为治风之祖方；下此则以羌、防、柴、葛为治风之要药，皆未体风之情，与《内经》之精义者也。桂枝汤在伤寒书内，所治之风，风兼寒者也，治风之变法也。若风之不兼寒者，则从《内经》风淫于内，治以辛凉，佐以苦甘，治风之正法也。以辛凉为正而甘温为变者何？风者木

也，辛凉者金气，金能制木故也。风转化转热，辛凉苦甘则化凉气也。

【注释】

[1] 佾（yì 忆）：古时乐舞的行列。

[2] 四正：指正东、正西、正南、正北四个方向。

[3] 四隅：指东北、西南、东南、西北四个方位。

[4] 八节：指立春、春分、立夏、夏至、立秋、秋分、立冬、冬至八个节气。

【语译】《内经》中说：风为引起多种疾病的首要因素，又说：风性善动且变化多端。为什么说风为引起多种疾病的首要因素呢？这与《大易》中所说"气是万物生长变化的根本"同理。冬至后的第四十五天，从后半夜少阳之气开始升发而进入立春，而在立春前十五日交大寒节气，此时厥阴风木行令，故可以疏泄一年的阳气，为万物的生长"布德行仁"。就好像国家统治者功成名就后，要制礼节、乐章，载歌载舞，演示太平、威风一样。即所谓四季和顺，八方风调，人民就不会患病夭折。风，正常情况下不会伤害人体，人的腠理致密，精气充足，怎么会因为风而生病呢？但若不是这样，则疾病就会因风袭而发生。风本来是使天地自然生生不息而存在，却反过来成为伤害人的病邪，其恩泽极大而危害也越广呀！由于风的性质不一，风的作用也有变化。春天的风自下而上，而夏天的风则横行空中，秋天的风自上而下，而冬天的风则刮地面而行。风的方位，也有四正四隅的不同，这些不同方位的风与四季八节气相合，如立春的风起于艮方，从东北方向而来，名为条风，八个节气，各随不同方位所起的风有不同的命名，这是正常现象。假如立春的风起于坤方，则

称为冲风，又称之为虚邪贼风，因为这种风是乘月建的空虚改变了方位形成的。另外，初春时的风，还夹杂着冬季的寒气；春末时的风，则已带有夏季火热之气；初夏时的风，春木之气未尽，而夏季炎火之气渐生；长夏时的风，多挟暑气、湿气、木气（月建属未，为木库）。大雨之后的暴凉，风中则挟寒水之气；久晴无雨，天气近似秋季，燥气先行来到，所以说长夏的风，无所不兼，而人感之则可发生各种各样的病证。初秋时的风，则挟长夏湿土之气，秋末时的风则兼寒水之气，预告冬季快到了。初冬的风尚兼有秋令燥金之气，正冬则为寒水之气本令之时，而冬末又显露春季风木之气，风筝可以升起。再由五运六气来推算，六十年一轮的大运如碰到天干甲、乙的年份，其风多兼湿气。另外，一年的风、寒、暑、湿、燥、火六气中，加入何种客气，则风就兼夹何种客气而行令。然而，五运六气没有风是不行的，风是六气的统帅，是导致许多疾病发生的领袖。所以说：风为百病之长。那么风变化多端又怎么解释呢？例如夏天早上的风是南风，没过多久则转为西风、北风、东风，在刮南风时，天气晴朗而温热，如转北风或东风，天气就会下雨而凉爽。四季的气候在早上、晚上都有变化，但不如夏季变化快而且容易见到。这是因为夏天主生长、变化，是使万物旺盛的季节，而疾病也因此发生较多，在《阴符》中所说："害生于恩"就是这个意思。不论四季何种风，都带有凉气，是因为风属木，木之母是水的缘故。风转化而化热，这是木能生火的缘故。而且风具有无孔不入的特性，风的作用无处不有，学者若能认真体察风的性质、

作用，那么对于六淫所引起的疾病，就能领会大半了。前人大多守定一个桂枝汤，把它作为治风的基本方剂。以后有人又把羌活、防风、柴胡、葛根作为治风的要药，都没有真正体察风的特性与《内经》中对风邪精深含义的理解。桂枝汤在《伤寒论》这本书内，所治疗的风，是风兼寒的病证，属治疗风邪的变法。如果风不兼寒的，则遵从《内经》中"风淫于内，治以辛凉，佐以苦甘"的原则，这才是治风的正法。那么为什么辛凉为治风正法，而甘温则为治风变法呢？是因为风属木，辛凉是金之气，金就能克木的缘故。风转化成热时，辛凉苦甘也能转化成寒凉金气来克制风木。

【导读】本节讨论吴氏对"风为百病之长""风者善行而数变"的认识。

医书亦有经子史集论

【原文】儒书有经子史集，医书亦有经子史集。《灵枢》《素问》《神农本经》《难经》《伤寒经》《金匮玉函经》，为医门之经；而诸家注论、治验、类案、本草、方书等，则医之子、史、集也。经细而子、史、集粗，经纯而子、史、集杂，理固然也。学者必不可不尊经，不尊经则学无根柢，或流于异端；然尊经太过，死于句下，则为贤者过之，《孟子》所谓：尽信书，则不如无书也。不肖者不知有经，仲景先师所谓：各承家技，终始顺旧，省疾问病，务在口给，相对斯须，便处汤药，自汉时而已然矣，迄问后世，此道之所以常不明而常不行也。

【语译】儒家的书籍包括经、子、史、集四类，医书亦有经、子、史、集之分。《灵枢》《素问》《神农本草经》《难经》《伤寒论》《金匮玉函经》，均为医学书籍的经典著作，可视之为中医学的"经"，而各家对这些典著医经的注释、论述、治验、类案、本草、方书等，则归属医学书籍的子、史、集类。一般来说，经典著作论述较为精细，而子、史、集类著作论述较为粗略；经典著作内容纯正，而子、史、集类著作内容杂乱，这是必然的道理。所以学医的人一定不能不尊重经典著作，不尊重经典著作则学医而不知本源，甚或走上邪路；但是尊经太过，死守字句，不知灵活变通，则虽博览群书，结果仍无济于事。正如《孟子》所说："尽信书，则不如无书也。"何况有些不学无术的人不知道还有经典著作，正如张仲景所说：各自仅继承自家技能，始终因循守旧，看病时，专门用大话取信病人，面对病人才片刻，便处方遣药。这是自汉代就已经形成的不良风气，所以也难怪后世。这是医学之所以长期不得进步和发展的重要原因。

【导读】本节强调学习中医必读经典著作的重要性。

吴氏强调指出，学习中医，首先就必须溯本探源，学好《内经》《伤寒杂病论》等经典著作，否则就学无根底或流于异端。同时，也要重视"子、史、集"，去涉猎历代医家著作，开阔眼界，启发思路，取其精华。即仲景所言"勤求古训，博采众方"。

申论起银翘散论

【原文】本论第一方用桂枝汤者，以初春余寒之气未消，虽曰风温（系少阳之气），少阳紧承厥阴，厥阴根乎寒水，初起恶寒之证尚多，故仍以桂枝为首，犹时文之领上文来脉也。本论方法之始，实始于银翘散。

吴按：六气播于四时，常理也。论病者，要知夏日亦有寒病，冬日亦有温病，次年春夏尚有上年伏暑，错综变化，不可枚举，全在测证的确。本论凡例内云：除伤寒宗仲景法外，俾四时杂感，朗若列眉，后世学者，察证之时，若真知确见其为伤寒，无论何时，自当仍宗仲景；若真知六气中为何气，非伤寒者，则于本论中求之。上焦篇辨伤寒温暑疑似之间最详。

【语译】本书的第一个方剂所以用桂枝汤，是因为初春之时，残存寒气尚未尽消，虽然说是风温（春系少阳之气当令），但以六气分主四时来说，春初少阳之气，紧紧承接厥阴风木而来，厥阴风木又根源于太阳寒水，这种病证，初起恶寒的证候尚多，因而仍以桂枝汤为首方，就好像时下写文章，先交代上文来龙去脉后，才引入下文一样。所以应当明白，本书治疗温病方法，其实是始于银翘散的。

吴按：六气分布在四季之中，这是正常现象。但诊治疾病的医生，要知道夏季也有感寒所致的伤寒病，冬季也有感温邪所致的温病，第二年春、夏季节，尚有上一年伏邪所致疾病。这些错综变化的例子，不可枚举，全在于临床测机辨证准确。本书凡例中提到：除了伤寒必须遵守张仲景的治法以外，其他四时杂感疾病，本书已清楚地罗列出来。后世学者，在诊察病证之时，如果真能确认为伤寒的，无论发生在哪个季节，自然应当仍按张仲景方法治；如果真能确定是六气中某气所致疾病，但非伤寒病证的，则可在本书中寻求治法。本书上焦篇有关伤寒与温病、暑病之间异同点的辨别最为详细。

【导读】本节说明银翘散是《温病条辨》第一方，并指出其列举桂枝汤的用意。具体可参考上焦篇第四条讲解内容。

申论粗具规模论

【原文】本论以前人信经太过（经谓热病者，伤寒之类也；又以《伤寒论》为方法之祖，故前人遂于伤寒法中求温热，中行且犯此病），混六气于一《伤寒论》中，治法悉用辛温，其明者亦自觉不合，而未能自立模范。瑭哀道之不明，人之不得其死，不自揣度而作是书，非与人争名，亦毫无求胜前贤之私心也。至其序论采录处，粗陈大略，未能细详，如暑证中之大顺散、冷香饮子、浆水散之类，俱未收录。一以前人已有，不必屋上架屋，一以卷帙纷繁，作者既苦日力无多，观者反畏繁而不览，是以本论不过粗具三焦六淫之大概规模而已。惟望后之贤者，进而求之，引而伸之，斯愚者之大幸耳。

【语译】本书撰写主旨，是因为前人过分地相信拘泥于经书（如根据《内经》中"夫热病者，皆伤寒之类也"这句话，将各种不同的六淫外感证，和伤寒混同一起；又把《伤寒论》作为一切外感热病治法用药的师祖，对各种温病统统在《伤寒论》中寻求治疗方法，连方中行先生也犯这个毛病），把六气所致各种病证混于一本《伤寒论》中，治疗尽都以辛温为法，其中一些明白道理的医者也感到这样不太合适，但没有能自立治法，树立典范。我为医道这样的不明而悲哀，为患者不明不白的夭折而痛心，所以我不自量力来著这本书，并非想与别人争名，也丝毫没有想显示比前辈高明的私心。至于本书从序言到各论，只是粗略陈述个大概，没有能详细讨论，如暑温病证中所用的大顺散，冷香饮子、浆水散之类，都没有收录进来。一则是前人已有论述，没有必要多此一举，另一则是怕卷多繁杂，写书的人为精力不够而苦恼，看书的人又会因为内容过繁而无心阅览，故本书只不过粗略地介绍了温病三焦辨证，六淫证治的大概内容而已。唯望后来贤明学者，能进一步加以探求、引申、发展，这将是我最大的幸福。

【导读】此节内容为吴氏自谦之言，提出本书只是"粗具规模"，希望后学者进一步研究补充。

寒 疫 论

【原文】世多言寒疫者，究其病状，则憎寒壮热，头痛骨节烦疼，虽发热而不甚渴，时行则里巷之中，病俱相类，若役使者然；非若温病之不甚头痛、骨痛而渴甚，故名曰寒疫耳。盖六气寒水司天在泉，或五运寒水太过之岁，或六气中加临之客气为寒水，不论四时，或有是证，其未化热而恶寒之时，则用辛温解肌；既化热之后，如风温证者，则用辛凉清热，无二理也。

【语译】人们经常所说的寒疫，详细探究其患病后症状，则主要表现为恶寒高热、头痛、骨节烦疼，虽然发热但不甚口渴，流行时则周围街巷的患病症状大多相似，如同受人指使一般。不像温病头痛、骨节疼痛不甚厉害，而口渴较明显，所以称这种病为寒疫。说到寒疫发病的原因，则主要是每当六气寒水司天在泉，或在五运寒水太过的年份，或者六气当令又有寒水作为加临的客气，那么，不论在什么季节，都可能发生这种病证。在其没有化热仍恶寒的时候，则应用辛温解肌法治疗；若在化热之后，证候表现如同风温病的，则用辛凉清热法治疗，这与治疗风温病没有什么不同。

伪病名论

【原文】病有一定之名，近有，古无今有之伪名，盖因俗人不识本病之名而伪造者，因而乱治，以致误人性命。如滞下、肠澼、便下脓血，古有之矣，今则反名曰痢疾。盖利者，滑利之义，古称自利者，皆泄泻通利太过之证也。滞者，淤涩不通之象，二义正相反矣，然治法尚无大疵谬也。至妇人阴挺[1]、阴蚀[2]、阴痒、阴菌[3]等证，古有明文，大抵多因于肝经郁结，湿热下注，浸淫而成，近日北人名之曰癗，历考古文，并无是字，焉有是病！而治法则用一种恶劣妇人，以针刺之，或用细勾勾之，利刀割之，十割九死。哀哉！其或间有一二刀伤不重，去血不多，病本轻微者，得愈，则恣索重谢。试思前阴乃肾之部，肝经蟠结之地，冲、任、督三脉由此而分走前后，岂可肆用刀钩之所。甚则肝郁胁痛，经闭寒热等证，而亦名之曰癗，无形可割，则以大针针之。在妇人犹可借口曰：妇人隐疾，以妇人治之。甚至数岁之男孩，痔疮、疝、瘕、疳疾，外感之遗邪，总而名之曰癗，而针之，割之，更属可恶。又如暑月中恶[4]腹痛，若霍乱而不得吐泻，烦闷欲死，阴凝之痧证也。治以苦辛芳热则愈，成霍乱则轻，论在中焦寒湿门中，乃今世相传谓之痧证，又有绞肠痧、乌痧之名，遂至方书中亦有此等名目矣。俗治以钱刮关节，使血气一分一

合，数分数合而阳气行，行则通，通则痧开痛减而愈，但愈后周十二时不可饮水，饮水得阴气之凝，则留邪在络，遇寒或怒（动厥阴），则不时举发，发则必刮痧也。是则痧固伪名，刮痧乃通阳之法，虽流俗之治，颇能救急，犹可也。但禁水甚难，最易留邪。无奈近日以刮痧之法刮温病，夫温病，阳邪也，刮则通阳太急，阴液立见消亡，虽后来医治得法，百无一生。吾亲见有痉而死者，有痒不可忍而死者，庸俗之习，牢不可破，岂不哀哉！此外伪名妄治颇多，兹特举其尤者耳。若时医随口捏造伪名，南北皆有，不胜指屈矣。呜呼！名不正，必害于事，学者可不察乎。

【注释】

[1] 阴挺：病名，指妇女阴中有物下坠，甚则挺出阴户之外者，称为阴挺。

[2] 阴蚀：病名，指妇女阴户生疮，局部红、肿、热、痛，积结成块，或化脓腐烂，脓水淋漓，甚则溃疡如虫蚀者，称阴蚀，也叫阴疮。

[3] 阴菌：阴挺。

[4] 中恶：因感受秽浊不正之气所致的病证，主要以突然起病，手冷面青，精神恍惚，头昏目眩，甚则言语错乱，口噤昏厥等。也有指突然心腹刺痛，闷乱欲死的小儿病证。

【语译】疾病都有一定的名称，近来出现了一些古代没有现在才有的伪造的病名，这是因为无知的医生不了解这些病名便伪造出另外的病名，因而胡乱医治，以致误人性命。例如滞下、肠澼、便下脓血

等，这是古时就有的病名，现在反称为痢疾。所谓利，具有滑利的意思，像古代所说的自利，都是指大便泄泻，通利太过的病证。所谓滞，是指淤滞不通的征象，二字意义正好相反，好在治法尚没有大的错误。至于妇人所患阴挺、阴蚀、阴痒、阴菌等病证，古医籍有明文记载，大多是因为肝气郁结，湿热下注、浸淫下部而成。近来北方有人把这种病称为瘑，然而查遍了古代文献，并没有发现这个字，又怎么会有这种病！而治疗这种病的办法则是一些粗蛮妇人用针刺，或用细钩来钩，或用锋利的刀子去割，结果十个割治的九个死，真可悲！其中偶有一两个因刀伤不重，失血不多，加上病本身轻微的，得以治愈，则肆意向病家索取重谢。试想，前阴是肾经循行的部位，是肝经盘结的地方，冲、任、督三条经脉由此分别走于前后，岂是任意使用刀钩的地方。更有甚则把肝郁胁痛、闭经寒热等病证，也称名为瘑，这些病证无有形包块可割，则用大针去刺。对妇女疾病还可借口说：这是妇人隐疾，所以由妇人来治疗，但对只有几岁的男孩，患了痔疮、疝、瘕、痔疾，外感病的后遗症，也统称为瘑，也用针刺、刀割的方法治疗，更为可恶。又如暑季感受秽浊之气后，腹痛，症状好像霍乱，欲吐泻而不出，心中烦闷欲死等，这是阴寒凝结在内所致

的痞证，用苦辛芳香、温热的药物治疗可愈，其中形成霍乱而吐泻的，病情较轻。这种病证在本书中焦篇的寒湿门中已作论述，就是现在社会上流传的所谓痧证，还有绞肠痧、乌痧等病名，直至一些医学书中也有了这些病名。民间治疗是用铜钱刮关节处，使血气一分一合，经过数次分合后，体内阳气通行，阳气通行则痞结开通，通则痛减疾病得愈。但愈后的十二小时内不得饮水，如饮水则阴气内凝，留滞经络，再遇寒凉或发怒时（怒气最易伤及厥阴肝），就会时常复发，复发则非刮痧不可了。这是由于痧虽然为伪造病名，但刮痧是通阳的方法，虽为民间土法，颇能救急，可以使用，但禁水非常困难，而不禁水又容易留邪。让人无奈的是近来有人用刮痧的方法来治温病。温病，是温邪所致，刮痧则通阳太快，阳盛则阴液快速消亡，虽然后来医治正确，仍百无一生。我亲眼见到有的患者痉厥而死，有的痒甚不可忍受而死，庸俗的陋习，牢固而难以改变，岂不令人悲哀！此外，伪造病名胡乱治疗的例子很多，这里不过是举出其中一些典型的而已。像当今一些医生随口捏造的一些病名，南北方都有，不胜枚举。唉！病名都不正确，必然有害于进一步的治疗，学习医学的人不可不辨察。

【导读】本节讲述吴氏对一些伪造病名及其治疗的认识及评价。

温病起手太阴论

【原文】四时温病，多似伤寒；伤寒起足太阳，今谓温病起手太阴，何以手太阴亦主外感乎？手太阴之见证，何

以大略似足太阳乎？手足有上下之分，阴阳有反正之义，庸可混乎！《素问·平人气象论篇》曰：藏真高于肺，以行

营卫阴阳也。《伤寒论》中，分营分卫，言阴言阳，以外感初起，必由卫而营，由阳而阴。足太阳如人家大门，由外以统内，主营卫阴阳；手太阴为华盖，三才之天，由上以统下，亦由外以包内，亦主营卫阴阳，故大略相同也。大虽同而细终异，异者何？如太阳之窍主出，太阴之窍兼主出入；太阳之窍开于下，太阴之窍开于上之类，学者须于同中求异，异中验同，同异互参，真诠自见。

【语译】四季温病，与伤寒有许多相似之处。但伤寒初起在足太阳膀胱经，而现在说温病初起在手太阴肺经，为什么手太阴肺经也是主外感表证呢？手太阴肺经的病变为什么大致与足太阳膀胱经病变相似呢？手与足在部位上有上下之区分，阴与阳有反正之不同，岂可混淆！《素问·平

人气象论篇》中说：五脏的真气上藏于肺，可以主宰营卫阴阳的运行。《伤寒论》中，区分营、卫，也言及阴、阳，是因为外感病初起，必然先从卫始，再累及营，从阳发展到阴。足太阳膀胱经好比人体的大门，由外而统摄内，主管营卫阴阳。手太阴肺位为五脏的华盖，在天地人三才中属天，由上来统领下，也由外来包围内：也可以主管营卫阴阳，所以大致相同。虽然大致相同，但细究终归不同，不同在什么地方？例如足太阳膀胱之窍是前阴主司排出，而手太阴肺之窍是鼻，既呼气又吸气；足太阳膀胱之窍开于下，手太阴肺之窍开于上等等。学习者应该于同中求异，于异中求同，同异相互对比着分析，真实含义自然就清楚了。

【导读】本节阐述温病起于上焦手太阴肺的机制，并与伤寒初起进行比较。

此理论来源于叶天士《温热论》，开篇说："温邪上受，首先犯肺"，即温病起病于手太阴肺，而本条是对其内容的延续和补充。结合卫气营血与三焦辨证理论认识，温病起于上焦手太阴肺，具体可参考本书上焦篇内容。需要注意的是，不是所有的温病均起于上焦手太阴肺，如伏气温病，可发于少阳，发于营分；湿热类温病个别也可发于中焦脾胃，不可一概而论。

燥 气 论

【原文】前三焦篇所序之燥气，皆言化热伤津之证，治以辛甘微凉（金必克木，木受克，则子为母复仇，火来胜复矣），未及寒化。盖燥气寒化，乃燥气之正，《素问》谓"阳明所至为清劲"是也，《素问》又谓"燥极而泽"（土为金母，水为金子也），本论多类及于寒湿、伏暑门中，如腹痛、呕吐之

类，经谓"燥淫所胜，民病善呕，心胁痛不能转侧"者是也。治以苦温，《内经》治燥之正法也。前人有六气之中，惟燥不为病之说。盖以燥统于寒（吴氏《素问》注云：寒统燥湿，暑统风火，故云寒暑六入也），而近于寒，凡是燥病，只以为寒，而不知其为燥也。合六气而观之，余俱主生，独燥主杀，岂不

为病者乎！细读《素问》自知。再前三篇原为温病而设，而类及于暑温、湿温，其于伏暑、湿温门中，尤必三致意者，盖以秋日暑湿踞于内，新凉燥气加于外，燥湿兼至，最难界限清楚，稍不确当，其败坏不可胜言。《经》谓粗工治病，湿证未已，燥证复起，盖谓此也（湿有兼热兼寒，暑有兼风兼燥，燥有寒化热化。先将暑湿燥分开，再将寒热辨明，自有准的）。

【语译】 前面三焦篇所叙述的燥气，都是说燥气化热伤津的病证，治用辛甘微凉之品（金必然克木，木受金克后，则木之子火要为母复仇，形成火又来克金的胜复关系），均为燥气没有寒化时。燥气寒化，是燥气的正常变化，《素问》中所谓："阳明燥金胜气到来时，天气清凉干燥"，就是这种情况。《素问》又说："燥极而变润泽"（因为土为金母，水为金子），这些内容多归类于本书寒湿、伏暑门中，如腹痛、呕吐之类，就是《内经》中所说："燥气太过引起的疾病，患者多有呕吐，胸胁

疼痛，不能转动等证候"，须用苦温之品来治疗。这属《内经》治疗燥气为病的正法。前人曾经有过，在六气之中唯有燥气不会致病的说法。这是因为燥气统属于寒气（吴坤安在《素问》注释中说：寒气统司燥湿，暑气统司风火，所以说寒暑即包括了六气）。燥气因而近似寒，故凡是燥气致病，只以为是寒邪，而不知其中还有燥气。把六气合起来看，其余都是主生长的，唯独燥是主肃杀的，燥岂有不致病的道理！细读《素问》自然明白。本书前三篇原来都是为温病而设置，同时涉及了暑温、湿温等病，特别是在伏暑、湿温门中，尤其作了反复的说明。这是因为秋季暑湿盘踞在里，而又新感凉燥之气加于表，燥与湿二气兼感，最难分清界限，稍有不当，造成恶劣后果，不堪言表。《内经》中指出："技术不高的医生治病，湿证没有治愈，燥证又出现"，说的就是这种情况（湿有兼热兼寒，暑有兼风兼燥，燥有寒化热化等情况，治疗先将暑、湿、燥分清，再将寒热辨明，自然有正确的目标。

【导读】 本节提出"燥为次寒"认识。

吴氏提出"燥为次寒"，也有医家提出"燥属火热"。关于燥属性的认识，应从其病理特点分析，《内经》言："燥胜则干"，刘完素补充燥的病机说："诸涩枯涸，干劲皲揭，皆属于燥"，可见耗伤津液是其主要病理特点，津液属阴，因此可认为燥属阳。"燥属火热"实际是燥邪和温邪相合，形成燥热病邪；"燥属次寒"实际是燥邪和寒邪相合，形成凉燥病邪；此种观点仅代表部分医家认识，需进一步探讨研究。

外感总数论

【原文】 天以六气生万物，其错综变化无形之妙用，愚者未易窥测，而人之受病，即从此而来。近人止知六气太过曰六淫之邪，《内经》亦未穷极其变。

夫六气伤人，岂界限清楚毫无兼气也哉！以六乘六，盖三十六病也。夫天地大道之数，无不始于一，而成于三，如一三为三，三三如九，九九八十一，而

黄钟[1]始备。六气为病，必再以三十六数，乘三十六，得一千二百九十六条，而外感之数始穷。此中犹不兼内伤，若兼内伤，则靡可纪极矣。呜呼！近人凡见外感，主以一柴葛解肌汤，岂不谬哉！

【注释】

[1] 黄钟：属于音律的名称。我国古代乐音分为六律和六吕，合称十二律，黄钟为其中一律。

【语译】 自然界以六气来生养万物，六气的错综变化和无形的奥妙作用，一般的人是不容易看到的，但是人的各种疾病，都是受六气的异常变化影响而产生的。现在的人只知道六气太过就称为六淫之邪，

但是，即便是《内经》也不能完全详尽地说清楚六气的变化。要说六气致病，岂有界限完全清楚，丝毫不兼夹它气的！用六气乘以六，那么一气兼其他五气，共可引起三十六种疾病。而自然界万物的变化数量，无不从一开始，而成于三，如一三为三，三乘三为九，九乘九为八十一，而十二律黄钟之数才够。六气致病，必须再用三十六乘三十六，得一千二百九十六，这样外感病的种类数才够详尽。而此数中还不包括兼内伤的病证，若兼内伤，则难以计算清楚了。唉！现在的医生凡是见到外感病，都用一个柴葛解肌汤来治疗，这岂不是错误的吗！

【导读】 本节强调外感病种类繁多。

治病法论

【原文】 治外感如将（兵贵神速，机圆法活，去邪务尽，善后务细，盖早平一日，则人少受一日之害）；治内伤如相（坐镇从容，神机默运，无功可言，无德可见，而人登寿域）。治上焦如羽（非轻不举）；治中焦中衡（非平不安）；治下焦如权（非重不沉）。

【语译】 治疗外感病如将军用兵一样（兵贵神速，机动灵活，祛邪必须彻底，善后调理必须细致，疾病早愈一天，则人少受一日伤害）；治疗内伤杂病如同宰相一样（从容镇定，神察妙算，运筹周密，不求急功近利，唯能使人身体健康而长寿）。治疗上焦病证用药如羽毛那样（非轻清上浮的药物不能上行）；治中焦病证，用药如秤杆一样应保持平衡（不平衡则不能平定中焦）；治下焦病证，用药如同秤砣一样（非重浊厚味之品不能下沉）。

【导读】 本节提出温病三焦病证的治疗大法。

"治上焦如羽，非轻不举"，指出了上焦病的治疗原则。因上焦其位居高，用药多取轻清上浮，如羽毛之轻扬，才能上达上焦，且病属初起，药不宜苦重，只要用轻清发散之品即可。此法实为遵《内经》"因其轻而扬之"及叶天士"在卫汗之可也"原则而发挥，以银翘散、桑菊饮、桑杏汤等为代表方剂。

"治中焦如衡，非平不安"，指出了中焦病的治疗原则。上焦病不治则传中焦，脾与胃即居中焦，脾性喜燥恶湿，胃性喜润恶燥，脾升胃降，燥湿相济，共同完成胃纳、脾运的

消化吸收功能，中焦病则脾与胃的功能失常，治疗宜平衡协调其功能，不使偏亢，故曰治中焦如衡，非平不安。以辛开苦降法为代表治法。

"治下焦如权，非重不沉"，指出了下焦病的治疗原则。中焦病不治则传下焦，肝与肾同居下焦，温热之邪耗伤阴液，邪入下焦，肝肾之阴亏损，真阴欲竭，非厚味浓浊填阴之品不能滋养阴液，阴虚则肝风内动，非重坠咸寒之属不能潜阳镇摄，故曰治下焦如权，非重不沉。以加减复脉汤、三甲复脉汤、大定风珠等为代表方剂。

吴又可温病禁黄连论

【原文】 唐宋以来，治温热病者，初用辛温发表，见病不为药衰，则恣用苦寒，大队芩、连、知、柏，愈服愈燥，河间且犯此弊。盖苦先入心，其化以燥，燥气化火，反见齿板黑，舌短黑，唇裂黑之象，火极而似水也。吴又可非之诚是，但又不识苦寒化燥之理，以为黄连守而不走，大黄走而不守。夫黄连不可轻用，大黄与黄连同一苦寒药，迅利于黄连百倍，反可轻用哉？余用普济消毒饮于温病初起，必去芩、连，畏其入里而犯中下焦也。于应用芩、连方内，必大队甘寒以监之，但令清热化阴，不令化燥。如阳亢不寐，火腑不通等证，于酒客便溏频数者，则重用之。湿温门则不惟不忌芩连，仍重赖之，盖欲其化燥也。语云："药用当而通神"，医者之于药，何好何恶，惟当之是求。

【语译】 自唐宋时期以来，对温热病的治疗，初起都用辛温的药发汗解表，看到服药后疾病没有减轻，就毫无顾忌地使用苦寒药物如黄芩、黄连、知母、黄柏等，这些药都是苦寒化燥之品，因此愈服燥热愈甚，甚至连刘河间这样的名医都犯这样的弊病。苦味的药先入心，苦能化燥，燥气可以化火，所以反而见到牙齿干黑，舌短缩苔黑，口唇干裂而黑的症状，这是火极似水的现象。吴又可反对乱用苦寒很有道理，但他又不知道苦寒化燥的道理，只是认为黄连守而不走，大黄走而不守。黄连固然不可轻率使用，但大黄与黄连同属苦寒一类的药，大黄的通利作用甚于黄连百倍，怎么反可随便使用呢？我在使用普济消毒饮治疗温病初起时，一定要去掉方中的黄芩、黄连，恐怕它们入里而侵犯到中、下焦。在应该使用黄芩、黄连的方剂中，一定用大量甘寒之品监制它，只使它清热化阴，而不使它化燥伤阴。如果因阳热亢盛不能入眠，火腑不通小便赤涩等症，或平素嗜酒之人大便频繁泄泻的，则可重用苦寒的药物。在湿温门中则非但不忌用黄芩、黄连，反要重用，依赖苦寒之品，这是希望苦寒能化燥祛湿的原因。俗话说："药用当而通神"，医生对于药物，不能说什么药好，什么药不好，只要使用恰当能治病就是好药。

【导读】 本节讨论对吴又可禁用以黄连为代表苦寒药物治疗温热病的认识。

本节可结合本书中焦篇第三十一条："温病燥热，欲解其燥，先滋其干，不可纯用苦寒，服之反燥甚"理解。

风温、温热气复论

【原文】 仲景谓腰以上肿当发汗，腰以下肿当利小便，盖指湿家风水、皮水之肿而言。又谓无水虚肿，当发其汗，盖指阳气闭结而阴不虚者言也。若温热大伤阴气之后，由阴精损及阳气，愈后阳气暴复，阴尚亏歉之至，岂可发汗利小便哉！吴又可于气复条下，谓血乃气之依归，气先血而生，无所依归，故暂浮肿，但静养节饮食自愈。余见世人每遇浮肿，便与淡渗利小便方法，岂不畏津液消亡而成三消证，快利津液为肺痈肺痿证，与阴虚、咳嗽、身热之劳损证哉！余治是证，悉用复脉汤，重加甘草，只补其未足之阴，以配其已复之阳，而肿自消。千治千得，无少差谬，敢以告后之治温热气复者，暑温、湿温不在此例。

【语译】 张仲景提出：腰以上肿的，应当用发汗的方法治疗，腰以下肿胀的，应当用利小便的方法治疗。这是针对湿气素重的人患风水、皮水的肿胀证而言。张

【导读】 本节讲述气复水肿的证治。

仲景又说：不是因水气停留的虚肿，也可用汗法治疗。这是针对阳气闭结，阴液不虚的虚肿的而言。如果是温病后期阴液大量耗伤之后，由阴精耗损累及阳气，病愈后，阳气快速恢复，但阴液仍然亏虚得很厉害，这时岂可用发汗利小便的方法治疗呢！吴又可在他的气复条下说：血是气的依附归宿，气若先于血而恢复，气就无所依附归宿之处，所以可暂时浮肿，但只要静心调养，节制饮食，自然可以痊愈。我见许多医生每每遇到浮肿病人，便用淡渗利小便的方法治疗，难道不怕津液消亡而形成三消证，或因津液速耗而成肺痈、肺痿证，或阴虚咳嗽身热的劳损证吗？我治疗这些病证，都是用复脉汤，加重甘草的用量，只补充它不足的阴液，与已恢复的阳气相配，则浮肿自然会消失。千百次的治疗验证，千百次得效，很少有差错，所以敢将此法告诉以后治疗温热病气复所致浮肿的医生。但暑温、湿温不在这个范围。

治 血 论

【原文】 人之血，即天地之水也，在卦为坎（坎为血卦）。治水者不求之水之所以治，而但曰治水，吾未见其能治也。盖善治水者，不治水而治气。坎之上下两阴爻，水也；坎之中阳，气也；其原分自乾之中阳。乾之上下两

阳，臣与民也；乾之中阳，在上为君，在下为师；天下有君师各行其道于天下，而彝伦不叙者乎？天下有彝伦攸叙，而水不治者乎？此《洪范》所以归本皇极、而与《禹贡》相为表里者也。故善治血者，不求之有形之血，而求之

无形之气。盖阳能统阴，阴不能统阳，气能生血，血不能生气。至于治之之法，上焦之血，责之肺气，或心气；中焦之血，责之胃气，或脾气；下焦之血，责之肝气、肾气、八脉之气。治水与血之法，间亦有用通者，开支河也；有用塞者，崇堤防也。然皆已病之后，不得不与治其末；而非未病之先，专治其本之道也。

【语译】人体内的血液，就好像天地间的水，在八卦中为坎卦（坎也为血卦）。治理水患的人，不去探求水患之所以发生的原因，就说能够治水，我不认为其就能治好水患。善治水的人，不直接治水而是治气。坎卦的上面下面都是阴爻，代表水；坎卦的中间则是阳爻，代表气，而其阳爻原是从乾卦当中的阳爻分派而来的。乾卦的上下两面都是阳爻，代表了臣与民；而乾卦的中间的阳爻，在上代表君，在下代表师；天下有了君师，各自行使他们的职

责治理天下，则天下常道伦理还能不井然有序吗？天下井然有序如同阳气充足正常运行，则水还能治理不好吗？这就是《尚书·洪范》所指出的万物变化属太极之阴阳转化，而与《禹贡》所载山川分布规律是相互呼应的。所以善治血的医生，不是从有形之血方面寻求治疗方法，而是从无形之气方面而入手治疗的。这是因为阳能统率阴，阴不能统率阳；气能化生血，血却不能化生气。假如气机不合却不调理气机，就如同丈夫不能把家理好，而只责怪妻子，不是很笨吗？至于治血的方法，血病在上焦者从肺气和心气入手；血病在中焦者从胃气或脾气入手；血病在下焦者从肝气、肾气、八脉之气入手。治水与治血的方法，有时也有用疏通的方法，即所谓"开支河"；有时用堵塞的方法，即所谓"崇堤防"。然而这都是在血病发生之后，不得不去治其标，而不是在血病之前，专治其本的方法。

【导读】本节讲述血证的治法。

吴氏提出血病在上焦者从肺气和心气入手；在中焦者从胃气或脾气入手；在下焦者从肝气、肾气、八脉之气入手。临床可做参考。

九 窍 论

【原文】人身九窍，上窍七，下窍二，上窍为阳，下窍为阴，尽人而知之也。其中阴阳奇偶生成之妙谛，《内经》未言，兹特补而论之。阳窍反用偶，阴窍反用奇。上窍统为阳，耳目视听，其气清为阳；鼻嗅口食，其气浊则阴也，耳听无形之声，为上窍阳中之至阳，中虚而形纵，两开相离甚远。目视有形之

色，为上窍阳中之阴，中实而横，两开相离较近。鼻嗅无形之气，为上窍阴中之阳，虚而形纵，虽亦两窍，外则仍统于一。口食有形之五味，为上窍阴中之阴，中又虚又实，有出有纳，而形横，外虽一窍，而中仍二。合上窍观之，阳者偏，阴者正，土居中位也；阳者纵，阴者横，纵走气，而横走血，血阴而气

阳也。虽曰七窍，实则八也。阳窍外阳（七数）而内阴（八数），外奇而内偶，阳生于七，成于八也。生数，阳也；成数，阴也。阳窍用成数，七、八成数也。下窍能生化之前阴，阴中之阳也；外虽一窍而内实二，阳窍用偶也。后阴但主出浊，为阴中之至阴，内外皆一而已，阴窍用奇也。合下窍观之，虽曰二窍，暗则三也。阴窍外阴（二数）而内阳（三数），外偶而内奇；阴窍用生数，二、三生数也。上窍明七，阳也；暗八，阴也。下窍明二，阴也；暗三，阳也。合上下窍而论之，明九，暗十一，十一者，一也；九为老，一为少，老成而少生也。九为阳数之终，一为阳数之始，始终上下，一阳气之循环也。开窍者，运阳气也。妙谛无穷，一互字而已。但互中之互，最为难识，余尝叹曰：修身者，是字难；格致者[1]，互字难。

【注释】

[1] 格致者：研究事物的原理法则而总结为理性知识的人。

【语译】人有九个孔窍，上有七窍，下有二窍，上面的孔窍属阳，下面的孔窍属阴，这是人人都知道的。但九窍中有阴阳、奇偶，生成的奥妙，在《内经》中也未提到，这里特补充论述。上窍既属阳，其生成数应该是奇数，而反用偶数，下窍属阴，其生成数应该是偶数，而反用奇数，这是什么原因呢？先从上窍来说，上面的七窍统为阳窍，耳、目、视、听所接受的都是清气，所以属阳；鼻能嗅、口能食，所接受的都是浊气，故属阴。耳听到的是

无形的声音，为上窍中阳中之至阳，其形中间空虚而外形垂直，开于头部两侧，在阳窍中相距最远。目能视有形的颜色，为上窍中阳中之阴，它中间实而外表横列，两目分开于鼻柱两侧，相距较近。鼻所嗅是无形之气，为上窍阴中之阳，中空而外形垂直，它虽有两个孔，外表则仍统属一个鼻子。口进食有形的五味，为上窍中阴中之阴，口中又虚又实，有出有进，外形横列，外表虽然看视一窍，而内部仍然是二窍。总起来看上窍，凡属阳的，位置居偏旁，凡属阴的位置居正中，这是因为土属阴而居于中位的缘故。凡属阳的外形垂直而列，凡属阴的外形横向而列，垂直列的走气分，横向列的走血分，这是因为血属阴而气属阳的缘故。虽说上为七窍，实际上却有八窍。阳窍是外阳（七数）而内阴（八数），外为奇数而内为偶数，这是因为阳生于七而成于八。生数，是属于阳；成数，是属于阴。阳窍用的是成数，七、八都属于成数。下窍中具有生化功能的前阴，属阴中之阳，外表虽然是一窍而内面实际是二窍，因为阳窍用偶数。后阴只主排污浊，为阴中之至阴，内外都只有一窍而已，因而阴窍反用奇数了。总起来看下窍，虽说是二窍，内部实是三窍。阴窍是外阴（二数）而内阳（三数），外为偶数而内为奇数；阴窍用的是生数，二、三都属生数。上窍表面是七窍，属阳，实际是八窍属阴。下窍表面是二窍属阴，实际是三窍属阳。合上窍下窍一起分析，表面是七窍，实际上是十一窍，十一的个位数是一；九为老数，一为少数，万物生于少而成于老。因为九为阳数的终端，一为阳数的开始，万物都是由始至终，由上到下的一个

阳气循环消长的过程。孔窍的存在，主要是运送阳气的需要。其中奥妙的道理无穷，可以用一个"互"字概括。但互中又有互，最难辨识，我曾经感叹地说：修身养性的人，辨明是非最难；研究自然界事物的人，搞清事物相互间的复杂关系最难。

【导读】本节论述九窍，但旨在说明阴中有阳，阳中有阴，阴阳互根的机制。

形 体 论

【原文】《内经》之论形体，头足腹背、经络脏腑，详矣，而独未总论夫形体之大纲，不揣鄙陋补之。人之形体，顶天立地，端直以长，不偏不倚，木之象也。在天为元，在五常[1]为仁。是天以仁付之人也，故使其体直而麟、凤、龟、龙之属莫与焉。孔子曰：人之生也直，罔[2]之生也幸而免，籧篨戚施[3]直之对也。程子谓：生理本直，味本字之义。盖言天以本直之理生，此端直之形，人自当行公直之行也。人之形体，无鳞介毛羽，谓之倮[4]虫，倮者，土也，主信，是地以信付之人也。人受天之仁，受地之信，备健顺五常之德而有精、神、魂、魄、心、意、志、思、智、虑，以行孝、悌、忠、信，以期不负天地付畀[5]之重，自别于麟、凤、龟、龙之属。故孟子曰：万物皆备于我矣，又曰：惟圣人然后可以践形。《孝经》曰："天地之道，人为贵"，人可不识人之形体以为生哉？医可不识人之形体以为治哉？

【注释】

[1] 五常：指仁、义、礼、智、信，系封建社会的道德规范。

[2] 罔（wǎng 网）：这里指一些精怪非人之躯。

[3] 籧篨（qúchú 渠除）戚施：籧篨，原为竹或苇编成的粗席，引申为有疾而不能俯身者。戚施，指驼背者。

[4] 倮：同裸。

[5] 畀（bì 币）：给予。

【语译】《内经》对人的形体的论述，如头、足、腹、背、经络、脏腑等，非常详细，但唯独没有从总体上论述人体的条文，所以我不顾自己对医学浅薄认识而作一些补充。人的形体，顶天立地，端直而高大，不偏不倚，就像树木一样。人体与天的本元、五常中的仁是相应的。正因为天赋予人仁慈之心，所以使人的身体挺直，而麒麟、凤凰、龟、龙等珍奇动物却得不到这种赋予。孔子说：人一生下来身体就是直的，精怪能生下来只是侥幸而已，那些弯腰驼背不能伸直者，是与身体正直的人相对而言的。程子也说：人的本性就是正直的。体味这个"本"字的意思，是因为天赋予人以正直的本性，所以人的形体也呈端直的，因此人的一生也应崇尚公道正直。人的身体，没有鳞甲、羽毛，所以人又称为裸虫。裸，就是土地，土地是裸露的，其主五常中的信，土地把信赋予了人。人接受了上天的"仁"，又接受了大地的"信"，具备了"仁信"，就能顺应五常的道德，来支配精、神、魂、魄、心、意、志、思、智、虑，从而能行孝、悌、忠、信，以不辜负天地所赋予的厚望。自然人有别于麟、凤、龟、龙之属了。所以孟子说："天地万物所具备的一切，人类都具备了。"又说："只有修养高尚的圣人，行动举止才能符合道德的规范。"《孝经》中说："天地之间，人才是最宝贵的"，所以作为人怎么可以不了解人的形体而生活呢？作为医生又怎么可以不了解人的形体情况而为人治病呢？

【导读】本节强调医者对人体结构认识的重要性。

卷五 · 解产难

【提要】 本篇主要讨论了产后血虚、产后血瘀、催生、下死胎、保胎等产前产后五大类疾病的辨证规律和治疗原则，认为产后诸病难治的主要原因是人为造成的，即医生既不知道产后的生理病理特点，又不精研方药，或偏执于古法不知变通，或伪立病名而乱发议论，故名为"解产难"。也对产后宜补宜泻及用药进行了讨论。

解产难题词

【原文】 天地化生万物，人为至贵，四海之大，林林总总，孰非母产。然则母之产子也，得天地、四时、日月、水火自然之气化，而亦有难云乎哉？曰：人为之也。产后偶有疾病，不能不有赖于医。无知医者不识病，亦不识药；而又相沿故习，伪立病名；或有成法可守者而不守，或无成法可守者，而妄生议论；或因执古人一偏之论，而不知所变通；种种遗患，不可以更仆数。夫以不识之药，处于不识之病，有不死之理乎？其死也，病家不知其所以然，死者更不知其所以然，而医者亦复不知其所以然，呜呼冤哉！瞠目击神伤，作解产难。

【语译】 在天地化生的万物当中，人是最为宝贵的，四海之大，众多繁杂的动植物，没有不是母亲所生。而母亲生子，是在天时地利、四季气候、日月水火自然条件下产生的，这也有困难可说吗？应该说：有困难则是由人造成的。妇女产后偶然患了疾病，不能不依赖于医生。无奈庸医们既不认识病，又不通晓方药，而又沿袭过去的习气，错误地设立病名；或者是有现成的治法可用而不用，或者无现成的治法可用，又乱发议论；或者偏执于古人的一家之言，而不能灵活变通。以至留下各种各样的隐患，不可胜数。像这样，用不知何意的方药，去治疗诊断不明的疾病，还有不死的道理吗？患病者死了，病人家属不知道死亡原因，死者当然更不知道自己为何会死，连医生也不知道病人死亡的原因，真是太冤枉了！我看到这些感到很悲伤，于是写了这篇《解产难》。

【导读】 吴氏书写此篇《解产难》的目的和意义。

产 后 总 论

【原文】 产后治法，前人颇多，非 如温病混入伤寒论中，毫无尺度者也。

奈前人亦不无间有偏见，且散见于诸书之中，今人读书不能搜求拣择，以致因陋就简，相习成风。兹特指出路头，学者随其所指而进步焉，当不岐于路矣。本论不及备录，古法之阙略者补之，偏胜者论之，流俗之坏乱者正之，治验之可法者表之。

【语译】妇女产后疾病的治疗方法，前人论述很多，不像温病那样混在《伤寒论》中，毫无自己的标准。怎奈前人也不是没有偏颇之处，并且都零散地出现在各种书籍当中，现在的人读书时，又不善于深入探求，也不注意选择，以致因陋就简，沿袭成风。为此特为学习的人指出正确的道路，学者就可沿着我所指出的道路不断进步，而不会误入歧途。本文不能够将所有问题全部谈到，仅就古法中缺少的，或过略不清楚的部分作一些补充，对有偏见的地方加以讨论，对流行风俗中不好的、错误的东西加以改正，对可以效法的治疗经验加以推广。

【导读】本节概述《解产难》内容。

产后三大证论一

【原文】产后惊风之说，由来已久，方中行先生驳之最详，兹不复议。《金匮》谓新产妇人有三病，一者病痉[1]，二者病郁冒[2]，三者大便难。新产血虚，多汗出，喜中风，故令人病痉；亡血复汗，故令郁冒；亡津液胃燥，故大便难。产后郁冒，其脉微弱，呕不能食，大便反坚，但头汗出，所以然者，血虚而厥，厥而必冒，冒家欲解，必大汗出，以血虚下厥，孤阳上出，故头汗出。所以产妇喜汗出者，亡阴血虚，阳气独盛，故当汗出，阴阳乃复。大便坚，呕不能食，小柴胡汤主之。病解能食，七八日复发热者，此为胃实[3]，大承气汤主之。按：此论乃产后大势之全体也，而方则为汗出中风一偏之证而设；故沈目南谓仲景本意，发明产后气血虽虚，然有实证，即当治实，不可顾虑其虚，反致病剧也。

【注释】

[1] 痉：病证名，指筋脉拘挛之证，多因各种原因消耗人体阴液，以致阴津亏损不能濡养经脉、肌肉、筋骨所致。

[2] 郁冒：病证名，属妇女产后"三病"。主要表现为头眩、目瞀，或不省人事。多因血虚阴竭于下，孤阳上越而致。

[3] 胃实：证候名，指胃肠积热，热盛津伤，胃气壅滞不通的证候。主要症状有脘腹胀痛，嗳气，大便不通，或烦躁发热等。

【语译】关于产后惊风的说法由来已久，方中行先生辩驳得最为详细，这里不再重复讨论。《金匮》中说妇女产后不久有三种疾病：一是痉病，二是郁冒，三是大便难。由于产后不久的妇女血虚；出汗多，容易感受风邪，所以可使人患筋脉拘急的痉病；大出血加上出汗，可使人患头眩目昏的郁冒病；津液耗竭胃肠道失于濡润，所以大便难。产妇患郁冒，其脉象微弱，呕吐不能进食，大便却坚硬，全身唯头部汗出。出现这些症状都是由于阴血亏虚而致阳气偏胜于上，阳气上冲则易发生头晕目眩的郁冒病，要缓解阴虚阳亢的郁冒病，必令汗大出，以使阳随汗泄，但是由于血虚阴竭于下，阳气无所依附而向上浮越，因此往往唯见头部汗出。由此可见，产妇多见汗出的原因，是由于阴血亏损，阳气独亢于上所致，所以通过汗出，才能使阴阳得到平复。大便坚硬，呕吐不能进食的，用小柴胡汤治疗。若病情缓解能进饮食，但过了七八天又发热的，是胃实热证，用大承气汤治疗。按：这些论述仅为产后疾病的一部分，所设方剂也主要是为产后汗出中风这一种病证而设。因此沈目南说张仲景提出本条的原意，是为阐明产后妇人气血固然不足，但是也有实证，有实证就应当立即按实证治疗，不能因顾虑其产后血虚而不敢用攻泄，那样反会导致病情加重。

【导读】本节内容源于《金匮要略·妇人产后病脉证并治》，阐述产后三大证的治法。

妇人产后三证，出自《金匮要略·辨产后病脉证并治》篇，其云："新产妇人有三病，一者病痉，二者郁冒，三者大便难。"此三证的产生机制，仲景认为是由于"新产血虚，多汗出，喜中风，故令病痉，亡血复汗，故令郁冒，亡津液胃燥，故大便难"，说明了产后亡血易致外感，误治更伤津血，而产生三证。仲景立法，重在和解，方如桂枝汤、小柴胡汤之类。历代医家悉遵此旨，无有出其右。吴氏提出不同的认识，谓仲景此论"乃产后大势之全体也"，而方则为汗出中风一证而设，并非通治方剂。

产后三大证论二

【原文】按　产后亦有不因中风，而本脏自病郁冒、痉厥、大便难三大证者。盖血虚则厥，阳孤则冒，液短则大便难。冒者汗者，脉多洪大而芤；痉者厥者，脉则弦数，叶氏谓之肝风内动，余每用三甲复脉、大小定风珠及专翕大生膏而愈（方法注论悉载下焦篇），浅深次第，临时斟酌。

【语译】按　产后也有不是因为感受风邪，而是由于某脏器本身有病而导致郁冒、痉厥、大便难这三大病证。因为阴血亏虚则可导致痉厥，孤阳上越则可导致郁冒，阴液枯少则可导致大便难。郁冒和出汗多的病人，脉象多洪大而芤；痉厥的病人，脉象则多弦数，叶天士称这种病证为肝风内动，我每每用三甲复脉、大定风珠及专翕大生膏治疗而获愈（具体方法，注解和论述都载于下焦篇）。使用上方应根据病情浅深程度，临证灵活选用。

【导读】本节讲述非外感中风引起产后三大证的治法。

吴氏通过大量临床实践，指出"产后亦有不因中风，而本脏自病郁冒、痉厥、大便难三大证者"。所谓"本脏"即肝脏，盖肝藏血，肝失血养，则易于动风而致痉，肝阴亏虚则不敛阳，孤阳上浮则作郁冒，肝用过亢，横乘中土，灼耗胃肠津液则大便难。三证均由肝阴不足，本脏自病使然，只不过"浅深次第之不同耳"。针对上述病机，故主用滋阴养肝、潜阳息风之一甲、二甲、三甲复脉汤和大、小定风珠与专翕膏，酌情而用。

产后三大证论三

【原文】《心典》云："血虚汗出，筋脉失养，风入而益其劲，此筋病也；亡阴血虚，阳气遂厥，而寒复郁之，则头眩而目瞀，此神病也；胃藏津液而灌溉诸阳，亡津液胃燥，则大肠失其润而大便难，此液病也。三者不同，其为亡血伤津则一，故皆为产后所有之病。"即此推之，凡产后血虚诸证，可心领而神会矣。按：以上三大证，皆可用三甲复脉、大小定风珠、专翕膏主之。盖此六方，皆能润筋，皆能守神，皆能增液故也，但有浅深次第之不同耳。产后无他病，但大便难者，可与增液汤（方注并见中焦篇温热门）。以上七方，产后血虚液短，虽微有外感，或外感已去大半，邪少虚多者，便可选用，不必俟外感尽净而后用之也。再产后误用风药，误用辛温刚燥，致令津液受伤者，并可以前七方斟酌救之。余制此七方，实从《金匮》原文体会而来，用之无不应手而效，故敢以告来者。

【语译】《金匮心典》中说："血虚汗出，筋脉失养，风邪侵入筋脉更加挛缩，

这是筋脉方面的疾病；亡阴血虚，阳气浮散，复加寒邪外郁，则头眩而目瞀，这是神志方面的疾病；胃主藏津液而灌溉诸阳经，胃燥津液耗竭，则大肠失于濡润而大便难，这是津液方面的疾病。这三种病证虽不相同，但均为亡血伤津所致则是一致的。故皆为产后容易发生的疾病。"以此类推，凡产后血虚引起的疾病，都可以心中有数了。按：以上三大病证，均可以用一、二、三甲复脉，大、小定风珠，专翕膏治疗。因为这六个方剂，都具有濡润筋脉，养心安神，滋养阴液的作用，只是在作用的浅深层次上有所不同罢了。若产后没有其他什么病证，单单大便困难，可用增液汤治疗（处方、注解均见中焦篇温热门）。以上七个方剂，凡产后血虚液亏，虽然有轻微外感见证，或者外邪已去除大半，邪少虚多的证候，便可以选用，不必等到外感病邪全部清除后才使用上方。另外，产后误用疏风的药物，误用了辛温刚燥的药物，导致津液耗伤的，都可用前面七张方剂化裁使用。我制订的这七张方剂，实际都是从《金匮》原文体会来的，用以临床无不手到病除，所以敢介绍给学习者。

【导读】本节补充上条，进一步阐述产后三大证滋阴潜阳的治法。

产后三大证均可用滋阴养肝、潜阳息风之一甲、二甲、三甲复脉汤和大、小定风珠与专翕膏以及增水行舟之增液汤治疗。盖诸方"皆能润筋，皆能守神，皆能增液故也"。并进一步指出，不但本脏自病可用，而且"虽微有外感，或外感已去大半，邪少虚多者"，或产后误用风药，误用辛温刚燥，致令津液受伤者，"并可以前七方斟酌救之"。诚属经验之谈，足以补仲景之不逮。

产后瘀血论

【原文】张石顽云："产后元气亏损，恶露乘虚上攻，眼花头眩，或心下满闷，神昏口噤，或痰涎壅盛者，急用热童便主之。或血下多而晕，或神昏烦乱，芎归汤加人参、泽兰、童便，兼补而散之（此条极须斟酌，血下多而晕，血虚可知，岂有再用芎、归、泽兰辛窜走血中气分之品，以益其虚哉！其方全赖人参固之，然人参在今日，值重难办，方既不善，人参又不易得，莫若用三甲复脉、大小定风珠之为愈也，明者悟之）。又败血上冲有三：或歌舞谈笑，或怒骂坐卧，甚则逾墙上屋，此败血冲心多死，用花蕊石散，或琥珀黑龙丹，如虽闷乱，不至癫狂者，失笑散加郁金；若饱闷呕恶、腹满胀痛者，此败血冲胃，五积散或平胃加姜、桂，不应，送来复丹，呕逆腹胀，血化为水者，《金匮》下瘀血汤；若面赤呕逆欲死，或喘急者，此败血冲肺，人参、苏木，甚则加芒硝荡涤之。大抵冲心者，十难救一，冲胃者五死五生，冲肺者十全一二。又产后口鼻起黑色而鼻衄者，是胃气虚败而血滞也，急用人参、苏木，稍迟不救。"愚按：产后原有瘀血上冲等证，张氏论之详矣。产后瘀血实证，必有腹痛拒按情形，如果痛处拒按，轻者用生化汤，重者用回生丹最妙。盖回生丹以醋煮大黄，约入病所而不伤他脏，内多飞走有情食血之虫，又有人参护正，何瘀不破，何正能伤。近见产妇腹痛，医者并不问拒按喜按，一概以生化汤从事，甚至病家亦不延医，每至产后，必服生化汤十数帖，成阴虚劳病，可胜悼哉！余见古本《达生篇》中，生化汤方下注云：专治产后瘀血腹痛、儿枕痛，能化瘀生新也。方与病对，确有所据。近日刻本，直云："治产后诸病"，甚至有注"产下即服者"，不通已极，可恶可恨。再《达生篇》一书，大要教人静镇，待造化之自然，妙不可言，而所用方药，则未可尽信。如达生汤下"怀孕九月后服，多服尤妙"，所谓天下本无事，庸人自扰之矣。岂有不问孕妇之身体脉象，一概投药之理乎？假如沉涩之脉，服达生汤则可，若流利洪滑之脉，血中之气本旺，血分温暖，何可再用辛走气乎？必致产后下血过多而成痉厥矣。如此等不通之语，辨之不胜其辨，可为长太息也！

【语译】张石顽说："妇女产后元气亏损，恶露乘虚上攻，眼花头目眩晕，或者心下满闷，神志昏迷，牙关紧闭，或者痰涎壅盛的，急用热童便口服治疗。如果是出血过多而头晕，或者神昏烦乱，用芎归汤加人参、泽兰、童便，用补、散结合的方法治疗（此条特别要斟酌，出血过多而头晕，血虚是可以肯定的，怎么能再用川芎、当归、泽兰等辛香走窜，耗伤血中之气的药物，来加重其虚呢？其方中全靠人参来扶正固虚，但人参现在价格昂贵难以购买，既然此方不好，人参又不易得到，不如用三甲复脉汤、大小定风珠等为好，明白的人一定会清楚这个道理）。另外败血上冲引起的病证有三种：一为又唱又跳，乱说乱笑；或怒骂吵闹，坐卧不宁；甚至跳墙上房的，这是败血冲心，多难救治，可用花蕊石散或琥珀黑龙丹治疗。如果虽有闷乱但没有达到癫狂的地步，可用失笑散加郁金治疗。二是如果出现胃脘饱闷，恶心呕吐，腹满胀痛的，这是败血冲胃，用五积散或平胃散加干姜、肉桂治疗，如不见效，再服来复丹；若呕逆腹胀，血化为水的，可用《金匮要略》中的下瘀血汤治疗。三是有面色红赤，呕吐气逆，危重欲死，或喘息气急，这是败血冲肺，可用人参、苏木治疗，严重的加芒硝通下荡涤。一般来说，败血冲心的病人，十例难救治一例，败血冲胃的病人，十例中五例可愈，败血冲肺的病人，十例中可治愈一二例。又有产后口鼻部出现黑色，且常鼻衄的，这是胃气虚败且有血液瘀滞的征象，应立即用人参、苏木治疗，稍有延迟就难以挽救。"按：我认为产后本来是有瘀血上冲等证候的，张氏已作了详细的讨论。至于产后瘀血所致的实证，则必有腹部疼痛拒按的表现，如果痛有定处且拒按，轻者用生化汤治疗，重者用回生丹最好。因为回生丹中大黄是用醋制的，可以通达病所而不损伤其他脏腑，方中还有许多能飞能走嗜血的虫类药，能入络通瘀。又有人参可以扶助正气，攻补兼施，这样既攻逐瘀血，又不至损伤正气。近来常见产后妇女腹部疼痛，医生并不询问疼痛拒按否，一概都用生化汤治疗，甚至病家也不请医生诊看，每到生产后，都自服生化汤十余剂，导致阴虚劳损之病，真让人哀叹。我看过古本《达生篇》，在生化汤方下注有：专门治疗产后瘀血腹痛、儿枕痛，具有化瘀生新的作用。如上方剂与病情相适应，确实是有根据的。最近的版本中却说生化汤能治疗产后多种病证，甚至有注解分娩后立即就服，完全不通晓方义，可恶可恨。其实《达生篇》一书，主要是教人生产时要保持镇静，等待胎儿自然出世，其说法是很有道理的，但所用方药，却不可完全相信。如在达生汤下注有：怀孕九月以后开始服，多服更好，这岂不是天下本无事，却自寻烦恼吗？哪有不问孕妇身体脉象，就一律投服药物的道理呢？假如沉涩脉象，服用达生汤尚可，如果脉象洪滑流利，血气本来旺盛，血分温暖无寒滞，为什么还要再用辛香走窜的药物呢？用必导致产后下血过多而形成痉厥病证。书中诸如这种不妥之处，辨不胜辨，令人叹息呀！

【导读】本节阐述产后瘀血的证治。

吴氏特别指出产后瘀血，应辨腹痛拒按、喜按以及脉象虚实，不可一概以化瘀之剂。如见沉涩之脉，而又腹痛拒按，"轻者可服生化汤，重者用回生丹最妙"。而腹痛喜按，或现"流利洪滑之脉"，此非瘀证，误用上方，"必致产后下血过多而成痉厥矣"。并针对产后即服生化汤及妊娠九月后即服生化汤等时弊，进行了有力的辩驳，确为醍醐灌顶之论。

产后宜补宜泻论

【原文】朱丹溪云："产后当大补气血，即有杂病，以末治之；一切病多是血虚，皆不可发表。"张景岳云："产后既有表邪，不得不解；既有火邪，不得不清；既有内伤停滞，不得不开通消导；不可偏执。如产后外感风寒，头痛身热，便实中满，脉紧数洪大有力，此表邪实病也。又火盛者，必热渴躁烦，或便结腹胀，口鼻舌焦黑，酷喜冷饮，眼眵尿痛，溺赤，脉洪滑，此内热实病也。又或因产过食，致停蓄不散，此内伤实病也。又或郁怒动肝，胸胁胀痛，大便不利，脉弦滑，此气逆实病也。又或恶露未尽，瘀血上冲，心腹胀满，疼痛拒按，大便难，小便利，此血逆实证也。遇此等实证，若用大补，是养虎为患，误矣。"愚按：二子之说，各有见地，不可偏废，亦不可偏听。如丹溪谓产后不可发表，仲景先师原有亡血禁汗之条，盖汗之则痉也。产后气血诚虚，不可不补，然杂证一概置之不问，则亦不可；张氏驳之，诚是。但治产后之实证，自有妙法，妙法为何？手挥目送是也。手下所治系实证，目中心中意中注定是产后。识证真，对病确，一击而罢；治上不犯中，治中不犯下，目中清楚，指下清楚，笔下再清楚，治产后之能事毕矣。如外感自上焦而来，固云治上不犯中，然药反不可过轻，须用多备少服法，中病即已，外感已即复其虚，所谓无粮之兵，贵在速战；若畏产后虚怯，用药过轻，延至三四日后，反不能胜药矣。余治产后温暑，每用此法。如腹痛拒按则化瘀，喜按即补络，快如转丸，总要医者平日用功参悟古书，临证不可有丝毫成见而已。

【语译】朱丹溪说："妇人产后应当大补气血，即使有其他杂病，也应放在后边治疗它。产后一切病多源于血虚。所以不可用发表的方法治疗。"张景岳说："产后既感表邪，就不得不用解表；既感火邪，就不得不用清泄；既有内伤积滞，就不得不开通消导，不可偏执。如果产后外感风寒，头痛身热，腹痛便秘，脉紧数洪大有力，此属外有表邪，腹有热结的实证；又如火热炽盛者，必然身热口渴，烦躁不安，或大便秘结，腹部胀满，口鼻舌焦黑，特别喜食冷饮，眼生眵糊，小便赤痛，脉洪滑，这是属里热实证；又如产后过食，导致食积不消，这是属内伤实证；还有因郁怒伤肝，胸胁胀痛，大便不爽，脉弦滑，这是属气逆实病；又如恶露未尽，瘀血上冲，心腹胀满，疼痛拒按，大便难，小便自利，这是属血逆实证。遇到以上种种产后实证，如果用大补气血；犹如养虎为患，是十分错误的。"按：我认为他二人的说法各有见地，不可片面地否定哪一家，也不可只听信哪一家。例如朱丹溪认为产后不可发表，张仲景《伤寒论》原文中也有亡血者禁用汗法的条文，因为发汗会导致发痉。产后气血固然虚亏，不可不补，但将杂证一概置之不管，这也是不妥当的，张景岳的辩驳是有道理的。总之，产后实证的治疗，自有妙法，这个妙法是什么呢？就是手下目中的辨证论治法。要做到手下所治的是实证，但心目中时时注意和想到这是产后体虚之人。要识证真实，辨证准确，一旦病退就停止用药；治疗上焦病变不要侵犯中焦，治疗中焦病变不要侵犯下焦，如能辨证准确，切脉明了，处方精当，就能掌握疾病的治疗方法了。假如外感病邪在上焦，虽说治上焦病变不能侵犯中焦，但药量不可过轻，可采用多备少服的方法，

邪退立即停服，外邪一退立即改补其虚，这就好像粮草不足的军队打仗，贵在速战速决。如果总是顾忌产后体虚，用药过轻，拖延三四天以后，反而难以承受药物治疗。我治产后温病、暑病，经常采用这种方法。若腹痛拒按则用化瘀的方法；若喜按就用补虚活络的方法，很快就可痊愈。为此，要求医生平日要勤学苦读，认真钻研前人著作，临证时不抱丝毫个人成见才能当好医生。

【导读】 本节提出产后补泻当辨清寒热虚实。

自朱丹溪提出"产后当以大补气血为先，虽有杂证，以末治之"及"产后宜温"的观点之后，历代医家皆以此为纲。临床中以此论指导治疗产后病有效者固然很多，不效者亦不少。吴氏有鉴于此，认为产后病的治疗，应以辨证论治为根本，不能执一法一方不变。其云："产后气血诚虚，不可不补，然杂证一概置之不问，则亦不可。"治疗产后病，要不拘泥产后，勿忘于产后，所谓"手下所治系实证，目中心中意中注定是产后"，做到"目中清楚指下清楚，笔下再清楚"，并且要"治疗上不犯中，治中不犯下"。产后外感病的治疗，"或速去其邪"，或"一面扶正，一面祛邪"，用药中病即已，不可过剂，以无粮之师，贵在速战之故。确有可下之证，"亦必用攻"，而不可"过于瞻顾"，以免延误病情，甚至产生坏病，正如《世补斋医书》所云："然有必赖一剂药建功者，用药则不可轻"，"轻者药不及病，而反滋生疑惑也"。

产后六气为病论

【原文】 产后六气为病，除伤寒遵仲景师外（孕妇伤寒，后人有六合汤法），当于前三焦篇中求之。斟酌轻重，或速去其邪，所谓无粮之师，贵在速战者是也。或兼护其虚，一面扶正，一面驱邪，大抵初起以速清为要，重证亦必用攻。余治黄氏温热，妊娠七月，胎已欲动，大实大热，目突舌烂，乃前医过于瞻顾所致，用大承气一服，热退胎安，今所生子二十一岁矣。如果六气与痉瘛之因，皦然[1]心目，俗传产后惊风

之说可息矣。

【注释】

[1] 皦（jiǎo 矫）然：皦，清晰，皦然，指清晰明白。

【语译】 产后感受六气所发生的疾病，除了伤寒应遵循张仲景的治法外（孕妇伤寒，后人有用六合汤治疗的方法），应当参看前面三焦篇内容来寻求治疗方法。斟酌权衡用药轻重，或者采用速去其邪的方法，就是所谓的"无粮之师，贵在神速"的道理；或者兼护其虚，一面扶正，一面祛邪。

一般来说，初起以迅速清除病邪为要点，严重的实证则必须采用攻法。我治疗一黄氏妇女患温热病，妊娠七个月，胎动不安，一派实热征象，目突舌烂等，就是由于前医过于瞻前顾后所致。我用大承气一剂，

热退胎安，所生儿子今已有二十一岁了。如果医生把六气为病与痉瘕的原因搞得清楚明了，世俗流传的产后惊风之说就可以平息。

【导读】本节阐述产后六气为病的治法。

产后不可用白芍辨

【原文】朱丹溪谓产后不可用白芍，恐伐生生之气，则大谬不然，但视其为虚寒虚热耳。若系虚寒，虽非产后，亦不可用；如仲景有桂枝汤去芍药法，小青龙去芍药法。若系虚热，必宜用之收阴。后世不善读书者，古人良法不知守，此等偏谬处，偏牢记在心，误尽大事，可发一叹。按：白芍花开春末夏初，禀厥阴风木之全体，得少阴君火之气化，炎上作苦，故气味苦平（《本经》芍药并无酸字，但云苦平无毒，酸字后世妄加者也）。主治邪气腹痛，除血痹，破坚积，寒热疝瘕，止痛，利小便，益气，岂伐生生之气者乎？使伐生气，仲景小建中汤，补诸虚不足而以之为君乎？张隐庵《本草崇原》中论之最详。

【语译】朱丹溪认为妇女产后不可以用白芍，担心克伐人体生生不息之气，这种看法是非常错误的。白芍的使用要看其

属虚寒证还是属虚热证，如果属虚寒证，虽然并非产后，也不宜使用，例如张仲景就有桂枝汤去白芍，小青龙汤去白芍的用法。如果属虚热证，就一定要用白芍来敛阴。后世有些不善于读书的人，古人好的方法不知遵守采纳，这类偏差错误之处，偏偏牢记在心，尽误大事，令人叹息。按：白芍在春末夏初季节开花，春季厥阴风木行令，故禀受厥阴风木之气，夏初为少阴君火司令，所以又得少阴君火的气化，火性炎上化作苦味，所以白芍性味苦平（《神农本草经》中芍药性味并没有酸字，只讲苦平无毒，酸字是后世乱加上去的），主治邪气所致的腹痛，能除血痹，破除坚积，治疗寒热疝气及瘕聚，能止痛，利小便，益气。这样的功效，难道是克伐生生之气的吗？假使确能克伐生生之气，那么张仲景用小建中汤治疗多种虚损不足的病证，还能用白芍作君药吗？张隐庵在《本草崇原》中论述得最为详尽。

【导读】本节辨析产后不可用白芍之论。

产后误用归芎亦能致瘕论

【原文】当归、川芎，为产后要药，

然惟血寒而滞者为宜，若血虚而热者断

不可用。盖当归秋分始开花，得燥金辛烈之气，香窜异常，甚于麻、辛，不过麻、辛无汁而味薄，当归多汁而味厚耳。用之得当，功力最速，用之不当，为害亦不浅。如亡血液亏，孤阳上冒等证，而欲望其补血，不亦愚哉！盖当归止能运血，裒[1]多益寡，急走善窜，不能静守，误服致瘕，瘕甚则脱。川芎有车轮纹，其性更急于当归，盖物性之偏长于通者，必不长于守也。世人不敢用白芍，而恣用当归、川芎，何其颠倒哉。

【注释】

[1] 裒（póu 抔）：取出。

【语译】 当归、川芎，都是产后常用药，然而只有血寒并兼血行瘀滞的病证适宜，如果是血虚而有热的病证则断然不可使用。因为当归秋分时节才开花，秋分为燥金行令，得到燥金辛烈之气，芳香走窜特别强烈，甚至可超过麻黄、细辛，只不过麻黄、细辛无汁而味薄，当归多汁而味厚罢了。使用恰当，功效最迅速，使用不当，危害也不少。例如亡血液亏，孤阳上冒等症，想用当归补血，这不是很愚蠢吗！因为当归只能运行血液，耗减多而补益少，其性急而善于走窜，不能静守，误服可导致瘕疾，若瘕疾过甚则可导致脱证。川芎上有车轮花纹，其性更急于当归，因为凡擅长于宣通走窜的药物，必然不擅长静守。世上的医生不敢用白芍，却任意乱用当归、川芎，为什么如此颠倒呢？

【导读】 本节阐述产后用当归、川芎的适应证与禁忌。

产后当究奇经论

【原文】 产后虚在八脉，孙真人创论于前，叶天士畅明于后，妇科所当首识者也。盖八脉丽于肝肾，如树木之有本也；阴阳交构，胎前产后，生生化化，全赖乎此。古语云：医道通乎仙道者，此其大门也。

孙思邈论述在前，叶天士阐明在后，学习妇科应当首先对此有所认识。因为八脉依附于肝肾，犹如树木有根一样。凡阴阳交媾，胎前产后，生长发育，全依赖奇经八脉。古语说：医道与仙道相通，奇经八脉就是相通的大门。

【语译】 产后虚在奇经八脉，此观点

【导读】 本节提出产后病当从奇经八脉论治的辨证思路。

下死胎不可拘执论

【原文】 死胎不下，不可拘执成方而悉用通法，当求其不下之故，参之临时所现之证若何，补偏救弊，而胎自下

也。余治一妇，死胎不下二日矣，诊其脉则洪大而芤，问其证则大汗不止，精神恍惚欲脱。余曰：此心气太虚，不能

固胎，不问胎死与否，先固心气，用救逆汤加人参，煮三杯，服一杯而汗敛，服二杯而神清气宁，三杯未服而死胎下矣。下后补肝肾之阴，以配心阳之用而愈。若执成方而用平胃、朴硝，有生理乎？

治疗一位妇女，胎死不下已有两天，诊其脉洪大而芤，症状主要表现为大汗不止，精神恍惚，时时欲脱等。我认为这是心气太虚不能固胎的缘故，不管胎儿是否已死。首先固心气，用救逆汤加人参治疗。煎药三杯，服一杯后，大汗已止，再服第二杯，神清气爽，第三杯还没有服，死胎就下来了。死胎下后，用补益肝肾之阴，来配合心阳的方法获痊愈。假若固执原有的方法，用平胃散加芒硝治疗，哪还有生还的可能。

【语译】 胎死腹中而不得下，不可固执拘泥于常法而不知变通，一概都用通下的方法，应当探求胎死不下的原因，结合临床所表现出来的各种证候，补其不足而泻其有余，而死胎自然就会下来。我曾经

【导读】 本节提出下死胎须辨证论治，分清寒热虚实，不可一概而论。

催生不可拘执论

【原文】 催生不可拘执一辙，阳虚者补阳，阴损者翕阴，血滞者通血。余治一妇素日脉迟，而有癥瘕寒积厥痛，余用通补八脉大剂丸料，服半载而成胎，产时五日不下，是夕方延余诊视，余视其面青，诊其脉再至，用安边桂五钱，加入温经补气之品，作三杯，服二杯而生矣，亦未曾服第三杯也。次日诊其脉涩，腹痛甚，拒按，仍令其服第三杯，又减其制，用一帖，下癥块七八寸，宽二三寸，其人腹中癥块本有二枚，兹下其一，不敢再通矣。仍用温通八脉由渐而愈。其他治验甚多，略举一二，以见门径耳。

活血化瘀。我曾治疗一位妇女，平素脉象就迟缓，且腹有寒积痞块，时常肢冷腹痛。我配制通补八脉丸药治疗，服药半年后这位妇女怀孕，但临产时五日胎儿不能产出，傍晚才请我去诊治。我见其面色发青，诊其脉一息二至，用安边桂五钱，加入温经补气之品，煎煮成三杯，服二杯之后，胎儿产出，第三杯药也就没有再服。第二天复诊，其脉象涩滞，腹痛重，拒按，仍让其将昨第三杯药服下，又将原方减量，又服一剂。服后下一癥块长约七八寸，宽二三寸。患者腹部癥块原有二枚，现排出其中一枚，未再敢继续通下，仍用温通八脉丸治疗，逐渐痊愈。其他治验病例很多，这里略举一二例，以指出入门的途径而已。

【语译】 催生也不可拘泥于一种方法，阳虚的应补阳，阴虚的应补阴，血瘀的应

【导读】 本节提出催生须辨证论治，因人而异。

产后当补心气论

【原文】产后心虚一证，最为吃紧。盖小儿禀父之肾气，母之心气而成，胞宫之脉，上系心包，产后心气十有九虚，故产后补心气亦大扼要。再水火各自为用，互相为体，产后肾液虚，则心体亦虚，补肾阴以配心阳，取坎填离[1]法也。余每于产后惊悸脉芤者，用加味大定风珠，获效多矣（方见温热下焦篇，既大定风珠，加人参、龙骨、浮小麦、茯神者）。产后一切外感，当于本论三焦篇中求之，再细参叶案则备矣。

【注释】

[1] 取坎填离：坎、离，均为八卦中的两卦，分别代表水、火。取坎填离，这里是指用滋

【导读】本节阐述产后心气虚的证治。

肾水来壮心阳的治疗方法。

【语译】产后心气虚这个证候，最为严重。因为胎儿是禀受父亲的肾气，母亲的心气而形成的，并因胞宫的脉络与心包相连，所以产后十有九人心气不足，所以补心气也是非常重要的。另外，水火之间各自为用，又互相为体，产后肾阴亏虚，则心体也虚，补肾阴而与心阳配合，这就是取坎填离之法。我常对产后惊悸脉芤的患者，用加味大定风珠治疗，多获良效。（方见温热下焦篇，即大定风珠加人参、龙骨、浮小麦、茯神）。产后一切外感疾病，应该从本书三焦篇中寻求治疗的方法，并认真阅读叶天士医案，这样就更全面了。

产后虚寒虚热分别论治论

【原文】产后虚热，前则有三甲复脉三方、大小定风珠二方、专翁膏一方、增液汤一方。三甲、增液，原为温病善后而设；定风珠、专翁膏，则为产后虚损，无力服人参而设者也。古人谓产后不怕虚寒，单怕虚热。盖温经之药，多能补虚，而补虚之品，难以清热也。故本论详立补阴七法，所以补丹溪之未备，又立通补奇经丸，为下焦虚寒而设。又立天根月窟膏，为产后及劳伤下焦阴阳两伤而设也，乃从阳补阴，从阴补阳互法，所谓天根月窟间来往，三十六宫都是春也。

【语译】产后虚热的治疗，前面立有三甲复脉三方、大小定风珠二方、专翁膏一方、增液汤一方。三甲复脉和增液汤，本来是为温病的善后而拟定的；大小定风珠和专翁膏，则是为产后虚损，无力购服人参而拟定的。古人常说：产后不怕虚寒，单怕虚热。这时因为温经的药物，多数能够补虚，而补虚的药物，却很少有清热的作用。所以本书详细地设立了七个补阴的方法，用以补充朱丹溪不完备的地方。另外又设立通补奇经丸一方，是为下焦虚寒而设。还设立天根月窟膏方，是为产后及劳伤下焦而阴阳两伤所设。此方是属从阳补阴、从阴补阳的阴阳互补法，方名即所

谓阴阳在天根月窟间来往，三十六宫都如 同春天一样。

【导读】本节阐述产后虚寒、虚热的证治。

保胎论一

【原文】每殒胎五六月者，责之中焦不能荫胎，宜平日常服小建中汤；下焦不足者，天根月窟膏，蒸动命门真火，上蒸脾阳，下固八脉，真精充足，自能固胎矣。

【语译】每每于怀孕五六个月而发生堕胎的，大多是由于中焦脾胃虚弱不能充养护胎的缘故，宜平时常服小建中汤；如果是下焦肝肾虚弱的，可用天根月窟膏，蒸动命门真火，上暖脾阳，下固奇经八脉，真精充足，自然能使胎固不堕。

【导读】本节阐述殒胎的原因及治法。

保胎论二

【原文】每殒胎必三月者，肝虚而热，古人主以桑寄生汤。夫寄生临时保胎，多有鞭长莫及之患，且方中重用人参合天冬，岂尽人而能用者哉！莫若平时长服二十四味专翁膏（方见下焦篇秋燥门），轻者一料，即能大生，重者两料（滑过三四次者），永不堕胎。每料得干丸药二十斤，每日早、中、晚服三次，每次三钱，约服一年。必须戒房事，毋令速速成胎方妙。盖肝热者成胎甚易，虚者又不能保，速成速堕，速堕速成，尝见一年内二三次堕者，不死不休，仍未曾育一子也。专翁纯静，翁摄阳动之太过（肝虚热易成易堕，岂非动之太过乎），药用有情半，以补下焦精血之损；以洋参数斤代人参，九制以去其苦寒之性，炼九日以合其纯一之体，约费不过三四钱人参之价可办矣。愚制二十一味专翁膏，原为产后亡血过多，虚不肯复，痉厥心悸等证而设，后加鹿茸、桑寄生、天冬三味，保三月殒胎三四次者，获效多矣，故敢以告来者。

通补奇经丸方（甘咸微辛法）

鹿茸八两（力不能者以嫩毛角代之） 紫石英（生研极细）二两 龟板（炙）四两 枸杞子四两 当归（炒黑）四两 肉苁蓉六两 小茴香（炒黑）四两 鹿角胶六两 沙苑蒺藜二两 补骨脂四两 人参（力绵者以九制洋参代之，人参用二两，洋参用四两） 杜仲二两

上为极细末，炼蜜为丸，小梧子大，每服二钱，渐加至三钱。大便溏者加莲子、芡实、牡蛎各四两，以蒺藜、洋参熬膏法丸。淋带者加桑螵蛸、菟丝子各四两。癥瘕久聚少腹痛者，去补骨、蒺藜、杜仲，加肉桂、丁香各

二两。

天根月窟膏方(酸甘咸微辛法,阴阳两补,通守兼施复法也)

鹿茸一斤　乌骨鸡一对　鲍鱼二斤 鹿角胶一斤　鸡子黄十六枚　海参二斤 龟板二斤　羊腰子十六枚　桑螵蛸一斤 乌贼骨一斤　茯苓二斤　牡蛎二斤　洋 参三斤　菟丝子一斤　龙骨二斤　莲子 三斤　桂圆肉一斤　熟地四斤　沙苑蒺 藜二斤　白芍二斤　芡实二斤　归身一 斤　小茴香一斤　补骨脂二斤　枸杞子 二斤　肉苁蓉二斤　萸肉一斤　紫石英 一斤　生杜仲一斤　牛膝一斤　萆薢一 斤　白蜜三斤

上三十二味,熬如专翁膏法。用铜 锅四口,以有情归有情者二,无情归无 情者二,交火次第煎炼取汁,另入一净 锅内,细炼九昼夜成膏;后下胶、蜜, 以方中有粉无汁之茯苓、莲子、芡实、 牡蛎、龙骨、鹿茸、白芍、乌贼骨八味 为极细末,和前膏为丸梧子大。每服三 钱,日三服。

此方治下焦阴阳两伤,八脉告损, 急不能复,胃气尚健(胃弱者不可与, 恐不能传化重浊之药也),无湿热证 者;男子遗精滑泄,精寒无子,腰膝 酸痛之属肾虚者(以上数条,有湿热 皆不可服也);老年体瘦痱[1]中,头晕 耳鸣,左肢麻痹,缓纵不收,属下焦 阴阳两虚者(以上诸证有单属下焦阴 虚者,宜专翁膏,不宜此方);妇人产 后下亏,淋带癥瘕,胞宫虚寒无子, 数数殒胎,或少年生育过多,年老腰 膝尻胯酸痛者。

【注释】

[1] 痱(féi肥):即废,是一种风病,类似偏枯,属于肢体瘫痪一类的病证。《诸病源候论》曰:"风痱之状,身体无痛,四肢不收,神智不乱,一臂不随……"

【语译】 每每于怀孕三个月而发生堕胎的,是肝虚有热的缘故。古人常以桑寄生汤治疗。但桑寄生汤临时保胎,多有鞭长不及的缺点。而且方中重用人参合天冬,人参价高,也不是所有人都能使用得起的。不如平时长期服用二十四味专翁膏(方见下焦篇秋燥门),轻者只用一料,即可保胎儿正常生产,重者用两料(指滑胎三四次者),便永不发生堕胎。每一料制成干丸药二十斤,每日早、中、晚三次服用。每次服三钱,约服一年。服药期间必须戒房事,不要在短时间又怀孕为好。这是因为肝热的妇女容易受孕,但肝虚又难以保养胎儿,成胎快,堕胎也快,快速堕胎之后又快速成胎。我曾见有人一年堕胎二三次,反复孕、堕不休,始终未曾生育一子。专翁膏药性纯净,能敛摄太过的阳气(肝虚有热易成胎也易堕胎,这难道不是阳气动之太过吗),方中一半是血肉有情的药物,以填补下焦精血的不足;用洋参数斤代替人参,经九制去掉其苦寒之性,再炼制九天使药体归于纯一。花费大约不过三四钱人参的价钱就可以办到了。我制备的二十一味专翁膏,原来是为产后失血过多,虚弱难以恢复,痉厥心悸等症所设,后来加入鹿茸、桑寄生、天冬三味,为每次怀孕三个月就堕胎,已堕胎三四次的孕妇保胎之用,效验的人很多,所以敢向学习者介绍。

通补奇经丸方(甘咸微辛法)(方略)

上药研成极细粉末,炼蜜为丸,如梧桐子大小,每次服二钱,逐渐加到每次服三钱。大便溏泄的加莲子、芡实、牡蛎各四两，用蒺藜、洋参熬膏为丸。淋下、白带较多者加桑螵蛸、菟丝子各四两。癥瘕积聚、少腹疼痛的患者，去掉补骨脂、蒺藜、杜仲，加肉桂、丁香各二两。

天根月窟膏方（酸甘咸微辛法，阴阳两补，通守兼施的方法）（方略）

将上述三十二味药，熬制如专翕膏相同的方法。用铜锅四口，把血肉有情之品放在一起分二锅，不是有情之品的放在一起分二锅，文火煎熬取汁，倒入另一干净锅内，细炼九昼夜后成膏，然后加入胶、蜜，再把方中有粉无汁的茯苓、莲子、芡实、牡蛎、龙骨、鹿茸、白芍、乌贼骨八味药研为极细粉末，拌和入熬好的膏中，

【导读】 本节阐述三月殒胎的证治。

制成丸药，大小如梧桐籽。每次服三钱，一天服三次。

此方治疗下焦阴阳两伤、八脉虚损，一时难以恢复，胃气尚健（胃气虚弱的患者不可服，恐胃虚不能化重浊的药物），并且不兼湿热证候者；男子遗精滑泄，精寒不育，腰膝酸痛属肾虚弱者（以上数条，有湿热者不可服用）；老年体瘦半身不遂，头晕耳鸣，左侧肢体麻痹，缓纵不收，属下焦阴阳两虚的病证（以上诸证有单属下焦阴虚者，宜专翕膏，不宜用此方）；妇人产后下元亏虚，淋带癥瘕，胞宫虚寒不孕，多次堕胎，或年轻时生育过多，年老时腰膝尻胯酸痛者。

卷六 · 解儿难

【提要】本篇从小儿的生理病理特点以及社会、家庭、医者等众多因素，分析说明了诊治小儿病的困难之处，故篇名为"解儿难"。本卷共有短文二十四篇，重点讨论儿科常见病证，尤其是痉、疳、痘、疹四大病证的辨证论治。同时也结合儿科病特点，讨论了部分方剂药物应用的方法和注意事项。

解儿难题词

【原文】儿曷[1]为乎有难？曰：天时人事为之也，难于天者一，难于人者二。天之大德曰生，曷为乎难儿也？曰：天不能不以阴阳五行化生万物；五行之运[2]，不能不少有所偏，在天原所以相制，在儿任其气则生，不任其气则难，虽天亦莫可如何也，此儿之难于天者也。其难于人者奈何？曰：一难于儿之父母，一难于庸陋之医。天下之儿皆天下父母所生，天下父母有不欲其儿之生者乎？曷为乎难于父母耶？曰：即难于父母欲其儿之生也。父母曰：人生于温，死于寒。故父母惟恐其儿之寒也。父母曰：人以食为天，饥则死。故父母惟恐其儿之饥也。天下之儿，得全其生者此也；天下之儿，或受其难者，亦此也。谚有之曰：小儿无冻饿之患，有饱暖之灾。此发乎情，不能止乎义礼，止知以慈为慈，不知以不慈为慈，此儿之难于父母者也。天下之医，操生人之术，未有不欲天下之儿之生，未有不利

天下之儿之生，天下之儿之难，未有不赖天下之医之有以生之也。然则医也者，所以补天与父母之不逮以生儿者也，曷为乎天下之儿，难于天下之医也？曰：天下若无医，则天下之儿难犹少，且难于天与父母无怨也。人受生于天与父母，即难于天与父母，又何怨乎？自天下之医愈多，斯天下之儿难愈广，以受生于天于父母之儿，而难于天下之医，能无怨乎？曷为乎医愈多，而儿之难愈广也？曰：医也者，顺天之时，测气之偏，适人之情，体物之理，名也，物也，象也，数也，无所不通，而受之以谦，而后可以言医，尤必上与天地呼吸相通，下与小儿呼吸相通，而守之以诚，而后可以为医。奈何挟生人之名，为利己之术，不求岁气[3]，不畏天和[4]，统举四时，率投三法[5]，毫无知识，囿[6]于见闻，并不知察色之谓何，闻声之谓何，朝微夕甚之谓何，或轻或重之谓何，甚至一方之中，外自太

阳，内至厥阴，既与发表，又与攻里；且坚执小儿纯阳之说，无论何气使然，一以寒凉为准，无论何邪为病，一以攻伐为先；谬造惊风之说，惑世诬民；妄为疳疾之丸，戕生伐性；天下之儿之难，宁有终穷乎？前代贤医，历有辨难，而未成书，瑭虽不才，愿解儿难。

【注释】

[1] 曷（hé 合）：怎么。

[2] 五行之运：指木、火、土、金、水五种事物生克制化的规律。

[3] 不求岁气：不去探求一年的气运状况。

[4] 不畏天和：意不管自然界气候因素。

[5] 三法：指汗、吐、下三种治疗方法。

[6] 囿（yòu 又）：局限，拘泥。

【语译】 小儿为什么会有疾病灾难呢？这主要是由自然界的气候和人为因素所造成的。由自然界的气候变化造成疾病和灾难的因素有一条，而由人为因素造成疾病灾难的因素却有两条。自然界最大的恩德就是生化万物并使其生生不息，为什么会有疾病灾难影响小儿呢？这是因为自然界原本是以阴阳和五行的规律来化生万物的，而木、火、土、金、水五行之间的生克制化的规律，不可能没有少许的偏差，从而产生气候的异常变化，这种异常的气候变化，在自然界本来是相互制约的，小儿如能适应这种变化就能正常地生活，若不能适应这种变化，就会发生疾病。对此，虽说"天之大德曰生"，但也无能为力，这就是由自然因素所造成的小儿疾病。那么由人为因素所造成的小儿疾病又是怎么一回事呢？概括地说，有两方面的原因：一是由小儿父母所造成的，二是由不学无术的庸医所引起的。天下的儿童都是由父母所

生，天底下哪有父母不希望自己的孩子健康成长的呢？既然如此，为什么说小儿的疾病是由父母所造成的呢？其实正是源于父母一心想让自己的孩子好好地成长，反而造成了小儿疾病的发生。通常做父母的总是认为：人生于温暖而死于寒冷，因此，常常担心自己的孩子受冷挨冻。此外做父母的还认为：人必须依赖饮食才能生存，饥饿则会导致死亡，所以父母也担忧子女受饥挨饿。天下的孩子保全自己的生命依赖于温饱。同样，天下的孩子也可由温饱产生疾病灾难。谚语说：小儿没有因受冻挨饿而发生疾病的，只有因过饱过暖而引起灾害。虽然让孩子吃得饱一些，穿得暖一些，合乎人之常情，但是人们的认识不能仅仅停留在感情礼仪的水平，只知道以慈爱的方法对待子女是慈爱，不知道有时看起来不慈爱的做法，实际上也是一种慈爱。以上所说的就是因父母的原因所造成的小儿疾病灾难。天底下的医生，掌握了救人性命的技术，没有不希望天下的孩子都能够健康成长的，也没有人愿做不利于儿童健康成长的事情，同样，天下儿童所患的疾病也没有不是依赖医生的治疗而痊愈，从而挽救了生命的。既然医生能补充自然界和父母的不足而有利于孩子的健康成才，那么为什么又说天下儿童的疾病是由天下的医生所造成的呢？我认为，假如天下没有医生，天下儿童的疾病灾难可能会少些，并且对自然界和父母等因素所造成的疾病灾难也不会有什么怨恨。之所以这样说，是因为人本来就是依靠自然界和父母的哺育而得以生存，所以即使因自然因素或父母的影响而造成疾病灾难，也不会产生怨恨。自从天下医生逐渐增多以来，

天下儿童因庸医所造成的疾病灾难也愈来愈多，这些受自然界的调护和父母哺育而成长的孩子，却由天下的庸医引起了疾病灾难，这怎么能不怨恨呢？为什么说做医生的愈多，小儿的疾病灾难也愈多呢？我认为医生的职责，在于顺应自然变化的规律，预测气候的异常，了解人的情况，体察事物的道理和变化规律，对释名、物理、易学、方术等无所不通，又能够谦虚好学，然后才可以谈论医学，尤其是必须上与自然界阴阳相贯，下与小儿息息相通，而且能始终保持真心诚意的态度，这样才可以做医生。无奈有的医生，以救治人们生命的名义，将医术当成自己牟利的手段，不探求一年四季的气运状况，不管自然界的气候因素，笼统地对四季所发生的疾病，均轻率地投以汗、吐、下三种治疗方法，

自己毫无知识，拘泥于道听途说，局限于一知半解，连什么是望诊，什么是闻诊，为什么会朝轻暮重或时轻时重，统统不知道。甚至在一张处方里，用药外治太阳经，内治厥阴经，既有发表药，又有攻里药，非常杂乱。并且拘泥于小儿为纯阳之体的看法，不论是六气中哪一气所引起的疾病，一概以寒凉药为标准，不论是何种病邪致病，一概以攻伐为先导，并荒谬地杜撰出惊风的说法，蛊惑人心，冤害百姓，擅自伪造治疗痼疾的药丸，残害儿童的生命，危害孩子的身体健康。这样下去，天下儿童的疾病灾难，哪里还有穷尽的时候呢？前代医德高尚的医家，对这一现象已多次提出辩驳之说，可惜的是没有写成书本流传下来。我虽没有多大的才能，但愿为解除小儿的疾病灾难，尽到自己的责任。

【导读】本节阐述小儿病难的原因，提出书写此篇内容的主旨。

儿科总论

【原文】古称难治者，莫如小儿，名之曰哑科。以其疾痛烦苦，不能自达；且其脏腑薄，藩篱[1]疏，易于传变；肌肤嫩，神气怯，易于感触；其用药也，稍呆则滞[2]，稍重则伤，稍不对证，则莫知其乡，捉风捕影，转救转剧，转去转远。唯较之成人，无七情六欲之伤，外不过六淫，内不过饮食、胎毒而已。然不精于方脉[3]、妇科，透彻生化[4]之源者，断不能作儿科也。

【注释】

[1] 藩篱：篱笆，比喻人体的卫外作用，一般指人体的腠理。

[2] 稍呆则滞：这里是指小儿用药稍微滋腻

重浊一些就会阻碍脾胃气机。

[3] 方脉：指医方与脉象，引申为医术。

[4] 生化：生息育化。

【语译】古时候的医生认为，最难治的是小儿疾病，因为婴幼儿不会说话，即使稍大一点的孩子，对自己的病痛往往不能很好地表述清楚，所以称儿科为"哑科"。同时，由于小儿脏腑薄弱，腠理疏松，在患病以后极易发生传变；而且小儿肌肤娇嫩，神气怯弱，非常容易感受外邪而得病；在用药方面，若稍有滋腻，就会阻碍脾胃气机，若药性稍猛或药量稍重，就会损伤正气，若治疗稍不对证，则会使病情变幻无常，难以预测。如果医生对小儿的生理病理特点不熟悉，治疗时必定会

不得要领，捕风捉影，使疾病愈治愈重，治疗用药与病情愈离愈远。但是小儿疾病与成人相比，没有七情六欲的伤害，外因不过是风、寒、暑、湿、燥、火六淫，内因不过是饮食不洁、饥饱失常以及先天胎毒罢了。然而，尽管如此，不能精通医方与脉象、妇产科学，不通晓生息化育原理的人，绝不能做儿科医生。

【导读】本节概述儿科病证的特性。

俗传儿科为纯阳辨

【原文】古称小儿纯阳，此丹灶家[1]言，谓其未曾破身[2]耳，非盛阳[3]之谓。小儿稚阳[4]未充，稚阴[5]未长者也。男子生于七，成于八；故八月生乳牙，少有知识；八岁换食牙[6]，渐开智慧；十六而精通，可以有子；三八二十四岁真牙[7]生（俗谓尽根牙）而精足，筋骨坚强，可以任事，盖阴气长而阳亦充矣。女子生于八，成于七；故七月生乳牙，知提携；七岁换食牙，知识开，不令与男子同席；二七十四而天癸至；三七二十一岁而真牙生，阴始足，阴足而阳充也，命之嫁。小儿岂盛阳者哉！俗谓女子知识恒早于男子者，阳进阴退故也。

【注释】

[1] 丹灶家：指古代炼丹的方士。

[2] 破身：指小儿尚未结婚、同房，没有精气外泄。

[3] 盛阳：指阳气旺盛。

[4] 稚阳：指尚未充长的小儿阳气。

[5] 稚阴：指尚未充盈的小儿阴精。所谓："稚阳未充，稚阴未长"是言小儿的脏腑功能和物质基础均未完善成熟。

[6] 食牙：指恒牙。

[7] 真牙：指智齿。

【语译】古人称小儿为纯阳之体，这其实是道家的一种说法，意思是指小儿尚未结婚，还是童贞之体，并不是说小儿阳气偏盛。实际上，小儿是阳气未充，阴精未盈之体。因为男子生于阳数七，而成于阴数八，所以男孩出生后八个月开始长乳牙，对事物稍有认识。到八岁时开始长恒牙，思维能力逐渐增强。十六岁时，肾气旺盛，精关开通，具有生育能力。到三八二十四岁时，智齿萌生（俗称尽根牙），精力充沛，筋骨强壮有力，可以胜任各种工作，这是由于阴气增长，阳气充盛的结果。女子生于阴数八，而成于阳数七，因此女孩出生后七个月便开始生长乳牙，并知道要人抱起或搀扶。七岁时换恒牙，认识和思维能力逐渐增强，此时不宜与男子同床就寝。到二七十四岁的时候，经水来潮。三七二十一岁时，智齿生长，阴精充足，阳气旺盛，可以婚嫁。如此说来，小儿怎么能够是纯阳之体呢？世俗认为女子的知识常比男子开始得早一些，这是因为女子成于阳数七，男子成于阴数八，所以说是阳进阴退的缘故。

【导读】本节阐明小儿生理特点为稚阴稚阳，并非一派纯阳。

儿科用药论

【原文】 世人以小儿为纯阳也，故重用苦寒。夫苦寒药，儿科之大禁也。丹溪谓产妇用白芍，伐生生之气，不知儿科用苦寒，最伐生生之气也。小儿，春令也，东方也，木德也，其味酸甘。酸味人或知之，甘则人多不识。盖弦脉者，木脉也，《经》谓弦无胃气者死[1]。胃气者，甘味也，木离土则死，再验之木实，则更知其所以然矣，木实惟初春之梅子，酸多甘少，其他皆甘多酸少者也。故调小儿之味，宜甘多酸少，如钱仲阳[2]之六味丸是也。苦寒之所以不可轻用者何？炎上作苦，万物见火而化，苦能渗湿。人，倮虫也，体属湿土，湿淫固为人害，人无湿则死。故湿重者肥，湿少者瘦；小儿之湿，可尽渗哉！在用药者以为泻火，不知愈泻愈瘦，愈化愈燥。苦先入心，其化以燥也，而且重伐胃汁，直致痉厥而死者有之。小儿之火，惟壮火[3]可减；若少火[4]则所赖以生者，何可恣用苦寒以清之哉！故存阴退热为第一妙法，存阴退热，莫过六味之酸甘化阴也。惟湿温门中，与辛淡合用，燥火则不可也。余前序温热，虽在大人，凡用苦寒，必多用甘寒监之，惟酒客不禁。

【注释】

[1] 弦无胃气者死：脉弦而无胃气的主死。弦脉是肝木的脉象；胃气，指中焦脾胃之气，在五行中属土而主甘味，故胃气有赖于甘味的滋养才能充实，若无甘味的充养，胃气必然衰败，因此如果脉弦而无胃气，就好像树木离开了土壤一样，必然会导致死亡；小儿属木，亦赖胃气和甘味滋养，以此说明甘味药对小儿的重要作用。

[2] 钱仲阳：名钱乙，宋代儿科学家，著有《小儿药证直诀》。

[3] 壮火：《素问·阴阳应象大论篇》"壮火之气衰"。壮火是一种亢奋的、过盛的病理之火，多为实火，能耗损正气，影响人体的正常生理机能。壮火与少火相对而言。

[4] 少火《素问·阴阳应象大论篇》"少气之气壮。"少火是一种正常的，具有生气的火，是维持正常生理活动所必需的。少火与壮火相对而言。

【语译】 人们通常认为小儿是纯阳之体，所以用药多偏于苦寒。实际上，苦寒药是儿科最大的禁忌。朱丹溪说产妇用白芍可克伐生生之气，岂不知儿科用苦寒药更易克伐生生之气。小儿生机旺盛犹如春天，在方位上与东方相应，具有木的属性，在五味上属酸和甘。对于酸味的性能和作用，人们或许了解一些，但对于甘味的作用，认识就很不够了。就拿弦脉而言，弦脉是肝木的脉象，《内经》中说脉弦而无胃气的主死。所谓胃气，在五行中属土而主甘味，若无甘味充养而胃气衰败，就好像树木离开了土壤一样，必然会导致死亡。再拿树木的果实来打个比方，就更容易明白其中的道理了。树木的果实除了初春的梅子酸味多甘味少外，其他果实都是甘味多而酸味少。因此，治疗小儿疾病，用药也应该甘味多而酸味少，例如钱仲阳的六味地黄丸，就是这种类型的方剂。为什么不能轻率地使用苦寒药物呢？因为火性上炎，在味为苦，万物遇火必然会因水分耗竭而被焚化，所以苦味有除湿的作用。人是一种体表没有羽毛鳞甲护卫的生物，人的身体属湿土之性，若湿气过多就会对人体造成危害，但如没有适度的水分也会危害人的生命。所以痰湿重的人体态多肥胖，阴液不足的人形体多消瘦。小儿的阴液，怎么能被随便地大量损耗呢？用苦寒药的医生以为苦寒可以泻火，却不知道愈是泻火，愈能化燥伤阴，从而使患儿愈加瘦弱。因为苦味的药物，先入于心，心属火，所以苦味易从火化而为燥。而且，苦燥的药物极易劫夺胃津，甚至使阴津枯竭，阴虚风动，临床由此而导致痉厥死亡的情况也

常见到。对小儿之火，只有过盛的实火才可以用清火的药物，若是人体赖以生长发育的少火，怎么能任意使用苦寒的药物来清泄呢？因此通过保存阴液的方法来消退其热才是最重要的治疗方法，存阴退热的方剂，以酸甘化阴的六味地黄丸为最好。苦寒药物在治疗湿热性质的疾病时，配合辛淡药物一道使用比较适宜，因为苦能燥湿，寒能清热。但对燥火性质的疾病苦寒药就不适合了。我在前面所论述的温热证治中，虽然谈论的是成人，凡须用苦寒药时，也必定配合甘寒的药物来监护，以防止苦燥伤阴之弊。只有对平时湿热较重的嗜酒之人，苦寒药物不在禁用之列。

【导读】 本节阐释儿科用药须慎用苦寒的原因。

儿科风药[1]禁

【原文】 近日行方脉者[2]，无论四时所感为何气，一概羌、防、柴、葛。不知仲景先师，有风家[3]禁汗，亡血家[4]禁汗，湿家[5]禁汗，疮家[6]禁汗四条，皆为其血虚致痉也。然则小儿痉病，多半为医所造，皆不识六气之故。

【注释】

[1] 风药：具有祛风发汗解表的药物。

[2] 方脉者：从事处方诊脉的医生。

[3] 风家：①平素容易伤风感冒的人。②中风或伤风感冒的患者。

[4] 亡血家：平素患有呕血、衄血、尿血、便血、崩漏和金疮等失血性疾病的病人。

[5] 湿家：平素易感受湿邪或患有湿病的人。

[6] 疮家：①由于刀剑所伤，失血过多的病人。②平素经常有疮、疡、疖、痈的病人。

【语译】 最近有些行医的人，不论一年四季患者感受哪种病邪，一概用羌活、防风、柴胡、葛根等辛温发汗的药物治疗，却不知道仲景先师有四条发汗禁例：即平时经常感受风邪为病者禁用发汗；平素患有多种出血性疾病者禁用发汗；平常易感受湿邪或患有湿病者禁用发汗；外科疮疡久不愈合的禁用发汗。因为这四类病人发汗后，极易使阴津受损而导致血亏液少，筋脉失于濡养，从而产生痉病。之所以说小儿痉病有半数以上都是医生所造成的，是因为其对六气为病认识不清，滥用疏风发汗解表药的缘故。

【导读】 本节阐释儿科用药禁用风药发汗的原因。

痉因质疑

【原文】 痉病之因，《素问》曰："诸痉项强，皆属于湿。"此湿字，大有可疑，盖风字误传为湿字也。余少读方中行先生《痉书》，一生治病，留心痉证，觉六气皆能致痉。风为百病之长，六气莫不由风而伤人；所有痉病现证，皆风木刚强屈拗[1]之象。湿性下行而柔，木性上行而刚；单一湿字，似难包得诸痉。且湿字与项强字即不对，中行《痉书》一十八条，除引《素问》《千金》二条，余十六条内，脉二条，证十四条，俱无湿字证据。如脉二条：一曰：夫痉脉按之紧如弦，直上下行；二曰：《脉经》云：痉家，其脉伏坚，直上下。皆风木之象，湿之反面也。余十四条：风寒致痉居其十，风家禁下一条，疮家禁汗一条，新产亡血二条，皆无所谓湿也者。即《千金》一条，曰：太阳中风，重感于寒湿则变痉也。上下文义不续，亦不可以为据。中行注云：痉，自《素问》以来，其见于《伤寒论》者，乃叔和所述《金匮》之略也；《千金》虽有此言，未见其精悉。可见中行亦疑之，且《千金》一书，杂乱无章，多有后人羼杂[2]，难以为据。《灵枢》《素问》二书，非神圣不能道，然多述于战国汉人之笔，可信者十之八九，其不可信者一二。如其中多有后世官名地名，岂轩岐逆料后世之语，而先言之哉？且代远年湮，不无脱简错误之处。瑭学术浅陋，不敢信此湿字，亦不敢直断其非，阙疑[3]以俟来者。

【注释】

[1] 屈拗：强劲，刚强。拗，固执。

[2] 羼（chàn 颤）杂：掺杂。

[3] 阙疑：把疑难问题留着，不下判断。

【语译】 对于痉病的原因，《素问》病机十九条中有"诸痉项强，皆属于湿"的论述，此处之"湿"字大为可疑，可能是"风"字误传为"湿"字。我年少时曾读过方中行先生写的《痉书》，同时在我一生的治病经历中，对痉证也特别留意，觉得六气都可以导致痉病。风为多种疾病产生的首要原因，六淫之邪都是借助风而侵袭人体，各种痉病的临床表现也都呈现出风木强劲、刚强的状态。湿性下行而柔润，木性上行而刚劲，单纯用一个"湿"字很难概括所有痉病的致病原因。况且"湿"字有柔润的含义，与"项强"的强直不屈状态在字义上不相符合。方中行《痉书》中论载痉病的共有十八条，除引用《素问》和《千金方》的二条外，其余十六条内，记述痉病脉象的有两条，论述证候的有十四条，都没有以"湿"为痉病致病原因的证据。例如关于脉象的两条中，一条言痉病的脉象按上去就好像按在弓弦上一样紧张有力，从寸部到尺部都是同样的感觉。另一条引用了《脉经》的论述：患痉病的人，脉象沉伏，从寸部到尺部皆表现为坚硬强直。这些脉象都是风木的征象，与湿邪致病脉象濡缓相反。剩余的十四条中，因感受风寒而致痉病的有十条，风家禁用攻下一条，疮家禁用发汗的一条，产妇新产失血过多的二条，都没有谈到所谓"湿"的问题。即使引用《千金方》的一条：太阳中风后，又感受了寒湿之邪，可以转变为痉病，提到了"湿"字，但本条与上下文的意思不连续，不可作为湿邪致痉的依据。方中行注解说：痉病，自从《素问》中有记载以来，《伤寒论》中也有论述，这是王叔和把《金匮要略》中的有关内容节录后加进去的。《千金方》中虽然也有痉病的论述，但所述内容并不精确完整。可见，方中行对此也是持怀疑态度的。而且《千金方》这部书的内容杂乱无章，其中有很多内容是后人掺

杂进去的，很难作为证据。《灵枢》《素问》这两部书，若不是卓有才学的人是写不出来的，然而书中的论述多出自战国或汉代时期古人的手笔，其中确实可信的内容约占十分之八九，不可信的也占到十分之一二。例如书中有许多后世的官名和地名，难道黄帝和岐伯早已预料到后世将要发生的事情而预言在先了吗？更何况战国和汉代距现在已很遥远，不可能没有脱简遗漏或错误的地方。我学识浅薄，虽不敢相信痉病病因的这一"湿"字，但是也不敢直接断定这是一个错误，所以将疑点提出来，以供后世学者进一步探讨。

【导读】吴氏考证战国至汉代医家对痉证病因的认识，对"诸痉项强，皆属于湿"提出疑问。

湿痉或问

【原文】或问子疑《素问》痉因于湿，而又谓六淫之邪皆能致痉，亦复有湿痉一条，岂不自相矛盾乎？曰：吾所疑者，诸字皆字，似湿之一字，不能包括诸痉，惟风可以概括，一也；再者湿性柔，不能致强，初起之湿痉，必兼风而后成也。且俗名痉为惊风，原有急、慢二条。所谓急者，一感即痉，先痉而后病；所谓慢者，病久而致痉者也。一感即痉者，只有认证真，用药确，一二帖即愈，易治也。病久而痉者，非伤脾阳，肝木来乘；即伤胃汁、肝阴，肝风鸱张，一虚寒，一虚热，为难治也。吾见湿因致痉，先病后痉者多，如夏月小儿暑湿，泄泻暴注，一昼夜百数十行，下多亡阴，肝乘致痉之类，霍乱最能致痉，皆先病后痉者也。当合之杂说中

《风论》一条参看。以卒得痉病而论，风为百病之长，六淫之邪，皆因风而入。以久病致痉而论，其强直背反瘛疭之状，皆肝风内动为之也。似风之一字，可以包得诸痉。要知痉者筋病也，知痉之为筋病，思过半矣。

【语译】可能有的人会问，你对《素问》关于痉病是由湿邪引起的说法有怀疑，但是你自己又说六淫之邪都能导致痉病的发生，并且还列有湿痉一条作专门论述，这难道不是自相矛盾吗？实际上我所怀疑的是"诸"字和"皆"字，似乎仅用一个"湿"字，还不能包括所有痉病的原因，我认为只有"风"字才能概括，这是一个方面；另一方面，湿性柔顺，不会直接导致身体强直的痉病，即使在发病之初就属于湿痉的，也必然是兼夹风邪而造成的，而

且习惯上也把痉病称为惊风。惊风分为急性、慢性两类，所谓急惊风，是指感邪后立即就发痉，表现为先有痉而后才出现其他症状；所谓慢惊风，指患病日久而后发生的痉证。感邪后立即发痉的急惊风，只要辨证准确，用药正确，往往一二帖药就可以痉愈，治疗比较容易；病久而痉的慢惊风，其病机往往不是脾阳受损，使肝木乘之，就是肝胃阴液亏耗使肝风鸱张，前者属于虚寒，后者属于虚热，都比较难治。我所见到的因湿而导致的痉病，以先有其他疾病而后转变为痉的占多数。例如夏季小儿感受暑湿而突然暴注下泻，一昼夜泻下数十次，甚至百余次，泻下过多导致阴液耗竭，使肝木来乘而导致痉病等，包括霍乱病也极易发生痉证，这些都属于先有疾病而后出现痉证的。有关的论述应当结合前面杂说中《风论》的内容相互参照。就突然发生的痉病而言，由于风为百病之长，所以六淫之邪都必须随风而侵入人体导致痉病。对因久病而发生的痉证来说，其表现出的项背强直，角弓反张，手足抽搐等症状，皆由肝风内动所造成的。由此我认为，似乎"风"字尚可包括各种痉病。总之，医生必须要知道痉病是筋脉拘急的病变，只有了解痉病是筋脉的病变，那么就基本上认识了痉病的发生发展规律和治疗理论。

【导读】 吴氏认为引起痉证的病因"皆属于风"，而非"皆属于湿"。

痉有寒热虚实四大纲论

【原文】 六淫致痉，实证也；产妇亡血，病久致痉，风家误下，温病误汗，疮家发汗者，虚痉也。风寒、风湿致痉者，寒证也；风温、风热、风暑、燥火致痉者，热痉也（按此皆瘛证属火，后世统谓之痉矣，后另有论）。俗称慢脾风[1]者，虚寒痉也；本论后述本脏自病者，虚热痉也（亦系瘛证）。

【注释】

[1] 慢脾风：又称脾风，指小儿出现闭目摇头，神昏嗜睡，手足蠕动等症，病程较长，属慢惊风范围。因脾阴虚损，脾阳衰竭所致。

【语译】 因外感六淫之邪而导致的痉病，属于实证；产妇失血过多，或病久致痉，或感受风邪汗出较多的病人误用攻下，或患有温病误用辛温发汗，或久有疮疡而误用发汗等等导致的痉证，都属于阴血亏虚的虚痉。如因感受风寒或风湿之邪而致的痉病，属于寒证；若外感风温、风热、风暑、燥火等邪气而导致的痉病，属于热痉（这些实际上都是由火邪炽盛而致的手足抽搐，后世的人将其统称为痉病，对此后面有专门论述）。一般称为"慢脾风"的，属于虚寒性质的痉病。本书后面将要论述的因本脏自病所导致的痉病，属于虚热痉（也属手足抽搐的瘛证）。

【导读】 吴氏认为痉证辨治当以虚实寒热为纲。

小儿痉病瘛病共有九大纲论

【原文】寒痉：仲景先师所述方法具在，但须对证细加寻绎，如所云太阳证体强，几几然[1]，脉沉迟之类，有汗为柔痉，为风多寒少，而用桂枝汤加法；无汗为刚痉，为寒痉，而用葛根汤，汤内有麻黄，乃不以桂枝立名，亦不以麻黄立名者，以其病已至阳明也。诸如此类，须平时熟读其书，临时再加谨慎，手下自有准的矣。

风寒咳嗽致痉者，用杏苏散辛温例，自当附入寒门。

风温痉（按：此即瘛证，少阳之气为之也，下温热、暑温、秋燥，皆同此例）乃风之正令，阳气发泄之候，君火主气之时，宜用辛凉正法[2]。轻者用辛凉轻剂，重者用辛凉重剂，如本论上焦篇银翘散、白虎汤之类；伤津液者加甘凉，如银翘加生地、麦冬，玉女煎以白虎合冬、地之类；神昏谵语，兼用芳香以开膻中，如清宫汤、牛黄丸、紫雪丹之类；愈后用六味、三才、复脉辈[3]，以复其丧失之津液。

风温咳嗽致痉者，用桑菊饮（方见上焦篇）、银翘散辛凉例，与风寒咳嗽迥别，断不可一概用杏苏辛温也。

温热痉（即六淫之火气，消烁真阴者也，《内经》谓先夏至为病温者是也）即同上风温论治。但风温之病痉者轻而少，温热之致痉者多而重也。药之轻重浅深，视病之轻重浅深而已。

暑痉（暑兼湿热，后有湿痉一条，此则偏于热多湿少之病，去温热不远，经谓后夏至为病暑者是也）　按：俗名小儿急惊风者，惟暑月最多，而兼证最杂，非心如澄潭，目如智珠，笔如分水犀者，未易辨此。盖小儿肤薄神怯，经络脏腑嫩小，不奈三气[4]发泄，邪之来也，势如奔马，其传变也，急如掣电，岂粗疏者所能当此任哉！如夏月小儿身热头痛，项强无汗，此暑兼风寒者也，宜新加香薷饮；有汗则仍用银翘散，重加桑叶；咳嗽则用桑菊饮；汗多则用白虎；脉芤而喘，则用人参白虎；身重汗少，则用苍术白虎；脉芤面赤多言，喘喝[5]欲脱者，即用生脉散；神识不清者，即用清营汤加钩藤、丹皮、羚羊角；神昏者，兼用紫雪丹、牛黄丸等；病势轻微者，用清络饮之类。方法悉载上焦篇，学者当与前三焦篇暑门中细心求之。但分量或用四之一，或用四之二，量儿之壮弱大小加减之。痉因于暑，只治致痉之因而痉自止，不必沾沾但于痉中求之。若执痉以求痉，吾不知痉为何物。夫痉病名也，头痛亦病名也。善治头痛者，必问致头痛之因。盖头痛有伤寒头痛、伤风头痛、暑头痛、热头痛、湿头痛、燥头痛、痰厥头痛、阳虚头痛、阴虚头痛、跌扑头痛、心火欲作痈脓之头痛、肝风内动上窜少阳胆络之偏头痛、朝发暮死之真头痛，若不问其致病之因，如时人但见头痛，一以羌活、藁本从事，何头痛之能愈哉！况痉病之难治者乎!

湿痉（按：此一条，瘛痉兼有，其因于寒湿者，则兼太阳寒水气，其泄泻太甚，下多亡阴者，木气来乘，则瘛矣）　按：中湿即痉者少，盖湿性柔而下行，不似风刚而上升也。其间有兼风之痉，《名医类案》中有一条云："小儿吐呗[6]欲作痫[7]者，五苓散最妙"；本论湿温上焦篇有三仁汤一法；邪入心包，用清宫汤去莲心、麦冬，加银花、赤小豆皮一法；用紫雪丹一法；银翘马勃散一法；千金苇茎汤加滑石、杏仁一法。而寒湿例中，有形似伤寒，舌白不渴，经络拘急，桂枝姜附汤一法，凡此非必皆现痉病而后治。盖既感外邪，久则致痉，于其未痉之先，知系感受何邪，以法治之，而痉病之源绝矣，岂不愈于见痉治痉哉？若儿科能于六淫之邪，见几于早，吾知小儿之痉病必少。湿久致痉者多，盖湿为浊邪，最善弥漫三焦，上蔽清窍，内蒙膻中[8]，学者当于前中焦、下焦篇中求之。由疟痢而致痉者，见其所伤之偏阴偏阳而补救之，于疟痢门中求之。

燥痉　燥气化火，消烁津液，亦能致痉，其治略似风温，学者当于本论前三焦篇秋燥门中求之。但正秋[9]之时，有伏暑内发，新凉外加之证，燥者宜辛凉甘润，有伏暑则兼湿矣，兼湿则宜苦辛淡，甚则苦辛寒矣，不可不细加察焉。燥气化寒，胁痛呕吐，法用苦温，佐以甘辛。

内伤饮食痉（俗所谓慢脾风者也）　按：此证必先由于吐泻，有脾胃两伤者，有专伤脾阳者，有专伤胃阳者，有伤及肾阳者，参苓白术散、四君、六君、异功、补中益气、理中等汤，皆可选用。虚寒甚者，理中加丁香、肉桂、肉果、诃子之类，因他病伤寒凉药者，亦同此例。叶案中有阴风入脾络一条，方在小儿痫痉厥门中，其小儿吐泻门中，言此证最为详细。案后华岫云驳俗论最妙，学者不可不静心体察焉！再参之钱仲阳、薛立斋、李东垣、张景岳诸家，可无余蕴[10]矣。再按：此证最险，最为难治，世之讹传，妄治已久，四海同风[11]，历有年所[12]，方中行驳之于前，诸君子畅论于后，至今日而其伪风不息，是所望于后之强有力者，悉取其伪书而焚耳。细观叶案治法之妙，全在见吐泻时，先防其痉，非于既痉而后设法也。故余前治六淫之痉，亦同此法，所谓上工不治已病治未病，圣人不治已乱治未乱也。

客忤[13]痉（俗所谓惊吓是也）　按：小儿神怯气弱，或见非常之物，听非常之响，或失足落空，跌扑之类，百证中或有一二，非小儿所有痉病皆因于惊吓也。证现发热，或有汗，或无汗，面时青时赤，梦中呓语，手足蠕动，宜复脉汤去参、桂、姜、枣，加丹参、丹皮、犀角，补心之体，以配心之用。大便结者，加元参，溏者加牡蛎，汗多神不宁，有恐惧之象者，加龙骨、整琥珀、整朱砂块（取其气而不用其质，自无流弊），必细询病家确有所见者，方用此例。若语涉支离，猜疑不定者，静心再诊，必是确情，而后用药。

愚儿三岁，六月初九日辰时，倚门落空，少时发热，随热随痉，昏不知人，手足如冰，无脉，至戌时而痉止，身热神昏无汗。次日早，余方与复脉汤去参、桂、姜、枣，每日一帖，服三四杯。不饮不食，至十四日巳时，得战汗而愈。若当痉厥神昏之际，妄动乱治，岂有生理乎！盖痉厥则阴阳逆乱，少不合拍则不可救，病家情急，因乱投药饵，胡针乱灸而死者，不可胜纪。病家中无主宰，医者又无主宰，儿命其何堪哉！如包络热重，唇舌燥，目白睛有赤缕者，牛黄清心丸，本论牛黄安宫丸、紫雪丹辈，亦可酌而用之。

本脏[14]自病痉（此证则瘛病也）

按：此证由于平日儿之父母，恐儿之受寒，覆被过多，着衣过厚，或冬日房屋热炕过暖，以致小儿每日出汗，汗多亡血，亦如产妇亡血致痉一理。肝主血，肝以血为自养，血足则柔，血虚则强，故曰本脏自病。然此一痉也，又实为六淫致痉之根；盖汗多亡血者，本脏自病，汗多亡卫外之阳，则易感六淫之邪也。全赖明医参透此理，于平日预先告谕小儿之父母，勿令过暖汗多亡血，暗中少却无穷之病矣，所谓治未病也。治本脏自病法，一以育阴柔肝为主，即同产后血亡致痉一例，所谓血足风自灭也。六味丸、复脉汤、三甲复脉三方、大小定风珠二方、专翁膏皆可选用。专翁膏为痉止后，每日服四五钱，分二次，为填阴善后计也。六淫误汗致痉者，亦同此例。救风温、温热误汗者，先与存阴，不比伤寒误汗者急与护阳。

也，盖寒病不足在阳，温病不足在阴也。

【注释】

[1] 几几（chū 殊）然：喻项背拘急，俯仰不能自如。几几，如短羽之鸟，不能伸颈飞翔。

[2] 正法：指正治的方法，即用与疾病性质相反的方法和药物来治疗。故此处风热正治则应用辛凉的法方。

[3] 复脉辈：由复脉汤加减变裁而成的众多方剂，如加减复脉汤、三甲复脉汤、大小定风珠汤等。

[4] 三气：夏暑季的暑、湿、热三气。

[5] 喘喝：形容气短喘息，喝喝有声的临床表现。

[6] 哯（xiàn 现）：指呕吐，如小儿呕乳。

[7] 欲作痫：将有类似痫证的发作。痫：癫痫，俗称"羊痫风"或"羊角风"。

[8] 膻中：①胸中，两乳间的部位，又称"气海"；②心包络；③经穴名，属任脉经穴。

[9] 正秋：指不早不晚，秋季正当时节。

[10] 无余蕴：此处指没有留下未发掘、不知道的论说。

[11] 四海同风：全国各地到处都是这样的风气。

[12] 历有年所：即所历有年，意思是说这样的事情已经历、流行了好多年。

[13] 客忤（wǔ 午）：小儿突然受外界惊吓而发生面青、吐涎、抽搐等症状。忤，干犯，逆乱。

[14] 本脏：即肝脏。肝主筋，又为风木之脏，故肝病则易致筋脉挛急而发痉。

【语译】 寒痉 张仲景对痉病治疗方法的论述已很具体，但是在临床运用时，还必须对照具体的证候，仔细推敲。例如他所讲的太阳表证，见有项背拘急，脉象沉迟等表现，如果有汗出的属于柔痉，是风多寒少之证，宜用桂枝加味汤治疗；如果无汗则为刚痉，属于寒证，用葛根汤治疗，方中有桂枝和麻黄，然而此方既不用桂枝命名，又不用麻黄命名，这是因为病变已传变到阳明的缘故。诸如此类，必须平时熟读仲景之书，并加以仔细钻研，临证时又细心诊察，那么在治疗本病时，自然会正确无误。

如果因风寒咳嗽所致的痉病，治疗时宜用杏苏散辛温散寒，宣肺止咳，因此也应当附属于寒痉一类。

风温痉（此即手足抽搐的瘛证，是少阳之气所致，以下温热、暑热、秋燥所致的痉证，均与此例相同）　风温所致的痉病，得之于春季风邪当令之时，是阳气过于发泄的证候，此时正值君火主气，阳热旺盛，宜用辛凉正治的方法治疗。病情轻的用辛凉轻剂，病情重的用辛凉重剂，比如本书上焦篇所载的银翘散、白虎汤之类的方子。津液受伤的可配加甘凉濡润之品，如银翘散中加生地黄、麦冬，或玉女煎用白虎汤配合麦冬、地黄等等；神志昏迷，胡言乱语的可配用芳香开窍之品，宣开膻中之闭，如清宫汤、安宫牛黄丸、紫雪丹之类；病变后期，可选用六味地黄汤、三才汤、加减复脉汤等类方剂，以恢复在病变过程中丧失的阴液。

如因风温咳嗽所致的痉病，宜用桑菊饮（方见上焦篇）、银翘散等辛凉宣肺之剂，这与因风寒咳嗽所致的痉病在性质上有很明显的差别，切不可一概用辛温宣肺的杏苏散治疗。

温热痉（即六淫当中的火热之邪，消烁真阴而致的痉病，《内经》中所讲的"先夏至日者为病温"就是指的这类疾病）本病的治疗与上述风温所致的痉病基本相同，但是风温致痉的病情轻并且少见，温热致痉的则病情重而且多见。在临床用药时，应根据病情的轻重和病位的深浅而灵活加减。

暑痉（暑兼湿热之气，后面有专论湿痉的一条，这里讨论的是偏于热多湿少的病证，与温热性质的痉基本相似，《内经》所说的"后夏至日者为病暑"，就是属于这一类病证）　通常称为小儿急惊风，多见于暑气当令的夏天，并且兼证也最复杂。若不是头脑如深潭一样清明，眼光似珍珠一样敏锐，下笔处方若分水犀一样严谨分明的医生，是不容易辨治本病的。因为小儿肌肤疏薄，神气怯弱，经络脏腑娇嫩弱小，不能耐受夏季暑、湿、热三气的蒸腾发泄，况且暑邪伤人，其势急如奔马，传变迅速，快如闪电，那些才疏学浅，粗枝大叶的医生怎能担当起治疗本病的责任呢？例如夏天小儿身热头痛，颈项强直而无汗，这是由于暑湿之邪兼夹风寒所致，宜用新加香薷饮治疗；如果有汗，仍然可用银翘散治疗，并加重桑叶的分量；有咳嗽的则用桑菊饮；出汗较多的用白虎汤；若脉象中空无力而气喘的用人参白虎汤；身体沉重，汗出不畅的用苍术白虎汤；脉象中空无力，面色红，话多，呼吸短促，喘息有声，即将虚脱的，立即用生脉散救虚固脱；神志不清，立即用清营汤加钩藤、丹皮、羚羊角；神志昏迷者，还可配用紫雪丹、安宫牛黄丸等，病势轻微的则可用清络饮之类方剂治疗。以上这些治疗方法，全部记载在本书上焦篇中，学者应当将其与前面三焦篇暑温门中所述的有关内容相互参照，仔细探求，就会掌握得更加全面。但是在药物的剂量上，应根据小儿年龄的大小和身体的强弱来调整。或用成人剂量的四分之一，或用四分之二等等。总之，由暑邪所引起的痉证，只要针对致痉的暑邪进行治疗，则痉可以自止，不必仅仅着眼于止痉。假如偏执于见痉止痉，实际上连究竟什么是痉也没弄清楚。痉是一种病名，就好像头痛是一种病名一样。善于治疗头痛的人，必定先辨明引起头痛的原因，因为头痛有感受寒邪所致的，有感受风邪所致的，有感受暑邪所致的，有感受热邪所致的，有感受湿邪所致的，有感受燥邪所致的，有因痰厥所致的，有因阳虚所致的，有因阴虚所致的，有因跌仆损伤所致的，有因心火炽盛、火毒上炎欲作痈脓所致的，有因肝风内动上窜少阳胆络所致的偏头痛，有朝发暮死的真头痛等等，如果不问导致头痛的病因，就好像时下有的医生，只要见到头痛，一概以羌活、藁本治疗，这样的话有什么头痛能够治得好呢？更何况痉病本来就不容易治疗，所以治疗前必须先辨明引起痉病的原因。

湿痉（这一条的内容，瘛证和痉病都有，如因寒湿所致的，则兼有太阳寒水之气；若因泄泻太甚，下多亡阴所致的，属木气来乘，则手足抽搐）　按：感受湿邪所引起的痉病比较少见，因为湿性柔顺而下行，不像风邪刚劲而上升，其中有湿邪兼夹风邪而引起的痉病，《名医类案》中有一条说：小儿因呕吐乳汁而欲发为痫证的，用五苓散治疗最好。本书上焦篇湿温门中，有用三仁汤治疗的方法；如邪入心包，用清宫汤去莲心、麦冬，加金银花、赤小豆皮治疗的方法；有用紫雪丹治疗的方法；有用银翘马勃散治疗的方法；有用千金苇茎汤加滑石、杏仁治疗的方法。在本书的

寒湿门中，有形似伤寒，舌苔白腻，口不渴，经脉拘急不舒的，用姜附桂枝汤治疗的方法。以上各种治疗方法，都不是一定要在痉病出现之后才可以用来治痉的。因为既然是属于感受外邪久而致痉，那么在痉证尚未发作之前，应当先辨明感受的是何种外邪，然后针对病因进行治疗，使致痉的根源断绝，这样不是比见痉治痉要好吗？如果儿科医生对六淫之邪能做到早辨识，早治疗的话，我相信小儿发痉必然会减少。对于湿病日久而引起的痉病较多，由于湿为浊邪，最容易弥漫三焦，上则可阻蔽清窍，内则可蒙蔽膻中，学者应当从前面所述中焦、下焦篇中，寻找相应的治疗方法。对于因疟疾或痢疾而引起发痉的，应根据病之偏于阴伤或偏于阳伤而采取补救措施，可从疟疾和痢疾门中的有关条文内，寻找出相应的治疗方法。

燥痉　燥气易于化火，消烁津液，也能够引起痉病，其治疗方法，与风温致痉相类似，学者应从本书前面三焦篇秋燥门中，寻求有关的治疗方法。但是正当在秋季的时候，有一种证候则是因伏暑内发再外感寒凉所致。对于因燥邪致痉的，宜用辛凉甘润的方法治疗；对于伏暑为病，由于伏暑常兼夹湿邪，宜用苦辛淡的方法治疗，症状重的可用苦辛寒的方法治疗，医生对此必须仔细诊察。至于燥气化寒，出现胁痛呕吐的，则应当用苦温佐以甘辛的方法进行治疗。

内伤饮食痉（即世俗所称的"慢脾风"）　本病证的发生，必然是先有吐泻，继而损伤中焦所引起，其中有脾胃两伤的，有仅伤脾阳的，有仅伤胃阳的，有进而伤及肾阳的。治疗时，参苓白术散、四君子

汤、六君子汤、异功散、补中益气汤、理中汤等方剂，均可随证选用。如果是虚寒较明显的，可用理中汤加丁香、肉桂、肉豆蔻、诃子等类药物治疗。对于其他疾病而误用寒凉药过度的，也可用同样的方法治疗。叶天士《临证指南医案》里有"阴风入脾络"一案，其所用方剂载于该书第十卷幼科痫痉厥门中，同书幼科吐泻门中对此病证的论述最为详细，病案后有华岫云所做的按语，对世俗所谓慢脾风的说法，进行了深刻精妙的批驳，学者应当细心体察研究。如能再参照钱仲阳、薛立斋、李东垣、张景岳等各位医家的论述，则对本病证会有更加全面的理解。由于本证最为凶险，也最为难治，并且社会上有关本病的错误说法和不正确的治法相传已久，甚至于全国各地都形成了相同的风气，流传了很多年。对此，方中行首先进行了驳斥，并得到其后许多有名医家的赞同，然而直至今日，这股坏风气仍然没有停息，真希望以后有坚强毅力的医家，将传播这种坏风气的伪书全部焚毁，以彻底断绝谬误的流传。仔细观察叶天士医案对本病证治法的微妙之处，完全在于刚见到吐泻的时候，就注意预防痉病的发生，而不是在痉病发生以后再设法治疗。因此我在治疗六淫所致的痉病时，也用相同的方法，这就是《内经》所说："上工不治已病治未病，圣人不治已乱治未乱"的防治原则。

客忤痉（即世俗所称的"惊吓"）由于小儿神怯气弱，常不耐惊恐。如突然见到怪异的东西，或突然听到异常的声音，或不小心落空、跌倒等等，都可以使小儿受到惊吓而发生痉证。然而这类痉证比较少见，百例病证中大约只有一二例，并不是小儿所有的痉病都是由惊吓所引起的。本病证的临床表现可见：发热，或有汗，或无汗，面色时青时红，梦中说胡话，手足蠕动，治疗宜用复脉汤减去人参、桂枝、生姜、大枣，加入丹参、丹皮、犀角，达到补心体之阴，以配心用之阳的作用。大便秘结的加玄参；大便溏薄的加牡蛎；出汗较多，神态不安而有恐惧征象的，加龙骨、整琥珀、整朱砂块（取其气而不用其质，自然不会有中毒的危害）。具体运用时，必须先仔细询问病家，了解到确实是由于惊吓而引起发痉的，才可用以上方药治疗。如果病家的回答不够确切，或疑惑不定的，必须静下心来再次仔细诊察，一定要在得到确定无疑的正确诊断后，才可遣方用药进行治疗。

我儿子三岁的时候，于六月初九日的辰时，倚在门旁突然落空跌倒，很快就开始发热，并且一发热就发痉，昏迷不醒，手足冰冷，没有脉搏。到戌时，痉才停止，但仍然身热，神昏，无汗。第二天早晨，我才用复脉汤去人参、桂枝、生姜、大枣治疗，每天一剂，服三四杯，仍不饮不食，到十四日的巳时，得战汗后病才痊愈。假如在痉厥神昏的当时，轻举妄动，盲目乱治，哪里还有生还的道理呢？因为痉厥之际，阴阳之气逆乱，治疗稍不合拍，常可导致无法挽救的恶果。此时医者常因病家心情焦急而不能静心诊察，以致乱投药物或胡乱针灸而使病人死亡，这类例子实在是多得难以计数。病家心中没有主宰，医生心中也无主见，小儿的性命怎能得到保证呢？如果有的病例表现为心包络热闭较重，出现唇干舌燥，眼白中有红丝的，可用牛黄清心丸治疗，本书中所载的安宫牛黄丸、紫雪丹等类药物，也可酌情选用。

肝脏自病痉（此证就是瘛病）　本病是由于患儿的父母，在平时担心孩子受寒，给孩子盖的被子过多，穿的衣服过厚，或者是冬天房屋内热炕烧得过暖，导致小儿每日出汗较多，汗出过多可使血液亏耗从而产生痉病，犹如产妇出血过多引起痉病的道理一样。因肝主藏血，并且肝脏本身也依赖血液的滋养，肝血充足则筋脉柔顺，肝血亏虚则筋脉强直而发痉，这种痉病是因肝脏本身病变所致，所以称为"本脏自病痉"。然而此痉病实际上又是六淫致痉的根源，因为汗出过多而使血液亏少，可使肝脏自病，并且汗出过多又可损伤具有卫外作用的阳气，卫阳不足则容易感受六淫之邪。因此，只有依赖医术高明能够通晓这个道理的医生，在平时就预先告诉小儿的父母，不要使孩子因过暖而导致汗出过

多血液亏耗，这样在不知不觉中就会减少小儿的许多疾病，这就是《内经》所说的"治未病"。治疗"本脏自病痉"的方法，以育阴柔肝为主，与产后失血过多引起的痉病治疗方法相同，所谓"血足风自灭"就是这个道理。治疗时，六味地黄丸，加减复脉汤，一、二、三甲复脉汤三方，大定风珠，小定风珠二方，专翕大生膏等，均可随证选用。其中专翕大生膏的服法为：痉止之后，每日服用 12～15 克，分为两次，作为填补真阴，善后调理之用。如外感六淫之邪，误汗伤阴而致痉的，也可用同样的方法治疗。一般说来，救治风温、温热误汗所致的痉病，首先应该注意保存阴液，与伤寒误汗而使阳气受损，必须立即护卫阳气的方法不一样。这是因为伤寒常使阳气亏虚，温病易致阴液耗损的缘故。

【导读】吴氏认为痉证须审因论治，其病因的不同，治法及方药也有很大区别。

小儿易痉总论

【原文】按小儿易痉之故，一由于肌肤薄弱，脏腑嫩小，传变最速；一由近世不明六气感人之理，一见外感无论何邪，即与发表。既痉之后，重用苦寒，虽在壮男壮女，二三十岁，误汗致痉而死者，何可胜数！小儿薄弱，则更多矣。余于医学，不敢自信，然留心此证，几三十年，自觉洞彻此理，尝谓六气明而痉必少，敢以质之明贤，共商救世之术也。

【语译】小儿容易发生痉证的原因，归纳起来主要有两个方面：一是由于小儿肌肤薄弱，脏腑娇嫩细小，患病后传变极

为迅速，故易于动风发痉；二是近来有些医生不能通晓六淫之气侵袭人体而引起疾病的道理，一见外感为病，不论是感受哪种邪气，一概予以辛温发表，从而导致阴液亏耗，筋脉失养而发痉。痉病发生以后，又重用苦寒药物进行不合理的治疗，即使是二三十岁的青壮年男女患者，因误汗而引起发痉以至死亡的例子，也多得难以计数，更何况体质薄弱的小儿，因误汗而发痉导致死亡的就更多。我对于医学理论，虽然还不敢自信已做到精通透彻，但是留心于痉证的诊察辨治已将近三十年，自己感到对痉病的机制和诊治规律已认识得非

常深刻，并且曾经说过，如果能够明确掌握六淫之病的特点和治疗方法，那么痉病的发生必然会减少。我的看法正确与否？

【导读】吴氏认为小儿易于感触，易于传变的病理特性决定其易发痉证。

痉病瘛病总论

【原文】《素问》谓太阳所至为痉，少阳所至为瘛。盖痉者，水也；瘛者，火也；又有寒厥、热厥之论最详。后人不分痉、瘛、厥为三病，统言曰惊风痰热，曰角弓反张，曰搐搦，曰抽掣，曰痫痉厥。方中行作《痉书》，其或问中所论，亦混瘛而为痉，笼统议论。叶案中治痫痉厥最详，而统称痉厥，无瘛之名目，亦混瘛为痉。考之他书，更无分别。前痉病论因之，从时人所易知也。谨按痉者，强直之谓，后人所谓角弓反张，古人所谓痉也。瘛者，蠕动引缩之谓，后人所谓抽掣、搐搦，古人所谓瘛也。抽掣搐搦不止者，瘛也。时作时止，止后或数日，或数月复发，发亦不待治而自止者，痫也。四肢冷如冰者，厥也；四肢热如火者，厥也；有时而冷如冰，有时而热如火者，亦厥也。大抵痉、瘛、痫、厥四门，当以寒热虚实辨之，自无差错。仲景刚痉柔痉之论，为伤寒而设，未尝议及瘛病，故总在寒水一门，兼风则有汗之柔痉，盖寒而实者也；除寒痉外，皆瘛病之实而热者也。湿门则有寒痉，有热瘛，有实有虚；热病久耗其液，则成虚热之瘛矣。前列小儿本脏自病一条，则虚热也。产后惊风之痉，有寒痉，仲景所云是也；有热

瘛，本论所补是也。总之痉病宜用刚而温，瘛病宜用柔而凉。又有痉而兼瘛，瘛而兼痉，所谓水极而似火，火极而似水也。至于痫证，亦有虚有实，有留邪在络之客邪，有五志过极[1]之脏气，叶案中辨之最详，分别治之可也。瑭因前辈混瘛与痉为一证，故分晰而详论之，以备裁采。

【注释】

[1] 五志过极：五志指怒、喜、思、悲、恐五种情志，与肝、心、脾、肺、肾五脏相合，这些正常的情志活动若过度，就会影响脏腑气血活动而成为致病因素。

【语译】《素问》中说：太阳之气所至为痉，少阳之气所至为瘛。这是因为痉病属水，瘛病属火的缘故。此外《素问》还有对寒厥、热厥的详细论述，然而后世的人，不把痉、瘛、厥当作三种不同的病证，只是笼统地称之为"惊风痰热""角弓反张""搐搦""抽掣""痫、痉、厥"等。方中行所著《痉书》的"或论"中，也将"瘛"混为"痉"，笼统地加以论述。叶天士《临证指南医案》中虽然论治痫、痉、厥的内容很详细，但也是笼统地称作"痉厥"，而且没有"瘛"的名称，实际上也是把"瘛"混成了"痉"。考查其他医学著作，对这几个病证更是没有做出区别。我在前面论述痉病时，也沿用了这个名称，

目的是使现在的医生能够看懂罢了。我认为所谓"痉",是强直的意思，后人称为"角弓反张"，古人称为"痉"。所谓"瘛"，指手足蠕动，四肢拘挛收缩的意思，后人称之为"抽掣""搐搦"，古人称作"瘛"。如果手足搐搦、抽掣不止的，这是"瘛"；如时作时止，止后数日或数月又重新发作，发作后不经治疗又可以自己停止的，这是"痫"。四肢厥冷如冰的，称为"厥"；但四肢灼热如火的，也称为"厥"；有的时而厥冷如冰，时而灼热如火，也称作"厥"。大体上讲，对于痉、瘛、痫、厥四种病证，应当从寒热虚实几方面加以辨别，自然就不会有差错出现。仲景关于"刚痉""柔痉"的论述，是为伤寒而设立的，并未谈论到瘛病，所以痉病也归于寒水这一门类中。如果兼有风邪则会有汗而出现柔痉，"刚痉"和"柔痉"均属寒而实的病证。除寒痉以外，其余皆属于热而实

【导读】 本节论述痉病与瘛病的区别。

的瘛病。在湿病这一门类中，既有寒痉也有热瘛。有实证也有虚证。如果热病久而不愈，损耗阴液，则可形成虚热性质的瘛证。前面列出的小儿本脏自病一条，也属于虚热性质的瘛病。产后惊风之痉病，既可以有寒痉，也就是张仲景所说的"刚痉"和"柔痉"，但也可以有热瘛，也就是本书所补充的瘛病。总之，痉病应该用刚燥辛温的药物治疗，瘛病则须用柔润甘凉的药物治疗。另外，临床也可见到痉病而兼有瘛，或者瘛病而兼有痉的证候，这就是一般所说的"水极而似火""火极而似水"的病变。至于痫证，也有虚证和实证之分，既有因留邪在络，客邪所引起的实证，也有因五志过极，脏气受损所引起的虚证，叶天士医案中论述得最为详细，可根据不同的证候类型分别施治。鉴于前辈医家大多将"瘛"和"痉"混为一谈，所以在此特作以上分析并加以详细讨论，以供参考。

六气当汗不当汗论

【原文】 六气六门，止有寒水一门，断不可不发汗者。伤寒脉紧无汗，用麻黄汤正条；风寒挟痰饮，用大小青龙一条。饮者，寒水也，水气无汗，用麻黄甘草、附子麻黄等汤。水者，寒水也，有汗者即与护阳。湿门亦有发汗之条，兼寒者也；其不兼寒而汗自出者，则多护阳之方。其他风温禁汗，暑门禁汗，亡血禁汗，疮家禁汗，禁汗之条颇多，前已言之矣。盖伤于寒者，必入太阳，寒邪与寒水一家，同类相从也。其不可不发者何？太阳本寒标热，寒邪内合寒

水之气，止有寒水之本，而无标热之阳，不成其为太阳矣。水来克火，如一阳陷于二阴之中，故急用辛温发汗，提阳外出。欲提阳者，乌得不用辛温哉！若温暑伤手太阴，火克金也，太阴本燥标湿，若再用辛温，外助温暑之火，内助脏气之燥，两燥相合，而土之气化无从，不成其为太阴矣。津液消亡，不痉何待！故初用辛凉以救本脏之燥，而外退温暑之热；继用甘润，内救本脏之湿，外敌温暑之火，而藏象化气，本来面目可不失矣。此温暑之断不可发汗，

即不发汗之辛甘，亦在所当禁也。且伤寒门中，兼风而自汗者，即禁汗，所谓有汗不得用麻黄。无奈近世以羌活代麻黄，不知羌活之更烈于麻黄也。盖麻黄之发汗，中空而通，色青而疏泄，生于内地，去节方发汗，不去节尚能通能留，其气味亦薄；若羌活乃羌地所生之独活，气味雄烈不可当。试以麻黄一两，煮于一室之内，两三人坐于其侧，无所苦也。以羌活一两，煮于一室内，两三人坐于其侧，则其气味之发泄，弱者即不能受矣。温暑门之用羌、防、柴、葛，产后亡血家之用当归、川芎、泽兰、炮姜，同一杀人利剑，有心者共筹之。

【语译】六淫之邪导致的疾病，可分为六大门类，其中只有寒水这一类病证，必须用辛温发汗的方法进行治疗。例如，伤寒脉象紧而无汗的，可用麻黄汤治疗；风寒挟痰饮的用大、小青龙汤治疗，因为痰饮也属寒水之类；水气为病无汗者，也可用麻黄甘草汤、附子麻黄汤治疗。因为水气也是寒水之类，如此等等，都是用辛温发汗的方法。假如水气病而有汗，则属卫阳已虚，就应当用护阳的方法。在湿病门中也有用发汗的方法治疗的，这是指湿病兼有寒邪的缘故；如湿病不兼寒邪而汗自出的，则多采用护阳的方法。其他如风温禁汗、暑病禁汗、亡血者禁汗、疮家禁汗等等，禁汗的病证很多，这在前面已经谈过了。由于感受寒邪而为病，寒邪必然去侵犯太阳经，这是因为寒邪与寒水性质相同，同类相从的缘故。为什么感受寒邪所致的病证，治疗时不可不用发汗的方法呢？因为太阳病本寒而标热，寒邪入内与寒水之气相结合，阻郁卫表之阳而发热，如果只有寒水之本，而无标热的阳为寒邪所郁，就不能成为太阳病了。此属水来克火，犹如坎卦一阳陷于二阴之中，足太阳为寒邪与寒水所袭，两阴邪郁遏卫阳，所以急用辛温发汗的方法，以提既陷之阳外出。若想提既陷之阳外出，怎能不用辛温发汗的方法呢？若为温热暑邪侵犯手太阴肺经，则属火克金，太阴为本燥标湿之病证，假如再用辛温发汗的方法治疗，必然外助温暑火热之邪，内使肺脏之气更燥，两燥相合，使湿土之气不能正常气化，如此则不能成为太阴病证了。津液受损而耗竭，哪能不引起痉病呢？所以，对于温暑所致的病证，初起应先用辛凉的药物治疗，以解除本脏的燥热，外退温暑之邪，然后用甘凉濡润的药物，以内救本脏的阴液，外除温热暑邪。这样，内脏便得以行使正常的气化功能。这就是温热暑邪致病，绝对不可用辛温发汗方法治疗的原因。不仅如此，即使是没有发汗作用的辛甘药物，也属禁用之列。就是在伤寒门中，如兼有风邪而自汗的，也禁用辛温发汗的方法治疗，即所谓"有汗不得用麻黄"。无奈近世许多医生用羌活代替麻黄，不知道羌活辛温发汗的作用，实际上比麻黄更猛烈。因为麻黄的形态是茎秆中空而通，颜色青而有疏泄的作用，生长在内地，去节后才有发汗的作用，不去节则能通能守，气味比较薄弱；至于羌活，是羌地生长的独活，气味非常猛烈，使人难以忍受。可以做这样一个试验，用麻黄一两，在一间房间内煎煮，坐在旁边的人不会有不舒服的感觉；如果用羌活一两，同样在房内煎煮，由于其散发出强烈的气味，坐在旁边的人，假如体质弱些的话，就会感到难以忍受。对于温暑门类的疾病而言，用羌活、防风、柴胡、葛根进行治疗，与产后大出血的病人用当归、川芎、泽兰、炮姜治疗一样，均可以导致患者死亡。希望有心解救病家痛苦的人，能够共同探讨出防止误用辛温发汗的有效方法。

【导读】 本节探讨"六气当汗不当汗"，提出"有汗不得用麻黄"的观点。

疳 疾 论

【原文】 疳者，干也，人所共知。不知干生于湿，湿生于土虚，土虚生于饮食不节，饮食不节，生于儿之父母之爱其子，惟恐其儿之饥渴也。盖小儿之脏腑薄弱，能化一合者，与一合有半，即不能化，而脾气郁矣。再小儿初能饮食，见食即爱，不择精粗，不知满足，及脾气已郁而不舒，有拘急之象，儿之父母，犹认为饥渴而强与之，日复一日，脾因郁而水谷之气不化，水谷之气不化而脾愈郁，不为胃行津液，湿斯停矣。土恶湿，湿停而脾胃俱病矣。中焦受气，取汁变化而赤，是谓血，中焦不受水谷之气，无以生血而血干矣。再水谷之精气，内入五脏，为五脏之汁；水谷之悍气，循太阳外出，捍卫外侮之邪而为卫气。中焦受伤，无以散精气，则五脏之汁亦干；无以行悍气[1]，而卫气亦馁，卫气馁故多汗，汗多而营血愈虚，血虚故肢体日瘦；中焦湿聚不化而腹满，腹日满而肢愈瘦，故曰干生于湿也。医者诚能识得干生于湿，湿生于土虚，且扶土之不暇，犹敢恣用苦寒，峻伤其胃气，重泄其脾气哉！治法允推东垣、钱氏、陈氏、薛氏[2]、叶氏，诚得仲景之心法者也。疏补中焦，第一妙法；升降胃气，第二妙法；升陷下之脾阳，第三妙法；甘淡养胃，第四妙法；调和营卫，第五妙法；食后击鼓，以鼓动脾阳，第六妙法（即古者以乐侑食[3]之义，鼓荡阳气，使之运用也）；《难经》谓伤其脾胃者，调其饮食，第七妙法；如果生有疳虫，再少用苦寒酸辛，如芦荟、胡黄连、乌梅、史君、川椒之类，此第八妙法，若见疳即与苦寒杀虫便误矣；考洁古、东垣，每用丸药缓运脾阳，缓宣胃气，盖有取乎渣质有形，与汤药异岐，亦第九妙法也。

近日都下相传一方，以全蝎三钱，烘干为末，每用精牛肉四两，作肉团数枚，加蝎末少许，蒸熟令儿逐日食之，以全蝎末完为度，治疳疾有殊功。愚思蝎色青，属木，肝经之虫，善窜而疏土，其性阴，兼通阴络，疏脾郁之久病在络者最良，然其性慓悍有毒。牛肉甘温，得坤土之精，最善补土，禀牝马之贞，其性健顺，既能补脾之体，又能运脾之用。牛肉得全蝎而愈健，全蝎得牛肉而不悍，一通一补，相需成功，亦可备用。一味金鸡散亦妙（用鸡内金不经水洗者，不拘多少，烘干为末，不拘何食物皆加之，性能杀虫磨积。即鸡之脾，能复脾之本性）。小儿疳疾，有爱食生米、黄土、石灰、纸、布之类者，皆因小儿无知，初饮食时，不拘何物即食之。脾不能运，久而生虫，愈爱食之矣。全在提携之者，有以谨之于先；若既病治法，亦惟有暂运脾阳，有虫者兼与杀虫，断勿令再食，以新推陈，换其脏腑之性，复其本来之真方妙。

【注释】

[1] 悍气：指卫气，由于卫气具有护卫肌表，抗御外邪的作用故称之。

[2] 陈氏、薛氏：陈氏指南宋著名儿科学家陈文中，著有《小儿痘疹方论》等。薛氏指明代著名医家薛己，字新甫，号立斋，著有《薛氏医案二十四种》。

[3] 侑（yòu 又）：劝人（吃、喝）。

【语译】 "疳"就是干的意思，这是人们都知道的。但却不知道"干"源于"湿"，而湿则是由脾胃功能不足引起的。导致脾胃虚弱的原因是饮食不节，而饮食不节的原因是小儿的父母过于爱怜子女，唯恐孩子饥渴所造成的。因为小儿的脏腑功能薄弱，若能消化一合食物，而给予一合半，就不易消化，使脾气受郁。再说，小儿刚学会吃东西，一见到食物不论精细和粗硬都非常喜欢吃，并且不知道满足，等到了脾气困郁之时，小儿出现了精神不振又不够灵敏活泼的表现，父母还以为是饥渴的原因而硬给孩子饮食，这样一天天下去，因脾气受困而郁滞，不能运化水谷精微之气，水谷精微之气不化则脾气更加困郁，脾困不能为胃输布津液，水湿因此停聚于内。土恶湿，水湿停聚，则脾胃功能均会受到影响而发生病变。中焦脾胃能受纳运化饮食水谷之气，并吸收其中的精微物质，经过气化作用，变成红色的液体，这就是血液，若中焦不能受纳运化水谷之气，血液便难以生成，从而使血液亏少。另外，由水谷精微之气化生的"精气"，可输布到五脏，起到濡养脏腑的作用；水谷精微之气化生的"悍气"沿着太阳经脉外出，可抵御外邪的侵袭，而成为卫气。如果中焦脾胃受到损伤，不能输布水谷精气，那么脏腑就得不到滋养而亏损；如果不能化生敷布卫外之气，则卫气虚馁，卫气虚馁则固摄作用降低，可以导致多汗，汗出一多则营血更加亏虚，血虚使肌肉失却濡养则肢体逐渐消瘦。又因中焦水湿停聚不化，阻滞气机则腹部胀满，腹部日渐胀满而肢体愈加消瘦，所以说这种病变的"干"，实际上是来源于"湿"。医生如能真正认识到"干"的原因是"湿"，而"湿"的原因是脾胃虚弱，那么治疗时采取扶持脾胃的方法都尚显太迟，怎么还敢肆意乱用苦寒的药物，重伤胃气，重泻脾气呢？对疳疾的治疗，公正地说，要数李东垣、钱仲阳、陈文中、薛立斋、叶天士等人，真正掌握了张仲景调理脾胃治法的精髓。治疗疳疾病的有效方法总的说来有以下几条：第一，疏理调补中焦；第二，升降胃气；第三，升提下陷的脾阳；第四，甘淡养胃阴；第五，调和营卫；第六，食后击鼓取乐，以振奋脾阳（这就是古人所说的，饮食时应以音乐伴奏于旁的意思，这样可以鼓动脾阳，使其正常发挥运化水谷精微的功能）；第七，即《难经》所说："伤其脾胃者，调其饮食"的方法；第八，如果有虫积，可稍佐以苦寒酸辛的药物，如芦荟、胡黄连、乌梅、使君子、川椒等，驱蛔杀虫。但是如果一见到疳疾的病儿，就立即用苦寒杀虫的方法则错了，因为苦寒的药物会损伤脾胃，使津液更伤。第九，参考张洁古、李东垣的方法，把药物制成丸剂，以和缓的方式使脾阳得运，胃气得宣，因为丸剂渣质有形，可缓慢持久地发挥药效，与汤药荡涤而快速的性能不同。

近来在京城周围流传一首治疗疳疾的方剂，方中用全蝎10克，烘干后研为细末，每次用精牛肉120克，剁成肉末，拌入全蝎末少许，做成肉丸，蒸熟后，每天给小儿食用，直至全蝎末用完为止，其治疗疳疾有显著的疗效。我认为，全蝎颜色为青，属于肝木，为肝经之虫，善走窜而有疏理脾胃的作用，其性质属阴，故又能疏通血络，用于因脾气困郁，久病入络的疳疾效果最好，然而必须注意的是全蝎药性峻猛而有毒，不可轻率使用。牛肉性味甘温，得坤土之精华，具有很强的补益脾土的作用，并具有雌马矫健柔顺之性，因此既能补养脾脏阴土之本体，又有推动脾阳运化的功能。这样，牛肉得全蝎则健运之力更强，全蝎得牛肉则可抵制其峻猛之性，两味药物配合使用，则疏通与补养相互为用，相得益彰。此外，也可以备用一味鸡金散（用没有经过水洗的鸡内金，不拘多少，烘干后研为细末，取适量加入任何种类的食物中服用，具有杀虫消积的作用。鸡内金即鸡的脾脏，故能恢复脾脏的运化功能），也有较好的疗效。小儿疳疾，有爱食生米、黄土、石灰、纸屑、布片等异物的，这是因为小儿缺乏认识，在刚开始会饮食的时候，不管什么东西都吃，以致脾不运化，积久而生虫，生虫以后则更加好吃各种异物。对此，抚养照料小儿的人，必须预先注意其饮食的调节和卫生。假如已患有这种病证，治疗时也只有先健运脾阳，有虫的兼用杀虫的药物，并禁止小儿再食异物，以促进正常的新陈代谢，恢复其脏腑的正常功能为好。

【导读】本条论述疳疾形成的病因病机及治疗。

痘[1]证总论

【原文】《素问》曰：治病必求其本。盖不知其本，举手便误，后虽有锦绣心思，皆鞭长莫及矣。治痘明家，古来不下数十，可称尽善，不比温病毫无把握，尚俟愚陋之鄙论也。但古人治法良多，而议病究未透彻来路，皆由不明六气为病，与温病之源。故论痘发之源者，只及其半，谓痘证为先天胎毒，由肝肾而脾胃而心肺，是矣。总未议及发于子午卯酉之年，而他年罕发者何故。盖子午者，君火司天；卯酉者，君火在泉。人身之司君火者，少阴也。少阴有两脏，心与肾也。先天之毒，藏于肾脏，肾者，坎也，有二阴以恋一阳，又以太阳寒水为腑，故不发也，必待君火之年，与人身君火之气相搏，激而后发也。故北口外寒水凝结之所，永不发痘。盖人生之胎毒如火药，岁气之君火如火线，非此引之不发，以是知痘证与温病之发同一类也。试观《六元正纪》所载温厉大行，民病温厉之处，皆君相两火加临之候，未有寒水湿土加临而病温者，亦可知愚之非臆说矣。

【语译】《素问》说："治病必求其本。"因为不知道疾病的原因，一动手治疗就会发生错误。治疗错误发生后，即使是高明的医生对此也无能为力。治疗痘证比较出名的医家，自古以来不少于几十位，治疗理论可称得上非常完善，不像温病还没有形成完整的辨治体系，尚待我作浅陋的论述。然而古人治疗痘证的方法虽然很多，但对疾病发生的来路却还没有透彻的认识，这都是对六气致病的特点及温病发病的原因不甚明了所造成的。因此在谈论痘证的发病缘由时，只涉及一个方面，认为痘证是先天胎毒所引起的，其传变从肝肾开始，经过脾胃，再到心肺，这种认识是正确的。但是却始终没有涉及为什么本病多发生在子午卯酉之年，而在其他年份则少见的原因。其实，按照五运六气的规律，子午之年是君火司天，卯酉之年为君火在泉。以人体脏腑来说，君火是指少阴，

而少阴有手少阴心和足少阴肾两脏。先天的胎毒隐匿于肾脏，肾属八卦中的坎卦，象征二阴以恋一阳，又与寒水之腑足太阳膀胱为表里。所以肾中伏藏的胎毒之火，受到寒水的抑制，在平常的年份就藏而不发，到了君火当令的年份，司天的君火与人身的君火之气相搏，肾中伏藏的毒邪受到激发，因而发生痘证。所以，在北方寒水凝结的严寒地区，就很少发生痘证。因为人身的胎毒如同火药，司天的君火之气好像导火索，火药不靠导火索的引发是不会爆发的。由此可以知道，痘证和温病的发病原因是基本相同的。试看《素问·六元正纪大论篇》所记载的瘟疫大流行，以及老百姓患瘟疫的时令特点，都是发生在少阴君火和少阳相火当令的年头，没有看到太阳寒水和太阴湿土当令的年份发生温病的，这也可证明我的上述观点并非是凭空杜撰，而是有一定的依据的。

【导读】本节阐述痘证的病因与发病。

痘证禁表药论

【原文】表药者，为寒水之气郁于人之皮肤经络，与人身寒水之气相结，不能自出而设者也，痘证由君火温气而发，要表药何用？以寒水应用之药，而用之君火之证，是犹缘木而求鱼也。缘木求鱼[1]，无后灾，以表药治痘疮，后必有大灾。盖痘以筋骨为根本[2]，以肌肉为战场[3]，以皮肤结痂为成功之地[4]。用表药虚表，先坏其立功之地，故八九朝[5]灰白塌陷，咬牙寒战，倒靥[6]、黑陷[7]之证蜂起矣。古方精妙不

可胜数，惟用表药之方，吾不敢信。今人且恣用羌、防、柴、葛、升麻、紫苏矣。更有愚之愚者，用表药以发闷证[8]是也。痘发内由肝肾，外由血络；闷证有紫白之分，紫闷者，枭毒把持太过，法宜清凉败毒，古用枣变百祥丸，从肝肾之阴内透，用紫雪芳凉，从心包之阳外透；白闷则本身虚寒，气血不支之证，峻用温补气血，托之外出，按理立方，以尽人力，病在里而责之表，不亦愚哉！

【注释】

[1] 缘木求鱼：爬树捕鱼，比喻必然得不到。

[2] 痘以筋骨为根本：吴氏认为痘出于筋骨，因为痘证发生时，胎毒之气首先从肝肾而发，肝主筋而肾主骨，肝肾不败，筋骨尚强，痘则顺发，故言痘以筋骨为根本。

[3] 以肌肉为战场：吴氏认为痘发肌肉，因为痘毒透出，见点，起胀，灌浆，均在肌肉，是邪正交争的场所，正胜邪退，灌浆充足，按期结痂，为痘发顺证，反之为逆，故言痘以肌肉为战场。

[4] 以皮肤结痂为成功之地：毒邪已尽，皮肤上痘疹起痂，并按时脱落，标志病愈，故言痘以皮肤为成功之地。

[5] 八九朝：八九天。

[6] 倒靥（yè 叶）：指痘疹灌浆之后不结痂，反而腐烂与皮一起脱去。靥：原意为酒窝。

[7] 黑陷：指痘疮呈黑色，枯萎凹陷。

[8] 闷证：是指内有火毒藏于肝肾，外为温热之邪激发胎毒，交争于肌表血络的一类痘证。

【语译】具有发表作用的药物，主要是针对风寒之邪郁阻于人体肌表经络，与人身太阳寒水之气相搏结，而人体正气不能自行将其驱逐于外的病证而设。痘证是由君火司令的温热之气而引发，毒邪由里外发，邪不在表，用表药治疗有什么用处呢？以治疗风寒表证的药物，来治疗君火之邪引发的火热病证，就好比是爬到树上去捕鱼。爬树捕鱼，虽说方法不对，但也

不会造成多大的灾害；用表药治疗痘证，则必然引起严重的后果。因为痘出于筋骨，透发于肌肉，结痂于皮肤，故痘证误用辛温解表的药物，先使肌表虚弱，造成痘证获得成功的先决条件遭到破坏，所以到八九天后痘疹颜色灰白、疮顶凹陷，牙齿紧咬，振寒战栗，痘疮不结痂，反而腐烂，或痘疮成黑色，枯萎凹陷等等险恶证候纷纷出现。治疗痘证的古方中有很多可取之处，只是对于用解表药物组方，我不敢轻易地信服。如今有些人却恣意乱用羌活、防风、柴胡、葛根、升麻、紫苏等发表的药物，甚至还有更加愚蠢的人，竟然用发表的药物来透发痘疮"闷证"。痘疹的发生，内因于火毒藏于肝肾，外因湿热交争于肌表血络，更何况痘疹的"闷证"还有紫色和白色的区别：痘点紫黑的"紫闷"，是火热邪毒太盛，正气无力透邪外达的缘故，适宜用清凉解毒的方药治疗，古方用枣变百祥丸，使火毒从肝肾的阴分由内透外，用紫雪丹芳香清凉，使火毒从心包的阳分外透；痘疹色白的是"白闷"，则为患者自身虚寒，气血不足之证，治疗应重用温补气血、托邪外出的方药。对这两种"闷证"都应该按照其病理变化的特点，立法处方，以尽人力。总之，痘证是病发于里，若误为表证而用辛温解表的方法治疗，不是太愚蠢了吗？

【导读】本节阐述痘证禁用辛温升散药物，否则易伤肺致喘形成变证。

痘证初起用药论

【原文】痘证初起，用药甚难，难者何？预护之为难也。盖痘之放肥[1]，灌浆，结痂，总从见点之初立根基，非深思远虑者不能也。且其形势未曾显

张，大约辛凉解肌，芳香透络，化浊解毒者，十之七八；本身气血虚寒，用温煦保元者，十之二三。尤必审定儿之壮弱肥瘦，黑白青黄，所偏者何在？所不足者何在？审视体质明白，再看已未见点，所出何苗？参之春夏秋冬，天气寒热燥湿，所病何时？而后定方。务于七日前先清其所感之外邪，七日后只有胎毒，便不夹杂矣。

【注释】

[1] 放肥：指痘疹逐渐胀起来。

【语译】 痘证初起用药比较困难，难的是什么呢？难就难在不能够预先防护。因为痘疹的胀起、灌浆、结痂等转归的好坏，都是从痘疹开始见点的时候就奠定了基础。所以医生若不能做到深思远虑，谨慎细致，就不能掌握治疗的主动权。况且

【导读】 本节阐述痘证初起用药大法。

在这一阶段，痘疹还没有明显的征象，大抵上适宜用辛凉解肌，芳香透络，化湿解毒的方法进行治疗者约占十之七八；由于本身气血虚寒，适宜用温煦保元法治疗的约占十之二三。同时，尤其须要审察患儿体质的强、弱，形态的胖、瘦，肤色的黑、白、青、黄，弄清体质是偏于阳盛还是偏于阴盛？不足的是哪一方面？审察清楚患儿体质后，还要再看痘疹有没有见点？以及痘疹属于哪种类型？并参考春、夏、秋、冬时令季节的不同，气候寒、热、燥、湿的差异，疾病发生的时间等多种因素，然后才能够立法处方。务必在患病后的七天内，先清除所感受的外邪，这样在七天以后，只剩下胎毒的病理因素，处理也就不复杂了。

治痘明家论

【原文】 治痘之明家甚多，皆不可偏废者也。若专主于寒、热、温、凉一家之论，希图省事，祸斯亟[1] 矣。痘科首推钱钟阳、陈文中二家。钱主寒凉，陈主温热，在二家不无偏胜，在后学实不可偏废。盖二家犹水火也，似乎极不同性，宗此则害彼，宗彼则害此。然万物莫不成于水火，使天时有暑而无寒，万物焦矣，有寒而无暑，万物冰矣。一阴一阳之谓道，二家之学，似乎相背，其实相需，实为万世治痘立宗旨。宗之若何？大约七日以前，外感用事，痘发由温气之行，用钱之凉者十之八九，用

陈之温者一二。七日以后，本身气血用事，纯赖脏真之火，炼毒成浆，此火不外鼓，必致内陷，用陈之温者多，而用钱之凉者少也。若始终实热者，则始终用钱；始终虚寒者，则始终用陈。痘科无一定之证，故无一定之方也。丹溪立解毒、和中、安表之说，亦最为扼要。痘本有毒可解，但须解之于七日之前，有毒郁而不放肥，不上浆者，乌得不解毒哉！如天之亢阳不雨，万物不生矣。痘证必须和中，盖脾胃最为吃紧，前所谓以中焦作战场也。安表之论，更为妙谛，表不安，虽至将成犹败也，前所谓

以皮肤结痂，为成功之地，而可不安之也哉！安之不暇，而可混发以伤之也哉！至其宗钱而非陈，则其偏也。万氏[2]以脾胃为主，魏氏[3]以保元为主，亦确有见识，虽皆从二家脱化，而稍偏于陈。费建中《救偏琐言》，盖救世人不明痘之全体大用，偏用陈文中之辛热者也。书名救偏，其意可知，若专主其法，悉以大黄、石膏从事，则救偏而反偏矣。胡氏[4]辄投[5]汗下，下法犹有用处，汗法则不可也。翁仲仁《金镜录》一书，诚为痘科宝筏，其妙处全在于看，认证真确，治之自效。初学必须先熟读其书，而后历求诸家，方不误事。后此翟氏[6]、聂氏[7]，深以气血盈亏，解毒化毒，分晰阐扬钱氏、陈氏底蕴，超出诸家之上，然分别太多，恐读者目眩！愚谓看法必宗翁氏，叶氏有补翁仲仁不及之条。治法兼用钱、陈，以翟氏、聂氏，为钱、陈之注，参考诸家可也。近日都下[8]盛行《正宗》一书，大抵用费氏、胡氏之法而推广之，恣用大汗大下，名归宗汤，石膏、大黄始终重用，此在禀毒太过者则可，岂可以概治天下之小儿哉！南方江西江南等省，全恃种痘，一遇自出之痘，全无治法；医者无论何痘，概禁寒凉，以致有毒火者，轻者重，重者死，此皆偏之为害也。

【注释】

[1] 祸斯亟：祸害就会无穷。斯：乃、就；亟：屡次。

[2] 万氏：指明代医学家万全，字密斋，著有《幼科发挥》等。

[3] 魏氏：似指明代医学家魏直，字桂岩，又字迁豹，著有《博爱心鉴》等。强调治疗痘疹主以补气血。

[4] 胡氏：似指明代医学家胡璟，著有《秘传痘疹寿婴集》。

[5] 辄（zhé 哲）投：经常使用。辄，总是、经常。

[6] 翟氏：似指明代医学家翟良，著有《痘科类编释意》。

[7] 聂氏：此人不详，待考。

[8] 都下：京都，京师，今天的北京。

【语译】治疗痘证的高明医生很多，各有所长，不可偏听偏信，倘若偏信其主寒、主热、主温、主凉的一家之论，贪图省事，就会造成严重的治疗错误，祸害无穷。痘科名家之中，首推钱仲阳、陈文中二家。钱氏主张寒凉，陈氏则主张温热，两位医家各有长处，后学者切不可偏信一家而否定另一家。因为两家的主张犹如水与火一样，似乎性质极不相同，宗仰这家的说法则与那家相矛盾。然而世间万物莫不是由水和火一样矛盾的两方面构成，假如天时只有夏暑而无冬寒，万物都会焦枯而死，如果只有冬寒而无夏暑，万物则又会冰冻而亡。所以《周易》上说："一阳一阴之谓道"，两家的学说，似乎相互背离，实际上相互补充，共同成为后世治疗痘证的宗旨。究竟怎样来遵循这个宗旨呢？一般说来，大约在发病后的第七天之前，主要以外感表现为主，因痘证的发生是温热病邪所致，适宜用钱氏寒凉方药治疗的患者占十分之八九，而可用陈氏温补方法治疗的只占十分之一二。第七天以后，患者自身气血状况将决定痘证的传变和预后，因为痘疹依赖于五脏的真火炼毒成浆，如果真火不足，不能鼓邪外出，必然会导致毒邪内陷，所以适合用陈氏温补法治疗的病例较多，而宜用钱氏寒凉法的较少。如果痘证始终都表现为实热证的，就应该始终用钱氏的寒凉法治疗，始终表现为虚寒的，则应该始终用陈氏的温补法。痘科没有固定不变的证候，因此也没有一成不变的治疗方法。朱丹溪所创立的解毒、和中、安表的方法，也非常切中要害。痘证本来就是由邪毒引起的，因此也可以用解毒的方法治疗，但必须于七日之前解毒，有些火毒郁结，痘疮不胀起、不灌浆的，怎能不用解毒法呢？好比是天气干旱久晴无雨，万物也就没有生机了。痘证的治疗还须注意运用和中的方法，因为脾胃在痘证的病理演变过程中，起着相当重要的作用，正如前面所说的痘证以脾胃所主的肌肉为战场。丹溪对于安表的论述，更是痘证治疗的精妙真谛，如果表气不安，往往虽将接近成功，也会转归失败，就像前面所说的痘疮以皮肤结痂为成功之地，又怎么能不用安表的方法治疗呢？及时安表还犹恐失去治疗机会，怎么能够乱用发表之剂损伤表气呢？至于丹溪推崇钱氏而非难陈氏，这样就有失偏颇了。此外，万氏以调理脾胃为主，魏氏则强调保养元气，也确有独到的见解，他们的学说虽然皆从钱、陈两位医家脱化而来，但更偏于陈氏。费建中著的《救偏琐言》一书，其用意是拯救世人不知晓痘证完整的发病过程和治疗大法，而偏爱使用陈文中辛热温补的治疗方法的弊端。从其书名救偏二字，就可推知其意，但如果完全用他的方法治疗痘证，一概用大黄、石膏进行治疗，则虽为纠偏，却不知又造成了新的偏差。胡氏动不动就投用汗、下的方药，我认为对痘证来说，下法尚有用武之地，但辛温发汗的方法切不可乱用。翁仲仁的《金镜录》一书，确实可称得上是痘科的珍贵书籍，其精妙之处就在于诊断方面，如果对证候辨识得非常真切和准确，治疗效果自然会良好，初学者必须先熟读这本书，然后再探求其余各家的论述，这样在临床治疗时才不会误事。在此后，有翟氏和聂氏二人，着重以调治气血和解毒化毒的方法治疗痘证，阐述发扬了钱氏和陈氏学术的基本精神，超出于其他医家之上，但区分辨别得过于细致繁杂，恐怕会使读者感到头晕眼花。我认为，痘证的诊断必须推崇翁氏的方法，而叶天士有补充翁氏未曾论及之处。治疗应该兼用钱、陈两氏的方法，以翟、聂两氏的论述作为钱、陈两氏治法的注释，再参考其余各家的有关论述，这样对痘证的治疗方法就掌握得比较全面了。近来在京都盛行《正宗》一书，大体是运用费氏和胡氏的方法而加以推广，肆意乱用大汗、大下的方法，其主要方剂名为"归宗汤"，始终重用石膏、大黄，此方给毒邪很盛而体质强壮的患者使用尚可，怎么能够一概用以治疗所有小儿的痘证呢？南方的江西、江南等省，一贯依赖种痘来预防痘证，一旦遇到自发的痘证病人，就全然没有办法治疗了。医生无论对什么类型的痘证，一概禁用寒凉的药物，以致产生火毒内伏的病例，轻者转重，重者致死，这些都是偏用辛热药所造成的危害呀。

【导读】吴氏总结各家辨治痘疮的优缺点。

痘疮稀少不可恃论

【原文】相传痘疮稀少，不过数十粒，或百余粒，根颗圆绽者，以为状元痘，可不服药。愚则以为三四日间，亦须用辛凉解毒药一帖，无庸多服；七八日间，亦宜用甘温托浆药一帖，多不过二帖，务令浆行满足。所以然者何？愚尝见稀少之痘，竟有浆行不足，结痂后患目[1]，毒流心肝二经，或数月，或半年后，烦躁而死，不可救药者。

【注释】

[1] 患目：发生眼部疾患。

【语译】相传痘疮发出稀少，全身仅

有几十粒，或百余粒，痘形圆而饱满的，是所谓的"状元痘"，可以不用药物治疗。我则认为，在发病后的三四天内，也必须用辛凉解毒的药物一帖，以治其先天的胎毒和时令的温邪，但不必多服；到发病七八天的时候，也可用甘温托浆的药物一帖，最多不超过两帖，务必使提浆饱满，以便毒邪完全外泄。为什么这样呢？因为我曾见到痘证稀少的患者，由于提浆不足，毒邪内陷心肝两经，以致结痂后发生眼部的疾患，甚至于在数月或半年后，突发烦躁而死，难以救治。

【导读】本节提出痘疮少发者亦须治疗，以防日久形成变证。

痘证限期论

【原文】痘证限期，近日时医以为十二日结痂之后，便云收功。古传百日内，皆痘科事也。愚有表侄女，于三四月间出痘，浆行不足，百日内患目，目珠高出眼外，延至次年二月方死，死时面现五色，忽而青而赤而黄而白而黑。盖毒气遍历五脏，三昼夜而后气绝。至今思之，犹觉惨甚，医者可不慎哉！十二日者，结痂之限也；况结痂之限，亦无定期。儿生三岁以后者，方以十二日为准；若初周以后，只九日限耳；未周一岁之孩，不过七日限。

【语译】痘证的病程期限，近来的医生以为在发病十二天痘疮结痂以后，就算痊愈了。古代流传的经验是痘疮发生后一

百天内的一切病证，都与痘科有关。我有一个表侄女，在三四月份出痘，由于提浆不足，邪毒内陷心肝，以致在百天内患了眼病，眼珠溃烂外凸，迁延到第二年二月才死去，死时面部呈现五色交替的变化，忽而青，忽而红，忽而黄，忽而白，忽而黑，这是邪毒传遍五脏，脏真之色显露于外的缘故。经三昼夜后才呼吸停止而死亡。直到今日我想起此事，仍然感到非常的凄惨。试想做医生的人怎能不谨慎从事呢？所谓十二天，只是结痂的一般期限，何况由于痘证类型很多，结痂的期限也不一致。小儿出生后满三周岁的，才能以十二日为准，若在一周岁或稍多一些的，应当以九天为限；未满一周岁或稍多一些的婴儿，则又不过七天为限。

【导读】本节阐述痘疮的病程。

行浆务令满足论

【原文】近时人心不古，竟尚粉饰，草草了事。痘顶初浑，便云浆足，病家不知，惟医是听。浆不足者，发痘毒犹可医治；若发于关节隐处，亦致丧命，或成废人；患目烦躁者，百无一生，即不死而双目失明矣，愚经历不少。浆色大约以黄豆色为准，痘多者腿脚稍清犹可。愚一生所治之痘，痘后毫无遗患，无他谬巧，行浆足也。近时之弊，大约有三：一由于七日前过用寒凉，七日后又不知补托，畏温药如虎，甚至一以大黄从事，此用药之不精也；二由于不识浆色，此目力之不精也；三由于存心粉饰，心地之不慈也。余存心不敢粉饰，不忍粉饰，口过直而心过慈，以致与世不合，目击儿之颠连疾苦而莫能救，不亦大可哀哉？今作此论，力矫时弊，实从数十年经历中得来。见痘后之证，百难于痘前。盖痘前有浆可上，痘后无浆可行；痘前自内而外出，外出者顺，痘后自外而内陷，内陷者逆也。毒陷于络，犹可以法救之；毒陷于脏，而脏真伤，考古竟无良法可救。由逆痘而死者，医可以对儿；由治法不精，而遗毒死者，其何以对小儿哉？阅是论者，其思慎之于始乎！

【语译】近时有些医者的心底缺乏古人的淳朴厚道，热衷做表面文章，而治疗病人时，往往草率行事。当痘疹顶部刚刚有些混浊，就说浆已提足，而病家对此不懂，只能听信医生的话。然而提浆不足，痘毒还能够外发的，尚有医治的办法；如果痘疹发于关节或隐蔽的部位，由于邪毒深重不易治疗，常可导致死亡，或者形成残疾。如痘证后发生眼病而烦躁的，往往百无一生，即使侥幸不死，也会双目失明，我亲身经历的已不在少数。所以我认为，痘疮浆液的颜色呈黄豆色为行浆已足的标志，如果出痘较多，浆色大部分都符合标准，即使腿脚部位的痘疮浆色稍显清稀也为顺证。我毕生所治疗的痘证患者，病后均没有后遗疾患，实在没有什么特别的技巧，只是提浆充足罢了。近时的医生治疗痘证的弊端，究其原因主要有三个方面：一是由于在出痘七天内，过用寒凉的药物，使邪毒内陷，七天以后又不知道及时补托，畏惧温热补益药物如畏惧猛虎一样，甚至一概以大黄为主药治疗，这是用药不精当的缘故；二是不能正确辨别浆色的顺逆，这是诊断不精确的缘故；三是不学无术，夸夸其谈，存心欺骗病家，这是医生缺乏医德，心地不善良的缘故。我从心底里不敢自我吹嘘，欺骗病家，也不忍心这样做，但由于讲话过于爽直，心地过于善良，以致和当今的世道格格不入，当我亲眼看见小儿遭受疾病的折磨而无法挽救的时候，心里感到十分的悲哀。为此，写下这篇文字，并希望能尽自己的最大努力来纠正时弊，这是我在数十年的临床实践中产生的想法和观点。同时，更发现痘后的疾患，比痘前的疾病治疗起来要困难百倍。因为痘前可通过提浆来达到驱除邪毒的目的，痘后则无浆可提，邪毒无法外解；痘前邪毒自内向外而出，外出为顺，痘后邪毒由外内陷，内陷为逆。如果邪毒陷于肌表经络，由于病位尚浅，还可以设法进行治疗，邪毒陷于五脏而脏气受损，从文献上看自古就没有好的方法治疗。小儿患痘证后如因逆证而死，医生可以问心无愧；如果是医生治疗方法不精当，导致小儿因邪毒遗患而死，医生又怎么能够对得起患儿幼小的生命呢？阅读过本文的医生，对痘证患儿的诊断治疗，在开始的时候就应该慎重细致地对待啊！

【导读】本节提出痘疮的治疗应以"行浆足也"为标准，此为邪毒透发的标志。

疹[1] 论

【原文】若明六气为病，疹不难治。但疹之限期最迫，只有三日。一以辛凉为主，如俗所用防风、广皮、升麻、柴胡之类，皆在所禁。俗见疹必表，外道也。大约先用辛凉清解，后用甘凉收功。赤疹误用麻黄、三春柳等辛温伤肺，以致喘咳欲厥者，初用辛凉加苦梗、旋覆花，上提下降；甚则用白虎加旋覆、杏仁；继用甘凉加旋覆花以救之；咳大减者去之。凡小儿连咳数十声不能回转，半日方回如鸡声者，千金苇茎汤合葶苈大枣泻肺汤主之。近世用大黄者，杀之也。盖葶苈走肺经气分，虽兼走大肠，然从上下降，而又有大枣以载之缓之，使不急于趋下；大黄则纯走肠胃血分，下有形之滞，并不走肺，徒伤其无过之地故也。若固执"病在脏泻其腑"之法，则误矣。

【注释】

[1] 疹：这里是指麻疹，此病名出自《古今医鉴》，又称瘄子、瘄子。

【语译】如果能够准确辨识六淫所致的各种疾病，那么对麻疹病的治疗也就不难。但是麻疹病的出疹期限很短，只有三天的时间，治疗时一律以辛凉药物为主，习俗所用的防风、陈皮、升麻、柴胡之类辛温升提的药物，都应禁用。世俗的医生一见发疹，就必用辛温发表，这是不合乎正道的治疗方法。一般说来，在初期应该先用辛凉清解，使疹毒向外透发；后期应当用甘凉清热生津的药物，作善后调理。如患赤疹误用麻黄、三春柳等辛温发散的药物，导致肺气受损，出现气喘、咳嗽，甚至因气喘、咳嗽剧烈而欲发生昏厥的，治疗时初期须用辛凉清解的方药如苦桔梗、旋覆花开肺降气；严重的则用白虎汤加旋覆花、杏仁清热、宣气止咳；后期里热渐退，津液受伤而仍有咳嗽的，用甘凉之品加旋覆花，生津养液，降气止咳，如果咳嗽明显减轻的，则去掉旋覆花。凡是小儿连续咳嗽数十下气息不能恢复，停了一会在气息回复之时喉中似有水鸡鸣叫声音的，可以用千金苇茎汤合葶苈大枣泻肺汤治疗。近来有些医生用大黄治疗，反而是害了病家。因为葶苈主要入肺经气分，虽然也兼走大肠，然而是先入肺经而后到大肠的，并且方中又用甘味的大枣缓和药性，使其不至于急趋直下，药性相对比较缓和。大黄则纯粹直入肠胃血分，攻下有形的积滞，并不入肺经，病在肺而攻伐胃肠，是徒伤了无病之处，很容易引起病情的恶化。如果顽固坚持"病在脏，泻其腑"的治疗方法，则是非常错误的。

【导读】吴氏总结治疹大法，即"先用辛凉清解，后用甘凉收功"。

泻白散不可妄用论

【原文】钱氏制泻白散，方用桑白皮、地骨皮、甘草、粳米，治肺火皮肤蒸热，日晡尤甚，喘咳气急，面肿热郁肺逆等证。历来注此方者，只言其功，不知其弊。如李时珍以为泻肺诸方之准绳，虽明如王晋三、叶天士，犹率意用之。愚按：此方治热病后与小儿痘后，外感已尽，真气不得归元，咳嗽上气，身虚热者，甚良；若兼一毫外感，即不可用。如风寒、风温正盛之时，而用桑皮、地骨，或于别方中加桑皮，或加地骨，如油入面，锢结而不可解矣。考《金匮》金疮门中王不留行散，取用桑东南根白皮以引生气，烧灰存性以止血。仲景方后自注云：小疮即粉之，大疮但服之，产后亦可服，如风寒，桑根勿取之。沈目南注云：风寒表邪在经络，桑根下降，故勿取之。愚按：桑白皮虽色白入肺，然桑得箕星[1]之精，箕好风，风气通于肝，实肝经之本药也。且桑叶横纹最多而主络，故蚕食桑叶而成丝，丝，络象也；桑皮纯丝结成象筋，亦主络；肝主筋，主血，络亦主血，象筋与络者，必走肝，同类相从也。肝经下络阴器，如树根之蟠结于土中；桑根最为坚结，诗称："彻彼桑土[2]"，《易》言："系于苞桑[3]"是也。再按：肾脉之直者，从肾上贯肝膈，入肺中，循喉咙，挟舌本；其支者，从肺出络心，注胸中。肺与肾为子母，金下生水。桑根之性，下达而坚结，由肺下走肝肾者也。内伤不妨用之，外感则引邪入肝肾之阴，而咳嗽永不愈矣。吾从妹八九岁时，春日患伤风咳嗽。医用杏苏散加桑白皮，至今将五十岁，咳嗽永无愈期，年重一年。试思如不可治之嗽，当早死矣，如可治之嗽，何以至四十年不愈哉！亦可以知其故矣。愚见小儿久嗽不愈者，多因桑皮、地骨，凡服过桑皮、地骨而嗽不愈者，即不可治，伏陷之邪，无法使之上出也。至于地骨皮之不可用者，余因仲景先师风寒禁桑皮而悟入者也。盖凡树木之根，皆生地中，而独枸杞之根，名地骨者何？盖枸杞之根，深入黄泉，无所终极，古又名之曰仙人杖，盖言凡人莫得而知其所终也。木本之入下最深者，未有如地骨者，故独异众根，而独得地骨之名。凡药有独异之形，独异之性，得独异之名者，必有独异之功能，亦必有独异之偏胜也。地骨入下最深，禀少阴水阴之气，主骨蒸之劳热，力能至骨，有风寒外感者，而可用之哉！或曰：桑皮、地骨，良药也，子何畏之若是？余曰：人参、甘草，非良药耶？实证用人参，中满用甘草，外感用桑皮、地骨，同一弊也。

【注释】
[1] 箕星：二十八星宿之一。
[2] 彻彼桑土：见《诗经·豳风·鸱鸮》：

"彻彼桑土，绸缪牖户。"彻：剥取之意；桑土：桑树根。结合上下文，意思为剥取桑根的皮来缠绕巢的隙穴。

[3] 系于苞桑：见于《周易·否卦》。意思是说凡物系于苞桑则牢固。苞桑，指桑树的根深蒂固或指丛生的桑树。

【语译】钱氏制订的泻白散，方中用桑白皮、地骨皮、甘草、粳米等药，治疗肺经火热所致的皮肤蒸热，傍晚时热势较重，气喘咳嗽，呼吸气急，颜面浮肿等热郁于肺，肺气上逆的病证。历来对此方剂进行注释的医家，只讲其功效，不讲其弊端。如李时珍就以该方作为泻肺热的代表方，甚至连明智的王晋三和叶天士，也随意使用该方。我认为此方治疗热证后期以及小儿痘证后期，外感之邪已除尽，真气不能恢复而咳嗽气逆，身体虚热的，效果确实良好。但若兼有一毫未解的外感之邪，就不能使用。如果在风寒或风热病邪正盛的时候，用桑白皮、地骨皮，或者在其他的方剂中加用桑白皮、地骨皮，这样会使外邪锢结于内难以外解，就好像把食油倒入面粉一样，油面相混再也出不来了。参阅《金匮要略》金疮门中王不留行散方的条文里记载，用桑东南根白皮以引生气，烧灰存性以止血。张仲景在方后的注解中说：创伤较小的，可用药粉外敷以止血；创伤大的，可用本散内服；产后出血的，也可服用本方，如外感风寒之邪，桑白皮就不能用了。沈目南注解说：风寒表邪侵袭肌表经络，桑根白皮性偏下行，故不宜选用。我认为：桑白皮虽然颜色白而入肺经，然而桑树禀受箕星的精英之气而生长，箕星好风，风气通于肝，确实是肝经病的基本药物。并且桑叶上横纹较多而主脉络，故蚕食桑叶而能吐丝，丝，即具有络的征

象。桑白皮纯系细丝聚集而成，好像人体的筋脉和经络一样。肝主人的筋脉，也主血。络也主血，所以象征筋脉和经络的，也必入肝经，这就是同类相从的道理。肝经向下环绕阴器，犹如树根盘结于泥土中一样。桑树的根非常坚硬而盘结，《诗经》所说："彻彼桑土"，《易经》说的："系于苞桑"，都说明了桑树根的坚硬与盘结的特性。再说，足少阴肾脉，直行的一支由肾上行贯通肝膈，入于肺中，循行于喉咙，挟于舌的根部；其旁行的分支，从肺部分出，终于心，注于胸中。肺与肾是母子之脏，在上的肺金能下生肾水。桑根的性质下达而坚结，能从肺下走肝肾，所以内伤病用桑根可无妨碍，外感病用桑根则会引邪内陷于肝肾之阴，导致咳嗽难以治愈。我堂妹八九岁的时候，春天患了伤风咳嗽，医生用杏苏散加桑白皮治疗，现在已年近五十岁，咳嗽非但从来没有好过，而且一年比一年严重。试想，如果我堂妹的咳嗽属于不治之症，应当早就死去了；如果是可治的咳嗽，为什么迁延四十年还不痊愈呢？从这里就可以看出，是误用了桑白皮的缘故。我遇到小儿久患咳嗽而不愈，大都是因服用了桑白皮、地骨皮的缘故。凡服过桑白皮、地骨皮后咳嗽难止的，治疗起来就比较困难。因为内陷的外邪，伏藏于下焦肝肾，没有什么办法能再使其由上而出了。至于外感咳嗽不能用地骨皮的原因，我是从仲景先师关于外感风寒之邪不可用桑白皮的治禁里领悟出来的。一般讲凡是树木的根，都生长于泥土之中，为什么只有枸杞的根要用"地骨"来命名呢？这是由于枸杞的根在泥土里长得非常的深，几乎没有极限，所以古人又称它为"仙人

杖"。意思是说普通人难以知道枸杞的根到底有多深。树木的根在泥土中再深也没有枸杞的根深。如此与众不同，所以唯独其以"地骨"命名。凡是有独特的形状，独特的品性，独特的名称的药物，必然就有独特的功能，也必然有独特的偏胜之处。地骨入土最深，禀受了少阴的水阴之气，主治骨蒸劳热，其药力能够深达至骨。有

风寒外感的病人，邪尚在表，难道可以使用吗？或许有的人会说桑白皮、地骨皮都是性能比较好的药物，你为什么如此害怕应用呢？我的回答是：人参、甘草不也是性能很好的药物吗？但是如果实证用人参，腹满的用甘草，就与外感用桑白皮、地骨皮的弊端相同，都会加重病情。

【导读】 吴氏指出小儿久咳不愈，多是服用泻白散中桑皮、地骨皮，导致邪气内伏之故，强调外感咳嗽不可用桑皮、地骨皮等药，否则引邪入里，致使病情迁延不愈。

万物各有偏胜论

【原文】 无不偏之药，则无统治之方。如方书内所云：某方统治四时不正之气，甚至有兼治内伤产妇者，皆不通之论也。近日方书盛行者，莫过汪讱庵《医方集解》一书，其中此类甚多，以其书文理颇通，世多读之而不知其非也。天下有一方而可以统治四时者乎？宜春者即不宜夏，宜春夏者更不宜秋冬。余一生体认物情，只有五谷作饭，可以统治四时饿病，其他未之闻也。在五谷中尚有偏胜，最中和者莫过饮食，且有冬日饮汤，夏日饮水之别，况于药乎？得天地五运六气之全者，莫如人，人之本源虽一，而人之气质，其偏胜为何如者？人之中最中和者，莫如圣人，而圣人之中，且有偏于任[1]，偏于清[2]，偏于和[3]之异。千古以来不偏者，数人而已。常人则各有其偏，如《灵枢》所载阴阳五等可知也。降人一等，禽与兽也；降禽兽一等，木也；降木一等，草也；降草一等，金与石也。用药治病者，用偏以矫其偏。以药之偏

胜太过，故有宜用，有宜避者，合病情者用之，不合者避之而已。无好尚，无畏忌，唯病是从。医者性情中正和平，然后可以用药，自不犯偏于寒热温凉一家之固执，而亦无笼统治病之弊矣。

【注释】

[1] 任：这里具有坚韧、刚强、承担之意。

[2] 清：这里具有清净、淡泊之意。

[3] 和：这里具有温和、谐和之意。

【语译】 世上没有性能不偏胜的药物，因而也就没有能通治任何疾病的方剂。如果有古书说：某个方剂能够通治四时不正之气，甚至还可以兼治内伤和产妇的疾病，这些都是不合情理的言论。近来方书最流行的，没有能比过汪讱庵的《医方集解》了，但是书中这类不合情理的内容也很多。由于该书文理比较通顺，世人多喜欢阅读而不知其中有许多的错误。天下究竟有没有一首方剂能够通治四时的疾病呢？一般说来，适宜春季疾病的方剂，即不能适用于夏季的疾病，适宜春夏季疾病的方剂，就不适用于秋冬季的疾病。我一生体察认识事物的情理，认为只有五谷所做的食物，

能够通治四时的饿病，除此之外，还没有发现能够通治四时疾病的方剂。况且五谷之功能也各有偏胜，例如饮食中最具中和之性的要算汤和水，即使如此，它们仍然还有冬天喝热汤，夏季饮凉水的区别，更何况药物呢？在自然界中得天地五运六气最全的要算人了，人的本源虽然相同，但是人的体质则各有不同的偏胜。人之中最具中和之性的莫过于圣人，然而圣人之中也存在偏于坚韧，偏于清静，偏于温和的区别。千百年来真正不偏的不过只有几个人罢了。平常的人都各有所偏，这从《灵枢》所载的阴阳二十五人中，就可以推知。比人低一等的动物，有飞禽和走兽；比飞禽走兽低一等的，有树木；比树木低一等的有草类；比草类低一等的，有金属和岩石，它们都有所偏胜。使用药物来治疗疾病，目的是以偏纠偏，即用药物的偏胜来纠正疾病所致人体的偏胜。由于药物性质的性能偏胜得比较显著，所以有的宜用，有的忌用。适合病情的就用，不适合病情的就避之不用。对医生使用药物来说，不应该有什么喜好崇尚或畏惧憎恶的区别，应该以疾病的病变性质为选择药物的唯一依据。医生只有心地中正和平，然后才能够选方用药，这样就不会犯拘泥于寒热温凉一家之言的错误，也不会有用一首方剂来通治所有疾病的弊端了。

【导读】吴氏认为药物各有偏胜，临床用药不可偏颇。

草木各得一太极论

【原文】古来著本草者，皆逐论其气味性情，未尝总论夫形体之大纲，生长化收藏之运用，兹特补之。盖芦主生，干与枝叶主长，花主化，子主收，根主藏，木也；草则收藏皆在子。凡干皆升，芦胜于干；凡叶皆散，花胜于叶；凡枝皆走络，须胜于枝；凡根皆降，子胜于根；由芦之升而长而化而收，子则复降而升而化而收矣。此草木各得一太极之理也。

愚之学，实不足以著书，是编之作，补苴罅漏[1]而已。末附二卷，解儿难，解产难，简之又简，只摘其吃紧大端，与近时流弊，约略言之耳。览者谅之。

【注释】

[1] 补苴罅（jūxià 居夏）漏：补充不足、

疏漏之意。苴：鞋底的草垫；罅：缝隙。

【语译】自古以来所有编撰本草书籍的人，一般都是逐一论述药物的气味性能，而没有从总体上论述药物形态的共性，以及与生、长、化、收、藏之间的关系，所以特在此作一补充。对木类而言，芦头部主生，干与枝叶主长，花主化，果实主收，根主藏。草类则收和藏都由果实所主。一般来说，凡是干都有上升的性能，而芦头上升的作用比干更大；凡是叶都有散的性能，而花比叶散的作用更大；凡是枝都有入络的功能，而须入络的能力比枝更大；凡是根都有下降的性能，而果实下降的作用比根更大。由芦头开始为升，而后为长、为化、为收，到了果实则又复下降，而后又为升、为化、为收。如此升降反复，生生不息，所以说草木都具有太极阴阳升降的基本规律。

我的学问实在不足以著书立说，编写这本书的目的，只是补充前人的一些疏漏之处罢了。书末所附的"解儿难""解产难"两卷，内容上非常简略，只选择了其中至关紧要的一些内容，以及本人对近时流弊的一些看法，做了一点粗略的介绍，很不全面，请读者谅解。

【导读】本节阐述草木的形态与"生长化收藏"理论的关系，可指导临床用药。

主要参考书目

［1］刘国强．温病条辨串解［M］．西安：三秦出版社，2001.

［2］郭谦亨．温病述评［M］．西安：陕西科学技术出版社，1987.

［3］苏云放．温病条辨白话解［M］．北京：人民卫生出版社，2005.

［4］杨进．温病条辨［M］．北京：人民卫生出版社，2002.

［5］刘渡舟．白话中医四部经典［M］．天津：天津科技翻译出版社，1994.

［6］王振坤．温病条辨新解［M］．北京：学苑出版社，1995.

［7］李顺保．温病条辨集注与新论［M］．北京：学苑出版社，2004.

［8］方药中，许家松．温病条辨讲解［M］．北京：人民卫生出版社，2007.

［9］刘平．中医必读百部名著·温病卷［M］．北京：华夏出版社，2007.

［10］彭胜权．温病学［M］．北京：人民卫生出版社，2000.

［11］程士德．素问注释汇粹［M］．北京：人民卫生出版社，1982.

［12］刘景源．《温病条辨》通俗讲话［M］．北京：中国中医药出版社，2016.

［13］刘献琳．温病条辨语释［M］．北京：中国医药科技出版社，2014.

［14］李长秦，孙守才．全注全译温病条辨［M］．贵阳：贵州教育出版社，2010.